WORLD HISTORY OF POISON

世界毒物史全

41—50卷

毒理科学史

History of Toxicology

主编 史志诚

"十三五"国家重点图书出版规划项目

西北大学出版社

图书在版编目（CIP）数据

毒理科学史 / 史志诚主编. —西安：西北大学出版社，2016.8

（世界毒物全史：第五册）

ISBN 978-7-5604-3870-2

Ⅰ.①毒… Ⅱ.①史… Ⅲ.①毒理学—科学史—世界 Ⅳ.①R99-091

中国版本图书馆CIP数据核字(2016)第110612号

世界毒物全史
毒理科学史

主　　编：	史志诚
出版发行：	西北大学出版社
地　　址：	西安市太白北路229号
邮　　编：	710069
电　　话：	029-88303059
经　　销：	全国新华书店
印　　装：	陕西博文印务有限责任公司
开　　本：	787毫米×1092毫米　1/16
印　　张：	26.25
字　　数：	543千
版　　次：	2016年8月第1版
印　　次：	2016年8月第1次印刷
书　　号：	ISBN 978-7-5604-3870-2
定　　价：	163.00元

献
DEDICATED
给

为人类健康做出贡献的伟大的毒物学家和从事相关职业的人们！

To the great toxicologists and people in related occupations who have contributed to human health

世界毒物
全史

WORLD
HISTORY
OF POISON

序
PREFACE

恩格斯指出:"科学的发生和发展一开始就是由生产决定的。"毒理科学的发展史再一次证明了恩格斯科学论断的无比正确。作为研究毒物与中毒的毒理科学,毒理科学的形成和发展一直受到了不同历史时期出现的毒物与中毒事件的推动。

毒理科学史是关于毒理科学的产生、发展及其规律的科学。毒理科学史既研究毒理科学发展的内在规律,又探讨毒理科学与整个社会中各种因素的相互联系和相互制约的辩证关系,揭示毒理科学发展的社会历史条件,预见毒理科学未来的发展。因此,毒理科学史既不是一般的毒理学,也不同于一般的社会历史学,它是横跨于自然科学与社会科学之间的一门展示毒理科学发展历程的专门史。

《世界毒物全史》第五册《毒理科学史》共10卷,从三个方面回顾了毒理科学的发展史。第41卷从宏观视角展示毒理科学在自然科学与社会科学中的历史地位,阐述毒理科学随着社会经济与世界科技进步而发展的历程,记述毒物与中毒推动着毒理学的发展、毒性作用的三大定律、毒理科学拓展的三次跨越、世界毒理科学的历史分期、毒理学的科学地位,以及毒理学在人类历史上的重要贡献和毒理科学未来发展的新趋向;第42—45卷从毒理科学自身学科发展的角度,阐述毒理学的不断成长与学科扩展的历史,并分别记述从古代人类对毒物的认知到中世纪、近代和现代毒理学的发展历程;第46—50卷分别记述了毒理学教育与科学研究机构、毒理学的理论创新、解毒与防毒的技术创新、信息化与中毒咨询业的兴起和世界重要毒理学社团组织为人类健康、生物安全、生态安全和食品安全所做出的贡献。

可以预见，21世纪，随着现代毒理科学与自然科学及社会科学的进一步融合，特别是管理毒理学的出现，现代毒理学已成为社会应急管理与政府控制毒物和利用毒物为人类服务的一种艺术。从此，毒理学将拥有专门的毒理学科学家、教育机构、分支学科、专业学会和期刊。现代毒理学将超越经典毒理学的范畴，逐步发展成为自然科学领域中的一门生物科学和社会科学领域中的一门安全科学。

史志诚

2015年6月

目 录
CONTENTS

序

第 41 卷 毒理科学发展历程

卷首语

1 毒物与中毒催生毒理学的发展   003
  1.1 毒理科学的起源与历史演进   003
  1.2 毒物与中毒推动毒理学的发展   004
  1.3 历史上的动物中毒事件   008
  1.4 毒物引发的毒性灾害   009
  1.5 毒物与恐怖事件   012
  1.6 食物过敏：毒理学研究的新领域   013

2 毒物与中毒推动毒理学的技术进步   014
  2.1 中世纪毒杀案推动检砷法的改进   014
  2.2 硫化氢：分析化学的基本试剂   015
  2.3 消灭有毒细菌的巴斯德消毒法   015
  2.4 防毒材料和器材的发明   016
  2.5 空气净化产品的三次改革   017
  2.6 砷中毒促进防砷过滤装置的改进   017
  2.7 箭毒的启示与新药的发明   018
  2.8 转基因技术开发无毒棉和抗虫棉   019

3 毒理科学拓展的三次跨越与贡献   020
  3.1 分析毒理学将毒理学引入中毒案件的司法审理   020
  3.2 生态毒理学将毒理学引向自然界   020
  3.3 管理毒理学将毒理学引入立法与决策   022

4 世界毒理科学的历史分期   025
  4.1 经典毒理科学的历史分期   025
  4.2 通史对毒理科学的历史分期   027
  4.3 毒理学研究领域扩展的历史分期   029
  4.4 毒理学历史分期的评说   030

5 毒理学定义的完善与未来的科学地位   031
  5.1 经典毒理学：研究毒物的科学   031
  5.2 现代毒理学：研究外源化学物和某些物理因素对机体有害作用的应用科学   032
  5.3 未来毒理学：新型的生物科学与安全科学   033

6 "后9·11时代"与毒理科学的历史使命   035
  6.1 "后9·11时代"与非传统安全问题   035
  6.2 毒理学与毒理学家的历史使命   037

第 42 卷 古代对毒物的认知

卷首语

1 古代人类对毒物与中毒的认知   043
  1.1 早期的毒物用于狩猎和医疗   043
  1.2 神话集和古希腊史文献中的毒物   043
  1.3 中毒在古代是经常遇到的事件   044
  1.4 古代对毒物与畜禽中毒病的认识   044
  1.5 古代人类有关毒物的发现   045

2 古代中国探知毒物的记载   047
  2.1 中国古代的神农尝百草   047
  2.2 东汉《言毒篇》：毒物的哲学解释   048
  2.3 东汉记载的顶级毒药：鸩毒   049
  2.4 中国文学作品中的"蒙汗药"   051

2.5 中国古代五毒与五红的传说　　052
　　2.6 民族医药关于毒物的记载　　053
3 中国先秦典籍记载的毒物与中毒　　056
　　3.1 《山海经》有关毒物的记载　　056
　　3.2 《尔雅》有关毒物的记载　　057
　　3.3 《神农本草经》有关毒物的记载　　058
4 中国古代中毒救治与预防　　060
　　4.1 三代时期的医事与中毒救治　　060
　　4.2 春秋战国时期的治毒保健　　061
　　4.3 马王堆《五十二病方》　　062
　　4.4 《金匮要略方论》记载的中毒救治　　065
5 古代埃及记载的毒物　　067
　　5.1 古埃及的埃伯斯医籍　　067
　　5.2 利用"剧毒物"保护法老陵墓　　067
　　5.3 研究毒物和用毒蛇自杀的埃及艳后　　069
6 古代两河流域与古印度记载的毒物　　071
　　6.1 古代两河流域的女医神古拉　　071
　　6.2 印度诸神搅海的传说　　071
　　6.3 古印度典籍中记载的毒物　　072
7 古代希腊记载的毒物　　073
　　7.1 乌头：来自古希腊地狱的毒物　　073
　　7.2 古希腊记载的毒物与中毒　　073
8 古代罗马记载的毒物　　075
　　8.1 毒蛇与"蛇石"解毒的传说　　075
　　8.2 古罗马历史上的毒物与中毒　　075

第43卷 中世纪毒理学启蒙时期

卷首语

1 毒理学启蒙时期的特征及其意义　　079
　　1.1 "毒物"定义的确立　　079
　　1.2 药理学奠定了毒理学的发展基础　　080
　　1.3 法医学对毒理学形成的推动作用　　081
　　1.4 文艺复兴为毒理学启蒙创造了外部条件　　081
　　1.5 启蒙时期毒理学的特征及其意义　　082
2 中世纪：毒杀纷乱的时代　　084
　　2.1 制毒与药毒不分的管理体制　　084
　　2.2 中世纪意大利著名的下毒家族　　085
　　2.3 毒杀犯罪从意大利蔓延到法国　　086
3 中世纪毒药与中毒研究的兴起　　087
　　3.1 毒药与中毒研究的兴起　　087
　　3.2 毒物的科学分类与中毒的诊治　　087
　　3.3 关注职业病产生的原因　　090
　　3.4 中世纪阿拉伯毒物学　　091
4 中国对毒物与中毒的研究及其贡献　　092
　　4.1 东汉华佗应用"麻沸散"治病疗疾　　092
　　4.2 隋代巢元方《诸病源候论》阐述中毒症候　　094
　　4.3 唐代孙思邈《千金方》论述解毒方药　　096
　　4.4 唐代王焘《外台秘要》的突出成就　　098
　　4.5 宋代宋慈《洗冤集录》辨析中毒案情　　099
　　4.6 宋代沈括《梦溪笔谈》警示毒物危害　　100
　　4.7 明代李时珍《本草纲目》对毒理学的贡献　　101
　　4.8 其他史料中记载的毒物与中毒　　104

第44卷 近代毒理学的诞生

卷首语

1 近代毒理学的诞生与形成　　109
　　1.1 近代毒理学成为一门独立学科　　109
　　1.2 近代毒理学理论体系的形成　　110
　　1.3 近代毒理学的完善与成熟　　112
2 近代毒理学的主要成就　　114
　　2.1 从无机到有机毒物分析的突破　　114
　　2.2 化学方法用于毒物与中毒研究　　114
　　2.3 提出毒物作用于靶器官的概念　　115
　　2.4 阐明箭毒的中毒机制　　115
　　2.5 一氧化碳与血红蛋白结合机制的研究　　116
　　2.6 微生物毒素的研究取得进展　　116
3 中国近代毒理学的研究进展与贡献　　117
　　3.1 清代毒理学研究的重要特点　　117
　　3.2 《辨证录·中毒门》及其贡献　　118
　　3.3 清代毒理学与中毒检验救治记载　　121
4 具有里程碑意义的毒理学著作　　123
　　4.1 奥尔菲拉的五部经典之作　　123
　　4.2 毒物毒性研究的标志性专著　　124

| 4.3 毒物分析与法医鉴定著作   124
| 4.4 中毒救治的著作   125
| 4.5 毒理学综合性论著与教科书   126
| 4.6 毒物管理及其他专著   127

第45卷 现代毒理学的发展

卷首语

1 现代毒理学的形成与发展　131
　1.1　生产发展的需要和推动　131
　1.2　基础生物科学对毒理学的影响　133
　1.3　立法促进毒理学的发展　133
　1.4　第二次世界大战前后毒理学的飞跃　135

2 俄罗斯现代毒理学的发展历程　141
　2.1　俄罗斯现代毒理学的发展　141
　2.2　俄罗斯毒理学的教育和培训　143
　2.3　毒理学的学术交流与国际合作　144
　2.4　毒物管理与中毒咨询研究机构　145

3 中国现代毒理学的形成与发展　147
　3.1　独具特色的中国现代毒理学　147
　3.2　中国现代毒理学的三个发展阶段　148
　3.3　中国现代毒理学的主要成果　152
　3.4　中国现代毒理学的传播与交流　159

4 现代毒理学的多学科性及其理论创新　160
　4.1　毒理学的多学科性与职业分工　160
　4.2　毒理学分支学科的取向与分类　161
　4.3　靶器官与系统毒理学分支学科　162
　4.4　应用毒理学的分支学科　163
　4.5　新世纪毒理学的新兴分支学科　164

5 具有里程碑意义的现代毒理学著作　165
　5.1　毒理研究与中毒救治标志性专著　166
　5.2　毒理学综合性论著与教科书　167
　5.3　百科全书式的毒理学标志性专著　172

第46卷 毒理科学教育与研究机构

卷首语

1 大学毒理学教育　177
　1.1　大学毒理学教育　177
　1.2　北美洲大学毒理学院系　178
　1.3　欧洲国家大学毒理学院系　179
　1.4　中国大学毒理学院系　180
　1.5　毒理学继续教育与专家证书教育　183

2 毒物史研究与毒理科学史教育　187
　2.1　毒物史与毒理科学史的研究　187
　2.2　毒理科学史与HPS教育的融合　191

3 毒理学的公众教育与科学普及　193
　3.1　毒理学的科普教育与社会合作　193
　3.2　风格迥异的毒理学科普精品　195

4 欧洲毒理学研究机构　199
　4.1　欧洲生态毒理学与化学品毒理学中心　199
　4.2　瑞典国家灾害毒理学中心　199
　4.3　英国辐射化学和环境危害中心　200
　4.4　法国陆军生物医学研究所　200
　4.5　前苏联毒理学研究机构　200
　4.6　波兰国家兽医研究院　201

5 美洲毒理学研究机构　202
　5.1　美国国家毒理学研究机构　202
　5.2　美国农业部有毒植物研究实验室　204
　5.3　美国军方医学研究中心　206
　5.4　美国大学毒理学研究机构　207
　5.5　美国企业和民间毒理学研究机构　207
　5.6　巴西布坦坦研究所　208

6 亚洲毒理学研究机构　211
　6.1　中国科学院毒理学研究机构　211
　6.2　中国大学毒理学研究机构　212
　6.3　中国科研机构的毒理学研究所　214
　6.4　中国公检法相关毒理学研究机构　216
　6.5　中国军事科研院校毒理学研究机构　217
　6.6　泰国毒蛇研究中心　218
　6.7　日本国立水俣病综合研究中心　220
　6.8　日本农林省家畜卫生实验场　221

7 大洋洲和非洲的毒理学研究机构　222
　7.1　澳大利亚环境毒理学国家研究中心　222
　7.2　澳大利亚联邦血清实验室　222
　7.3　南非医学研究所　223

8 毒理学研究机构的研究论文产出比较　224
　8.1　全球毒理学研究机构主要分布区域　224

        8.2 主要国家毒理学研究机构研究论文水平比较　225

第47卷　毒理学的重大发现

卷首语

1 毒性作用的三大定律　229
    1.1 第一定律：毒性与剂量相关　229
    1.2 第二定律：毒物进入机体的途径决定毒性　229
    1.3 第三定律：进入人体的毒物蓄积在一定的组织中　230
    1.4 三大定律的内在联系：有毒物质的量与特性之间的关系　231

2 中毒机制的理论研究成果　233
    2.1 中毒机制一般原理的研究成果　233
    2.2 有机磷酶抑制理论　235
    2.3 生物活化（毒化）理论　235
    2.4 毒物的生物富集理论　238
    2.5 毒理机制与分析方法的研究成果　240

3 毒理学的十大发现　244
    3.1 反应停：手性药物毒性的发现　244
    3.2 药品与毒品：成瘾性的发现　246
    3.3 成瘾物质：尼古丁的发现　248
    3.4 吸烟致癌的发现　250
    3.5 己烯雌酚：影响子代健康　251
    3.6 乙醇致发育毒性的发现　252
    3.7 丙戊酸致出生缺陷的发现　252
    3.8 化学致癌的发现　253
    3.9 帕雷的发现与启示　254
    3.10 酸雨的发现　255

4 毒性机制的表达与定义的创意　257
    4.1 剂量－反应关系的数学表达　257
    4.2 毒物的化学结构与毒性效应关系　259
    4.3 毒理学若干定义的创意　260
    4.4 毒物动力学：毒理学与数学结合的典范　262

5 毒理学测试方法的革新与贡献　263
    5.1 马什测砷法的发明　263
    5.2 毒物分析破解历史悬案的贡献　265
    5.3 替代动物实验的体外模型　267
    5.4 中毒流行病学方法及其应用　268

第48卷　解毒防毒技术创新

卷首语

1 探寻解毒药与解毒特性的历程　273
    1.1 探寻解毒制剂的历程　273
    1.2 特效解毒药的特定性　276
    1.3 研究解毒剂的专著　277

2 传统药物与食品解毒机制的现代研究　279
    2.1 中药"十八反"配伍禁忌的现代证实　279
    2.2 毒性中药炮制减毒的现代证实　281
    2.3 民间传统解毒食物的科学证实　283

3 重金属中毒解毒药的发明　286
    3.1 重金属的解毒药：金属络合剂　286
    3.2 金属硫蛋白的解毒功能　287
    3.3 硒：重金属的天然解毒剂　288

4 螯合疗法与排毒解毒技术　289
    4.1 螯合解毒疗法　289
    4.2 钚螯合疗法　290
    4.3 巴斯蒂安疗法　291

5 化学毒物的特效解毒药研发历史　292
    5.1 有机磷杀虫剂中毒的解毒药：抗胆碱药与胆碱酯酶复能剂　292
    5.2 有机氟中毒的解毒药：解氟灵　293
    5.3 氰化物中毒的解毒药　294
    5.4 高铁血红蛋白血症的解毒药　295
    5.5 氯乙酸中毒的解毒剂：二氯乙酸　295
    5.6 乙二醇中毒解毒剂：甲吡唑　296
    5.7 双香豆素毒素的解毒剂：维生素K　296

6 抗毒素与抗毒血清的发明　297
    6.1 细菌抗毒素　297
    6.2 植物抗毒素　300
    6.3 抗蛇毒血清　301
    6.4 其他动物毒素的抗毒血清　303

7 毒气解毒剂与防护技术的发明　304
    7.1 毒气解毒剂的发明　304

  7.2 防毒面具的发明与应用 305
  7.3 毒素战剂的防护 310
8 戒毒与戒毒疗法 312
  8.1 通用戒毒疗法及其预期 312
  8.2 美沙酮维持疗法 313
  8.3 中医针灸戒除毒瘾 315
  8.4 海心安疗法 316
9 水体与空气污染的治理技术 317
  9.1 淡水藻类毒素处理技术 317
  9.2 紫根水葫芦干根粉净化重金属水体污染 318
  9.3 植物净化居室空气污染 318
10 植物中有毒物质的防除技术 320
  10.1 含毒食用植物的传统去毒方法 320
  10.2 含毒饼粕饲料的脱毒技术 321
11 重金属污染土壤的生物修复 324
  11.1 生物修复的历程 324
  11.2 生物修复工程 325
  11.3 植物修复 327

第49卷　信息化与中毒咨询业

卷首语

1 毒理学信息系统的发展历程 331
  1.1 催生毒理学信息管理系统的报告 331
  1.2 信息系统成为毒理学的组成部分 332
2 毒理学书刊与文献信息资源 333
  2.1 毒理学专著的出版态势 333
  2.2 综合期刊与毒理学文献 333
  2.3 毒理学重要刊物 334
  2.4 研究药物滥用的期刊 338
3 毒理学数据库与网站 340
  3.1 国际组织网站的毒物信息资源 340
  3.2 世界主要毒理学数据库与网站 340
  3.3 毒理学网络书刊 343
  3.4 吉尔伯特的毒理学博客 344
4 毒物与中毒咨询业的兴起与发展 346
  4.1 毒物与中毒的威胁呼唤咨询业 346
  4.2 全球中毒控制中心的发展 347
  4.3 PCC的组织机构及运行模式 349
  4.4 21世纪的毒物与中毒咨询业 350
5 毒物与中毒咨询机构 351
  5.1 美国的中毒咨询机构 351
  5.2 日本毒物咨询中心 353
  5.3 俄罗斯毒理学信息和咨询中心 353
  5.4 中国的中毒控制中心 354
  5.5 泰国毒物咨询中心 355

第50卷　毒理学社团组织

卷首语

1 毒理学社团组织的发展 359
  1.1 毒理学社团组织的概况 359
  1.2 毒理学社团组织的积极贡献 361
2 国际性毒理学社团组织 364
  2.1 国际毒素学会 364
  2.2 国际法医毒理学家协会 367
  2.3 国际毒理学联合会 368
  2.4 其他国际毒理学学会（协会） 371
3 地区性毒理学社团组织 372
  3.1 欧洲毒理学社团组织 372
  3.2 亚洲毒理学会 373
  3.3 美洲专业性毒理学社团组织 374
4 国家级毒理学社团组织 375
  4.1 美国毒理学学会 375
  4.2 美国毒理学委员会 377
  4.3 美国兽医毒理学会 378
  4.4 加拿大毒理学会 379
  4.5 中国毒理学会 380
  4.6 其他国家毒理学会（协会） 386
5 毒理科学史学会 388
  5.1 美国毒理学会毒理学历史室 388
  5.2 特雷斯特雷尔毒物学史学会 389
  5.3 中国毒理学会毒理学史专业委员会 391
  5.4 美国毒理学历史协会 395
6 与毒理学相关的社团组织 397
  6.1 辐射防护与环境诱变剂协会 397
  6.2 世界核医学与生物学联盟 399

6.3 亚太地区职业安全卫生组织 399
6.4 国际有害藻类研究学会 400
6.5 蛇伤防治学会 401
6.6 美国相关的毒理学会 402
6.7 中国相关的毒理学学组（分会） 405

第41卷

毒理科学发展历程

本卷主编 史志诚

卷首语

自然界产生的和化学合成的毒物以及各种毒物引发的中毒决定了毒理学的诞生与发展。新毒物的出现、新毒理机制的阐明，不仅推动着许多科学的技术创新，影响诸多相关学科的发展，而且在为人类摆脱某些毒物的困扰及带动了经济社会发展的同时，也推动着毒理学学科自身的技术进步，不断丰富了毒理学的科学内涵。

毒物的出现对每一个文明国家来说都是利弊并存的。毒药可以杀人，也可以用来治病，从而促进了毒药和解毒药的研究和生产，于是科学家努力寻找能够减少和转变毒力的专门科学——毒理学也就诞生了。毒理科学作为研究毒物与中毒救治的科学，既是一门古老的学问，又是一门崭新的科学。与其他科学相比，毒理学起源很早，但形成较晚。然而，现代毒理学在寻找自己准确的科学地位——自然科学的一门新型的生物科学，同时又是社会科学的一门新型的安全科学的路还很长。

本卷从宏观上记述了毒物与中毒催生着毒理学的发展，历史上无论是人的，还是动物中毒病的流行、毒物引发的毒性灾害、利用毒物制造的恐怖事件，都在推进着毒理科学的历史进程。与此同时，记述了毒物与中毒推动了毒理学的技术进步，从中世纪毒杀案推动检砷法的改进到防毒材料和器材的发明，从空气净化产品的三次改革到转基因开发无毒棉和抗虫棉，毒理学都做出了贡献；记述了毒理科学拓展的三次跨越，即分析毒理学将毒理学引入中毒案件的司法审理，生态毒理学将毒理学引向自然界，管理毒理学将毒理学引入立法与决策；记述并评述了世界毒理科学的不同历史分期；记述并展望了毒理学定义的完善及其未来的科学地位，人们寄希望于未来毒理学成为自然科学领域中的一门新型的生物科学与社会科学领域中的一门安全科学。最后还评述了"后9·11时代"与非传统安全问题以及毒理学与毒理学家的历史使命。

1

毒物与中毒催生毒理学的发展

1.1 毒理科学的起源与历史演进

恩格斯指出："科学的发生和发展一开始就是由生产决定的。"[①] 毒理学是研究化学、物理、生物等因素对机体产生负面影响的科学。简言之，毒理学是研究毒物的科学。毒理学（Toxicology）一词是由希腊文"Toxikon"（毒物）与"Logos"（学问）两个词组合演变而来，原文含义是"描述毒物的科学"。

毒理学是一门古老的科学，它的起源可以追溯到数千年前。从古埃及、古巴比伦、古印度和古代中国等几个文明古国的历史来看，人们都是在寻找和识别食物的同时鉴别出了可以治病的药物和有毒的动植物。但直至欧洲文艺复兴时期，瑞士人帕拉塞尔苏斯（Paracelsus，1493—1541）才从学科的意义上为毒理学奠定了基础。他明确提出剂量的概念，指出所用物质都是有毒的，是否为毒物只是由于剂量不同。

18世纪末和19世纪，随着近代欧洲工业生产的发展及劳动环境的恶化，许多地方发生了各种职业中毒。学者们在研究职业中毒的过程中促进了毒理学的发展。这一时期出版了多部毒理学的书籍。西班牙学者奥尔菲拉（Orfila，1798—1853）就是最早的论著者，他率先提出了毒理学是一门独立的科学。此时正是实验毒理学的研究使毒理学摆脱了长期以描述毒物与中毒为主的时期。

20世纪的中毒蔓延并不是世界人口的增加所致而是人类在不断发现新事物的过程中，使大量的有毒物质投入工业、农业、石油化工、化学战争中使用，对人和动物可能发生的作用却尚无知晓。人们在生产生活中不断采用新方法、新技术，任意滥用有毒物质，却毒害了人类自己的身体。为防止中毒案件的扩展，社会经济和工业的发展促使毒理学有了长足的进步。

20世纪50年代以来，由于社会生产的快速发展，大量化学物质进入人类环境。这些外源化学物对生物界，尤其是对人类的巨大负面效应引起了人们的极大关注，如震惊世界的"反应停"事件、水俣病事件、TCDD（四氯二苯并-P-二噁英）污染以及多种化学物的致癌作用等等，毒理学者在解决这些事件方面做了很大努力，随着科学技术的发展，毒理学研究有了快速的发展。

此后，化学物中毒机制的研究也伴随着生理学、化学与物理学的发展而广泛展开，以致现代毒理学从不同领域、不同角度、不同深度形成了众多的、交叉的毒理学分支（交叉）学科。其中，分析毒理学、临床毒理学、食品毒理学、环境毒理学、生态毒理学和管理毒理学成为现代毒理学的多门应用分支学科。

[①] 恩格斯. 自然辩证法. 中共中央马克思恩格斯列宁斯大林著作编译局，译. 北京：人民出版社，1971.

1.2 毒物与中毒推动毒理学的发展

作为研究毒物与中毒的科学，毒理学的发展一直受到了不同历史时期出现的毒物与中毒的推动。

人间中毒的流行病学

在认识毒物与中毒①的过程中，科学家不断地将流行病学方法引入中毒的调查，使人们更深刻地了解中毒发生的规律。描述流行病学方法可以通过日常的毒物新品种的登记、人和动物中毒事件的登记以及临床中毒个案及群发性中毒事件的调查，掌握中毒在不同时间内的发病率、死亡率以及在各种疾病中的地位。回顾性、前瞻性和追踪调查可以查明某种中毒发生的主要原因及其特定的致病因素，辨明中毒发生的相关因素及其相关程度。动物实验流行病学方法是通过建立动物实验模型（即人工发病试验）来证实中毒发生的原因。理论流行病学方法以数学的语言（即数学模型或数学符号）来表达中毒群体中流行过程各种因素之间内在的数量关系，提高对中毒发生过程各因素的定量作用，进而设计控制中毒发生的措施。地理流行病学方法可以查明生物与环境中毒物分布的关系。

20 世纪初期，来自全球的调查报告表明：中毒是常见疾病，因为急性病而住院的病例中，1/20 是中毒，尤其是药物中毒。中毒多发生于 18—25 岁，男女发病率相同。1901—1939 年，虽然化学品的使用大为增加，但意外中毒率却有所下降。在后来的 30 年间，由固态及液态化学品造成的意外中毒死亡率虽然保持着相对稳定，但引起中毒的毒物种类有所变化，其中砷和毒鼠碱（Strychnine）引起的死亡率逐渐下降，而巴比妥类引起意外中毒的死亡率却大为增加。

20 世纪中期，据美国公共卫生局 1946—1951 年调查，一年中每 1000 名居民中的中毒数为：毒常春藤和毒槲树中毒，2.49；食物中毒，0.2；有毒动物和昆虫咬伤中毒，1.17；气体意外中毒，1.4；铅中毒，0.01；其他意外急性中毒，0.4②。

据美国全国卫生统计中心 1967 年按照第八次修订的国际疾病分类法进行登记的结果对死亡原因的分析表明：由药物、固态和液态物质及气体和蒸气意外急性中毒事故引起的死亡数占所有意外死亡数的 4%。每年意外中毒的死亡数与直接由酒精中毒及其他药物成瘾所致的死亡数大致相等。大多数致命的车祸是由于驾驶员血液中的酒精浓度已达到中毒水平。死于肺癌的人，有一半以上是吸烟很多的人。由于过度饮酒和吸烟而继发的死亡，比直接由于意外事故、自杀和谋杀而造成的死亡总

---

① 中毒按其发生、发展的过程可分为急性中毒和慢性中毒。法医实践中遇到的自杀、他杀及意外灾害事故中毒大多数是急性中毒，且多发生死亡，有的发展为迁延性中毒。少量多次投毒引起慢性中毒致死者在法医检案中并非罕见。瘾癖属于慢性中毒。公害中毒可以是急性中毒，也可以是慢性中毒。

② 提纳斯，黑尔里. 临床毒理学. 谭炳德，郭联杰，译. 上海：上海科学技术出版社，1959：1-2.

数多两倍。某些生长在庭院和居室里的外表诱人的花草植物，可能会引发头痛、抽搐甚至会致人死亡。特别是六岁以下的儿童更易受此伤害，在因中毒就医的比例中占到了85%。这些花草植物主要是：水仙花、杜鹃花、小叶橡胶树、夹竹桃、洋地黄等。

进入21世纪，中毒事故的发生有增无减。据报道，美国61个中毒控制中心每年接到的中毒事故报告有200多万起，超过90%的中毒事故发生在家里。大多数非致命的中毒事故发生在六岁以下的孩子身上，中毒事故也是导致成年人死亡的主要原因之一。药物中毒人数的上升导致了死亡率的上升。据意外伤害预防局统计，中毒事故上升最大的群体是妇女（103.0%）、白种人（75.8%）、生活在美国南部的人（113.6%）、15—24岁的人（113.3%）。①

在中国，根据卫生部组织全国各地具有代表性的25家综合医院急诊科，进行的健康疾病谱和中毒与伤害情况调查的结果，2001—2002年，中国疾病谱的顺位排列为：第一，心血管病；第二，脑血管病；第三，肿瘤；第四，中毒和伤害。中毒病例统计资料提示，中毒的类型在不断变化。据2001—2002年的11121名中毒病例统计，中毒种类的顺位排列依次为：第一，化学物中毒；第二，药物中毒；第三，农药中毒；第四，其他中毒。99.58%的中毒患者需要医疗干预；60.07%的中毒为意外事故所致；化学物中毒中，以有毒气体的中毒为首位。②据中国室内环境中心公布的一项统计显示，中国每年因建筑涂料引起的急性中毒事件约400起，中毒人数达1.5万余人。③

食物中毒

食物中毒④是人因进食有毒有害的食物而引起的一类急性食源性疾病的总称，包括细菌性食物中毒、天然毒素食物中毒、化学性食物中毒和真菌毒素食物中毒。食物中毒的主要原因是生产经营者疏于食品卫生管理、滥用食品添加剂或用非食品原料，人误食，食品卫生知识宣传不力，投毒以及农药生产经营和使用管理不善。据统计，全球每年约有180万人死于食物中毒，其中有5万人是食用珊瑚礁鱼类中毒。2003年，德国发生统计在案的食物中毒事故约20万起。⑤根据美国食源性疾病暴发情况的统计：1991—2000年，食物中毒的发生呈现逐年增加的趋势。（第6页图1）

据中国广东省食物中毒统计报表及个案调查资料统计：1984—1995年，广东省共发生食物中毒2224起，中毒51761人，死亡251人；年平均185.3起，4313人，死亡21人；中毒原因依次是农药、细菌和自然毒；主要的引起中毒的食品依次是蔬菜、肉及肉制品、鱼贝类、谷类制

---

① 根据美国安全委员会网站，2007年美国"全国中毒预防周"，宁丙文编译. 中国易安网，2007-03-29.
② 李奇林，田育红. 急性中毒事件应急救援探讨. 岭南急诊医学杂志，2007，12（2）：159-160.
③ 文巽. 建筑涂料每年导致1.5万人中毒. 中华建筑报，2002-05-09.
④ 美国疾病防治中心定义：两人或两人以上在吃了相同食物后出现相同病症，经流行病学分析，此疾病病原来自患者所吃的食物，则称为食物中毒事件。若是肉毒杆菌中毒，或是化学性食物中毒，则只要有一人中毒，即可称为食物中毒事件。
⑤ 据德国联邦风险评估研究所（BfR）2004年数据。

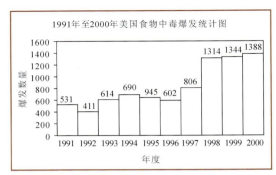

图 1　美国 1991—2000 年食物中毒暴发统计图[1]

品等；家庭食物中毒有下降趋势，集体食堂中毒占比上升；总体上，季节差异不大。[1]

药害事件与药品不良反应

药物能防治疾病，也可能引起疾病。由药物直接或间接引起的疾病称为药源性疾病。根据世界卫生组织统计，20 世纪 70 年代全球死亡患者中有 1/3 并不是死于自然疾病本身，而是死于不合理用药。仅 1922—1979 年，重大药害事件就发生 20 多起，累计死亡万余人，伤残数万人。导致药源性疾病的原因很多，主要是药物种类繁多、名称混乱，宣传广告不实，不成熟的新药或伪劣药物上市。因此，药源性疾病已发展成为一个严重的社会问题。

药品不良反应是一个不可回避的问题。在美国，住院患者中有 28% 发生药品不良反应。儿童住院患者中，17% 发生与药品相关的不良反应。1995 年，全美国一年用于处置不良反应的花费达 766 亿美元。据美国 1998 年对 150 家医院的调查，每年有 200 多万患者因药品不良反应导致病情恶化，其中 10.6 万患者因药品不良反应致死。发展中国家的调查资料表明，住院患者住院期间药品不良反应发生率为 10%~20%，以药品不良反应为入院病因的住院患者占 5%。

职业中毒

19 世纪，德国因电力的广泛应用兴起了第二次工业革命，推动了大规模采矿和冶炼的发展，还发明了合成染料，因而出现了苯胺中毒等职业中毒。自 19 世纪末职业性危害受到西方社会的广泛关注以来，科学家开始依靠毒理学的研究成果，通过改善劳动条件进行职业中毒的防治。

20 世纪，欧美发达国家工业发展迅速，合成了许多种有机化合物，人们出现了多种急、慢性化学中毒和职业肿瘤等问题。美国职业医学家汉密尔顿（Hamilton）于 1925 年出版了《美国的工业中毒》一书。后来又兴起了以原子能、高分子化合物和计算机为标志的第三次工业革命，给人类带来了新的职业卫生问题。

在欧洲的工业化国家，劳动卫生状况的实际情形是，在职业病[2]方面，化学工业占第五位。然而，法律承认的职业病只有 12%~15% 是中毒。尽管这些国家有成熟的医疗急救和处理办法，但是，死因统计表明，中毒在工业死亡事故中仍然占到 2%~3%。

根据世界中毒统计数据，在工业化国家的重度急性中毒事故中，化学技术产品（包括家庭化学品和农业化学产品）引起

---

[1] 邱建锋，邓峰，姜吉芳. 1984—1995 年广东省食物中毒流行病学分析及预防对策. 广东卫生防疫，1996，22（2）：12-16.

[2] 职业病，包括职业性放射性疾病和职业中毒。

的中毒占重度急性中毒的 13%~14%。

据中国卫生部统计，2000 年接到慢性职业中毒报告 1166 例，主要是铅及其化合物、苯和锰及其化合物中毒；2001 年接到职业中毒报告 222 起 756 例，死亡 110 例，其中急性职业中毒的主要化学毒物为苯、硫化氢和一氧化碳[①]。

据中国台湾统计资料，在局限空间职业灾害死亡案例中，火灾爆炸占 34%，缺氧窒息占 32%，中毒占 31%。[②]

农药中毒

应用农药防治农作物虫害的效果不容置疑，但农药中毒问题突出。在全世界范围内，每年急性重度农药中毒患者约为 300 万人，死亡人数达 22 万人左右。发展中国家农药中毒的发生率比消费全世界农药总量 85% 的发达国家高 13 倍。这可能与一些发展中国家对农药进口、登记和出售的法规不够健全，对安全使用缺乏经验，缺乏培训和合适的个人防护用具有关。1983 年，泰国每 10 万农民中就有 117 名因农药中毒，入院治疗者多达 10000~13000 人，死亡人数达 1000 人。1996 年哥斯达黎加报告，在 1274 名农药中毒者中，920 人系职业中毒或意外中毒，438 例（38.5%）系有机磷和氨基甲酸酯杀虫剂中毒。

1971 年美国毒物控制中心收到的 136051 例个案报告中，有 6446 例接触过农药，占 4.7%。五岁以下儿童的报告病例总数为 84370 例，其中 4531 例与农药有关，占 5.3%。另外有 49 名企图用农药自杀者，有 19 名"佯装自杀"及 102 名动机不明的中毒者。农药中毒的案例从 1967 年的 4087 例稍稍下降一点儿之后，又上升到 1971 年的 4513 例。

气体和蒸气毒物中毒

从 1945 年起，气体和蒸气毒物所致的死亡率显著下降，大约到 1955 年始趋于稳定。这种死亡率下降的情况与第二次世界大战后的十年间越来越多地使用天然气代替煤气有关。一氧化碳是引起严重中毒事故的一个极为重要的原因。任何含碳物质（包括天然气）的不完全燃烧都可生成一氧化碳。然而，天然气不同于人造燃料气体，它不含原生的一氧化碳。因此，单纯由于天然气漏气而引起中毒的危险性极小。一氧化碳作为致死性中毒的直接原因，仅次于酒精。

有毒动物咬伤

据 1954 年世界卫生组织统计，全世界被毒蛇咬伤死亡的人数为 4 万人。如果按死亡率为咬伤人数的 2.5% 计算，那么咬伤人数达 170 多万人。在不同地区，不同的有毒动物对人的生命威胁有所不同。在印度次大陆，蛇毒中毒死亡人数占全世界的一半；而在美国，蜂蜇致死的人数比蛇毒中毒死亡的人数高三倍多。墨西哥每年有 7 万人被蝎子蜇伤，其中有 1200 人死亡。在巴西，每年 800 多例蝎子蜇伤者当中约有 100 人死亡。在法国，钳蝎是无毒的；而在西北非洲，同种蝎子是极危险的有毒动物，其蜇伤人数占蝎子蜇伤人总

[①] 职业中毒出现新特征. 三九健康网，2008-04-28.
[②] 局限空间，指密闭空间或部分开放且自然通风不足的空间，如储槽、地窖、谷仓、烤漆炉、锅炉、下水道、消化池、温泉储槽等。根据贾台宝，局限空间安全作业简介。

数的 80%，其死亡率高达 95%。澳大利亚集中了世界上一些最毒的特殊有毒动物，如水母中的海胡蜂、海荨麻（金黄水母），头足类的蓝环章鱼，蜘蛛中的悉尼漏斗网蜘蛛，蚂蚁中的猛犬蚁，鱼类中的毒鲉，以及眼镜蛇科的一些毒蛇，其中攀泰蛇是毒性最强的蛇，所以澳大利亚有毒动物中毒伤亡的情况远比其他地区严重。

全世界每年被海洋有毒动物伤害的人约有 5 万人。在海滩行走的人，会被身体埋在沙穴内，仅将毒棘露出沙面的毒鲉扎伤；拾贝壳的人容易被织棉芋螺、地纹芋螺或幻芋螺的有毒弓舌戳伤。在海里游泳的人和捕捞渔民会被刺胞动物水母（海胡蜂、海荨麻、僧帽水母）、海葵、珊瑚等刺伤；而海刺猬（长刺海胆）使渔民和潜水者畏惧，它们会主动攻击侵入领域的入侵者；灰怪参、刺参、海星、海盘车、刺尾鱼也常刺伤捕捞者。被海洋有毒动物伤害的 5 万人中，有 2 万人是因为吃了毒鱼类（毒腺鱼）和麻痹性贝类而中毒的。有些有毒动物一年内只在某个季节有毒，主要是在有毒甲藻（如钩藤藻、岗比甲藻等）繁殖季节，当这类动物吃了有毒甲藻后，体内产生了次生性毒素，因而通过食物链使人中了毒。

1.3　历史上的动物中毒事件

动物中毒具有普遍散发的特点，几乎所有的国家和地区都存在动物中毒问题，只是由于地理、气候、物种、环境的不同在中毒的类型上有所差别罢了。动物中毒的种类较多，其流行性、寄生性、地区性、季节性、免疫性和波状性特点具有重要的诊断意义与防治意义（表 41-1-1）。

有毒植物中毒的发生与植物有毒部位的生长季节、动物采食时间有直接关系。有毒动物中毒的发生与有毒动物活动和动物接触的机会有关。霉菌毒素中毒的发生与霉菌区系、分布、饲料储存的生态环境有关。例如：1931 年，前苏联乌克兰由于饲料潮湿霉变发生葡萄穗霉毒素中毒事件，

表 41-1-1　各种动物中毒病的流行病学特点

中毒类型	流行性	寄生性	地区性	季节性	免疫性	波状性
细菌性食物中毒	+	+	+	+	+	−
霉菌毒素中毒	+	+	+	+	±	+
有毒植物中毒	+	−	+	+	±	+
含毒饲料中毒	−	−	+	+	−	−
有毒动物咬伤	−	−	+	+	±	−
无机毒物中毒	−	−	+	−	−	−
有机毒物中毒	−	−	−	±	−	−
毒气中毒	−	−	−	−	−	−

死亡马 5000 余匹；1973 年，中国湖南省 32 个县和陕西省汉中地区发生牛霉稻草中毒事件，中毒牛 29068 头，死亡或致残 9187 头。

据对中国 1981—1986 年 450 篇畜禽中毒报道的统计分析，从发生次数的角度，受害动物依次为：牛（174 起，占 38.67%），猪（104 起，占 23.10%），家禽（84 起，占 18.67%），羊（48 起，占 10.67%），马类（40 起，占 8.89%）。①

在美国，有毒植物每年造成牲畜中毒死亡率为 3%~5%，给美国畜牧业造成的经济损失约为 5100 万美元，其中西部 11 个州的经济损失为 2300 万美元②。

在非洲、北美洲，有毒植物有时造成家畜较大的损失。南美洲每年因采食了有毒植物中毒死亡的牛就有 10 万头。

据英国皇家兽医学院卫生系 1959—1960 年毒物检验统计，绵羊铅中毒比较严重，砷中毒减少，而铜中毒的危害增大。而前苏联在 20 世纪 50 年代，家畜砷、氟、磷中毒严重，在中毒病中占有重要地位。③

在日本，据 1948—1957 年统计，在动物中毒事件中各种动物的中毒率分别为：牛 3%~4%，马 1%，山羊 10%，绵羊 7%~9%，猪 20%~30%。④

此外，工业的环境污染与化学物质的泄漏也是引起动物中毒的重要原因之一。1968 年，美国一个注满神经毒气"VX"的飞机储油缸发生故障，造成犹他州斯卡尔（Skull）流域广大地区的污染持续三个月之久，6000 多只绵羊中毒，约 3/4 的中毒绵羊死亡。

1.4 毒物引发的毒性灾害

历史上将那些发生突然、人和动物伤亡的数量惊人、经济损失惨重、政治影响深远的重大中毒事件，称为毒性灾害。从恐龙灭绝到现代核泄漏，从古罗马铅的危害到 20 世纪的环境污染事件，化学品泄漏和有毒生物引发的毒性灾害震惊了全世界。

20 世纪 40 年代以前，世界人口有 20 亿，资源利用与生态环境状况大体平衡，重大毒性灾害主要有：1900 年英国发生的含砷啤酒中毒案，死亡 1000 人；第一次世界大战期间，1915 年发生在比利时的化学毒气战争，死亡 5000 人；1921 年卡介苗用于治疗结核病后，由于误将有毒结核杆菌作为卡介苗注入人体，发生了震惊世界的吕贝克市灾难，207 人发病，72 人死亡；1930 年，欧洲各国有 100 多万喜欢苗条的妇女服用减肥药中毒，1 万多人失明。

进入 20 世纪 40 年代，由于爆发第二

---

① 丁伯良. 近年来国内畜禽中毒概况. 动物毒物学，1987，1：8-10.
② 克拉柯谢维赤. 畜禽卫生学. 农业农学院, 译. 1959.
③ Barden, Paver. Some aspects of veterinary toxicology. Vet. Rec., 1961, 73 (4): 1.
④ 米村寿男. 论家畜中毒. 日本兽医师会杂志，1961，14 (8)：334-339.

次世界大战，化学武器、核武器被使用到战争中。特别是1939年滴滴涕等有机氯杀虫剂问世之后，杀虫剂中毒屡见不鲜。1972年，伊拉克发生了甲基汞中毒事件，中毒5万余人，死亡8000余人。1945年，美国科学家蕾切尔·卡逊发现了滴滴涕的毒副作用，提出滴滴涕破坏生态系统就是对人类自身的破坏的观点。但这一观点并未引起人们的重视，反遭攻击，直到1962年她的专著《寂静的春天》一书面世之后才揭开癌症与杀虫剂之谜。但是拥有30亿人口的地球，有许多国家为了生存仍然依赖更多的新的化学品和杀虫剂，全球农药和化学品、危险品引起的毒性灾害与日俱增，造成的经济损失和对人们健康的危害也越来越大。

20世纪50年代，前苏联于1954年启用首座民用核电厂以后，一些国家核电站的核泄漏和核辐射事故屡有发生。1986年发生的切尔诺贝利核电站事故，死亡237人，13.5万人撤离家园，损失120亿美元。

20世纪70年代到20世纪末，世界人口由40亿增至65亿。1972年，联合国《人类环境宣言》表明，人类与环境矛盾突出，政治、经济和社会矛盾加剧。特别是20世纪90年代冷战结束后，国际贸易的繁荣和经济的全球化趋势使传统的毒性灾害的发生有增无减，新的毒性灾害不断出现，酸雨、赤潮、药害、有毒生物入侵事件频繁发生，污染转嫁酿成国际争端。毒性灾害已经成为一个严肃的政治问题和经济问题，摆在了世界各国政府的面前。

恶性突发与群发性

毒性灾害发生突然，有的是十年、百年一遇，一旦发生，来势凶猛，超出许多国家一般的承受能力。这些灾害的发生地点多在城市、工矿企业、市场、餐厅、河流、公路、铁路、机场、旅游点等人口集中和流动频繁的地方。一次中毒或由毒物引起的伤害人数惊人。

毒性与次生性

毒性灾害最重要的特征就是灾害由有毒物质引起。因此，毒性灾害不仅具有自然灾害的一般特征，而且有其特殊的毒性特点。据20世纪的200起毒性灾害统计，其中核泄漏与核辐射10起，食品中毒32起，药物中毒7起，化学品泄漏、污染42起，毒气泄漏及煤矿瓦斯爆炸60起，有毒生物引发的29起，地球化学灾害4起，利用毒物制造恐怖事件8起，邪教利用毒物自杀或施放毒气伤害他人的8起。

毒性灾害的次生性是指事件发生后毒性作用所产生的远期影响及其持续危害。由于毒物存在于生态系统，因此它们必然对生态系统产生不同程度的影响。例如，核泄漏带来的核辐射毒害将是一个很长时期难以消除的隐患。印度博帕尔事件带来的后遗症使活着的受害人在晚年丧失生存能力，一次性赔偿远不足以安置他们的一生；有的毒性作用还影响到后代的健康。因此，一些毒性灾害引起的法律问题常纠缠不休。

毒性与次生性构成了毒性灾害的特殊性，这就决定了防制毒性灾害的跨学科、跨行业、跨部门性质，同时也是控制毒性灾害的难点所在。

社会性与世界性

毒性灾害不仅造成了重大的经济损失，而且其破坏性常引起社会不安。发生重大毒性灾害①的国家往往由于舆论压力而陷入政治危机和社会混乱，有的还可能引起地区性政治争端。比利时二噁英事件中，先是卫生部部长和农业部部长辞职，接着首相和政府内阁集体辞职，之后世界各国调整了相关产品的进出口政策。仅比利时就有1000家农牧场关闭，进出口受阻，经济损失达3000亿比利时法郎（约合6.67亿美元）。前苏联切尔诺贝利核电站事故发生后，联合国出面干预。罗马尼亚巴亚马雷镇矿区氰化物废水污染蒂萨河流域事故中，匈牙利、南联盟提出责任问题。

1998年12月12日，日本汉字能力协会在全国范围内进行了一次民意测验，测验结果为：反映年景的汉字竟是一个"毒"字。这是因为1998年对日本人民来说，确实是多灾多难的一年。年初，亚洲金融风暴打击了日本的经济发展，日元贬值，一些大企业倒闭；夏天，日本一名家庭主妇为骗取保险金，在一次游园庆祝活动中，把砒霜放入咖喱饭中，致60多人中毒，4人死亡；7月，和歌山县发生氰化物投毒案，导致4人死亡；8月，新潟县一公司的高层职员在喝了怀疑被下毒的绿茶后，不适入院。

值得指出的是，工业化时代，人类活动对地球生态环境的破坏和污染往往超越国界。因此，毒性灾害的国际性、世界性特点提醒人们必须从全球的立场出发，为了人类的共同利益，建立理想的生存与发展环境，开展战略性、全球性毒性灾害的宏观研究已迫在眉睫。

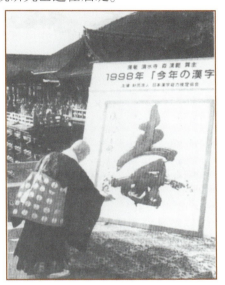

图2　森青范长老挥笔写下一个大的"毒"字（据《朝日新闻》）

---

① 中国对灾害性化学事故的分级规定。Ⅰ.重大化学事故：突然发生危及周围居民，并造成中毒10人以上，100人以下，或死亡3人以上，30人以下的化学事故。Ⅱ.特大化学事故：有大量毒气突然泄漏，并发生燃烧、爆炸，短时间内造成大量人员中毒伤亡，中毒100人以上或者死亡30人以上，事故危害已跨区、县，并呈进一步扩展态势，使城市的生产、交通及人民生活等综合功能遭受破坏，社会秩序紊乱。

1.5 毒物与恐怖事件

恐怖主义①是从20世纪60年代末逐渐发展成为一种世界性的政治瘟疫的。在经济全球化的现代社会，企业在不断关注市场经济发展动态的同时，不仅要面对外部人文环境、金融环境所引发的危机，而且要特别面对某些不知名凶徒的恶意攻击及恶意投毒所发生的恐怖事件。据统计，1987—2005年，全球发生24起核及辐射恐怖事件；1945—2005年，全球发生121起生物恐怖事件；1946—2005年，全球发生146起化学恐怖事件。每年发生核生化恐怖事件的数量从1995年的约60起上升至2001年的178起。②

1982年，美国强生公司的"泰莱诺尔"事件是美国遭受到的首次化学恐怖袭击。就在那一年，美国药品与食品管理局就发现了270起类似的食品、药品污染案，其中有36起被确认为故意投毒。之后，类似的投毒案呈增长趋势，时不时有人喝到有毒的巧克力或含有杀虫剂的橘子汁。

1984年，日本发生了"森永毒糖果"敲诈恐怖事件。

1989年3月，美国驻智利大使馆得到情报，当地恐怖分子在出口美国的水果中放了剧毒。

之后，随着恐怖主义活动的演变，较大规模的投毒恐怖事件发生了。1995年，日本东京地铁发生了沙林毒气恐怖事件。"9·11"事件后，美国发生了多次炭疽邮件恐怖事件。2005年，中国台湾保利达公司发生了"毒蛮牛"事件。

造成恐惧就是造成损失。一起恐怖活动本身能够造成的人员伤亡和财产损失是有限的，但由其产生的恐慌心理容易导致"多米诺骨牌效应"，从而造成巨大的损失。特别是为了遏制事态继续扩散和恶化，政府会投入巨大的资源和精力，有关部门的专家还要参与事件的处置。

上述事实表明：以投毒为手段的恐怖事件具有更大的攻击性、隐蔽性和致命性，成为20世纪80年代以来的一种新的毒性灾难！

除了投毒恐怖事件之外，在20世纪80年代，人们把发达国家向非洲大量倾倒有毒废物的行为称为"毒物恐怖行为"。据德新社1988年的一则报道③，尼日利亚

---

① 恐怖主义，是实施者对非武装人员有组织地使用暴力或以暴力相威胁，通过将一定的对象置于恐怖之中来达到某种政治目的的行为。恐怖主义是反人类、反社会的，恐怖组织是人类共同的敌人。恐怖主义的性质和特征是：使用或威胁使用暴力，有明确的政治目的或社会目的，制造恐怖气氛，伤害对象的无辜性和随意性、不对称性。恐怖主义的表现形式是：Ⅰ.暗杀；Ⅱ.劫持人质；Ⅲ.劫持交通工具，如美国"9·11"事件；Ⅳ.武装袭击；Ⅴ.使用生化武器，如1995年日本东京地铁的沙林毒气案，2001年美国的炭疽邮件事件。

② 李陆平. 军队与非传统安全. 北京：时事出版社，2009.

③ 李忠东. "毒物恐怖行为"席卷非洲. 中国环境报，1988-10-04.

政府在一个港口发现了从意大利发出的装有3899吨有毒废物的集装箱。在几内亚，一艘挪威货轮把15000吨美国的有毒废物倾倒在几内亚首都科纳克里附近的一个岛上。刚果逮捕了五名高级官员，其罪名是谋划从欧洲进口100万吨化学废物。

1.6 食物过敏：毒理学研究的新领域

人类进入21世纪，随着生活水平的提高和生物技术的发展，食品的种类越来越丰富，食物过敏反应的发生率也随之增加。据估计，在过去的20年中，全球范围内有5%~8%的儿童和1%~2%的成人患有食物过敏症。研究发现，约有170种食品可导致食物过敏反应，但人们对食物过敏的生物学及免疫学机制仍不清晰，食物过敏的诊断缺乏统一标准，治疗手段单一。

食物过敏（Food Allergy），是机体对食物产生的一种不良反应，是人体对食物中抗原物质产生的由IgE介导和非IgE介导的免疫反应，主要表现为呼吸道、皮肤、黏膜及消化系统内或全身性变态反应。根据流行病学调查，近年来食物过敏发病率上升趋势随着城市化发展、环境恶化等因素而增加，不同地区、种族、年龄的食物过敏发生特征及流行现状也有所不同。婴幼儿及儿童食物过敏发病率高于成人。一项针对欧洲十国8000多名儿童食物过敏的问卷调查结果显示，2—3岁儿童多发食物过敏，各国儿童食物过敏的发病率从1.7%到11.7%不等，75.7%的食物过敏发病儿童需要就医。在对澳大利亚墨尔本一岁儿童进行的食物过敏点刺试验调查中，73%参与实验的儿童对不同食物有过敏反应。在荷兰和英国的成年人食物过敏调查中，自述患病率为12%~19%，经DBPCFC[①]确诊的仅为0.8%~2.4%。中国疾控中心对近4000名青少年食物过敏筛查中，自述食物过敏发生率为5.7%，其中仅33.5%皮肤点刺试验呈阳性。食物过敏的诊断方法主要为病史调查、皮肤点刺试验、sIgE检测、DBPCFC。食物过敏诊断的核心为确定致敏原。作为过敏诊断"金标准"的DBPCFC能够明确过敏的食物，并确定过敏食物与临床症状的关系，但这些临床诊断方法都无法确定食物过敏的发病机制。"金标准"还存在费用高、耗时长，在伦理审查方面也存在一定的阻力，很难推广到人群调查或临床应用中。

因此，将毒理学系统理论和先进技术引入食物过敏研究中将会加速对食物过敏机制的认识，提高致敏原检测鉴定技术，从而有效地降低食物过敏反应的发生。食物过敏将成为食品毒理学的一个新的研究领域[②]。

[①] 食物与安慰剂对照的双盲试验（The Double-Blind Placebo-Controlled Food Challenge，DBPCFC），也称为食物激发试验（Food Provocative Test），是诊断某种特殊食物引起过敏的标准指标。
[②] 陈君石. 食物过敏：一个值得关注的毒理学研究领域. 中国毒理学通讯，2013，17（4）：3-4.

2

毒物与中毒推动毒理学的技术进步

人类的历史是发明的历史，永不停息的创新活动推动着历史不断进步。在毒理学的发展进程中不仅解毒防毒的发明层出不穷，而且新毒物的出现、新毒理机制的阐明都在推动着多方面的技术创新，影响着诸多相关学科的发展，在为人类摆脱某些毒物的困扰、带动了经济社会发展的同时，也推动着毒理学学科自身的技术进步，不断丰富了毒理学的科学内涵。

2.1 中世纪毒杀案推动检砷法的改进

1790年，化学家约翰·梅斯格发现，如果物质中含有砷，那么在把这种物质加热后，将凉的金属板置于蒸气的上方，金属板上就会出现白色的砷氧化合物层。尽管这层砷镜能够证明砷的存在，但却不能分辨身体内是否吸收了砷。

1806年以后，这一问题被瓦伦廷·罗兹博士解决了。当时他正在森林化工厂工作。他提取了一具尸体的胃内容物，然后将之放在一个池内煮沸，通过过滤去除剩余的肌肉组织。然后他用硝酸处理这一滤液，这样更易于形成砷镜。

1832年，英国化学家詹姆斯·马什(James Marsh)[①]开始深入研究砷的分析方法，向陪审法官提交可靠的证明。他找到了用锌和硫酸把氧化砷还原成气态氢化砷的方法，让这种气体通过一个加热的管子，这时，因热分解生成的砷就凝聚在一只冷瓷盘上，使瓷盘变成略带黑色的发亮的镜子。1836年，马什公开了他发明的这个方法。这个方法检验砷的最小剂量为0.0001毫克。随着马什检验法的应用，使用白砷作为谋杀毒的情况大大减少。

另一个检验砷的方法是中子活化分析法，它是对许多元素进行检验的现代方法之一。当中子活化分析法用于侦查犯罪时，在公众中引起了轰动。20世纪50年代初，一个名叫贝丝娜（Besnard）的妇女在巴黎一家法庭受审，法官指控她多次用砷进行谋杀。在法庭上，辩护人对经典的砷检验法提出怀疑。由于这一原因，中子活化分析法首次用于毒理学鉴定，甚至连诺贝尔奖获得者弗雷德里克·约里奥-居里[②]也一同参与。尽管检验取得成功，

[①] 詹姆斯·马什（James Marsh，1794—1846），1829—1846年在皇家军事学院当助教。他开发了迫击炮弹引信，在皇家兵工厂驻地举行的一次军械师会议上被命名为优秀的发明科学家。

[②] 弗雷德里克·约里奥-居里（Frederic Joliot-Curie，1900—1958），法国物理学家，与妻子伊伦合作合成了人工放射性物质，同获1935年诺贝尔化学奖。

但贝丝娜在这次起诉后仅几年就被释放，因为人们不能完全排除砷可以通过人们还不太清楚的微生物过程从公墓的土壤中进入到死者体内。

2.2 硫化氢：分析化学的基本试剂

人们认识硫化氢气体是从 17 世纪开始的。1663 年，化学家波义耳知道硫化氢能使银器变黑。1772 年，化学家舍勒才开始研究它，证明硫在氢气中燃烧可以得到硫化氢，硫化氢中的硫可以用硝酸和氯气等氧化剂析出来。

18 世纪，由于冶金、机械工业的迅猛发展，要求提供大量的、品种多的矿石，因而极大地推动了地质学、地球化学特别是分析检验工作的发展。

18 世纪末期的化学家普罗斯发现，硫化氢与铅盐、钴盐和镍盐的溶液作用后，都产生黑色沉淀；与锑盐溶液作用，则产生黄色沉淀，他认为这是化学中很有价值的发现。硫化氢能产生不同颜色沉淀的这个性质，便成为新的分析方法的重要依据。

1829 年，德国化学家罗塞（Hoinrich Rose，1795—1864）科学地制定了以硫化氢为主的系统定性分析法。在用盐酸处理后的溶液中通入硫化氢，则金、锑、锡、砷、镉、铅、铋、铜、银、汞等离子都形成硫化物的沉淀，而与其他金属离子分开。这样有步骤地用几种基本的试剂把未知物的成分分为若干组，再分别用特种试剂检验，就可以正确地确定未知物的各个成分。所以，硫化氢是分析化学中很重要的基本试剂，在分析化学发展史中起到了极其重要的作用。

2.3 消灭有毒细菌的巴斯德消毒法

巴氏消毒法是巴斯德消毒法的简称，是利用低于 100℃ 的热力杀灭微生物的消毒方法。该法由德国微生物学家巴斯德于 1863 年发明，至今仍广泛应用于牛奶、人乳及婴儿合成食物的消毒。

现在用的巴氏消毒法一般有两种方式：一是把被消毒的物品加热到 61.1℃~65.6℃，作用 30 分钟；二是把消毒的物品加热到 71.7℃，作用时间至少保持 15 秒钟。由于巴氏消毒法所达到的温度低，故达不到完全灭菌的程度。但是它可使布氏杆菌、结核杆菌、痢疾杆菌、伤寒杆菌等致病微生物死亡，使细菌总数减少 90%~95%，故能起到减少疾病传播、延长物品的使用时间的作用。这种消毒方法简单，且不会破坏消毒食品的有效成分。在农村家庭中，可用于牛奶、婴幼儿食用的人乳、合成食物及酱油等调味品的消毒。如果在家庭中备有自动控制的恒温水浴箱，则使用巴氏消毒法则更为方便、简单。

2.4 防毒材料和器材的发明

洗消布的发明

根据美国国防部的战略设想，美国得克萨斯科技大学环境和人类健康学院的科学家开发了一种能擦除芥子气及其他有毒化学物质的新布料——洗消布（Fibertect）。这种布可抹掉皮肤和仪器上的有毒物质，更方便军人在战场上使用。这种干抹布的上下吸收层之间含有一层很薄的活跃的碳芯，可以取代军方使用的疏松粒子洗净剂。因为军人作战受伤时无法在皮肤上搽疏松粒子，他们需要一些非疏松粒子的可以同时用在皮肤及仪器上的洗净剂，所以科学家对此做了重大的改进。这种新棉布除了能够保护人类防止生物和化学毒素的侵害，抵制和吸收在化学战争和杀虫剂中的有毒化学物质之外，还能够避免各种外表危险污染，包括人类皮肤和复杂设备的表面。这种棉布面料重量轻，柔软，有弹性，能够织成各种外观不同形状的用品，也能够制成防护内衣，同时也为得克萨斯的棉农提供了一个新的市场。

毒物检测技术的创新

2003年，美国负责紧急响应技术工程的主管卢西（Mike Lucey）展示了一种新型的防毒技术纸样板。样板上含乙烯基的纸样暴露在神经毒气中时会发生变色，遇到氰化物和其他化学物质也会有反应，能起到预防中毒的作用。

残留有机磷农药快速测试盒的发明提供了一种在生产现场或家庭中快速、简便、灵敏地检测有机磷残留农药残留的方法。快速测试盒由酶载体、靛酚酯载体和若干支玻璃试管组成。由于靛酚酯在植物酯酶的催化作用下可以在水中发生水解反应，迅速产生颜色的变化，因此，如果有机磷农药存在，则水解反应被抑制，溶液颜色不变或变化很慢。这样，通过观察溶液颜色的变化情况就能正确地检测出粮食、蔬菜或水果中是否带有机磷残留农药。

果蔬农药清除机是一种新型的清除水果蔬菜中残留农药的器材，其结构特点是：臭氧发生器固接在处理水箱上；气化头安装在处理水箱内腔的下部，并由臭氧管路与臭氧发生器连接；在处理水箱内腔的下部还安装有紫外光催化装置。采用这种果蔬农药清除机对水果、蔬菜进行灭菌和降解农药残留处理，臭氧在清水中的溶解率达80%以上，臭氧的氧化分解能力可以提高十倍以上，可有效分解含有有机磷及难以分解的有机氯等的农药。

水中毒素检测器的发明

总部位于柏林和慕尼黑的大型国际公司西门子公司（Siemens AG）是世界上最大的电气工程和电子公司之一。该公司发明了一种检测器，可以检测水中的100多种毒素、杀虫剂以及生物、化学和放射性战剂。这种检测器是将乙酰胆碱酯酶作为传感器固定在芯片上，在正常的不存在毒素的环境中，酶的活性最强。这个过程通过反应链产生电流。如果水样中存在有机磷酸盐、神经毒气等毒素，酶就失去活性，反应链因此不能运转，电流明显减弱。类似的检测仪器在环境保护和环境检测方面的应用有着广阔的前景。

2.5 空气净化产品的三次改革

为了解决室内有毒有害气体长期缓慢释放的情况，工程师和毒理学家对空气净化产品进行了三次改革。

第一次：以释放味道为代表的香水类与清新剂类。香水无任何祛毒作用，且经氧化后对皮肤和呼吸道还有伤害作用。而清新剂类产品虽可杀菌，但其自身也是污染物，可诱发肺气肿、皮肤癌。

第二次：以吸收有毒气体为代表的竹炭类。竹炭吸附值低于100，能吸异味但吸附毒气效果差。消醛类：只对醛类有一定的分解作用，而对其他有毒气体效果不明显。光触媒类：可部分消除苯、甲醛和氨，效果有限，操作复杂，还存在二次污染。空气净化机类：有一定效果，但净化不彻底，且能耗大。普通活性炭：吸附效果较好，但寿命短，粉末状活性炭有效期为1周左右，颗粒状的为1~2个月。

第三次：以金福炭雕为代表的固体精品活性炭类。固体精品活性炭可以大量持续吸附空气中的各种有毒气体（一氧化碳、甲醛、苯及同系物、氨、氡、二氧化硫、TVOC[①]等）、烟雾和异味等；能有效净化空气，消除污染，维护人体健康；吸附值可达850~990，效果能与军用防毒面具相媲美；有害气体吸附进来出不去，效果直观；还具有吸附烟雾、消臭的作用；还可脱附再生，使用时间达数十年；更有别具匠心的创意大师把炭与雕刻结合在一起，形成融合科技与艺术的炭雕产品，深受国际市场的欢迎。

2.6 砷中毒促进防砷过滤装置的改进

砷中毒是世界上最严重的公共卫生问题之一。世界卫生组织规定饮用水中砷的安全极限是每升水中不得超过10微克。但世界上许多地区的饮用水中都超过了这一标准，尤其是孟加拉国和其邻近的国家井水中的砷含量高达每升300~4000微克。由于孟加拉国气候炎热，孟加拉人每天要饮水15~20升之多，因此慢性砷中毒的情况非常普遍，症状是各种皮肤病和肾脏受损，并可能早亡。有人估计，世界上由

---

① TVOC（Total Volatile Organic Compounds），是指对人体有害的有机挥发物的总浓度，也称总挥发性有机物。室内环境中的挥发性有机化合物可能从室外空气中进入，或从建筑材料、清洗剂、化妆品、蜡制品、地毯、家具、激光打印机、影印机、黏合剂以及室内的油漆中散发出来。TVOC对人体的中枢神经系统、肝脏、肾脏及血液有毒害影响。

于饮用水中含砷而引起中毒的人数可能达几百万。

为了防止砷中毒，美国康涅狄格大学的尼古拉迪斯教授发明了一种很简单的饮水过滤装置，这种过滤器几乎可以将水中所有的砷转变成不溶解的化合物。它的结构很简单：将填满砂子和铁屑的管子装在水井的出口。当井水从出口流出时，铁屑中的二氧化铁和水中的砷发生化学反应，形成砷黄铁化合物（一种含砷、铁和硫的化合物）。这种化合物不溶于水，于是就沉淀在过滤器中。

过滤器的主要部分都很便宜：在美国，一吨铁屑350美元，一吨砂子才10美元；而铁屑和砂子在亚洲则更便宜。尼古拉迪斯估计，如果在孟加拉国的一口严重污染的水井上安装一台过滤器，一吨铁屑可以用20年，一个人一年饮用无砷的水增加的费用只有15美分。

这种过滤器在美国的砷污染地区也开始试用。在美国缅因州等西部地区，许多垃圾堆被农药中的砷所污染。垃圾堆被雨水冲刷，其中所含有的砷就进入地下水。在一些矿井附近的水流中也含有从岩石中浸出的砷。

尼古拉迪斯还设计了一种更大的过滤器，一天能过滤5500升水，能供150人饮用。

2.7　箭毒的启示与新药的发明

1942年，加拿大医生格里菲和约翰斯受到箭毒作用的启示，在一次外科手术中利用箭毒作麻醉药，成功地使患者的肌肉完全松弛，为外科麻醉手术提供了良好方法。①

药理学家达尼尔·博维特（Daniel Bovet，1907—1992，意大利籍的瑞士人）从事合成类箭毒化合物的研究。他把合成箭毒制成供外科手术患者使用的肌肉松弛剂，辅助外科手术浅麻醉，于1957年获得了诺贝尔生理学或医学奖。

很早以前，夏威夷土人就用有毒的"海花"（珊瑚）制造毒箭。1977年，美国学者对夏威夷珊瑚进行考察时发现这种软珊瑚的毒性成分具有抗癌作用，于是一种新型的抗癌药便诞生了。在这一研究过程中，美国学者还意外地发现一种柳珊瑚体内含有大量的前列腺素，含量高达2%。之后，这种柳珊瑚就成为制造前列腺素药物的天然原料。

---

① 史志诚. 毒箭与箭毒. 西北大学毒理学研究文集：第7期，2007：13-16.

2.8 转基因技术开发无毒棉和抗虫棉

几千年来，人类将棉花的纤维纺成衣服等织物，每生产 1 吨棉纤维，就可以产生 1.5 吨棉籽。全世界每年生产近 4400 吨棉籽，其中含有 21% 的棉籽油和 23% 的蛋白质。但是棉籽中含有的有毒化合物——棉酚，限制了人类对它的利用。科学家在研究棉酚时发现，一方面，棉酚可以保护棉花免受害虫和疾病的侵害；另一方面，棉酚会随着人对棉籽的食用而损害人的心脏和肝脏。现在，科学家正在研究转基因技术，希望减少棉籽中棉酚的含量，并使其达到食用标准。如果现在生产的所有的棉籽都可以直接用于为人类提供营养，那么每年可以满足 5 亿人的蛋白质需要。

由于昆虫的危害严重影响棉花的产量与品质，因此科学家研究出了具有苏云金芽孢杆菌（BT）毒素基因的抗虫棉品系。目前，抗虫棉分为转基因单价抗虫棉和转基因双价抗虫棉。

转基因单价抗虫棉是将一种细菌来源的 BT 杀虫蛋白基因改造，再转到棉花细胞的基因中，使棉花细胞中存在这种杀虫蛋白质，专门破坏棉铃虫等鳞翅目害虫的消化系统，致使其死亡，而对人畜无害的一种抗虫棉花。美国孟山都（Monsanto）公司的科学家培育了九个转基因陆地棉品系，它们都具有 1~2 个 BT 中 Kurstaki 的毒素基因、CryIA（b）或 CryIA（c），这类基因可编码合成对鳞翅目昆虫具有毒性的毒蛋白。

转基因双价抗虫棉是中国科学家将杀虫机制不同的两种抗虫基因（BT 杀虫基因和修饰的豇豆胰蛋白酶抑制剂基因）同时导入棉花，从而得到的一种抗虫棉花。由于这两种杀虫蛋白功能互补且协同增效，因此使双价抗虫棉不但可以有效延缓棉铃虫对单价抗虫棉产生抗性，还可增强抗虫性。其核心技术于 1995 年申请中国国家发明专利，1998 年正式授权。2001 年该专利被国际知识产权组织及国家知识产权局授予发明专利金奖。它标志着中国成为继美国之后，世界上独立自主研制成功抗虫棉的第二个国家。

抗虫棉之所以抗虫，是因为外源 BT 基因整合到棉株体细胞的基因中后可以在棉株体内合成一种叫 δ-内毒素的伴孢晶体。该晶体是一种蛋白质晶体，被鳞翅目等敏感昆虫的幼虫吞食后，可以在其肠道碱性条件和酶的作用下或单纯在碱性条件下水解成毒性肽，并很快发生毒性。[1]

---

[1] 需要指出的是，目前的抗虫棉只对以棉铃虫为主的鳞翅目害虫有抗杀作用，对棉蚜、红蜘蛛、烟飞虱等害虫没有作用。而且，抗杀棉铃虫的效果还取决于虫害发生的程度和大田环境，因此即使种植抗虫棉也不能放松警惕，还要根据情况适时进行化学防治。

3

毒理科学拓展的三次跨越与贡献

3.1 分析毒理学将毒理学引入中毒案件的司法审理

在世界历史上，分析毒理学独立完成或与法医学、法医鉴定配合参与了众多的涉及毒物与中毒案件的审理，并做出了突出的贡献。

1892年，在美国罗伯特·布坎南案的调查中，毒理学家首次参与犯罪史上的开棺验尸，并应用色谱分析定案。1892年5月22日，著名的毒物学家鲁道夫·威特华斯教授发现涉案尸体内有6.48毫克的吗啡，他估计吗啡致死量是324~388.8毫克。法庭根据鲁道夫·威特华斯教授的报告指控布坎南谋杀并将他拘捕。

1910年，在审理哈维·克里平杀妻跨国案中，经过检测，毒理学家在一片人体组织中发现了有毒的生物碱——莨菪碱（Hyosine）。同时，证据还证明克里平作为顺势医生曾购买过莨菪碱。克里平最终因毒杀罪于1910年11月23日被施以绞刑。

在1910年的塞登谋杀案调查中，死者的尸体于1911年11月15日被挖出来，高级内政部专家威廉·威利考克斯（William Willicox）和年轻的病理学家伯纳德·斯皮尔斯伯里（Bernard Spilsbury）在死者的尸体中检查发现了约129.6毫克的砷。法官巴克尼尔根据两位专家检查的结果宣判塞登死刑。

1929年，美国伊娃·拉柏林案的破解是法医毒理学的一次胜利。法医毒理学家爱德华·欧·亨瑞奇对溅到衣服上的咖啡进行检验，结果清晰地显示出了微量的番木鳖碱。于是伊娃无可争辩地成为投毒者。亨瑞奇发现番木鳖碱一事风靡了整个美国。

3.2 生态毒理学将毒理学引向自然界

生态学的三大定律

美国科学家小米勒（G. Tyler Miller Jr.）曾经总结出生态学的三大定律。生态学第一定律：我们的任何行动都不是孤立的，对自然界的任何侵犯都具有无数的效应，其中许多是不可预料的。这一定律也被称为多效应原理。生态学第二定律：每一事物无不与其他事物相互联系和相互交融。此定律又被称为相互联系原理。生态学第三定律：我们所生产的任何物质均不应对地球上自然界的生物和地球化学循环有任何干扰。此定律被称为勿干扰原理。

生态毒理学的兴起：毒理学走向自然界

经典的毒理学一开始只关注急性中毒的防治。当工业文明时代大量化学品进入生产生活之后，特别是发现滴滴涕的危害之后，科学家对毒物毒性的研究开始转移到对环境的污染及其对人类和动物子代健康的影响。

20 世纪的化学时代促进了生态毒理学的形成。据估计，全球约有 7 万多种化学物质广泛应用于社会生产生活的各个领域，同时每年还以 200~1000 种新化合物的速度在增加。这些新化合物并不是自然产生的，而是人工生产的外来新化学物质。化学物质不断增长的趋势成为新世纪的一个显著特征。环境污染的严重性和污染废弃物处理的复杂性推动了生态毒理学的形成与发展。

1969 年 6 月，法国学者萨豪特（R. Thuhaut）在一次国际会议上首次提出生态毒理学（Ecotoxicology, Ecological Toxicology）这一术语，并将其定义为研究自然的和人造的污染物对动物（包括人）、植物、微生物的整个生态系统的毒性效应的科学。因此，生态毒理学将毒理学研究从个体层次提升到群体层次，从而创造出微生态系、群落毒性等许多新的概念和术语。生态毒理学的核心是研究有毒、有害物质对生命有机体危害的程度及范围，也正是生物监测和生物检测这两种研究生物效应的技术使生态毒理学走向了整个自然界。

1969 年，国际科学理事会的环境问题科学委员会成立后，萨豪特组织并主持了生态毒理学研究组的工作。1974 年 5 月，该研究组在加拿大魁北克省举行了北大西洋公约科学委员会生态毒理学学术会议，会上着重讨论了重金属和有机卤素化合物的效应。1975 年 9 月成立的国际生态毒理学和环境安全协会出版了专门的学术刊物《生态毒理学和环境安全》。从此，生态毒理学这一新学科的出现引起了国际学术界的广泛关注。

生态毒理学的发展只有短短 30 多年的历程，仍然处于孕育发展之中。为了更加深入细致地研究自然界复杂多变的毒理学问题，生态毒理学在基础研究方面可划分为理论生态毒理学、实验生态毒理学和应用生态毒理学；按照行业划分，可分为工业生态毒理学、农业生态毒理学、矿区生态毒理学和城镇生态毒理学；根据环境介质的不同，可划分为大气生态毒理学、水生生态毒理学（又可分为淡水生态毒理学和海洋生态毒理学）和陆生生态毒理学；根据生物类型不同，可划分为植物生态毒理学、动物生态毒理学、微生物生态毒理学和分子生态毒理学等。此外，萨金特（Sargent）于 1972 年将农业革命后的生态系统称为人类生态系统（Human Ecosystem），铃木继美将人类生态毒理学（Human Ecotoxicology）定义为"从生态学的观点来研究人类毒理学"。人们职业、文化、生活方式上的差别的多样性与自然地理条件的多样性综合在一起，再加上多种化学污染物的相互作用，要阐明这种多样性及与毒理变化的关系就成为未来生态毒理学的历史使命。

3.3 管理毒理学将毒理学引入立法与决策

早期管理毒理学应用于化学物质的管理

管理毒理学（Regulatory Toxicology），是毒理科学中最年轻而迅速发展的一个分支。它将毒理学的原理、技术和研究成果应用于化学物质的管理，以期达到保障人类健康和保护生态环境免遭破坏的目的。

最早的毒物管理是从预防急性毒性开始的。急性毒性以化学物质对动物的半数致死剂量（LD_{50}）或半数致死浓度（LC_{50}）为主要参数作为毒性分级的依据，对剧毒和高毒化学物质进行严格控制，从而防止其对人和环境的危害。但是由于诸多实验因素的差异，各国的国情、文化、信仰和发达程度的不同，导致各国在化学物质管理上要求的保护水平也不尽相同。所以各国的急性毒性分级标准存在一定的差异。

管理毒理学参与了政府法规的制定与评价

20 世纪 50 年代中期召开的毒理学和毒理学安全评价的戈登研究大会[①]，20 世纪 60 年代的"反应停"事件[②]，1962 年卡逊《寂静的春天》的出版[③]，使毒物的管理问题浮出水面，引起全社会和科技界的高度关注。特别是 20 世纪 60 年代末期，随着分析方法的发展，可以检测出的生物样品中的化学物达到低水平。致突变试验为化学物导致癌症的基因突变研究提供了重要的评价方法。20 世纪 70 年代美国拉夫运河"毒地"事件的曝光，促进了环境危害和健康损害的危险性评定方法的建立，加强了对单个化学物和混合物毒性作用机制的研究。因此，从 1975 年开始，毒理学的一个新的分支——管理毒理学应运而生，产品安全评价和危险度评定开始成为毒理学研究的主要目的和产物，各种危险度评定的规范和指导原则得以正式颁布。1992 年，美国环境保护局又提出了生态危险度评定的框架，并于 1996 年作为指导原则（试行）正式颁布。欧共体和加拿大也相继颁布了各自的生态危险度评定框架。从此，管理毒理学的研究内容已超出了经典毒理学以及生命科学的范畴，成为具有一定综合性的科学。毒理学不仅进入了政府法规的制定，同时，政府机构也向管理毒理学提出了更多、更高的要求。

危险度评价与政府的管理决策

现代管理毒理学集实验毒理学、流行

---

① 1955—1958 年，戈登研究大会连续三次讨论致癌问题，会议是毒理学家们协作的良好开端。科学家们开始认识到致癌生物效应的复杂性，并着手建立危险评定模型。

② 反应停曾作为治疗妊娠呕吐反应的药物在原西德、美国、荷兰和日本等国广泛使用，由于服用该药物而诞生了 12000 多名形状如海豹一样的可怜的婴儿。该事件促进了生殖毒理学和临床毒理学的发展，以及 1980 年国际毒理学联合会的成立。

③ 《寂静的春天》的出版对环境毒理学产生了重要的影响。该书呼吁停止广泛而不加区别地使用农药和其他的化学物，避免对人体健康和环境生态平衡造成进一步的危害。人们比喻这本书是"催化剂"，因为它唤醒了社会对环境污染的关注，促进了 1970 年美国环境保护局的成立。

病学研究于一体，综合公共卫生学原则以及社会和经济因素，形成危险度评价（Risk Assessment）和危险度管理（Risk Management）体系。管理毒理学的一项重要工作就是提供化学品的毒理学资料并进行危险度评定。立法部门和行政管理部门根据评定结果，综合平衡各方面因素，制定相应的法规和管理决策，来防止化学物质对人群（畜群）健康的影响和危害。专家评论认为，管理毒理学的衍生和迅速发展是毒理学对立法需求做出不断响应的结果，是毒理学的成熟和扩展，也是管理毒理学发展的新机遇。

因此，管理毒理学不仅要研究毒性物质与其环境效应，而且需要了解和熟悉与环境管理、经济管理有关的法律法规，了解和熟悉政府工作程序与管理制度，了解和熟悉政府与立法部门之间的工作程序及其相关的立法制度，以达到毒理学专家建议与立法需求的一致性。

管理毒理学实现毒理学与法规和重大决策的结合

管理毒理学也被称为法规毒理学，是将毒理学研究成果应用于外源化学物质管理的应用科学，是现代毒理学的重要组成部分。管理毒理学在化学品安全管理方面发挥着越来越重要的作用。特别是20世纪80年代以来，随着人们对化学物质认识的不断加深和对化学品安全问题的日趋重视，管理毒理学的研究范围不断扩大，研究成果也在更多领域得到应用。

在美国、欧盟等大多数发达国家，管理毒理学覆盖了大部分的制造业、商业和环境部门，其影响的产品包括食品、饮用水、日用品、玩具、工作场所、环境介质、饲料、转基因产品、纳米材料等。2010年1月，中国环保部修订颁布了《新化学物质环境管理办法》，更新了新化学物质的申报要求及评审办法管理措施，中国的管理毒理学进一步与国际接轨。

由此可见，未来管理毒理学的任务是：根据外源化学物在经济与社会生活中的重要性、生产量、接触人数及可能对人体健康和环境造成的危害，从众多化学物质中提出优先毒理学研究及管理的物质名单；根据毒理学资料，对名单中的物质进行危险性评价；为管理部门对化学物质的危害进行控制，禁止某些极危险化学物质的生产、销售及使用，以及新化学物质生产和进口前的审批提供依据。同时，为控制化学物质对接触者和环境的危害制定各类安全性标准；对化学物质等安全性评价和危险性评价的方法学进行研究，不断地改进评价方法和扩展其应用的领域。

许多社会性毒物（毒品、烟草、酒精）都会引起法律和社会经济学的关注，特别是从植物中提取的生物碱类物品（如咖啡因、阿片生物碱等）可能使人和赛马等动物成瘾。一些有毒植物的毒性也可能成为环境毒物学所关心的问题，一些国家还将对植物中毒问题的裁判列入法律或经济立法之中。为了避免家庭和庭院栽培有毒植物，有的国家还专拍了一些宣传有毒植物的电视片播放，以引起人们的注意。因此，管理毒理学必须与社会管理机构建立良好的联系。例如，美国法律规定下列组织负责有关法律的执行：

第一，美国的食品与药物委员会；
第二，公共环境管理局；
第三，职业安全与健康局；
第四，农业部；
第五，运输部；
第六，内务部；

第七，法律委员会；
第八，高级法院；
第九，环境保护局（EPA）；
第十，原子能委员会；
第十一，劳动部；
第十二，白宫。

许多包括毒理学家在内的科学家都受聘于上述机构以及某些智库，有的甚至被任命为总统的顾问，发挥咨询专家的作用。

4 世界毒理科学的历史分期

4.1 经典毒理科学的历史分期

1975年，美国麦克米兰（Macmillan）公司出版的《毒理学：毒物的基础科学》一书被国际毒理学界称为第一部现代毒理学著作和现代毒理学教科书。该书由美国哈佛大学医学院教授路易斯·卡萨瑞特（Louis J. Casarett）和约翰·道尔（John Doull）所著。路易斯·卡萨瑞特在书中将毒理科学的历史分为古代、中世纪、启蒙时期和现代毒理学四个时期[1]。

古代(Antiquity)

早期人类发现毒药是一种偶然，可能是在做饭的时候发现了某些植物含有剧毒。人类很早以前就已熟知动物毒液和有毒植物的作用，他们把对毒素的认识使用到狩猎中，因为这样的处置方式会使他们在原始社会的小部落中受到人们的赞许，并在战斗中得到有效的结果。古代毒物学的创始人以其特殊和原始的形式体现着他们的价值。图3列出了从公元前1500年到公元1900年历代从事研究毒物与毒

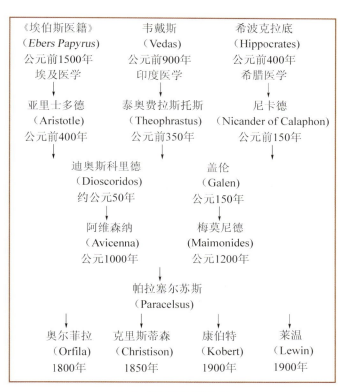

图3 世界毒理学年表

理学历史人物中具有代表意义的一部分。

大约公元前1500年，古埃及的《埃伯斯医籍》（Ebers Papyrus）是人类最早的医学记载。该书流传了许多世纪，书中提供的800多个秘方中的许多成分被认为有毒。

---

[1] CASARETT L J, DOVLL J. Toxicology: the basic science of poisons. Macmillan Publishing Co., Inc., 1975: 3-10.

在神话集和古希腊史文献中，人们发现了许多有关毒药以及使用毒药进行专业治疗的记载。亚里士多德的学生泰奥弗拉斯托斯（Theophrastus，前370—前286）在《植物学史》一书中就记载了许多有关有毒植物的内容，他首次尝试按植物、动物和金属对毒物进行分类，分别描述并配有绘画。

古希腊和古罗马时期，政治上经常使用毒药进行谋杀。黑海南岸的一个古老王国——本都有一个具有传奇色彩的国王麦斯瑞德斯，他非常害怕毒药，因此，他会常常食用一种可以阻止他人使用毒物行刺的混合物，该混合物由36种成分组成。在将要被敌人逮捕的危急关头，他试图服毒自杀，但因为他吃了自制的混合物而没能自杀成功。最后他只有让他的仆人用剑刺死了他。从这个故事人们了解到，"Mithridatic"这一术语是指"解毒药"的意思。

公元前4世纪，古罗马开始流行大规模投毒事件，这使得人们非常忧虑。这一时期，妇女们谋害那些可以使她们从中得益的人们的阴谋，直到公元前82年才被揭露出来。于是，第一部反对投毒的法律在罗马颁布。这部法律后来成为一部监督粗心的药剂师的法规。

中世纪(Middle Ages)

文艺复兴时期之前和文艺复兴时期，意大利的"中毒艺术"步入了顶峰。尤其是威尼斯臭名昭著的第十个会议厅成为政治上使用毒药的证据。

中世纪时期，很多15、16、17世纪的毒药已经消失了。那个时期最常见的下毒方法是将毒下在酒中或食物中。因为那时期的食物在烹饪时会采用大量的香料，以致人们无法品尝出毒药的味道，所以专门的试毒者也出现了。

启蒙时期(Age of Enlightenment)

中世纪后期，真正具有代表性的人物是文艺复兴时期在医药科学史方面做出成就的许多人物。但就毒理学而言，15世纪的瑞士医学家帕拉塞尔苏斯（Paracelsus，1493—1541）提出的药物与毒物的区别点是剂量的见解成为毒理学进入萌发期的重要标志。因此，历史学家将这一时期称为"帕拉塞尔苏斯时期"。

帕拉塞尔苏斯和他所处的时代是中世纪的一个转折点，当时正是哲学和古代典型幻术、哲学和科学之间最为重要的时期。在帕拉塞尔苏斯的动荡生涯中，他发现和启蒙了毒理学。帕拉塞尔苏斯指出："所有物质都是毒物，没有不是毒物的物质，只是剂量区别它是毒物还是药物。"

其后，1787年威廉姆·威瑟林（William Withering，1744—1799）提出"小剂量毒物是最好的药物，而大剂量的有用药物则是有毒的"[1]。西班牙籍的奥尔菲拉（Orfila，1787—1853）在法国行医期间任巴黎大学教师，他于1815年完成的第一部化学物毒作用的专著标志着毒理学成为一门独立的学科。

在现代工业的启蒙时期，保持安全的工作环境成为全人类的一个美好的追求。然而，许多新的、复杂的化学药品不断出现，工业职业中毒和生活中的中毒时有发生。更为令人担心的是，有毒植物的危害

---

[1] 也译为："小剂量的毒物是最好的药物，而有效的药物用过了量也就成为毒物。"

和污水的潜在危害对普通老百姓健康的影响愈来愈深。这一时期毒理学家卓越的工作发挥着重要的作用。

现代毒理学（Modern Toxicology）

20世纪以后，工业大发展，化学药品逐渐增多，人工毒药也纷纷出现。据报道，这一时期下毒用得最多的药物是外用药、清洁剂和其他家用产品，其次是杀虫剂、生物碱，最少的是煤气和浓烟。就学科发展而言，这一时期现代毒药学与法医学成为交叉学科。

过去人们往往将对毒药的注意力集中在其使用者身上，而忽视了对毒药的解毒。20世纪早期，人们解毒的技巧并不高超，只留下了一些迷信。例如，认为牛奶是万能解药，其实牛奶只具有稀释作用而已；盐水被认为是急救药，但是用盐水解毒是很危险的，因为其只能起到一定的稀释作用，而注入过量的氯化钠会导致心脏病，对虚弱者更危险。任何解毒药都必须小心使用，否则会比毒药更危险，甚至会成为杀人阴谋的一部分。之后，人们认识到世界上并不存在万能的解毒药，使用哪种解毒药只取决于毒药的类型、用量、用法及时间等等。也就是说，解毒的唯一途径就是静观症状发生，再施以相应的疗法。

20世纪初，路易斯·莱温（Louis Lewin，1854—1929）是毒理学领域中一位非常有影响力的人物，他的著作中涉及了高含量酒精、慢性镇静剂以及三氯甲烷。他的出版物中蕴含着一位毒理学家对世界历史上毒物的见解。

20世纪毒理学的发展很快。一方面，许多毒物的毒性机制研究取得进展；另一方面，出现了专门研究特殊领域的毒理学家。例如，研究昆虫的毒理学家，研究哺乳动物的器官系统的毒理学家，研究鱼、蜘蛛和蛇的毒理学家，以及研究生物化学、生理学和化学分析的毒理学家。

不仅如此，现代毒理学的研究和发展还呈现出许多新的特点，即从高度综合（集化学、生命科学和基础学科知识为一体）到高度分化（形成多个交叉分支学科），从体内试验（In Vivo）到体外试验（In Vitro），从结构-活性关系（SARs）到三维（3D）定量结构-活性关系（QSARs），从定性毒理学到定量毒理学，从微观（细胞、生化、分子）到宏观（环境）。

4.2 通史对毒理科学的历史分期

通史为贯通的历史，是世界的或一个国家（地区）从最早文明到现在的历史，并连贯地记叙各个时代的史实。世界上一些关注和研究毒理科学史的专家分别提出了不同的历史分期模式。

毒理学的历史分期三阶段论

原始阶段

远古时代，人类通过生产实践逐渐懂得将毒箭、乌头等作为狩猎工具和武器，在生活实践中也认识到药物的毒性作用。如中国"神农尝百草"的传说，古埃及、古希腊医学在实践中证实砷、锡、汞、金、铜、铅等对人体有毒性。

描述的科学发展阶段

欧洲文艺复兴时期，瑞士人帕拉塞尔苏斯最早指出毒理学实验研究的重要性，明确提出了剂量的概念。西班牙人奥尔菲拉提出了毒理学的概念，论述了某些化学物质与生物体作用的相关性，发明了毒检方法。20世纪50年代以前，毒理学基本上是描述性的，是药理学和法医学的延伸。

现代毒理学发展阶段

基础科学，特别是生物化学与遗传学的飞速发展为毒理学的发展提供了必要的理论基础。随着工业生产的发展，外源化学物日渐增多，欧美各国先后通过了有关外源化学物的管理法规，规定了新化合物在投放市场前须经过毒理评价，为毒理学的发展提供了社会需求；在实验研究中实行质量管理，建立了毒性试验程序标准化与良好实验室操作程序（GLP），推动了毒理学的发展；促成了众多毒理学分支学科的形成。

此外，2001年，美国毒理科学院付立杰院士将毒理学的发展史分为三个阶段：

第一，古代人类对毒物和毒性的认识；

第二，近代毒理学的萌生和发展；

第三，现代毒理学的形成与扩展[①]。

毒理学的历史分期四阶段论

有的专家提出毒理学是一门既老又新的学科，并将其形成发展的历史分为古代、中世纪、萌发和现代四个发展阶段。古代人类应用动物毒汁或植物提取物用以狩猎、战争或行刺，如中国用作箭毒的乌头碱就为毒理学的形成奠定了基础。中世纪，古希腊、古罗马和古埃及的文献中也有关于有毒植物和金属毒物中毒等的记载，如伞形科有毒草类植物（毒芹、钩吻叶芹等）、蛇毒、硒、砷、汞、铅、铜等。在中国古代医学文献中，"神农尝百草"是鉴别药物与毒物的典型记载，那时为资料积累期。15世纪，瑞士医学家帕拉塞尔苏斯提出了药物与毒物的区别点是剂量的见解，那时为毒理学的萌发期。近代毒理学的形成则始于18世纪下半叶，西班牙人奥尔菲拉对当时人们认为有毒的物质用狗做实验验证，成为实验毒理学的先例。此后的100多年，随着医学与自然科学的发展，毒理学逐渐形成。科学家应用各种基础学科提出了各种假说并进行测试，初步建立了毒理学的理论，经典毒理学开始形成和发展。20世纪以来，不仅由于各学科的进一步渗透，还由于工农业的发展，以及军事技术的发展和武器装备的更新，大量化学物进入人类的生存环境，破坏了生态平衡，造成了环境污染。由于环境的污染出现了直接或间接的中毒事故，这些事故促进了毒理学的发展。随着经济社会发展的需要和相关学科的飞速发展，毒理学已经成为研究环境因素的有害作用机制和防治措施的现代毒理学。

毒理学的历史分期五阶段论

有的学者提出毒理科学的历史可分为纪元前、古代、近代、第二次世界大战、现代五个发展阶段。这种历史分期的方法，除了上述记述的纪元前、古代、近代和现代毒理

[①] 付立杰. 现代毒理学及其应用. 上海：上海科学技术出版社，2001：3-8.

学的发展状况之外，特别强调了第二次世界大战期间毒理学发展的特色与成就。

第二次世界大战全面爆发前，意大利侵略阿比西尼亚时首次使用芥子气和光气，仅在 1936 年的 1—4 月间，中毒伤亡的人数即达到 1.5 万，占作战伤亡人数的 1/3。第二次世界大战期间的欧洲战场，交战双方都加强了对打化学战的准备，化学武器贮备达到了很高水平。各大国除加速生产和贮备原有毒剂及其弹药外，还加强了新毒剂的研制。其中，取得实质性进展的则是神经性毒剂。在亚洲战场，日本对中国多次使用了化学武器，造成大量人员伤亡。

化学武器是国际公约禁止使用的非常规武器。因此，禁止使用大规模杀伤性武器，恪守公约，为维护世界和平做出了重大贡献。但是，只要有战争，化学武器的威胁就存在，变相、变种的化学武器也会不断产生。因此，军事卫生毒理学为适应现代军事斗争的需要应运而生。

4.3 毒理学研究领域扩展的历史分期

2008 年，裴秋岭将毒理学的发展史分为古代人类对毒物和毒性的认识、近代毒理学的萌生和发展、现代毒理学的形成与扩展三个阶段；并按照毒理学研究领域扩展的历史，又将其分为直观和经验模式、实验毒理学模式、机制毒理学模式和管理毒理学模式四个阶段。[①]

根据毒理学的发展历程，描述毒理学、机制毒理学、管理毒理学三者之间既有区别，又有联系。描述毒理学和机制毒理学是管理毒理学的基础，而危险度评价则是三者的核心交叉部分。

描述毒理学

描述毒理学（Descriptive Toxicology），的直接内容是毒性实验（毒性鉴定），为安全评价和管理要求提供信息。描述毒理学对外源化学物可能引起接触者的健康危害进行评价和描述，包括定性描述（即是否引起健康危害）与定量描述（剂量反应关系）。例如，在对金属镉进行危险度评价时，利用动物实验和流行病学资料来定性评价镉对人群的健康危害，这一过程就属于描述毒理学的范畴。另外，对镉引起的肾功能损伤进行剂量-反应关系评价，也属于描述毒理学的范畴。

机制毒理学

机制毒理学（Mechanistic Toxicology），是研究化学物质对生物机体产生毒性作用的细胞、生化和分子机制；研究外源化学物的生物转运与生物转化过程，以及如何与靶器官发生反应引起不良生物学改变的机制。例如，研究量化构效关系就是其中的一个重要内容；研究镉引起肾功能损伤的具体的生理、生化机制，就属于机制毒理学的范畴。

---

① 裴秋岭. 现代毒理学基础. 2 版. 北京：中国协和医科大学出版社，2008.

管理毒理学

管理毒理学（Regulatory Toxicology），根据描述和机制毒理学的研究资料进行科学决策，同时，协助政府部门制定卫生标准、搜集整理相关法规条例和管理措施并付诸实施，以确保化学物、药品、食品等进入市场时足够安全，达到保护民众身心健康的目的。

此外，管理毒理学还要结合社会、经济、文化等因素做出管理决策，以降低外源化学物的暴露风险，保证人体健康。例如，在对镉进行了危害识别、剂量−反应关系评价、暴露评估以及危险度特征分析后，就需要政府制定相应的卫生标准、法律法规和管理措施，来避免或减少镉给人群健康带来的危害，这一过程就属于管理毒理学的范畴。

管理毒理学是毒理学的一门新兴分支学科，其工作内容已超出了经典毒理学以及生命科学的范畴，成为具有一定综合性的科学。

4.4 毒理学历史分期的评说

上述对毒理学的历史分期表明，世界毒理科学的历史分期的观点尽管存在差异，但分期的重要标志仍然表现在以下方面：古代和中世纪，传统药与毒是一家，物质的剂量−效应关系、药理学与毒理学的融合与分化，是毒理学历史分期的重要标志之一；近代毒理学从药理学、法医学中分离出来，成为独立的学科，是毒理学历史分期的重要标志之二；20 世纪，现代毒理学走向自然界，逐步向生物科学和安全科学方向拓展的趋势，是毒理学历史分期的重要标志之三。

综上所述，人们把现代毒理学形象地描述为："既是一门科学，又是一门艺术。"通过对现象的发现和数据的采集，确认和描述了外源化学物对生物系统产生的有害作用，体现了毒理学的科学性；利用在科学过程中的积累与发现，建立一种理论设想或预测，在缺乏实验数据的特定条件下，对外源化学物的有害作用进行危险评定，体现了毒理学的艺术性。现代毒理学将超越经典毒理学和生物科学的范畴，走向自然科学与社会科学相结合的综合科学之路。

人类为了生存和繁衍，在与外界各种有毒物质做斗争的过程中，不断地发现毒物、认识毒物，直到研究毒物为人类所用，大约经历了 5000 年的漫长历史，到 20 世纪发展形成了现代毒理学。由此可见，现代毒理学的整个发展过程即是人类起源和文明史发展历程中的一个重要组成部分。

5

毒理学定义的完善与未来的科学地位

毒理科学作为研究毒物与中毒的科学，是由古代毒物学衍化并经过多学科渗透形成的科学。因此，毒理科学既是一门古老的学问，又是一门新的现代科学。

随着不同的发展时期人们对毒理学的不同理解，各个学科特别是药理学、法医学、化学、医学、生物科学以及生命科学的专家的参与程度不同和视角不同，毒理学的定义出现过多次演变，并随着毒理学领域的不断拓展更加完善，有了新的突破和更加科学的表达。由此可见，毒理学的定义是一个不断完善的过程。回顾毒理学的定义的演进史，有助于更深入地理解现代毒理学，有助于更好地了解毒理学工作者的作用、主要观点和研究内容，有助于展望未来毒理学发展的新趋向。

5.1 经典毒理学：研究毒物的科学

毒理学是研究毒物的基本科学。Toxikon意为毒物，Logos意为描写或学问，毒理学（或毒物学）（Toxicology）是"描写毒物的科学"。

随着学科的逐步发展，毒理学被描述为以毒物为对象，研究毒物科学的发展历史，毒物学的起源与范围，毒物的分类，毒物剂量与效应的关系，毒物毒性与毒物的吸收、分布、排泄以至整个代谢过程，影响毒性作用的诸因素的科学。

经典的毒理学认为毒理学是研究毒物与中毒救治的科学。

毒理学的任务是：研究化学物质的损害作用及其机制，从而推动医学生物学的发展；为化学物质的有害作用的诊断、预防、治疗措施提供科学依据；对外源化合物进行定量的安全评价，包括制定卫生法规、标准及管理条例等。

毒理学的研究内容是：

第一，研究毒物的暴露相。即研究外源化学物进入机体的各种可能途径（呼吸道、消化道、皮肤等）及影响吸收的各种因素，包括化合物本身、机体机能状态及环境因素等。

第二，研究毒物的动力相。即研究外源化学物吸收入血后，在体内的转运、分布、贮存、代谢转化，以及自体内排出的过程和规律。

第三，研究毒物的毒效相。即研究外源化学物进入组织、器官后，与机体之间的相互作用，及其在靶器官引起有害作用的过程和特点。

第四，研究中毒机制。从不同水平（整体、器官、细胞及分子）研究毒性损伤的机制。

第五，研究预防、诊断、急救解毒及

相应的治疗措施。

第六，进行安全性评价。通过全面分析动物实验资料，综合评价在实际生产环境中外源化学物对人群可能造成的危害，为制定卫生标准在内的各项预防措施提供依据。

毒理学的研究领域为：描述毒理学、机制毒理学、管理毒理学。

5.2 现代毒理学：研究外源化学物和某些物理因素对机体有害作用的应用科学

近100年来，随着工业生产的发展和科技的进步，人们对毒理学定义的解释虽然有许多表述，但毒理学这个名词从20世纪初或更早一些时间到现在，随着时间的推移，它的定义除了更为全面外，几乎没有什么实质的改变，只是将外源化学物[①]和某些物理因素归纳为"毒物"，应用的范围扩大并强调了毒理学的应用性。

现代毒理学作为一门基础性、综合性和应用性科学，是19世纪后期和20世纪以来生物学和其他自然科学发展的延伸。它的发展建立在整个科学发展的基础之上。毒理学要求几乎所有的基础科学去验证它的学说。也就是说，有赖于许多学科的相关理论、学说的验证并形成新的科学概念，在此基础上，有序地推动了毒理学的不断转变和发展过程。

1898年，道兰著《道兰图解医学词典》（第25版）把毒理学下定义为"毒物知识的总和"[②]。

1923年，美国毒理学与法医病理学家海恩斯写道："毒理学是研究毒物，毒物的来源、性质、对机体的作用，中毒的治疗以及检测毒物的科学。"[③]

1970年，美国法医毒理学教授悉尼·凯博士[④]把毒理学下定义为"有关毒物的科学"。

美国神经毒理学教授皋扎莱斯[⑤]写道："可以把毒理学定义为研究毒物，以及有关毒物的调查、分离提取、定量，毒物对机体的作用，解毒药的科学。"

1985年，《中国医学百科全书》将毒理学定义为："研究化学物对生物体的危害及其毒作用机制的科学。"

1999年，中国大百科全书出版社出版

[①] 外源化学物（Xenobiotics），泛指自然界存在的物质。对人体来说，这些化学物质是从外界摄入，而非机体内源产生的。外源化学物是可与机体接触后进入体内，并且有生物活性，可导致一定生物学作用的化学物质。

[②] 见道兰（Dorland）著《道兰图解医学词典》（Dorland's Illustrated Medical Dictionary）（第25版）。自1898年问世100多年来，该词典一直是世界医学语言工具书中最具权威的杰作。

[③] 见《法医与毒理学教程》（第1卷），作者沃尔特·斯坦利·海恩斯（Walter Stanley Haines，1850—1923），是美国毒理学与法医病理学家。

[④] 悉尼·凯（Sindney Kaye），药理学、病理学、法医毒理学教授，美国法医科学院的创始人，著有《应急毒理学手册》。

[⑤] 鲁宾·艾·皋扎莱斯（Rueben A. Gonzales），是美国神经毒理学教授。

的《不列颠百科全书》中将毒理学定义为："研究毒物及其效应，特别是对于生命系统的效应的学科。"

2001年，克拉森（Curtis D. Klaassen）在《卡萨瑞特·道尔毒理学》（Casarett and Doull's Toxicology）——关于毒物的基础科学的著作第6版中指出："毒理学历来是一门研究外源化学物对生物体的有害效应的综合学科。"现代毒理学已经从研究外源化学物对生物体的有害影响扩展到以毒物为工具来研究分子生物学。在历史上，毒理学是治疗学和实验医学的基础。

美国国家医学图书馆委托美国毒理学会（SOT）给毒理学下定义。SOT理事会通过的定义为："毒理学是研究化学、物理和生物因子对生命有机体和生态系统有害作用，以及预防和改变有害作用的学科。"

2005年，吴中亮等认为毒理学是一门研究外源化学物（包括药物、环境污染物、食品添加剂和工业化学物质等）和某些物理因素对人体有害作用的应用科学[1]。

5.3 未来毒理学：新型的生物科学与安全科学

20世纪以来，特别是第二次世界大战时期，随着药物、农药、军火、合成纤维和化学物生产的大量增加，现代毒理学也急速地发展成为自然科学中的一门生物科学。

2005年，中国工程院院士钟南山为吴中亮等主编的《毒理学辞典》所作的序中指出："毒理学是一门生物科学。"[2]

2007年，百度百科词条的定义：毒理学是一门研究外源因素（化学、物理、生物因素）对生物系统的有害作用的应用学科；是一门研究化学物质对生物体的毒性反应、严重程度、发生频率和毒性作用机制的科学，也是对毒性作用进行定性和定量评价的科学；是预测其对人体和生态环境的危害，为确定安全限值和采取防治措施提供科学依据的一门学科。

随着现代毒理学的快速发展，毒理学概念的范畴也在不断延伸，显示了新的特点。毒理学渗透到所有医学与生物科学之中，所有医学与生物科学都在研究毒性及潜在的毒性问题。特别是毒理学分支学科的划分和研究方法的创新影响着现代毒理学的深入发展，使毒理学成为既是基础科学，又是应用科学，独特无比的一门生物科学。

不仅如此，现代毒理学和社会科学与管理科学进一步融合。在过去的半个世纪，毒理学与政府管理以特殊的方式联系在一起，政府官员和毒理学工作者之间有着经常性的双向交流。政府管理部门以保护公众健康作为自己的重要职责，对关系公众健康的问题进行评估和做出决定时高度依赖毒理学的基本原理和实验数据。与此同时，管理部门的要求又促进了毒理学方法的改进，以适应药物和食品添加剂的

---

[1][2] 吴中亮，夏世钧，吕伯钦.毒理学辞典.武汉：湖北科学技术出版社，2005.

审批、农药的注册管理、新化学品登记的需求。

在这种新形势下，毒理学研究已不再仅限于学术性机构，政府、大学和企业建立了各种毒理学的研究机构。美国政府成立了"国家毒理学计划"（National Toxicology Program，NTP）组织，其任务是：协调联邦政府内的毒物学测试程序，加强毒理学的基础研究，开发、改进和验证最新毒理学测试方法，为公众、研究机构提供潜在的化学有毒物质信息。该组织由七个国家级研究单位组成，由国家环境与健康科学研究所（NIEHS）的所长任组长，负责审批每年由国家拨款、以资助或契约方式资助的课题。仅1980年就立题9900多个，资助金额达4亿美元，分别由卫生、能源、环保、农业、国防、交通、煤航等部门提供。美国较著名的国家或军方的从事毒理学研究的机构有：国家肿瘤研究所（NCI）、国家职业安全和卫生研究所（NIOSH）、国家环境与健康科学研究所（NIEHS）、国家毒理研究中心（NCTR）[①]、空军航天医学研究所（AFAMRL）、海军医学研究所（NMRI）和陆军防化医学研究所（USAMRICD）等。哈佛大学、麻省理工学院、加利福尼亚大学、印第安纳大学、辛辛那提大学都招收毒理学博士研究生或设立有毒理学博士后流动站。地方政府或企业投资资助的化学工业毒理研究所（CIIT）[②]、临床毒理研究所（ICT）以及独立的毒理学合同研究机构主要接受合同委托，进行毒性鉴定和安全评价。

然而，现代毒理学在寻找自己准确的科学地位——自然科学的一门新型的生物科学，同时又是社会科学的一门新型的安全科学的路还很长。

[①] 国家毒理研究中心（NCTR）有八个研究部，包括寿命测定和风险评估、生化毒物学、化学、遗传和生殖毒物学、微生物学、分子流行病学、神经毒物学和兽医服务。

[②] 化学工业毒理研究所（CIIT），1974年在美国北卡罗来纳州成立，是非营利的毒理学研究机构，主要致力于化学品、药品和消费产品的健康的潜在毒理研究。该研究所由36个公司和协会支持。

6 "后9·11时代"与毒理科学的历史使命

6.1 "后9·11时代"与非传统安全问题

"后9·11时代"

2001年9月11日,一个当时还名不见经传的恐怖组织"基地"劫持了四架美国的民航客机,用了一种任何军事天才都难以想象的方式袭击了美国经济和军事的中心。纽约曼哈顿的世贸中心双子星大楼在全世界的惊呼中轰然垮塌,数千人死伤。几分钟后,美国国防部五角大楼一角也被撞塌,美国的安全神话瞬间破灭。美国总统布什声称,这显然是恐怖分子策划的攻击行动。美国国会参众两院分别无异议通过联合决议案,以严厉谴责策划执行"9·11"攻击的恐怖分子及其支持者,并表示国会将增加拨款对抗恐怖行动。时任国务卿的鲍威尔称美国已经处于宣战状态,全美各地军队进入最高戒备状态。2001年9月18日,美国股市复盘大幅下跌,道指狂泄近700点。

2006年,"9·11"恐怖袭击事件五周年的时候,美国《环境卫生展望》杂志发表的一篇文章指出:恐怖袭击给人们留下的不只是难以抹去的心理阴影,更有令人痛苦的身体伤害。当年在爆炸现场进行过援救和清除工作的近万名建筑工人、警察、消防员和志愿者由于吸入有毒物质患有"世贸中心咳嗽"症状,其中70%的人至今仍感觉呼吸系统有问题,而且大多数人的后半生可能都要在这种痛苦中度过。

"9·11"像第二次世界大战时期的珍珠港事件一样,作为里程碑式的事件永远载入了美国和世界史册。

非传统安全问题与政府应急处置

"9·11"直接影响了世界反恐战略。从此,非传统安全问题①日益凸显,成为21世纪国际社会关注的焦点。特别是重大毒性灾害、重大环境污染事件和毒物恐怖

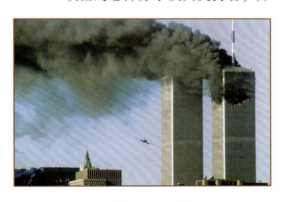

图4 9·11事件

---

① 非传统安全问题,是相对于传统安全问题而言的一个概念。传统安全问题主要指传统意义上的以政治、军事、外交为主要内容的高级政治安全问题,如国防问题、领土纠纷、主权问题、国家之间的军事态势等。非传统安全问题一般指"低级政治安全问题",如恐怖主义、全球变暖、生态环境、金融安全、人口爆炸、传染性疾病、毒品走私、跨国犯罪等。非传统安全问题的特点:一是跨国性、全球性,二是突发性、不确定性,三是关联性、转化性,四是多样性、复杂性。

事件的频繁发生，以及局部战争大规模杀伤性武器的使用，需要时刻警惕，应急处置，科学应对。

20世纪与21世纪的世纪之交，世界呈现不安全状态，不仅恐怖活动采取的行动方式和针对的目标越来越多样化，非典、禽流感、甲流先后暴发，生化恐怖主义显现，而且突发性中毒事件出乎意料地在全球发生。20世纪80年代初，美国的一家公司意外发现，饮料中加入盐酸克伦特（"瘦肉精"）可明显促进动物生长，增加瘦肉率。随后，这一发现被一些国家应用于养殖业。20世纪80年代后期，中国的某些养殖场将其作为增加"瘦肉"的"秘密武器"加以推广。1998年5月，香港居民因食用猪内脏造成17人"瘦肉精"中毒。2001年11月7日，广东省河源市区发生多起群体严重食物中毒事件。1999年比利时的"二噁英污染事件"在全世界引起了轩然大波，先是在比利时的肉鸡、鸡蛋中发现剧毒物质二噁英，接着又在猪肉、牛肉中发现了此类污染物。比利时政府下令在全国禁止销售1999年1月至6月期间生产的禽畜食品。"9·11"事件后，美国发生了多次炭疽邮件恐怖事件，导致全美人心惶惶。2007年，美国发生了因在饲料中非法添加三聚氰胺导致宠物肾结石事件。2008年，中国发生了因非法添加三聚氰胺引起婴儿配方奶粉污染，使29.4万婴儿发生肾结石的重大食品安全事故。

突发公共卫生事件成为政府应急处置的重点。环境污染呼唤生态评估，职业中毒呼唤技术标准，中毒疑案呼唤法医鉴定，毒品泛滥呼唤无毒社区，突发事件呼唤应急预案、提高应急处置能力

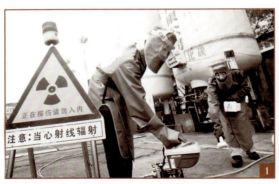
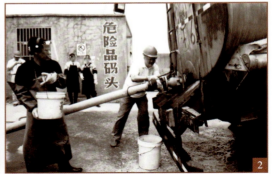
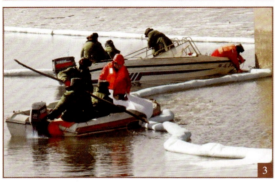
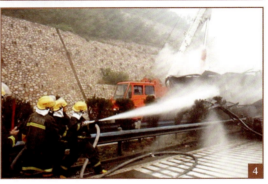

图5 突发毒性事件应急处置演习（1.突发辐射环境污染应急处置演习；2.突发性污染事故的应急处置演练；3.柴油泄漏启动污染应急处置；4.消防支队指挥中心启动化学物品灾害事故处置）

等，都要求毒理学的积极参与，在处置突发事件时，包括决策过程、宣传、教育、科学研究、装备、储备、信息、人才以及应急处置队伍的建设，都离不开毒理学工作者的努力奋斗。与此同时，一些国家开展灾害毒理学研究，制定国家毒理学研究规划，建立国家应急突发毒性事件的特种部队，进行应急处置演练，以应对不测。

6.2 毒理学与毒理学家的历史使命

21世纪毒理科学面临的新形势

经济的快速增长面临四大问题

一是环境污染，通过食物链引发的中毒；二是生态安全，生态失调引发的毒性灾害；三是有毒有害生物入侵；四是食品安全，食物中毒和农药残留问题。有专家认为：GDP（国内生产总值）增长10%，人均GDP为1000~3000美元时，是上述问题更加突出的时期。

经济发展和国际贸易的需要

对于新加入WTO（世界贸易组织）的国家①，毒理学面临的新任务主要是：有毒的和潜在有毒的危险化学品登记，工业、农业产品和食品安全标准，有毒有害生物入侵的风险分析，WTO规则与贸易纠纷的仲裁中的技术问题。

现代毒理学新的发展领域

管理毒理学、毒物残留、食品与药品安全评价受到高度重视，成为政府规范当代经济行为的极为重要的工作任务。生态毒理学既是向生命的微观层次深入，又是向宏观的生态系统平衡方向发展，将为立法和制定质量标准提供科学依据。毒理学研究方法的技术改进和毒理学信息产业的发展具有更大的潜力。

新药的开发需要发现毒理学的参与。寻找新药（抗癌、心血管病）有赖于生物毒素（蛇毒、蝎毒、植物毒素等）的开发。一些动物毒素、植物毒素和微生物毒素将成为许多新药开发的基本原料，这些"利用毒物，造福人类"的工作，将是未来毒理学发展的重要标志之一。

"后9·11时代"，国家和地区面临的非传统安全问题

核生化（NBC）武器，突发性重大中毒事件的处置，以及反霸权主义、恐怖主义、极端主义和分裂主义等国家安全问题，都与毒理学的发展紧密相关。特别是预防中毒的发生需要进一步布局中毒控制中心（PCC），为公众开展24小时服务。建立"突发中毒应急预案"需要灾害毒理学的参与。

毒理学家的历史使命

进入21世纪，突发中毒事件、恐怖事件时有发生，食品安全、生物安全和生态安全问题成为社会议论、政府关注的热点。毒理学工作者急需研究毒理科学的发展历史，借鉴国际和国内毒理学研究的历

---

① 中国于2001年12月11日正式加入WTO，成为世贸组织的成员国。

史经验，发展今天，指导未来。

坚持科技创新，是现代毒理学发展的第一要务

随着人口的增加、环境污染的加重、核扩散难以制约，21世纪的现代毒理学面临着许多科学问题。低剂量兴奋效应研究、环境污染物的毒理学研究、毒理学机制研究、有害因素的"三致"研究等，将使现代毒理学研究步入基因"网络"和蛋白质"网络"时代，进入一个多层次、多热点、多突破的时代。特别是分子毒理学被引入毒理学的各分支学科，将使现代毒理学进入一个全新的历史时期。

现代毒理学不仅面临着来自社会的压力，也面临着来自自身理论和方法不能适应发展需求的严峻挑战，必须在理论和方法上进行创新：由被动毒理学向主动毒理学发展，由高剂量测试向低剂量测试发展，实验动物由单一性模型向特征性模型发展，由低通量测试向高通量测试（High Throughput Testing）发展，由单一用途向多用途、多领域发展。

此外，现代毒理学研究的一个重要领域是毒物的成瘾性与现代禁毒、控烟面临的严重形势及其有关的社会学、经济学问题。

面向21世纪，发挥毒理学家的职能作用

防毒、解毒、化毒为利是毒物学家与药理学家的天职。进入21世纪，随着经济的全球化和反恐维稳斗争的深入，国家安全问题向毒理学提出了新的挑战，赋予了新的使命。防止和控制有毒有害生物入侵、治理毒性灾害、维护生物多样性和生态安全、加强毒物的控制与管理、确保食品药品安全、禁毒、控制烟草的危害、减少酗酒与酒精中毒、杜绝有毒建筑材料生产、防治室内污染与中毒、实现产业发展与公害防治同步、提升毒理学的数字化与信息化等，都是关系到国家安全、生态安全、生物安全、食品安全及人民健康的大事，有许多前沿学科和新的课题等待毒理学工作者开展跨学科、跨部门的潜心研究。

21世纪，毒物与中毒咨询、毒物控制将是人类健康和社会经济发展的需要。社会呼唤毒物与中毒咨询业，同样也呼唤毒物学家、药理学家与计算机专家、咨询专家结合，投身于咨询业，为开创新的服务领域贡献力量。

科学与管理的关系适用于任何与政府决策有关的学科。政府管理与毒理学将以特殊的方式联系在一起。毒理学需要积极参与突发事件处置和反恐斗争。管理部门对环境污染的治理、重大突发中毒事件的应急处置、标准的制定、进行危害评估和做出决定时，将高度依赖毒理学的基本原理和实验数据。毒理学的研究结果将起着重要影响，甚至是决定性的影响。

食品与药品管理部门对药物和食品添加剂的审批，环境保护部门对农药和新化学品的注册管理，对于新产品，甚至有些已经上市销售的产品的监测，都将对毒理学提出新的要求。政府官员和毒理学实验室的科学家之间将会有着经常性的双向交流。发现毒理学、生态毒理学和管理毒理学将面临新的发展机遇。

积极开展毒物作用机制和毒理学安全评价与健康危险度评价，为实施WTO/TBT（世界贸易组织/贸易技术壁垒）和WTO/SPS（世界贸易组织/动植物卫生检疫）的"健康、安全、环保"规则提供技术支持。

总结历史经验，以史为鉴，嘉惠未来

在人类历史的长河中，与毒物斗争的

历史成为人类文明史的一部分。特别是世界人口的增加对粮食的需求，使得许多原本有利于人类生产生活的化学品变成了今天的生态毒物。

毒理科学的发展史表明：毒物与生命同在，毒物引起的毒性灾害与人类社会发展同行，毒理科学的发展与人类健康和国家安全相关联。灾害与生态协同进化的一般规律告诫我们：随着社会的发展及人类对自然的干预程度加大，生态系统的稳定性经常受到破坏，环境污染引发的中毒事件和当代世界面临的毒性灾害的发生更为频繁、复杂和难以预测，最终，人类的利益将受到严重损害。

当今国际反恐维稳斗争和公共安全问题凸显的新形势下，毒物史的研究成为研究世界文明史的一个新视点。系统研究人类同毒物做斗争和利用毒物造福人类的历史是一个不能回避的课题。人们要从研究毒物史和毒理科学史的过程中去体会世界文明的另一方面的历史，汲取今天需要的东西！

为人类社会可持续发展普及毒理学科学知识

从可持续发展的角度思考，毒理学的根本任务是为人类在地球上的可持续生存提供毒理学依据和保障[1]。

英国经济学家芭芭拉·沃德（B. Ward）和美国微生物学家勒内·杜博斯（R. Dubos）受联合国人类环境会议秘书长莫里斯·斯特朗（M. Strong）的委托创作了《只有一个地球》[2]一书，书中写道："经过几十亿年，抵挡太阳紫外线辐射的屏障和中间介质逐步形成，它使一个无生命的星球上出现了一个生物覆盖层生物圈。"就是这个赋予地球以智能生命存在的臭氧层，由于人为向大气层排放污染物质，因此受到了严重损耗。目前，太阳紫外辐射增强使人类每年增加400万个皮肤癌患者。为此，确保人类社会的可持续发展是向毒理学工作者提出的严峻挑战。

世界文明史告诫人们，人类在创造高度文明的同时，也正在毁灭自己的文明。然而，这个道理并不是所有人都了解的。毒理学工作者有责任普及毒理学知识，揭示生存环境中的毒理学规律，唤起人们保护生存环境的意识，让毒理学从科学的殿堂走向社会，成为广大民众保卫自己的武器。

---

[1] 刘培哲. 人类可持续生存与毒理学的发展. 中国药理学与毒理学杂志，1997，11（2）：85-86.
[2] 沃德，杜博斯. 只有一个地球. 北京：石油化学工业出版社，1974.

第42卷

古代对毒物的认知

本卷主编 史志诚 卜风贤

卷首语

　　毒药的历史几乎跟人类的历史同样古老。早期人类发现毒药是一种偶然，可能是在做饭的时候发现了某些植物含有剧毒。具有毒药知识的人在那个时候被尊为部落的术士。第一份下毒杀人的记载出现在基督时代的罗马帝国，但在之前，古印度人、古中国人、古希腊人、古埃及人早已开始使用毒药。

　　虽然毒理科学作为独立的学科是在中世纪开始发展起来的，但毒理科学知识的积累已经有千百年的历史。

　　本卷记述了古代人类对毒物与中毒的认知，包括早期的毒物用于狩猎和医疗、神话集和古希腊史文献中的毒物、古代对毒物与畜禽中毒病的认识、古代人类有关毒物的发现。然后分述了古代中国探知毒物的记载，包括中国古代的神话传说神农尝百草、东汉《言毒篇》对毒物的哲学解释、东汉记载的顶级毒药鸩毒、中国文学作品中的"蒙汗药"、中国古代五毒与五红的传说，以及民族医药关于毒物的记载；中国先秦《山海经》《尔雅》《神农本草经》等典籍中记载的毒物与中毒；中国古代中毒救治与预防，包括三代时期的医事与中毒救治、春秋战国时期的治毒保健、马王堆《五十二病方》和《金匮要略方论》记载的中毒救治。古代埃及记载的毒物，包括古埃及的《埃伯斯医籍》、利用"剧毒物"保护法老陵墓、研究毒物和用毒蛇自杀的埃及艳后、古埃及人崇拜毒蟾蜍。古代两河流域与古印度记载的毒物，包括古代两河流域的女医神古拉、印度诸神搅海的传说和古印度典籍中记载的毒物。此外，还记述了古代希腊记载的毒物与中毒，古代罗马毒蛇与蛇石解毒的传说和古罗马历史上的毒物与中毒。

　　古代的关于毒物与中毒的记载，虽然点点滴滴，但却体现了古代人类对毒物的认知和经验的积累，对现代毒理科学的形成做出了重大贡献。

1 古代人类对毒物与中毒的认知

1.1 早期的毒物用于狩猎和医疗

人类很早以前就已熟知有毒植物和动物毒液的作用了。他们把对毒物的认识使用到狩猎中,也会在战斗中或在原始社会的部落冲突中对不受欢迎的人用毒物处置,从而取得更为有效的结果。

马钱子是一种用于制作毒镖和毒箭的有毒植物,原始人类通常将其用于刀和矛(古代用于狩猎的武器)上。

人类最早的医书——埃及的《埃伯斯医籍》(*Ebers Papyrus*,约前1550),记载了大约800多个秘方,其中的许多成分被认为有毒。人们早期发现的毒胡萝卜(铁杉)后来成为希腊的国家级"赐毒"的毒药。附子(草乌)在中国古代被用于制造毒箭。鸦片被用以制作毒药和解毒药。还有铅、铜和锑这些金属也是有毒的。

有一种现象是众所周知的:植物中含有一种类似于洋地黄和颠茄的生物碱。希

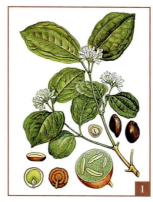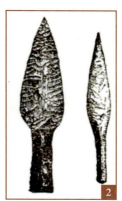

图6 马钱子(1)和古代用于狩猎的火石剑与矛(2)

波克拉底在大约公元前400年将洋地黄和颠茄等许多毒药以适当的剂量引入了药剂。他进一步阐述了在治疗中控制用药过量,以防止有毒物质的吸收的观点。这一观点被现代毒理学家认为是古代毒物学的最初(初始)原则。

1.2 神话集和古希腊史文献中的毒物

在神话集和古希腊史文献中,人们发现了许多有关毒药及其使用方法的章节。

例如,亚里士多德的一个学生泰奥弗拉斯托斯[①]在《植物学史》一书中写了许多有

[①] 泰奥弗拉斯托斯(Theophrastus,也称提奥弗拉斯特,约前371—约前287),是公元前4世纪古希腊的哲学家和科学家,先后受教于柏拉图和亚里士多德,后来接替亚里士多德领导其"逍遥学派",著作有《植物学史》《植物之生成》《论石》和《人物志》等。

关有毒植物的内容，并首次尝试对毒物进行分类，且附有比较详细的描述和绘画。他对毒物的分类是按植物、动物和金属进行的，这一分类方法不仅符合16世纪的标准，而且在当今仍不失为一个合理的方法。

希腊人和后来的罗马人经常在政治上使用较多的毒药。这一时期施毒者的技艺和由于政治生涯而引起的危险性在许多传奇和神话故事中被描写得越来越多。希腊有一个术语"Theriac"是"解毒药"的代名词，这个词来源于公元前204至公元前135年间由Nicander出版社出版的题名为"*Theriaca*"的一篇诗文，该文论述了毒橡、铁杉以及有毒动物。另外一篇诗歌中提到的解毒药（Alexipharmaca）也是关于解毒药物的故事。

此外，荷马（Homer，前850）编撰的描写古希腊特洛伊战争的英雄史诗——《荷马史诗》中的故事《奥德赛》（*The Odyssey*）和《伊利亚特》（*The Iliad*）中也写有用毒液制成的毒箭。

1.3 中毒在古代是经常遇到的事件

在古代，中毒事件频频发生，历史记载很多。例如中国神话传说中的"神农尝百草，一日遇七十毒"的故事。公元前600年，中亚的亚述人在画像砖上也曾记载了食用裸麦发生麦角中毒的事件。

不过，当时的人们并不了解毒素来自何方，更不清楚它们是些什么物质。人类在实践过程中对有毒动植物的认识从感性提高到理性，经历了漫长的时间。由于自然灾害和战争常迫使人们"饥不择食"，因此食物中毒事件经常发生。

罗马著名的历史学家李维（Livy）在《罗马史》中描述，公元前4世纪，罗马的中毒具有"传染"（即流行）的特性，这一特性使得人们对投毒非常忧虑。直到公元前82年，苏拉出版了 *Lex Cornelia* 一书，书中记载类似的大规模投毒事件偶尔还会发生。

毒物的历史和运用在梅克（Meek）的小品文《中毒的温和艺术》（1928）和由汤姆森所著《毒药与投毒人》（1931）中的毒物都是基于对调查古代有关毒物与中毒的有趣的追溯。尽管在这一时期，大多数毒药的使用起源于有毒植物，但是硫化砷和含砷的酸性物质也都被使用过。

1.4 古代对毒物与畜禽中毒病的认识

古代人对毒物与畜禽中毒病的认识可以追溯到原始社会由狩猎时代进入牧养家畜的畜牧时代。因为在动物被驯化之前，人们寻找食物时常会由于误食一些毒物而引起吐、泻、昏迷等中毒现象，从而对这些毒物开始辨别和利用。人们用罔罟、弓箭和弩狩猎动物，征服野兽、野禽时，学会了使用"弩药"和"射罔"。

如将像乌喙（即乌头）的植物根捣汁涂于箭头、矛尖，而后射杀的野兽或误伤的人畜即发生中毒现象，古人将这种植物根称为"毒乌喙"。这样，人们就逐渐形成了对毒物和动物中毒的初步认识。

古代的美索不达米亚人已知道许多药物的知识，其中用来治疗人畜疾病的处方中就有罂粟、蓖麻油、莨菪、斑蝥等毒物。亚剌伯人曾广泛应用东方药物并拟定出在各种中毒情况下解毒的配方。

1.5 古代人类有关毒物的发现

古代麻醉药的应用

古代人类的一个强烈的愿望必定是对魔幻止痛物的希冀。为达到这一目的，古代的医生们对某些植物的止痛性能做过广泛的研究，从实践经验中悉心积累了大量的知识。

早在16世纪，可卡因（在南美洲，从古柯植物中提取）和鸦片（在近东地区，从罂粟花中提取）就已作为影响心理状态的药品而为人所熟知。它们似乎也在同样早的年代里被当作药物来使用。罗马的医生们掌握着若干种可当作止痛药和安眠药来使用的毒品。在德国西部诺伊斯一地的古罗马军医院中曾发现大量莨菪种子以及其他草药。莨菪中含有莨菪碱，这种药物至今仍被当作术前麻醉剂来使用，少量服用可诱发睡眠和记忆缺失。[1]

中国春秋战国时期的著名医学家扁鹊（约前407—约前310）将"毒酒"（麻醉剂）应用于外科手术。据《神医扁鹊的故事》[2]载，虢国被晋灭后，虢太子逃难寻恩师扁鹊到蓬山一带（今河北省内丘县神头村）时患了"绞肠痧"（阑尾炎），被扁鹊及时发现，并立即用"毒酒"麻醉，剖腹洗肠，成功地做了外科手术。后来经过精心调治，虢太子很快痊愈。

吸食古柯的发现

使用古柯作为兴奋剂药物而非致幻剂的历史可以追溯到更为久远的年代。考古学家发现，从古代秘鲁莫切文化时期（200—600）的陶瓶上面可以看到夜间咀嚼古柯的宗教仪式（第46页图7）。右侧的三个男子正在用小棍从葫芦里掏石灰，将其与古柯叶一起放入口中咀嚼[3]，可卡因就会析出。

在秘鲁印加人统治时期，使用古柯是精英阶层——军官、学者、医生、祭司和皇家信使的一项特权，他们无论走到哪里都要用小袋将古柯带着。现代法医学研究已为考古证据提供了佐证。科学家对170具秘鲁和智利的木乃伊的头发进行分析（其中有些木乃伊已经有2000年的历史），发现三分之一的木乃伊头发中均含有微量的古柯。

---

[1] 詹姆斯，索普. 世界古代发明. 北京：世界知识出版社，1999：43-44.
[2] 郑一民. 神医扁鹊的故事. 北京：新华出版社，1985.
[3] 詹姆斯，索普. 世界古代发明. 北京：世界知识出版社，1999：362-363.

关于"断肠草"的记述

相传"断肠草"是毒死中国神农氏之物。据文献记载,当年神农尝百草就是因为误尝"断肠草"而死。后来的研究对于中国古代关于"断肠草"的记述有三种解释。其一,"断肠草"是钩吻的别名。明代李时珍《本草纲目·草六·钩吻》:"(钩吻)广人谓之胡蔓草,亦曰断肠草,入人畜腹内,即粘肠上,半日则黑烂,又名烂肠草。"清代沈涛《瑟榭丛谈》卷下:"今口外有断肠草,人马误食之,立毙。"其二,"断肠草"是木芙蓉的别名。宋代惠洪《冷斋夜话·诗出本处》:"李太白诗曰:'昔作芙蓉花,今为断肠草。以色事他人,能得几时好。'"南朝梁陶弘景《仙方注》曰:"断肠草不可食,其花美好,名芙蓉花。"宋代赵彦卫《云麓漫钞》卷一:"老圃云:芙蓉花根三年不除,杀人。因忆古诗云:'昔为芙蓉花,今成断肠草。'则古人已曾言矣。"其三,"断肠草"是相思草的别名。南朝梁任昉《述异记》卷上:"今秦赵间有相思草,状如石竹而节节相续,一名断肠草,又名愁妇草,亦名霜草,人呼寮莎,盖相思之流也。"

此外,毛茛科的乌头、瑞香科的狼毒、大戟科的大戟等在古代都因具有明显的毒性而有"断肠草"的名称,其原植物或生药材若不加以严格的科学炮制而直接内服的话,也都有可能威胁人的生命安全。

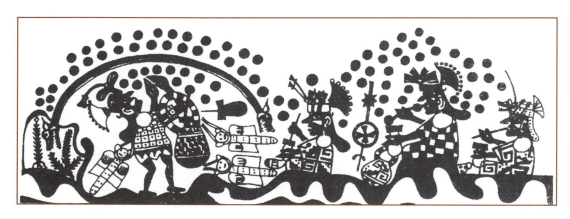

图7 古代秘鲁莫切文化时期的陶瓶

2

古代中国探知毒物的记载

2.1 中国古代的神农尝百草

"神农尝百草,一日而遇七十毒"①的传说

中国神话传说中的神农氏即炎帝②,是农业和医药的发明者,所处时代为新石器时代晚期。《淮南子·修务训》:"古者,民茹草饮水,采树木之实,食蠃蚌之肉,时多疾病毒伤之害。于是神农乃始教民播种五谷,相土地宜燥湿肥垅高下,尝百草之滋味,水泉之甘苦,令民知所辟就。当此之时,一日而遇七十毒。"

传说神农一路游历,一路遍尝所见之物,仔细观察那些东西和它们在肚子里的反应,并将观察到的现象和感觉到的反应详细记录下来。神农还制造了两个能装乾坤的神袋和一支能探毒的赭鞭。一个乾坤袋挂在左边,装可以食用的食物;一个乾坤袋挂在右边,装可以入药的动植物。先用赭鞭来鞭百草,如果赭鞭试不出或觉得还需要进一步研究的,他才亲自来尝,或扔进自制的巨鼎(神农鼎)熬制,细细考证。不过赭鞭、神农鼎只能提高效率,而不能减少神农尝百草的危险度,因为对于所有的剧毒之物,神农还是要亲自尝试后才会罢休。就这样,神农不辞辛劳地遍尝百草。传说神农有一天连中12种奇毒,差点儿就没命了,幸亏他用右袋收集的草药解毒才勉强捡回一条命。尽管这样,他此后照样看到毒草就嚼。

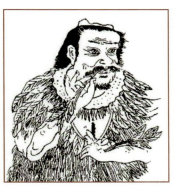

图8 神农尝百草图

《帝王世纪》③称:炎帝神农氏"尝味草木,宣药疗疾,救夭伤人命,百姓日用而不知,著本草四卷"。古代文献论述神农氏尝百草而始有医药者相当丰富,正因为此,中国第一部系统论述药物的著作被命名为《神农本草经》,即寓有尊崇怀念神农之意。

神农炎帝之死的传说

神农炎帝活到130岁那天,因在天台

---

① 此处的"七十毒"为概数。
② 神农氏在历史上的意义是农业文化的肇始。传说中的神农氏,众多史册中说他就是炎帝,也有说神农氏和炎帝是两个人的。不过传说中的神农氏和炎帝都是和农业有关的。神农一名即农之神,是主管农业的神人。
③ 《帝王世纪》创作于东汉时期,作者皇甫谧(215—282),安定朝那(今宁夏彭阳县古城镇)人。《帝王世纪》是专述帝王世系、年代及事迹的一部史书,所叙上起三皇,下迄汉魏。

山采药，尝试了一种名叫"火焰子"的毒草①，之后中毒身亡，壮烈殉天。后来人们万分悲痛，把"火焰子"称为"断肠草"。炎帝还发明了火、原始农具和耕作田地，后世人尊称他为"太阳神""医药神"和"农业神"。

神农尝百草的历史文化内涵

关于"神农氏尝百草，一日而遇七十毒"，有人认为，原始社会人们误食有毒植物中毒、家畜采食毒草中毒，以及神农尝百草之滋味，"一日而遇七十毒"的传说实际上是氏族社会无数先民在代代认识药物的过程中总结毒性药性的真实推断以及对中毒丧命的理论解释。也有人认为"神农尝百草，一日而遇七十毒"之说，其中"日"和"七十"有特定的含义，是较多的意思，有着深厚的历史文化内涵。

2.2 东汉《言毒篇》：毒物的哲学解释

中国东汉时期杰出的唯物主义思想家王充在《论衡·言毒篇》②中，以唯物主义自然观正确反映了"毒物与中毒"的客观存在，同时回答了关于"毒物和中毒"的某些客观规律及诸多有争论的问题。这在中国古代史上还是第一次，有些观点早于西方科学家和医学家的相关论述。

王充认为："毒物"是物质的，因此他肯定毒物的客观存在性。毒物是客观存在的，还是"上天"决定的？汉代神秘主义思潮的最基本的认识是天人感应思想，认为天地是由一种无形的"太"发展而来的，人是"上天"有意创造的，皇帝是"上天"在地上的代理人，把某些自然变化和自然灾害说成是"上天"对帝王的警告，或者是帝王感动"上天"的结果。王充对天地的性质做了唯物主义的说明。他说："天地，含气之自然也。""夫天者，体也，与地同。"不论天是体，还是含气的自然，都是物质的，从根本上肯定了天地的自然物质属性。

关于对"毒物"的解释，王充认为："毒"并不是由"上天"决定的，而是"火"。因为太阳是火之精，太阳之气就是火气，火气是有毒的，所以毒气也就是火气。他在《言毒篇》中说："夫毒，太阳之热气也……太阳火气，常为毒螫，气热也……夫毒，阳气也，故其中人，若火灼人。"又说："天下万物，含太阳气而生者，皆有毒螫。毒螫渥者，在虫则为蝮蛇

---

① 现代研究"火焰子"毒草，似为乌头。今陕西省秦岭山区生长的铁棒锤（*Aconitum Pendulum*）别名为火焰子。

② 王充（27—约97），字仲任，会稽上虞（今浙江上虞县）人。王充六岁开始习字，八岁出入书馆。稍长，他开始学习《论语》《尚书》。青年时期他曾到京师洛阳入太学，拜班彪为师。成年时期，他承担养家重任，先是回乡以教书为业，后在地方官府做过小官吏。大约30岁以后，他辞官家居，潜心著述。从33岁开始，前后用了30多年的时间完成了权衡真伪道理的《论衡》，全书共30卷85篇（现存84篇），约20余万字。《言毒篇》为23卷。晚年他写下了最后的著作《养性》16篇。70岁以后，王充病逝于家中。

蜂虿，在草则为巴豆冶葛，在鱼则为鲑（guī，河豚），……故人食鲑肝而死，……"

王充将毒物分为有毒动物和有毒植物两大类。关于毒物的分类，王充说："天地之间，万物之性，含血之虫，有蝮、蛇、蜂、虿，咸怀毒螫，犯中人身，谓获疾痛，当时不救，流遍一身。草木之中，有巴豆、野葛，食之凑懑，颇多杀人。不知此物，禀何气于天？万物之生，皆禀元气，元气之中，有毒螫乎？"

王充提出毒物的生态特点与中毒发生的地域特性。王充说："鸩鸟生于南，人饮鸩死。""冶葛、巴豆，皆有毒螫，故冶在东南，巴在西南。土地有燥湿，故毒物有多少；生出有处地，故毒有烈、不烈。蝮蛇与鱼比，故生于草泽；蜂、虿与鸟同，故产于屋树。江北地燥，故多蜂、虿；江南地湿，故多蝮蛇。"

关于毒物具有两重性。王充说："美酒为毒，酒难多饮；蜂液为蜜，蜜难益食。"从现代毒物学的观点来看，饮酒与酒精中毒已经成为全球性问题。

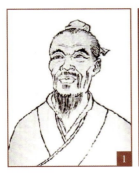 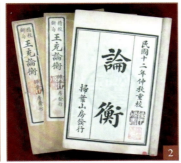 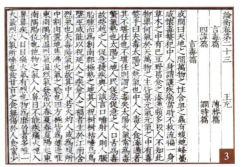

图9 《论衡》（1.王充画像；2.《论衡》，民国十二年〔1923〕扫叶山房发行，1937；3.卷二十三《言毒篇》，明通津草堂刊本，上海商务印书馆缩印，第220页）

2.3 东汉记载的顶级毒药：鸩毒

鸩是一种传说中的猛禽

鸩是一种传说中的生活在中国岭南一带的猛禽，比鹰略大，羽毛大都是紫色的，腹部和翅膀尖则是绿色的，鸣声大而凄厉。《五经异义》①说它的毒性源于它的食物。岭南多蛇，鸩鸟就以这些阴冷可憎的动物为食。在所有的蛇中，鸩鸟最喜食毒蛇；在所有的毒蛇中，鸩鸟最喜食耳蝮；在所有的耳蝮中，鸩鸟最喜食蝮头②。

---

① 《五经异义》为东汉许慎撰，分别叙述今文经学与古文经学的不同内容。
② 另一种传说，鸩不是一种猛禽，是实际存在的食蛇鹰，因其食蛇而被误认为体内有剧毒。还有一种说法，鸩是一种稀有未知鸟类，因被人类捕杀灭绝。

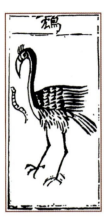 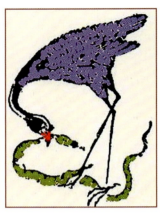 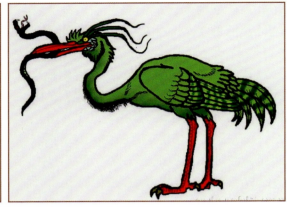

图10 古籍中关于鸩鸟的图片

《草木子》①仔细解释了鸩鸟不畏蛇毒的原理。鸩鸟吃下毒蛇以后，鸩鸟的肾就会分泌出含有强烈气息的黏液，将蛇毒萃取出来，并开始煎熬毒药。蛇毒被逐渐分解，直到成为比粉末更细致的东西。最后，这些毒粉随着汗水渗透到鸩鸟的皮肤上，在沿羽毛流淌的过程中，逐渐蒸发散失。正是因为如此，鸩鸟的羽毛含有剧毒。用鸩羽在水中轻点，这水就变成为"文血浆"，喝了可以让人死亡；用它洗手，则手上骨肉尽碎。但鸩鸟的肉却是无毒的，甚至可以说是一种美味佳肴。

令人心惊胆战的顶级毒药

传说中鸩鸟又被称为"文血"，其得名的原因据说是因鸩鸟而死的人吐出的鲜血凝结以后会显现出优美的纹理。

鸩鸟在水中洗浴，其水即有毒，人若误饮，将中毒而死。自有此传说后，人们因惧怕中毒而不敢轻易饮用山林之水。

《朝野佥载》②记载说："冶葛食之立死。有冶葛处，即有白藤花，能解冶葛毒。鸩鸟食水之处，即有犀牛，犀牛不灌角其水，物食之必死。为鸩食蛇之故。"意思是说，人吃了野葛就得死。生长野葛的地方长有白藤花，它能解野葛的毒。鸩鸟饮水的地方就有犀牛，犀牛不洗角的地方，生物喝了这水一定得死。这都是因为鸩鸟吃蛇的缘故。明代李时珍在《本草纲目》里基本沿袭了这个说法，强调了一物克一物的思想。

鸩鸟的羽毛有剧毒，用它的羽毛在酒中浸一下，酒就成了毒性很大的鸩酒，中毒后几乎不可解救。久而久之，鸩酒就成了毒酒的统称。鸩酒，也叫酖酒，早在《左传》中就已提到。鸩毒无色无味，毒性却能够尽数溶解于酒中。《辨证录·中毒门》③记载："人有饮吞鸩酒，白眼朝天，身发寒颤，忽忽不知，如大醉之状，心中明白，但不能语言，至眼闭即死。"

---

① 《草木子》是古代汉族文言笔记小说集，为叶子奇撰，"元明史料笔记丛刊"之一。书中涉及天文星躔、律历推步、时政得失、兵荒灾乱以及自然界的现象、动植物的形态等。

② 《朝野佥载》，是中国唐代笔记小说集，唐张鷟撰，六卷。记隋唐两代朝野遗闻，尤多武后朝事，有的为《资治通鉴》所取材。

③ 陈士铎. 辨证录. 北京：中国中医药出版社，2007.

中国古籍上有很多关于以鸩酒赐死和饮鸩酒自杀的记载。据记载，当年吕不韦被秦王赐死之时就是喝了鸩酒，所以人们常将"下毒"叫作"鸩"。中国古代成语"惧鸩忍渴""饮鸩止渴"就源于此。事实上，有许多"毒酒"并不是仅仅用鸩的羽毛划过的，而是在酒中同时掺入了某种毒物（例如乌头、箭毒木、毒芹汁等），不过人们习惯上也都叫它鸩酒。制鸩酒方法最为简便，即以鸩羽拂之于上等好酒，酒色香味不变而鸩毒尽入，喝之顷刻间五脏俱溃，神经麻木，无痛而死。

然而，鸩酒一直是皇宫谋杀、赐死的上品。在这种情况下，鸩酒不是可以随意配置的，这需要技术精湛的医士出面。从而分化出一个阴鸷的职业，叫"鸩者"。这些制造毒药的天才在犀牛角、兽皮的保护下，也是颤颤巍巍地接近它，稍有不慎，即会引火烧身。

2.4 中国文学作品中的"蒙汗药"

英雄难过蒙汗关

在中国的文学作品中，"蒙汗药"总是与神秘莫测的江湖文化紧密联系在一起，它是盗贼们惯用的一种神奇药剂。那些被坑害的事主只要服用此药，便会立即晕倒，长睡不起，没有解药难以救治；或等药性散失后，方能苏醒，但往往已经人去楼空，钱物两尽了。

关于"蒙汗药"，在著名的古典小说《水浒传》中有多次记载。《水浒传》第二十七回《母夜叉孟州道卖人肉 武都头十字坡遇张青》中有一段话："那妇人哪曾去切肉？只虚转一遭，便出来拍手叫道：'倒也！倒也！'那两个公人只见天旋地转，噤了口，望后扑地便倒……只听得笑道：'着了！由你奸似鬼，吃了老娘的洗脚水！'"这里"母夜叉"孙二娘所说的"洗脚水"就是大名鼎鼎的"蒙汗药"了。孙二娘依靠此药将押送武松的两个差人麻翻在地，亏得武松本人警惕性高，见酒色发浑起了疑心，不然景阳冈上的打虎英雄恐怕就真要变成"母老虎"手中的人肉包子了。

《水浒传》中"蒙汗药"最淋漓尽致的发挥当属"智取生辰纲"这场戏。杨志、军汉、都管等众人在黄泥冈吃了晁天王等人卖的药酒之后，一觉从日色当午"直到二更，方才得醒"，而他们所押送的生辰纲早被盗了个干净。看来，"蒙汗药"往往是与酒搭配使用的，而自古英雄有哪个不好酒？却往往因为酒误了大事。

"蒙汗药"的现代研究

文学作品中的"蒙汗药"的特点有三：一是该药药性极强，人服用后可迅速导致昏迷，经过一段时间方有苏醒的可能。这中间有何事发生，人则浑然不觉。二是该药能够溶于酒水之中。酒是古代的大众饮品，容易得手，同时用酒色和酒味可以掩盖"蒙汗药"自身的颜色与味道。但终有马脚露出，下了药的酒往往颜色发浑，味道也变苦，因此只要有经验，警惕性高，人是可以发现的。三是根据传说和小说中的记载，"蒙汗药"和很多著名的毒药一样是有解药的。用冷水喷面或强灌特制的药汤就能使人体内的药性很快散去，人便苏醒过来。

现代研究表明，文学作品中的"蒙汗药"可以从中医典籍中找到其成分的线索。中国东汉三国时期的神医华佗在外科手术前让患病的人服用麻沸散，能使其迅速昏睡，且疼痛全无，即使被开膛破肚也不会产生知觉。由此我们不难发现，麻沸散与"蒙汗药"的作用机制殊途同归。《本草纲目·草部》中记载了一种叫作曼陀罗花的草药，称其具有麻醉的神奇功效。曼陀罗花又被称为凤匣儿、山茄子，气味辛、温、有毒，可以作"麻醉药"。现代中医则把曼陀罗花称为洋金花，明确指出该花有强致幻和麻醉作用，可以作为麻醉药使用。在临床实践中，洋金花的效果已经成功地得到了证明。洋金花现已用于麻醉和治疗多种疾病。以洋金花配草乌、川芎、当归等煎汤内服可进行中药手术麻醉，术后一般恢复良好。

现代化学分析证明，洋金花的主要成分有东莨菪碱、莨菪碱、阿托品等，此三种成分在临床上都有麻醉致幻的作用。其中洋金花里含量最高的是东莨菪碱。东莨菪碱存在于茄科植物中，味苦而辛辣。东莨菪碱可从洋金花中提取出来，可以算是中药中麻醉效果最强的一种。它可用于阻断人的副交感神经，也可用作人中枢神经系统的抑制剂。

洋金花在中国的分布极广，在不同的地区有不同的名称。此花遍生原野，方便了中国人使用，医生采之制麻醉药救人，盗贼也可采之作为"蒙汗药"使用。洋金花的药性特点与传说、小说中关于"蒙汗药"的描绘基本吻合。洋金花自身气味辛苦，所以要用酒来调和，掩盖其味道；同时酒精本身就有麻醉作用，与洋金花配合得相得益彰。

2.5 中国古代五毒与五红的传说

中国古代传说，玉帝曾宣布天上的毒物要等春雷响第一声后才可以到凡间去，所以人们都叫那个时候为惊蛰。不过有五个毒物怕冷，于是他们就约好了到端午时节天气暖和的时候再一起到人间去危害一番。这五个毒物分别是蛇、蜘蛛、蝎子、蜈蚣和壁虎。它们在端午的时候来到人间，刚到一户人家的门口就听到这家的女主人在说："快吃，这是油炸的五毒。"五个毒物大吃一惊，便趴在窗户上看，只见桌上的五个盘子里有红红的五道菜。那女主人一边吃一边说："这'五毒'真好吃。""五红菜"[①] 在五个毒物的眼里变成了它们的血，五个毒物吓得魂飞魄散，急忙从这户人家逃走了，从此再也不敢去。以后人们都在端午节这天吃五种红颜色的菜来吓退那些毒物，希望它们不进自己的家里。

---

① 从营养学来说，"五红"就是初夏季节的时令佳肴。其中，苋菜含有大量的红色素，多食能清热去火，有益健康；黄鱼的营养价值很高，富含维生素A，多食能明目去火；河虾能补肾壮阳；鸭子能清热气、解湿毒；鸭蛋，味甘、性凉、有滋阴、清肺、丰肌、泽肤等作用。

2.6 民族医药关于毒物的记载

藏医药的以毒攻毒医理

藏医药的发展至少有 2000 多年的历史。据史料记载，公元前 200 多年，藏王聂赤赞布对医药提出了六个疑点，一位叫孜拉嘎玛跃德的人回答了其中之一，曰：有毒就有药，说明了毒可成药、以毒攻毒的医理。此时还出现了名医杰普赤西，他研制的"吐迥旺日"药丸也是运用了以毒攻毒的理论，形成了对药物与毒物两重性的认识，结束了长期以来什么是"药"、什么是"毒"的争论。毯画53"配毒、中毒、毒物及其来历"就是综合《四部医典》[①]中的第三部"秘诀"第 87 章至第 89 章的内容绘制成的画（图 11）。

壮医对毒药和解毒药的使用[②]

壮族聚居地区地处亚热带，是各种药物包括毒药和解毒药生长的良好自然环境。壮族人民世世代代生活在这样多毒的环境里，使壮医有了大量的实践机会，积累了丰富的使用毒药和解毒药的独特经验。据文献记载及实地调查证实，壮医使用毒药和解毒药不仅历史悠久、经验丰富，千百年来为壮族人民的健康繁衍做出了巨大贡献，

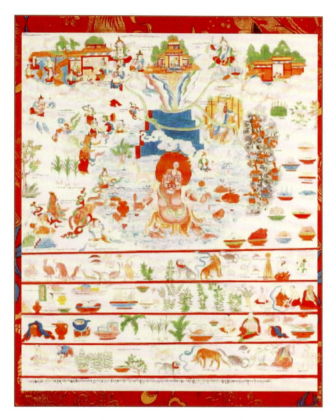

图 11 毯画 53"配毒、中毒、毒物及其来历"（图画以西藏的神话为背景，当诸神巡游婆罗门教传说中的香乳海时，毒神〔中央者〕出现，向世上散播各种毒。自然界有毒的动物或植物也是毒神散布的结果。消解这些毒物，或者以毒为药进行应用，就被称为西藏医药学）

也为毒理学的发展做出了贡献。

据文献记载，壮族先民很早以前就懂得利用本地出产的毒药制作毒箭，用于狩猎。其所使用的毒药有焦铜、毒蛇草、毒

---

① 《四部医典》形成于公元 8 世纪，由著名藏医学家宇妥·宇玛云丹贡布所著，共四部，156 章，被誉为藏医药百科全书。

② 据《壮医学史》第七章第五节，壮医对毒药和解毒药的使用及对中毒防治的特色。

虺（即毒蛇）、鸩。

壮族先民不仅善于使用毒药，而且善于制造毒药。《诸病源候论》记载有岭南俚人制造的五种毒药：

第一，不强药（不详何物）。

第二，蓝药，是用蓝蛇头制成的毒药。

第三，焦铜药，是用焦铜制成的毒药。

第四，金药，是用生金制成的毒药。生金产自壮族地区。"生金有大毒，药人至死。生岭南夷獠洞穴山中。"

第五，菌药，是用毒菌制成的毒药。其制作过程为"取毒蛇杀之，以草复蛇，汲水洒草，数日菌生，采取为末，入酒毒人"，或"南夷以胡蔓草毒人至死，悬尸于树，汁滴地上，生菌子收之，名菌药，毒人至烈"。

由于当时岭南俚人制造的这五种毒药传入中原，并对那里的人们造成了危害，因此《肘后方》和《太平圣惠方》专门列出了解岭南俚人毒药的诸方。

壮族先民对于中毒的治疗有自己的一套方法，所使用的解毒药物主要有：

第一，解箭毒用甘蔗，"甘能和毒"；石药味苦，性寒，无毒，南方俚人喜爱石药，经常带在身上预防毒箭。当人中毒箭时，迅速在患者头顶上做十字切口，令血出，然后将石药敷于切口，当渗出黄汁时，中毒症状得到缓解。据记载，石药主要产于贺县（今贺州）一带山中，形似碎石砂，当地土人采集后用竹筒来贮藏。

第二，解钩吻中毒用雍菜汁。钩吻在壮族地区普遍分布，日常生活中稍不注意极易误服，而且有的人还用钩吻来毒人或自杀。钩吻中毒用雍菜汁解救是最早的记载。雍菜是岭南人常吃的一种蔬菜，当地人用它来解钩吻中毒。此外，壮族先民还使用催吐法及猪、羊、鹅、鸭血来解救钩吻中毒。

第三，陈家白药、甘家白药。据《本草拾遗》记载，陈家白药出自苍梧，甘家白药出自龚州以南（即今平南县），因陈姓和甘姓家族常用，故冠以"陈家"和"甘家"之号。陈家白药和甘家白药均性味苦寒，但前者无毒，后者有小毒，两者均具有主解诸药毒的功效。《本草纲目》将陈家白药和甘家白药附于白药子条后，白药子属防己科植物，叶近似圆形，根呈椭圆形。而据《本草拾遗》记载，陈家白药叶如钱，根如防己；甘家白药叶似车前，根似半夏。而且宋代马志《开宝本草》亦说白药子具有"解野葛、生金、巴豆药毒"的功效。

第四，解蛇虫毒用鬼臼（又名独脚莲）、续随子，它们可治疗各种毒蛇咬伤。

第五，解蛊毒用吉利草、菱香草和芸香。晋代嵇含《南方草木状》记载："吉利草，其茎如金钗股，形类石斛，根类苟药，交广俚俗多畜蛊毒，唯此草能解之极验。"清代谢启昆的《广西通志》中有吉利草产于上林县的记载。据道光元年（1821）谢云修《义宁县志》记载，当地出产的菱香草晒干后香气经年不散，"能辟蛊"。壮族民间称其为"灵香草"，用于预防蚊虫和蛀虫。据清代杨家珍《天河县乡土志》记载，当地出产的芸香"可辟蛊毒"。

第六，解酒毒用白萝卜。据刘斯誉《融县志》记载，当地出产的白萝卜味甘，能解酒毒。

回族医学关于毒物的记载

回族医学是中国传统医学与阿拉伯-伊斯兰医学东西合璧的产物，在其漫长的发展过程中，形成了一套独特的民间疗法。反映中国医药学与阿拉伯医药学相交融的《回回药方》①36卷，包括内、外、妇、儿、骨伤及解毒救急的方剂。其中卷35为众虫兽伤门、众毒门、辟虫门。众虫兽伤门包括众虫兽伤类，众毒门论说众毒物、辨验何等毒物所伤、解服药毒等知识，辟虫门包括辟众虫、辟恶物等类。

彝族医学关于毒物的记载

据古代彝族医史记载，在父系社会后第五时期就有动物药和植物药之分，同时也出现了毒草的记载。如古彝文经书《毒的起源经》中，彝族先民就已经使用川乌、草乌这类毒草；《勒俄特依》《物始纪略》中就有蛇毒、虫毒、饭毒、菜毒、草木毒、水毒等的记载。

朝鲜族关于毒物的记载

朝鲜族医学是具有独特理论和丰富临床经验的医学。其理论基础是四象医学②。其中四象病理学将各种内外病因分为四浮（风、寒、暑、湿）、四情（喜、怒、哀、乐）、四心（怯心、惧心、不安定心、急迫之心）、四邪恶（骄奢、懒怠、偏急、贪欲）、四毒（酒、色、毒、虫）、四伤（饮食伤、劳役伤、打扑伤、虫兽伤）和疠气等。四象病理学强调人体不同的体质有不同的发病机制，所患病症也各不相同，归纳起来有五种，即阴阳盛衰说、寒热多寡说、脏器大小说、情志过不及说和六经病症局限说等。四象预防学认为："救病千万，以两言决之曰：莫如预防二字。"四象预防医学要求根据四象人的精神心理状况，分别进行精神调摄。另外，它还强调生活习惯对健康的影响。

---

① 《回回药方》是中国回族医药学大型综合性典籍，未著撰人，红格明抄本，原书36卷，残存4卷，现藏于北京图书馆。全文基本上用汉文记述，并夹杂不少阿拉伯、波斯药物名称术语的原文和音译词汇。

② 四象医学是朝鲜医学家李济马根据《灵枢·通天》五态人论提出的。他取其太少阴阳，舍其阴阳和平人，将人分为四象人，创立了四象整体观、阴阳论、四行论、脏腑论、病理学、临床学、预防学等，故称为四象医学。

3 中国先秦典籍记载的毒物与中毒

3.1 《山海经》有关毒物的记载

《山海经》是一部约成书于战国时期的地理著作。该书在叙述山川地域及其物产时，也记载了各地出产的药物，共100多种。

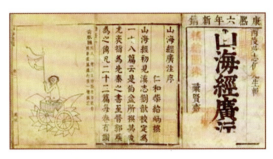

图12 《山海经》广注（康熙六年〔1667〕刻版）

列出防毒解毒药物的类别

《山海经》中记载的毒物如：食之多力，食之不愚的补养药；食之宜子孙的生育药；服之不字，食之无子的避孕药；服之美人色的美容药；食之无疫疾，食之无大疾，可以御疫的防病疫药；食之可以杀人的剧毒药；可以御百毒，可以为（治）毒的解毒药；可以杀虫的杀虫药；食之不眠，食之无卧的兴奋剂等。

有毒副作用的毒物

《山海经》中记载的毒物有12种，其中杀人、无卧、使人无子等八种对人有毒副作用；无条、鸡谷、芒草等四种是毒鼠、毒鱼的有毒植物。

毒物的地理分布

"又西七十里，曰英山，其上多杻橿，其阴多铁，其阳多赤金。禺水出焉，北流注于招水，其中多鱼，其状如鳖，其音如羊。其阳多箭，其兽多牛、㸎羊。有鸟焉，其状如鹑，黄身而赤喙，其名曰肥遗，食之已疠，可以杀虫。"（《西山经第二》）

"西南三百八十里，曰皋涂之山。蔷水出焉，西流注于诸资之水；涂水出焉，南流注入集获之水。其阳多丹粟，其阴多银、黄金，其上多桂木。有白石焉，其名曰礜，可以毒鼠。有草焉，其状如藁茇，其叶如葵而赤背，名曰无条，可以毒鼠。"（《西山经第二》）

"又北二百里，曰丹熏之山。其上多樗柏，其草多韭，多丹雘。熏水出焉，而西流注于棠水。有兽焉，其状如鼠，而菟首麋身，其音如獆犬，以其尾飞，名曰耳鼠，食之不眯，又可以御百毒。"（《北山经第三》）

"又北二百里，曰少咸之山，无草木，多青碧。有兽焉，其状如牛，而赤身、人面、马足，名曰窫窳，其音如婴儿，是食人。敦水出焉，东流注于雁门之水，其中多鲺鲺之鱼，食之杀人。"（《北山经第三》）

"又北山行五百里，水行五百里，至于饶山。是无草木，多瑶碧，其兽多橐

驼，其鸟多鹛。历虢之水出焉，而东流注于河。其中有师鱼，食之杀人。"（《北山经第三》）

"又东二百里，曰太山，上多金玉、桢木。有兽焉，其状如牛而白首，一目而蛇尾，其名曰蜚。行水则竭，行草则死，见则天下大疫。"（《东山经第四》）

"又西百二十里，曰厘山。厘水出焉，而北流注于伊水，其上多金玉，其下多青、雄黄。有木焉，其状如棠而赤叶，名曰芒草，可以毒鱼。"（《中山经第五》）

"又西二百五十里，曰柄山，其上多玉，其下多铜。滔雕之水出焉，而北流注于洛。其中多羬羊。有木焉，其状如樗，其叶如桐而荚实，其名曰茇，可以毒鱼。"（《中山经第五》）

"又西二百里，曰熊耳之山，其上多漆，其下多棕。浮濠之水出焉，而西流注于洛，其中多水玉，多人鱼。有草焉，其状如苏而赤华，名曰葶苎，可以毒鱼。"（《中山经第五》）

"东三百里，曰鼓钟之山，帝台之所以觞百神也。有草焉，方茎而黄华，员叶而三成，其名曰焉酸，可以为毒。"（《中山经第五》）

"又东北一百五十里，曰朝歌之山。泜水出焉，东南流注于荥，其中多人鱼。其上多梓枏，其兽多麢麋。有草焉，名曰莽草，可以毒鱼。"（《中山经第五》）

"又东南五十里，曰云山，无草木，有桂竹，甚毒，伤人必死。其上多黄金，其下多琅玕之玉。"（《中山经第五》）

3.2 《尔雅》①有关毒物的记载

《尔雅》①是中国最早的一部解释词义的专著，也是第一部按照词义系统和事物分类来编纂的词典。全书共19篇，其中最后七篇分别是：《释草》《释木》《释虫》《释鱼》《释鸟》《释兽》和《释畜》。这几篇不仅著录了590多种动物和植物，指出了它们的名称，还根据它们的形态特征将其纳入了一定的分类系统之中。

《尔雅》中的毒物资料主要是："瘽，毒也。"（《释言第二》）"儚儚、惛惛，罹祸毒也。"（《释训第三》）"蘦，狗毒。"（《释草第十三》）"杬，鱼毒。"（《释木第十四》）"蝎，桑蠹。"（《释虫第十五》）"蝤蛴，蝎。"（《释虫第十五》）。

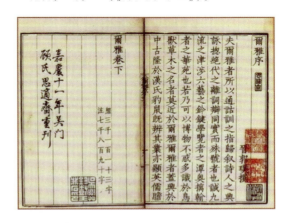

图13　《尔雅》序（嘉庆十一年〔1806〕刻版）

---

① 《尔雅》作为书名，"尔"是"近"的意思，"雅"是"正"的意思，即在语音、词汇和语法等方面都合乎规范的标准语。

3.3 《神农本草经》有关毒物的记载

《神农本草经》又名《神农本草》，简称《本草经》《本经》，是中国现存最早的药学专著。撰人不详，"神农"①为托名。其成书年代有不同考论，或谓成于秦汉时期，或谓成于战国时期。现行本为后世从历代本草书中集辑增补而成，被称为《神农本草经》辑本。

该书系统地总结了中国秦汉以前的药学知识和用药经验，共载药 365 种，其中植物药 252 种，动物药 67 种，矿物药 46 种。根据药物的效能和使用目的不同，分为上、中、下三品，分为三卷分别论述。卷一上品载药 120 种，"为君，主养命以应天，无毒。多服、久服不伤人。欲轻身益气，不老延年者，本上经。"卷二中品载药 120 种，"为臣，主养性以应人，无毒有毒，斟酌其宜，欲遏病补羸者，本中经。"卷三下品载药 125 种，"为左使，主治病以应地，多毒，不可久服，欲除寒热邪气、破积聚、愈疾者，本下经。"可见，下品药是有毒而性烈，可除寒热、破积聚的药物，如大戟、巴豆、附子、甘遂、羊踯躅等。

《神农本草经》在植物性药物中记载有五味子、干漆、附子（含乌头碱）、紫草（含紫染料）等。同时，记述了一些有毒植物中毒的症状表现。例如：莨菪，"多食令人狂走"；"乌头……其汁，煎之名射罔。"其中特别记载了对动物有毒性作用的中药和天然有毒植物，这不仅有助于对人畜中毒的预防，而且还指出了可以利用药物的毒性驱杀危害人畜的寄生虫，对后世毒物学的研究有较高的历史价值和科学意义。

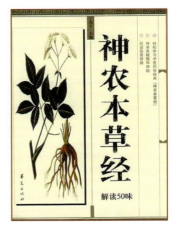

图 14 《神农本草经》

（第 59 页表 42-3-1）。

在动物性药中有阿胶、麝香、牛黄等。在矿物药中记载有铁、石硫黄、汞、代赭石（赤铁矿）、铅丹、消石、石灰、磁石、石胆、蓬砂、矾（矾）石、朴消、云母、紫石英等。特别是对一些元素及其化合物的化学变化和性质做过一些正确的叙述。例如，书中指出"丹砂……能化为汞"。意即丹砂（HgS）在加热时能分解成汞。又说"水银……主疥瘘痂白秃……杀金银铜锡毒。熔化还原为丹"，意即汞能和一些金属生成汞齐，当将汞加热后能起缓慢氧化作用生成氧化汞。这里提到的用水银治疗疥疮是个有价值的临床经验。书中还提到"空青……能化铜铁（铅）锡作金"，"曾青……能化金铜"，"石胆……能化铁为铜"，表明当时的人们已经懂得

---

① 神农，古代传说中"三皇"之一。传说神农尝百草始有医药，书名冠以"神农"为尊古之风的假托。

了化学上的"置换反应"。现代科学证明：石胆、空青、曾青这些铜盐溶液遇铁后能发生置换反应，得到金属铜。后来，中国的水法冶金技术就是在这个基础上发展起来的。

表 42-3-1 《神农本草经》记载的对动物有毒性作用的中药和天然有毒植物[①]

有毒药名	《神农本草经》记载	现代成分分析
乌头	其汁煎之，名射罔，杀禽兽	含毒性很强的双酯生物碱：乌头碱、中乌头碱、次乌头碱等
狼毒	杀飞鸟走兽	瑞香狼毒：含甾醇、酚类、三萜类、有机酸
巴豆	杀虫鱼	巴豆油、巴豆毒素、巴豆苷等
芫花	杀虫鱼	黄酮苷、芹素、芫根苷等
雄黄	百虫毒	硫化砷(As_2S_2)
水银	杀皮肤中虱、堕胎	汞(Hg)
雌黄	杀毒虫虱	三硫化二砷(As_2S_3)
藜芦	杀诸蛊毒	含多种甾体生物碱，如原藜芦碱、藜芦碱、伪藜芦碱、红藜芦碱等
粉锡	杀三虫	含碱式碳酸铅[$2PbCO_3Pb\cdot(OH)_2$]等
莽草	杀虫鱼	含莽草晶体霉素和非晶体霉素等
钩吻	杀鬼注蛊毒	含吲哚类生物碱、阔胺、钩吻碱等
贯众	杀三虫	含绵马酸类及羊齿烯、雁齿烯等三萜类及鞣质等
牛扁	杀牛虱小虫	为毛茛科乌头属，含生物碱
楝实	杀三虫	含苦楝霉素、苦楝子酮、苦楝子醇、苦楝子三醇等

注：三虫，按《诸病源候论》指长虫、赤虫和蛲虫，即绦虫、蛔虫和蛲虫。

[①] 于船. 从《神农本草经》看中国古代动物毒物学知识. 中兽医医药杂志，1997；(1)：41-42.

4 中国古代中毒救治与预防

4.1 三代时期①的医事与中毒救治

三代时期的毒药与医事

大约 3000 年前的中国古代三代时期，已经有人应用有毒植物做药物和杀虫剂。据《周礼》记载，春秋战国时代已有毒物用于医疗当中："聚毒药以供医事"②。这在后来的医学史料中得到证实。如，2000 多年前的《五十二病方》记载了应用毒性很大的地胆、斑蝥治疗类似肿瘤的疾病。古代还有善于使用有毒药物的医家，如扁鹊用"毒酒"麻醉患病的人后进行手术；淳于意临证常用半夏、芫花、莨菪、苦参等；张仲景则善于使用剧毒中药，他在《伤寒杂病论》中创制的 300 多首方剂中，以有毒中药为君或含有有毒中药的方剂就有 119 首，如附子汤、乌头汤、麻黄汤等。

周代，巫、医开始分家。据《周礼·天官》记载，东周时已设立医疗卫生机构，医生有了专业分工，并具有一套相应的管理措施。这是迄今所知最早的医事制度。

《周礼》规定：医师为众医之长，职司是："掌医之政令，聚毒药以供医事"；组织医疗活动，"凡邦之有疾病者、疕疡者造焉，则使医分而治之"；实施考核制度，"岁终则稽其医事，以制其食：十全为上，十失一次之，十失二次之，十失三次之，十失四为下"，"死则计其数以进退之"。

关于人员的配备，规定为："医师：上士二人，下士四人，府（保管人员）二人，史（记录人员）二人，徒二十人。食医：中士二人。疾医：中士八人。疡医：下士八人。兽医：下士四人。"

医生的分工是：食医掌管周王一年四季的饮食，类似于营养医生；疾医掌管治疗万民的疾病，相当于内科医生；疡医掌管治疗肿疡、溃疡、金创、折伤等病，相当于外科和伤科医生；兽医掌管治疗兽病、兽伤，即今之兽医。

解毒之法的应用

以茶解毒

在中国流传着"神农尝茶"的传说。神农时，人们处于原始生活状态，吃的野果、虫鱼、禽兽等往往是生吞活剥，因此经常生病。神农为了解除人们的病痛，就尝遍了有关植物，即所谓的"神农尝百草"。对于神农是如何发现茶能解毒的，有两种不同说法。一是神农在一株大树下

---

① 三代时期，指中国奴隶社会时期的夏、商、周时代，约公元前 21—公元前 771 年。
② 此处"毒药"的含义有三：一是指药物的偏性。如干姜偏热，黄芩偏寒，升麻提气，苏子降气。即用药物之偏性，调整阴阳偏盛。二是指药物副作用。如常山治疗疟疾，兼有呕吐的副作用。三是指药物的毒性。有些药物含有毒性，服用过量则导致中毒。如水银、轻粉、钩吻、细辛等。

生火煮水准备给患病的人熬药时，忽然有几片叶子落入锅中，"吱吱"作响，且水色黄绿。于是便取而饮之，但觉味带苦涩，鼻口生香，并能解渴提神，随即就发现了它的药用价值，这就是茶树。另一传说是：神农采药时常亲自鼻闻口嚼，有时一天要尝多种有毒草木。一日他中毒在树下休息时，感到口干舌麻，信手抓来树上飘下的树叶，放入口中慢慢细嚼，感到味苦舌涩，但舌底生津、气味清甜，全身麻木消除。于是为这种树定名为"荼"（音tú），即今日之"茶"。①

以酒解毒

许慎在《说文解字》中说："古者仪狄作酒醪，禹尝之而美，遂疏仪狄。杜康造秫酒。"禹是氏族公社末期的代表人物，所以，正是这一时期出现了酒。据传夏王朝六世国王亲自造酒，一方面说明人们对做酒的重视程度，另一方面表明此时已由自然酒发展到了人工造酒。殷商时期有两个重要的创造：一是酒被应用于医药；二是汤液，即汤剂的发明，这在治疗学上是一个很大的进步。同时，三代时期人们已经将酒用于消毒。

灰酒除毒

除了蚤、虱、蚊、蝇等昆虫能危害人的身体健康以外，还有许多害虫也是影响人们讲求卫生的障碍物；所以对其他各种害虫的扑灭，同样是保障人身体健康的重要事项之一。《周礼·秋官篇》载："赤龙氏掌除墙屋，以蜃炭攻之，以灰洒毒之，凡隙屋除其狸虫。"② 正是人们用灰酒除毒的例证。

4.2 春秋战国时期的治毒保健

治毒保健

东周时期，人们掌握了"以毒攻毒"的理论，开始用蜂蜇治病保健，并将蜂产品用于食品。《左传·僖公二十二年》（前638）记有"蜂虿有毒"。在被蜜蜂刺中后，人原有的痛症得到缓解，从此人们就开始有意无意地用蜂针来治疗疾病。故此用蜂针治疗疾病在民间广为流传。

卫生保健

个人卫生。主要表现在盥漱、沐浴等方面。《礼记·内则》③："鸡初鸣，咸盥漱。"《礼记·曲礼上》："主人未辩，客不虚口。""虚口"，指饮宴后用浆与酒漱口，显然这种做法对保持口腔卫生是十分有益的。同书还强调饮食之前"先盥其手"。《礼记·内则》要人们定期沐浴，清洁身体。

---

① 此种传说来自："神农尝百草，日遇七十二毒，得茶而解之。"
② 汉代郑玄注："酒，灑也；除墙屋者，除虫豸藏逃其中者；蜃，大蛤也，持其炭以坋之则走，淳之以酒之则死。"说明当时不但已设置了除虫的专人，而且已在使用有如石灰成分含有大量碳酸钙和磷酸钙的牡蛎及草木灰等进行杀虫工作。
③《礼记》，是中国最古老的儒家十三经之一。东汉以后，《礼记》有49篇流传至今。《礼记》内容十分广博，包括政治学、伦理学、教育学、哲学、农学等。《礼记·内则》为《礼记》的第12篇。

饮食卫生。主要表现在饮食的定时、定量、清洁。人们认为饮食必须按四时变化加以安排。《墨子·非攻》说："食饮之下时，饥饱之下节，百姓蹈疾病而死者，不可胜数。"《论语·乡党》中记载孔子有"十不食"，如"鱼馁而肉败不食，色恶不食，臭恶不食，失饪不食，不时不食"，"不多食""食不语"等。当时的人们讲究饮食卫生，由此可见一斑。

用冰或原始冷库冷藏食物。《吴越春秋》记载："勾践之出游也，休息食宿于冰厨。"1965 年，韩都新郑发掘出了地下建筑和冷藏井，地下室内有南北成行排列的五眼井，深约 2 米，用预制的口径近 1 米的陶井圈套叠而成。陕西凤翔的春秋时期秦都遗址中发现的"凌阴"（冰室）可藏冰 190 立方米。战国时期，冷藏井是宫廷中的重要设施之一。用这些"冰厨"、冷藏井等来贮存食品可防止食物发霉变质。

饮水卫生。为了确保饮水卫生，保持井水清洁得到了严格的重视。如水井，每年春天定期清除井内污泥浊物，有的水井还设井台、井栏、井亭，甚至还有公用取水桶。1977 年在河南登封战国阳城遗址内发掘出的贮水池、输水管道开关用的"阀门坑"，其结构很像现代城市中的"自来水"设施。

此外，那时的人们对于环境卫生已形成了良好的洒扫庭院的社会习俗。如果有人不洒扫庭院，就会遭到鄙视。

4.3 马王堆《五十二病方》①

《五十二病方》是中国最古老的医学方书，全书共 9910 个字，抄录在一个高约 24 厘米、长约 450 厘米的长卷上。该书为西汉文物，1973 年于湖南长沙马王堆三号汉墓出土。

《五十二病方》依次论述了诸伤、伤痉、婴儿索痉、婴儿病痫、婴儿瘛、狂犬病、体臭、皮肤病、毒箭伤、蝎伤、蛭伤、毒蛇伤、疣、癫痫、白癜风、肋间神经炎、毒虫伤、麻风、人病马痫、人病羊痫、人病蛇痫、泌尿系结石、腹股沟斜疝、内外痔与瘘管以及痈疽、下肢烧伤等共计 52 种疾病，所记载的病名涉及内、外、妇、儿、五官等各科，记载的 240 余种药物中有草、谷、菜、木、果等植物药，也有兽、禽、鱼、虫等动物药，还有雄黄、水银等矿物药。书中很多药物的功效和适应证都与后世医药文献和临床实践相吻合。以下仅以乌头中毒和蛇伤解救方药予以记述。

乌头中毒解救方药②

《五十二病方》在乌头解毒方面记载详细，用药众多，方法独特，既为后世留下了宝贵的解毒经验，也为后世解救乌头中毒开启了先河。

---

① 《五十二病方》，是马王堆三号汉墓出土医书中内容最丰富的一本。该书出土时本无书名，因其目录列有 52 种病名，且在这些病名之后有"凡五十二"字样，所以整理者据此给该书命名。全书约 15000 余字，涉及病名 100 多个，治疗方剂 280 余首，药物 240 多种，是中国现存最古老的一部医学方书。

② 谈宇武，谈宇文.《五十二病方》乌头中毒解救方药简析. 中华医史杂志，2002，32：216-217（4）.

《五十二病方》解救乌头中毒的方剂共七首（若含方中方，则为九首），除一首为外敷外，其余均为内服方。①所用药物涉及动物、植物、金石等类，在选药、用法、药效等方面各有特色。

书中所用解毒药绝大部分为寒凉之品，如小童溺、菽、铁、黄土、芍药、靡芜本、荠等。

后来的本草专著和现代毒理研究表明：

小童溺

咸，寒。《本草纲目》谓其"杀虫解毒"。

菽

即大豆。其作为解毒药使用历史悠久。《名医别录》用黑大豆"杀乌头毒"；《本草纲目》曰"煮汁，解……天雄、附子、射罔……百药之毒"。

铁

《本草拾遗》巧用其解毒，"铁浆（铁锈水）解诸毒入腹"。

黄土

为解毒圣药。《本草拾遗》谓其"……又解诸药毒"；《医林纂要》谓其"和阴阳，解百毒……解一切鱼肉、菜果、菌蕈、药草、丹石之毒及虫蛆入腹者"。

芍药

应为赤芍。现代药理实验发现本品具有扩张冠状动脉，提高耐缺氧能力，抗实验性心肌缺血，改善微循环等作用。可减缓乌头碱对心脏的毒性；还可解痉，抗惊厥，对乌头碱导致的肌肉强直、阵发性抽搐，其至呼吸因痉挛而窒息等有一定缓解作用。

靡芜本

即川芎。本品所含川芎嗪，能抑制血管平滑肌收缩，扩张冠状动脉，增加冠脉血流量，改善心肌缺氧状况，同时还有兴奋呼吸中枢作用。这些对因乌头碱引起的心室颤动、心律不齐以及呼吸中枢抑制有较明显的治疗作用。本品药性辛温，书中用其外敷解毒，不作内服，可能也是避害趋利的一种用法。

荠

书中用本品外敷解乌头毒，除了其可止箭伤出血外，也因其能"杀诸毒"，而且对心脏冠状动脉有扩张作用，还能抑制由哇巴因引起的离体猫心的纤颤；并有兴奋呼吸中枢之效用，可以对抗乌头碱致心室纤颤与呼吸中枢麻痹的毒性作用。由此可看到古今对其解毒功效认识的一致性。

上述表明，当时医者已认识到可以用寒凉药物来制约乌头的热毒之性。这些解毒药的作用基本上得到后世医家或现代药理研究的肯定②。

蛇伤解救方药

《五十二病方》是一部具有浓厚江南地方色彩的古老方书。该书对南方多见的蛇伤收方较多，计14首，居该书诸病第七位。其中治蝮蛇类咬伤12首。③

治疗手段丰富多彩

《五十二病方》治疗蛇伤采用了内治、外治和内外兼治等多种手段，方法灵活，颇有章法。

内治是通过内服药物以治蛇伤的一种方法。"煮鹿肉若野彘肉，食之，（歜）

---

① 马王堆汉墓帛书整理小组. 五十二病方. 北京：文物出版社，1979：47-48.
② 朱亚峰. 中药中成药解毒手册. 北京：人民军医出版社，1997：57-68.
③ 谈宇文.《五十二病方》蛇伤方药简析. 中华医史杂志，1999，29（4）：227-229.

汁。精。"内服方药排毒是治疗蛇伤的一种重要方法，现今临床仍广泛采用。

外治是通过在伤口周围涂药、敷药、药熏，或在某特定部位敷药以治蛇伤的一种方法。诸如，涂汁："蛇齰：以桑汁涂之。"敷药："取井中泥，以还（环）封其伤，已。""环封"即是将药敷在伤口周围，以利蛇毒外排。药熏："……以宰（滓）封其痏，数更之……"①敷特定部位："以蓟印其中巅。"就是将芥子捣烂外敷头顶部的外治法。

内外兼治是将内服与外敷等方法综合应用以治蛇伤的一种方法，也是最合理的方法。书中虽仅有两首方剂，但从中反映了当时治疗蛇伤的高水平。如"以堇一阳筑封之，即燔鹿角，以弱（溺）饮之"。

选用药物颇具实效

《五十二病方》治蛇伤所选用的药物大都卓有效验，并为后世医家所验证，有些药物至今还是临床治疗蛇伤的常用药。本书所选用药物共19种，既有动、植物药，也有矿物药，其中动物药八种，植物药八种，矿物药一种，其他两种。其中具有代表性的药物是：兰草，当为泽兰，书中作内服②；青，书中作外敷③；堇，应为紫堇，书中作外敷④；食茱萸，书中称产豚冡（蒙），磨汁外涂⑤；桑汁，书中作外涂⑥。

特别值得指出的是，该书对蛇伤治疗效果的观察十分仔细，对某方面疗效的评价也很中肯。如"……取莓茎……已饮此，得卧，卧觉（觉）……已解弱（溺）……"毒蛇咬伤人后，蛇毒直接损害其肾功能，使其出现尿少、尿闭、尿血等症状，而保持小便通畅是排毒的一个重要方法，也是防止出现急性肾衰竭的一个重要措施。民间流传的"二便不通，蛇毒内攻""治蛇不泄，蛇毒内结"正是指此。显然，当时的医者已观察到"解溺"是对蛇伤治疗至关重要的一环，故强调提出了这一临床反应。

运用补法救治蛇伤

用补法治蛇伤近世少见，但在《五十二病方》中却是一种重要的方法。书中用过该法的内服药的医方共七首，其中用鹿角、鹿肉、雄鸡等补益药的医方有四首，而且有"精""多可也"等疗效评价。如"煮鹿肉若野麂肉，食之，（歠）汁。精。""燔狸皮，冶灰，入酒中，饮之。多可瘳（也），不伤人……"从以上记载可以初步肯定，补法在蛇伤治疗中是有一定作用的。

书中采用了鹿角、鹿肉、雄鸡、羊肉、兔头肉、野猪肉、狸皮等血肉之物，这些药物大都能温里补虚，其中鹿角、鹿肉、雄鸡还能补肾助阳。蛇毒进入人体后

---

① 现代研究表明，蛇毒不耐高温，新鲜毒液在室温中放置24小时即可腐败变质，干蛇毒在高温下也会变质失效。因此现在有一种简便有效的破坏蛇毒的办法，即在蛇伤早期用火柴头5~7个放在伤口上，点燃烧灼1~2次。看来以药熏这种高温破坏蛇毒的方法，中国的祖先早已观察到了。

② 《岭南采药录》谓其"治蛇伤，散毒疮"。《福建民间草药》治蛇伤以"泽兰全草二至四两，加水适量煎服；另取叶一握捣烂，敷贴伤口"。

③ 青可分为曾青、扁青、空青，均为铜矿石，含有硫酸铜。《神农本草经》有以扁青"解毒气""杀诸毒三虫"的记载；《千金要方》有治众蛇毒，"用铜青傅疮上"的记载。

④ 堇有毒，故外敷似较合宜。《陕西中草药》中记载"以本品根捣烂外敷，治秃疮、蛇咬伤"。

⑤ 《本草拾遗》谓其"治恶血毒"，《胜金方》载治蛇毒，"食茱萸一两，为末。冷水调，分为三服。"

⑥ 《本草纲目》载："涂蛇、蜈蚣、蜘蛛所伤，有验。"

会破坏神经系统、心血管系统以及肝肾的功能。蝮蛇伤人后多会造成呼吸衰竭，影响心脏功能，使血压下降，以致急性心力衰竭而死亡。严重蛇毒中毒常于24小时内引起中毒性休克，年老体弱者、儿童尤其如此。休克时大都可见四肢厥冷、脉弱等亡阳见症。而以上药物的温补之功可以减轻休克症状，增强心脏活动机能，对全身机能有强壮作用，能有效地防止心力衰竭。

现代医学治蛇伤也强调卧床休息，补充足够的营养物质和维生素。在出现中毒性休克时，多及时输血或输右旋糖酐，以扩充血容量；短期内给予大剂量激素，以提高机体自身应激能力；给予升压药，以改善心肌功能，提高心脏搏出量；选用去乙酰毛花甘注射液等强心药，以纠正心衰；选用洛贝林或氨茶碱等药，以兴奋呼吸中枢，防止出现呼吸麻痹。这与书中运用补益药物的治疗方法如出一辙。

被蛇咬伤后大都会出现溶血现象，严重时可发生血红蛋白尿，小便呈酱油色。而鹿角、雄鸡、野猪肉、羊肉、兔肉等药都具有止血功能，古代医籍有用其或止尿血，或止崩漏，或止便血的记载。

被蛇咬伤后，因蛇毒对局部细胞有损害，会引起细胞坏死脱落，形成慢性溃疡，严重者可累及骨质。而鹿角善于消痈肿，野猪肉、雄鸡、兔肉均有"解毒"或"杀毒"之功，可增强创伤部位的再生机能，因此它们均可解蛇毒。

通过蛇伤治疗的临床观察，凡体质壮实者，其治疗过程都较顺利，且易康复；而体质虚弱者往往病情严重，病程长，且不易恢复。因此，医生提示扶正疗法在蛇伤治疗中有着不可忽视的作用，应当对其进行深入研究，从而使蛇伤治疗获得更为理想的效果。

4.4 《金匮要略方论》记载的中毒救治

《金匮要略方论》简称《金匮要略》，为汉代张仲景[①]所著，是一部以内科杂病为主要论述内容的临床专著。该书有关食物中毒与解救方面的学术思想甚有特色，至今仍有较高的学术价值和实用价值。

关于食物中毒的原因

张仲景指出食物中毒的原因是：

第一，食入患疫之畜肉。凡"六畜自死，皆疫死，有毒，不可食之"。他强调，已患疫毒的畜肉及其内脏皆在禁食之列，不要吃它们，以防中毒。

第二，食用腐烂变质的食物。"秽饭馁肉臭鱼，食之皆伤人。"他强调，腐烂变质的食物不得再食用，否则极易导致中毒。

第三，食入有毒动物和有毒植物。如"食鲩鲕鱼中毒"。鲩鲕鱼即河豚，其味鲜

---

① 张仲景（约150—219），名机，东汉末年南阳郡涅阳（今河南省南阳市，一说涅阳故城在今南阳市与邓县之间的穰东镇，地属邓县）人。张仲景生活于东汉末。当时，除连年战乱外，疫疠流行。张仲景本为士人，绝意宦途，医精研道。著有《伤寒论》与《金匮要略》二书，共载方剂269首，用药214种，对后世医学的发展产生了巨大的影响，宋代之后的医学家多尊称其为"亚圣""医圣"。

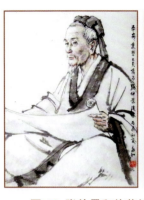
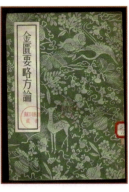

图 15　张仲景和他著的《金匮要略方论》

美，其卵巢、血液和肝脏有剧毒，应防止误食中毒。又如"误食野芋，烦毒欲死"；"钩吻与芹菜相似。误食杀人"；"菜中有水莨菪，叶圆而光，有毒，误食之，令人狂乱，状如中风，或吐血"。

关于中毒食物的鉴别要点

关于食物是否有毒，《金匮要略》中提出了一系列的鉴别方法，大多简便易行，而且具有一定的科学依据。例如：

第一，诸禽兽鱼肉，凡"自死者"不能食。自死动物，有的是染瘟疫所致，有的因中毒而亡，其肉均有毒，故不可食。

第二，蜂蝇虫蚁，多自身有毒，又是传染各种疾病的媒介，喜集于食物之上，故凡被其污染的食物应忌食。

第三，禽兽的视、听及嗅觉比人更具敏感性，故凡"狗不食""鸟不啄"之食物必有毒，绝不可食。

第四，凡鸟兽中毒箭而亡，其肉有毒，不可食用。

第五，凡禽兽鱼肉，"中有朱点""肝青"及"目赤、目黄者"皆为疫毒所染，切不可食。①

关于食物中毒的解救方法

《金匮要略》中有关食物中毒解救方法的记载包含了现代医学食物中毒救治方法的各项内容，具有重要的现实意义。例如：

第一，排除胃肠中尚存毒物，需催吐和导泄。如乌头中毒，"盐汁服之解"；饮食中毒烦满，苦参、苦酒服之，"吐食出即瘥（差）"。导泻药大黄、朴硝，攻下解毒，疗效确实。

第二，防止毒物吸收，保护胃黏膜。常用人乳汁、米泔水、饴糖、糜粥及黑大豆汁、芦根汁、马鞭草汁等黏着剂及中和解毒剂，以减少毒物对肠胃的刺激，阻滞毒物的吸收。如误食水莨菪，"以甘草煮汁服之，即解"。

第三，尽快排泄体内已吸收的毒素。如治蟹中毒，"冬瓜汁，饮二升，食冬瓜亦可"；苦瓠（即苦菜）中毒，"黎穰（即漆茎）煮汁，数服之解"。冬瓜甘、淡、凉，利水清热解毒；漆茎利小便、去水肿，都能起到利水排毒的作用。此外，黑大豆活血利水，亦有很好的解毒作用。

在《金匮要略》中还记载有：紫苏解蟹毒，荠（即甜桔梗）解钩吻中毒，芦根解河豚中毒，土浆水解野芋中毒等，这些方药皆为民间所沿用，尚待进一步验证。

---

① 现代医学研究证实，患猪瘟、猪丹毒、猪出血性败血症等疫毒的畜肉，均可见大小不等的出血点，其内脏亦有充血、瘀血或小出血点。某些细菌可产生色素或发光，使肉、鱼、蛋等食品带有特异性颜色，或发荧光、磷光，肉眼观察即可发现异常。这些食品都在禁食之列。

5 古代埃及记载的毒物

5.1 古埃及的埃伯斯医籍

考古研究发现,古埃及人了解的毒物学知识非常丰富。早在公元前 3000 年左右,古埃及第一王朝法老王美尼斯(Menes)就已经指派专人研究和种植有毒植物和药用植物,同时记述了各种有毒植物的效用。那个时候,鸦片、毒胡萝卜、附子、砒霜等都被使用过,甚至氰化物也为人所知。

在曼尼斯的统治下,埃及收集了大量有关动物、植物和矿物毒物的资料。写于公元前 1550 年的《埃伯斯医籍》(Ebers Papyrus)共有 110 页,在莎草纸上记载了有关解剖学、生理学、毒物学、咒语和治疗方法的内容,并揭示了这些知识的内幕(图 16)。这本古医籍是人类最早的医学记载,是一本医学处方的汇编,包括 829 个秘方,其中 72% 是定量的。在这本医籍中,许多成分被认为是有毒的,例如毒胡萝卜(毒芹)、附子、鸦片(同时也被用作解毒药)以及铅、铜和锑等。

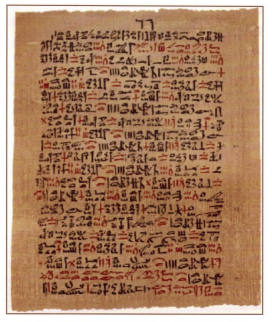

图 16 公元前 1550 年埃及的《埃伯斯医籍》

5.2 利用"剧毒物"保护法老陵墓

考古研究发现,古埃及的祭司们是人类历史上已知最早也最擅于利用毒药的一群人。古埃及人很可能将剧毒的毒物作为一种特殊的武器,用以保护法老的陵墓,使其免遭盗墓或暴力侵犯。1956 年,南非地质地貌学家怀特在非洲一个国家的深山里发掘古墓时遭到一群毒蝙蝠的袭击,他被这种蝙蝠咬伤后,染上了前所未闻的重病。怀特致病的过程和曾经在埃及金字塔探险过而死的人很相似。于是,有人开始对金字塔墓穴进行考察,果然在那里发现了蝙蝠的粪,而且从粪便中验出了相似的病毒。人们猜测，他们的死很可能与这种病毒有关。

金字塔墓室里有金碧辉煌的壁画，这些壁画的颜料就含有剧毒物，即使颜料干了，这些毒物的毒性也不减。或者它们化成了有毒的气体，在墓室里被密封了几千年。或者当人们最后把墓穴封闭起来后，那些点燃着的有毒的蜡烛（烛芯在毒液里浸泡过）燃烧后所发出的有毒气体在密不透风的墓穴里也因不能散发出去而长期存在。同时木乃伊会散发尸毒，缠绕木乃伊的布条也可能在毒水中浸过。于是，那些经常接触这些有毒物质或气体的人就容易得各种怪病，直到死亡。

人们在公元前13世纪埃及武士法老拉美西斯二世的木乃伊里面发现了一些填料，其中包括车前、大荨麻、亚麻、黑胡椒籽、黄春菊、小麦等植物。令植物学家大感惊奇的是，里面还有切成条的烟叶，这是旧大陆在哥伦布之前种植烟草的最早证据。①

对于那些不常与陵墓打交道，甚至只进去过一次的人而发生的"意外"事件，学者们则从生理上和心理上做出了解释。例如，范登堡在他的书中列举的他亲眼目睹的一件事就属于此类。他写道：在他1972年最后一次去参观胡夫金字塔时，在胡夫墓室的入口，他看到一位西班牙女士突然尖叫起来，随即倒在门槛上，不能动弹。人们把她抬出去后，她的痉挛现象就消失了。一位埃及导游告诉他，这种事情已发生不止一次了。当然，范登堡把此事归结于法老咒语的作用。实际上，在每年参观金字塔的千千万万男女老少中，个别人受不了塔内闷热的令人窒息的空气，再加上爬上爬下的疲劳和对法老心存已久的惧怕心理，他们难免会晕倒，甚至引发其他疾病而死。这是在情理之中的事情。另外，深入内里曲折幽深、外表又异常庄严的金字塔，其本身就是对常人意志的一种考验。1866年，中国清朝旅行家张德彝在参观了胡夫金字塔后留下了这样的记述："神魂失倚"，"虽有土人指引，亦若眩晕"，"出则一身冷汗矣。迄今思之，为之神悸"。

当人们仔细看过因"法老的诅咒"而丧命的病例后就会发现，这些人的症状除了高热、中风之外，更多的是疯癫以及血液循环系统的毁坏。于是对这些人的死亡原因，人们就考虑到放射性物质的存在。现在，人们已经在埃及的中部发现了铀矿石，这似乎也在进一步地证实这种推测的可能性，即金字塔的一部分是由带放射性的石料砌成的。由此可见，古代埃及人已经发现了这些带放射性的石料的特殊作用，并用它来保护法老身后的平安；也可能那些紧紧贴在木乃伊身上或放置在陵墓中的护身符等就是用纯度较高的含铀矿石制作的，或至少曾经接受过辐射"加工"的材料制作的。

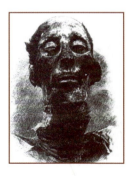

图17 埃及法老拉美西斯二世的木乃伊

---

① 詹姆斯，尼克·索普. 世界古代发明. 北京：世界知识出版社，1999：374-375.

5.3 研究毒物和用毒蛇自杀的埃及艳后

用人做毒物试验的埃及艳后

在古埃及，统治者有时还用毒蛇执行死刑。埃及女王克莉奥帕特拉七世（Cleopatra Ⅶ，前69—前30）曾用天仙子、颠茄和亚萨普蛇毒（最后其自杀所选用的蛇）在犯人和奴隶身上做试验。她逼仆人吃下番木鳖树的果实种子自杀，因为其中含有足以致命的番木鳖碱，只是为了目睹他们经受的巨大痛苦，包括腹痛、呕吐、面部扭曲和抽搐。法国艺术家卡巴内尔①为克莉奥帕特拉的狠毒绘制了一幅名为《克莉奥帕特拉在死囚身上试毒》的油画（图18）。在这幅富有埃及情调的历史风俗画中，画家描绘了埃及女王克莉奥帕特拉下令在死囚犯身上试验毒药效果的悲剧场面。画家以饰有古埃及象形文字的埃及古代建筑廊柱作为背景，远景描绘的是光照下试毒囚犯正在承受痛苦的情景，而近景表现的却是克莉奥帕特拉正在侍女的陪伴下悠闲观看的画面。画家用古典主义的手法描绘人物和环境，将克莉奥帕特拉美丽的外形与狠毒的内心不和谐地表现在了这幅画中。

选用毒蛇自杀的埃及艳后

克莉奥帕特拉七世是埃及托勒密王朝的最后一位女王。她才貌出众，聪颖机智，擅长手腕，心怀叵测，一生富有戏剧性。特别是卷入罗马共和末期的政治漩涡，同凯撒、安东尼关系密切，并伴以种种传闻逸事，使她成为文学和艺术作品中的著名人物。

公元前51年，托勒密去世，他留下遗嘱指定克莉奥帕特拉七世和她的异母兄弟托勒密十三世（前63—前47）为继承

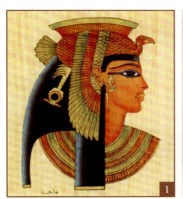 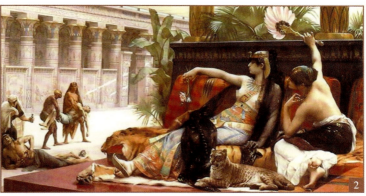

图18 埃及皇后克莉奥帕特拉（1.克莉奥帕特拉的画像；2.油画《克莉奥帕特拉在死囚身上试毒》，作者卡巴内尔）

---

① 亚历山大·卡巴内尔（Alexandre Cabanel，1823—1889），出生于法国埃罗省省会、地中海沿岸城市蒙彼利埃，法国学院派画家。作品有《维纳斯的诞生》《里米尼与马拉泰斯塔之死》和《克利奥帕特拉在死囚身上试毒》等。

人，共同执政。但他们两人因派系斗争和争夺权力而失和。克莉奥帕特拉七世于公元前48年被逐出亚历山大里亚后，在埃及与叙利亚边界一带聚集军队，准备攻入埃及。此时，适逢凯撒追击庞培来到埃及，于是对埃及的王位之争进行调停。克莉奥帕特拉七世得此消息，乘船于夜间潜入亚历山大里亚，以毛毯裹身，由人抬到凯撒房门前。克莉奥帕特拉七世突然出现于凯撒面前，使凯撒又惊又喜。她很快就成了他的情妇。而托勒密十三世却在对凯撒的亚历山大里亚战争中遭到失败，溺死于尼罗河。克莉奥帕特拉七世依恃凯撒巩固了自己的地位，成了埃及实际上的统治者。但她依然在名义上按照埃及的传统，与另一异母兄弟托勒密十四世（约前59—前44）结婚，两人共同统治埃及。公元前44年3月15日，凯撒遇刺身亡。之后，克莉奥帕特拉七世黯然离开罗马返回了埃及，毒死托勒密十四世，立她和凯撒所生之子为托勒密十五世。

凯撒死后，安东尼称雄于罗马。公元前40年夏，安东尼娶了屋大维的姐姐奥克塔维娅为妻，以罗马传统的联姻方式巩固政治上的联盟。公元前37年，安东尼违反罗马的传统习惯同克莉奥帕特拉七世结婚，从而受到罗马人的非议和恼怒。在罗马，人们对克莉奥帕特拉七世恨之入骨，认为她是对罗马威胁最大的女王。公元前32年，安东尼和屋大维的矛盾趋于尖锐，最终完全决裂。安东尼应克莉奥帕特拉七世之求，正式修书遗弃其妻奥克塔维娅。屋大维也发誓为其姐姐所受的侮辱报仇。公元前30年，屋大维进攻埃及，派兵包围了亚历山大里亚，并发誓生擒克莉奥帕特拉七世，带回罗马示众。安东尼看到大势已去，伏剑自刎。克莉奥帕特拉七世得知后，陷入绝望，万念俱灰。她知道自己的死期将近，于是开始研究各种自杀的方法。据传说，克莉奥帕特拉七世为了尝试自杀的最佳方法，曾先后用天仙子、颠茄、番木鳖树的果实和毒蛇在犯人和奴隶身上做试验。她最终选择了看上去痛苦较轻的毒物——角蝰（一种小毒蛇），以噬胸方式自尽。也有传说，尽管她被严加看管，但她还是设法得到了一个农民送来的一篮无花果，内藏有一条名叫"阿斯普"的小毒蛇。她抓起小蛇放到左边的丰乳上，让自己被毒蛇咬伤昏迷而死，结束了神奇、浪漫的一生。克莉奥帕特拉七世死于公元前30年8月12日。

随着克莉奥帕特拉七世之死，长达300年的埃及托勒密王朝也宣告结束，埃及并入罗马，成为罗马帝国的一部分，直到5世纪西罗马帝国崩亡。

为了记述这一事件，意大利画家雷尼①特意绘了一幅名为《克莉奥帕特拉自杀》的油画。

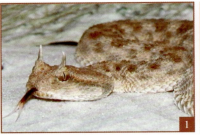 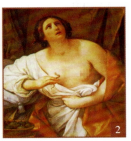

图19 选用毒蛇自杀的埃及艳后（1.角蝰；2.《克莉奥帕特拉自杀》，画布油画，122厘米×96厘米，作者：雷尼）

---

① 雷尼（Reni，1575—1642），意大利画家，学院派画家的代表人物之一。这幅画大约作于1635—1640年，取材于一个著名的历史故事：当古罗马军队包围埃及的亚历山大时，埃及兵败，女王克利奥帕特宁死不降，用毒蛇咬身自杀。

6

古代两河流域与古印度记载的毒物

6.1 古代两河流域的女医神古拉

公元前 3000 多年,历史上的两河流域是最早文明的发祥地,这一发祥地位于底格里斯河与幼发拉底河之间、美索不达米亚的最南部,即后来成为巴比伦尼亚的地区(今伊拉克南部,从巴格达周围到波斯湾)。这里早期的定居民族——苏美尔人建立了王国。苏美尔人的经文中提到,他们崇拜一个叫古拉(Gula,前 1400)的下毒女医神。由于她掌握魔法、咒语和毒物,所以也被称为"康复女神"和"伟大的医生"。

苏美尔人的经文中描述古拉是一个非常强大的女人,是咒语和魔力的主人,是所有女人的君主。她的子孙拥有一种无法被医治的毒药。她的身体里也有,在她生命的每一天,血液和脓汁像水一样流出来。

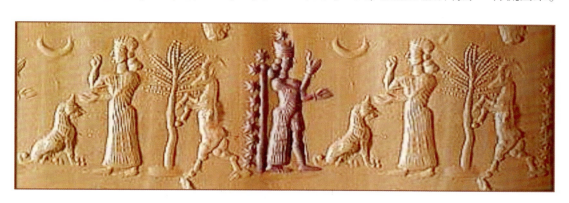

图 20　女医神古拉

6.2 印度诸神搅海的传说

印度婆罗门教流传着一个"诸神搅海"的传说。传说当年梵天将须弥山作为大杵,指挥诸神和阿修罗搅动乳香海,以取得不死的甘露。乳香海被搅动以后涌出了如意树、玛瑙、珍宝、白姆天女、天马、月亮、太阳、上行神像和酒神。白姆天女、玛瑙、珍宝被天神们所拥有,天马和神像成了帝释的坐骑,大自在天将月亮取来作为额头的装饰。于是诸神一起聚集在如意树下饮酒,而被搅动的乳香海继续沸腾,渐渐地冒出了毒神都哈拉。毒神周身冒火,散发出的毒气足以毁灭三界。遍入天神被毒气熏倒，昏迷不醒。大自在天试图吞食毒神，结果只咬了一口，脖颈就变成了翠蓝色。这时法力广大的梵天对着都哈拉大喝一声，毒神立即解体并溶进了各种毒物之中。最后，被搅动的乳香海中冒出了甘露宝瓶。遍入天神企图将宝瓶盗走，但被梵天抛出的金刚轮砍掉了头颈，甘露和鲜血从天空洒落到地上，生出了诃子和大蒜，成为天然的解毒药物。

在现实中，不仅有毒神化身的各种天然毒物，还有各种配制的毒物和变质的毒物，同样也存在着各种解毒的药物和方法。

6.3 古印度典籍中记载的毒物

公元前4世纪，古印度哲学家考底利耶（Chanakya）①建议使用秘密武器和毒药频繁对违犯王室法令的人执行死刑。他还详细阐述了制造毒药的方法。古代印度的医学著作《利论》中有采矿、冶金、医药、烟火制造术、毒物以及由发酵制成的酒、糖等的详细叙述。

印度"阿育吠陀"②包括八个分支学科，即：

第一，一般外科学；

第二，特殊外科学；

第三，体疗法；

第四，鬼神学；

第五，小儿科学；

第六，毒物学；

第七，不老长生学；

第八，强精学。

在毒物学中，记述了被蛇、昆虫、蜘蛛、蝎、鼠等咬、刺伤时出现的中毒症状和治疗方法，以及多种毒物或食物引起的中毒症状及其解毒办法。

古印度的《摩奴法典》③中规定，如果法官依证言和证物不能确定案情，则可以用"神明裁判法"来审查证据和查明事实。作为《摩奴法典》补充的《那罗陀法典》第一百零二条又进一步规定了神明裁判的八种形式④，其中的毒审是让嫌疑犯服用某种毒物，若无特殊反应则无罪⑤。

---

① 考底利耶（Chanakya 或 Kautilya），前4世纪古印度政治家、哲学家，曾协助旃陀罗笈多一世建立孔雀王朝。他著有《政事论》，提出"英明的君王以臣民之乐为乐"。

② 阿育吠陀（Ayurveda）医学和悉达（Siddha）医学被认为是印度的医学体系，5000多年来，它在无数印度传统家庭中使用着。阿育吠陀也被称为生命吠陀医学，"Ayus"指的是生命，"Veda"指知识或者科学，"Ayurveda"意为生命和长寿的知识。

③ 《摩奴法典》，是古代印度婆罗门教的经典，共12章，2684条。第7—9章主要包括民法、刑法、婚姻制度、继承法。

④ 八种形式，指火审、水审、秤审、毒审、圣水审、圣谷审、热油审和抽签审。

⑤ 有记载，把羊的脾拿出来放上各种毒药让犯人吃，中毒则有罪，不中毒则无罪。后来有人对其科学性产生质疑。

7

古代希腊记载的毒物

7.1 乌头：来自古希腊地狱的毒物

有毒的植物在传说中占有一席之地。由于古代人还不能确切地掌握这些可怕植物的性质与功能，于是编出一个个阴森恐怖的故事，用意或许在于告诫大众：这些诡异的植物是受了诅咒的毒草，要远离它们，否则将危及性命！

乌头有剧毒，花色又是诡异的绛紫色，因此希腊人认为它是由地狱三头狗的口水而化成的。根据乌头花诡异的绛紫色，人们给它编撰了奇特的身世。传说古希腊闻名天下的英雄赫拉克勒斯受到嫉妒成癖的天后赫拉的阻挠，要求他必须完成12件看似不可能完成的任务，才允许他升格为神。而这些任务的最后一件，就是把冥王哈德斯的地狱看门狗带到天后面前。在冥界，赫拉克勒斯经历重重试炼，终于遇到了冥王。当他提出要带走地狱看门狗时，冥王并没有反对，只是提出了一个条件：制服地狱看门狗而不许使用武器。地狱看门狗长有三个头颅，以身在冥界的死灵为食物，异常凶猛，吼叫声如雷一般响亮。赫拉克勒斯跳上地狱看门狗的背部，用腿夹紧它的三个头，并紧紧扼住它的喉咙，任凭这怪物如何跳跃挣扎都不放手，直到恶狗屈服。当赫拉克勒斯带着地狱看门狗来到人间后，从未见过阳光的恶狗被明亮的光线吓得疯狂，于是猛烈地左右甩着三个脑袋。它剧毒的口水洒落一地，凡是毒液喷洒到的地方，就会从地里面钻出一种有毒的植物。它们花朵的颜色像冥界一般阴暗，花朵的外形如同被恶狗吞食的亡灵的头——这种植物就是乌头，深紫色，花如头盔状，是名副其实的剧毒植物。后来，乌头与三头狗的故事就一直流传于世。

曾经有许多起旅游者误食乌头毒发身亡的案例，可见古希腊的传说把这种剧毒的植物看作地狱恶狗所吐的毒液是多么贴切而恰当。然而希腊神话却并未为东方人所熟识，于是依旧有人为了尝鲜去吃乌头，变为了新的亡灵，到冥界报到。

7.2 古希腊记载的毒物与中毒

在古希腊，第一个对中毒者采取合理治疗的人是被誉为医学之父的希波克拉底（Hippocrates，约前460—前377）。大约在公元前400年，他已经知道，在治疗或减轻中毒症状方面，最重要的是要减少胃肠道对有毒物质的吸收。

盖伦（Galen，130—200），是继希波克拉底之后伟大的希腊医学家，他在其著作中记载了540种植物药、180种动物药、100种矿物药，其中相当多的药品是有毒的。

在阿塔卢斯三世（Attalus Ⅲ，前138—前133在位）统治时期，有毒植物被种植并用来处死罪犯。

公元前5世纪，古希腊的伯罗奔尼撒战争①中，斯巴达人就已经使用毒物。他们用硫黄和砷等燃烧产生的大量有毒烟气使对方的作战人员中毒窒息。

公元前2世纪，希腊医生、诗人尼坎德（Nicander）在他的著作中描述了毒液动物（蛇、蝎子、蜘蛛、昆虫、蜈蚣）咬伤和误食有毒植物后的症状，以及通过观察中毒症状来鉴别毒剂的方法。特别是他创制了多味生药配制的解毒剂，称为万应解毒药（Theriaca），含有鸦片、番红花、胡椒、莨菪、甘松香、蜂蜜等②。从此，古希腊毒物学有了系统的发展。后来，尼坎德的著作被引用了很多世纪，许多成功的希腊和罗马的毒理学家都从他的著作中获得了有关毒理学的知识。

公元50年，希腊医生迪奥斯克里德斯（Dioscorides）所著的《药物论》（Materia Medica）是一个重要的里程碑。这本书中提供了约600种植物和1000个简单药物的处方，以及它们可能治疗的疾病。特别是详细描述了砷（有时是指硫化物，有时是指白砷）、铅（红铅或氧化铅）、朱砂（硫化汞）和白铅（醋酸铅）的毒性效应。他在书中把毒物分成动物、植物和矿物等几种，并分别加以描述，同时附上了临床图画。这种按照毒物的来源进行分类的方法简便易行，一直延续到今天。在出版之后的16个世纪，这本书一直是毒物研究的主要资料来源，也是主要的药理学教科书。迪奥斯克里德斯也发现了催吐剂的重要性，在治疗中毒时，可以用它来引起呕吐，将毒物吐出。

古希腊文学作品和神话中经常提到的毒物主要是有毒植物毒芹、乌头、藜芦、曼德拉草和天仙子，对它们的中毒进行合理的诊治也是在古希腊时期开始的。那个时期的毒药大多是从毒芹中提取出来的毒芹碱。用致死剂量的毒芹是法定的死刑执行方法，最著名的就是苏格拉底之死。

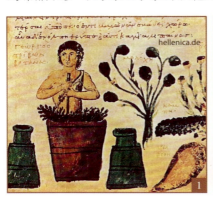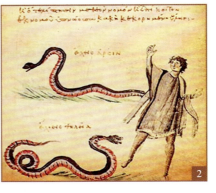

图21 尼坎德《解毒舔剂》与《解毒药》手稿（1.手稿中的插图，藏于巴黎国家图书馆；2.手稿中的插图，据希腊选集，Ⅸ.211）

---

① 伯罗奔尼撒战争（Peloponnesian War），是以雅典为首的提洛同盟与以斯巴达为首的伯罗奔尼撒联盟之间的一场战争。战争从公元前431年一直持续到公元前404年，其中双方几度停战，最后斯巴达获胜。

② 见尼坎德以六韵步的形式写下的两篇长诗，一是《解毒舔剂》（Theriaca），介绍被有毒动物咬伤的治疗方法；二是《解毒药》（Alexipharmaca），介绍了毒物的解毒与治疗方法。

8
古代罗马记载的毒物

8.1 毒蛇与"蛇石"解毒的传说

在马耳他岛①,人们认为鲨鱼的牙齿化石是蛇的舌头,历史上称之为"蛇石"。大约在公元 60 年,圣保罗在马耳他沉船失事,途经罗马。当时正巧是公众假日 2 月 10 日。他上岸后虽然没有受伤,但却被从火中跃出的毒蛇咬伤。然而,令人惊讶的是,他并没有中毒。人们自然联想到那些蛇的舌头(鲨鱼的牙齿化石),认为这是"蛇石"具有的超自然力量。

这种信念随着时间的推移进一步传开。到了中世纪,人们仍然认为"蛇石"能够抵消和中和任何毒物,便在饮用饮料之前加入"蛇石",以消除毒害。时至今日,有些人仍戴着鲨鱼牙齿挂件,以期它们给自己带来好运或健康。

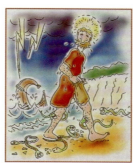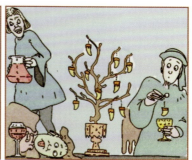

图 22 毒蛇与"蛇石"解毒的传说

8.2 古罗马历史上的毒物与中毒

古罗马时期的毒杀和下毒

第一份下毒杀人的记录出现在基督时代的罗马帝国,但在之前,古代印度人、古代中国人、古代希腊人、古代埃及人早已开始使用毒药。

古罗马内战时期②,毒杀和中毒现象更为普遍。当时的几位女性为了某些利益阴谋下毒,开始施展她们精心设计的下毒艺术。直到公元前 82 年,罗马统治者苏拉③颁布了反下毒的法令,才终于遏止了毒药的滥用。这是第一个通过立法试图阻

---

① 从公元前 10 世纪起,腓尼基人定居于马耳他岛。公元前 8 世纪,马耳他被希腊人占领。公元前 4 世纪又被迦太基占领。公元前 218 年始被古罗马统治。9 世纪起,马耳他相继受拜占庭帝国、阿拉伯帝国、诺曼人统治。其后,几经战乱,于 1814 年正式成为大英帝国殖民地。1964 年 9 月 21 日宣布独立,但仍为英联邦国。
② 罗马内战,是公元前 1 世纪 40—30 年代罗马奴隶制国家内部为争夺政权和建立军事独裁而进行的一场战争。
③ 路西乌斯·科尔涅利乌斯·苏拉(Lucius Cornelius Sulla,前 138—前 78),古罗马著名的统帅,奴隶主贵族政治家。

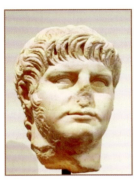

图 23 罗马国王尼禄（头像雕塑）

止毒杀的法令。法令规定了严厉的惩罚条例：如果违犯者出身贵族，则判流放和没收财产；如果是下层人，则投给野生动物。然而，尽管有这个法令，但毒杀事件仍然肆虐于罗马，一些职业制毒者开始出现，并且以免罚的方式实施他们的技艺。

在古罗马时代，毒药最早出现在公元前331年，并多被用于饮食和酒中。在古罗马的每个社会阶层中，很多人为了自身利益而不惜使用毒药。在罗马共和时期①，犯罪毒杀达到了流行的程度。作家李维（Livy）②在《罗马史》中描述了社会高层和罗马贵族成员使用毒药的事情。

公元1世纪，最著名的违犯反下毒法令者是统治者的家庭成员。特别是古罗马暴君尼禄（Nero）和他的母亲阿古利碧娜（Agrippina），他们使用了多种毒物：乌头、天仙子、颠茄、毒蘑菇。除了植物性毒物，当时的人也已经知道砷化合物（砒霜），并且加以使用。尼禄喜欢对他的亲戚使用毒药，甚至雇佣专职施毒者处置不服从他的家庭成员。李维指出，国王尼禄最喜欢用的毒药是氰化物。莉维亚（Livia）使用从颠茄的根与叶提炼出来的毒药杀死了她的丈夫——罗马皇帝奥古斯都（Augustus）。

毒物的出现在每一个文明国家里都是优点与缺点并存。毒药用于杀人，促进了这些毒药的解药的研究和生产，人们寻找减少和转变这些毒药毒力的方法也就开始了。

普林尼著的《自然史》

公元1世纪，罗马的自然和历史学家、博物学家普林尼（Pliny，23—79）③在他著的《自然史》（Historia Naturalis）一书中记载了多达1000种可入药的植物，并描述了有毒植物和有毒动物的生物效应。

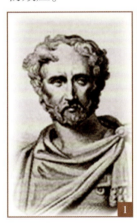 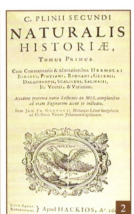

图 24 普林尼与《自然史》（1.普林尼；2.《自然史》封面，1669年版）

---

① 罗马共和时期，自公元前509年共和国创立到公元前1世纪在凯撒手中结束。

② 李维（Livy，前59—17），罗马著名的历史学家，著有《罗马史》142卷，但保存下来的仅35卷。

③ 普林尼（23—79），全名是盖乌斯·普林尼·塞孔都斯（Gaius Plinius Secundus），又称老普林尼，是罗马的一位博物学家。他生于意大利北部的新科莫，少年时赴罗马学习文学和法律，青年参军，后来周游欧洲各地，曾经担任西班牙行政长官和罗马海军司令。他学识渊博，勤于著作，积累了大量的自然科学知识。他在公元77年撰写成的《自然史》以古代世界400多位作者的2000多本著作为基础，分34704个条目汇编而成，共37卷，涉及天文、地理、动物、植物、医学等众多科目，成为古代自然科学的百科全书。公元79年8月24日，维苏威火山大爆发，普林尼为了了解火山爆发的情况并救援这一地区的灾民，乘船赶往火山活动地区，因吸入火山喷出的含硫气体而中毒身亡。

第 43 卷

中世纪毒理学启蒙时期

本卷主编
史志诚
卜风贤
康兴军

WORLD HISTORY OF POISON
世界毒物全史

卷首语

在毒理科学发展史上，中世纪是毒理学的启蒙时期。瑞士医生、炼金术士和科学家帕拉塞尔苏斯在哲学与巫术的斗争中对毒理学做出的重大贡献在于他提出的"剂量决定论"。"毒物"定义的确定作为毒理学的基本原则，启蒙了毒理学；并且中世纪毒药与中毒研究的兴起为近代毒理学的形成与发展创造了条件。

本卷记述了启蒙时期"毒物"定义的确立、药理学奠定了毒理学的发展基础、法医学对毒理学形成的推动作用、文艺复兴为毒理学启蒙创造了外部条件以及启蒙时期毒理学的特征及其意义。同时，记述了中世纪在制毒与药毒不分的管理体制下，毒物谋杀与毒杀犯罪的严重状况；记述了中世纪欧洲毒药与中毒研究的兴起、对毒物和解毒药进行科学分类、研究中毒性疾病的诊断与治疗、关注职业病产生的原因以及中世纪阿拉伯毒物学取得的成就。对于这一时期中国对毒物与中毒的研究及其贡献，特意介绍了东汉华佗应用"麻沸散"治病疗疾、隋代巢元方《诸病源候论》、唐代孙思邈《千金方》、唐代王焘《外台秘要》、宋代宋慈《洗冤集录》、宋代沈括《梦溪笔谈》、明代李时珍《本草纲目》等史料中记载的毒物与中毒及其对毒理学的贡献。

1

毒理学启蒙时期的特征及其意义

1.1 "毒物"定义的确立

在科学和医学上,从相信传统理论到相信客观调查转变的关键人物是帕拉塞尔苏斯(Paracelsus,1493—1541)。他是一位有争议但很有影响的医生、炼金术士和科学家。尽管他的科学与神秘主义和占星术混在一起,但他对医学的贡献却是革命性的。他抛弃了格雷科·阿拉伯(Greco Arabic)的经典理论,坚持实验(包括动物实验)的价值,发展了矿物和化学品具有医学应用(化学疗法)的理念。他用汞制剂治疗梅毒被指控毒杀,为此他撰写了《第三防卫》(Third Defense)来回应指控。他强调指出:"所有的物质都是毒物,没有什么物质没有毒性。药物与毒物的区分在于适当的剂量。"

帕拉塞尔苏斯在哲学与巫术的斗争中对哲学和科学做出了贡献。帕拉塞尔苏斯认为"毒物"是混合物或混成物的概念不同,他倡导把注意力集中在"有毒成分"(Toxican)上,认为"毒物"的本质是化学物。帕拉塞尔苏斯摆脱了权威的枷锁和约束,对药理学、毒理学、治疗学、生物医学等诸多领域做出了前所未有的重要贡献。他系统地描述了一些重要的关于毒理学的定理:

第一,实验是基本的化学药品反应的测试方法;

第二,应当注意区别化学药品的治疗作用和毒性反应;

第三,除了剂量之外,在临床上有时化学药品的治疗作用和毒性反应难以区别;

第四,可以查明化学药品的特异性程度及其疗效或毒副作用。

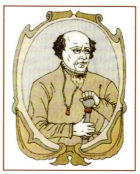

图25 瑞士的医生和炼金术士帕拉塞尔苏斯

由此可见,帕拉塞尔苏斯对毒理学理论的主要贡献是:提出了毒物是化学物的概念;检测生物体对化学物的反应需进行实验观察和研究;应注意区别治疗作用和毒性作用;治疗作用和毒性作用同是化学物的特性,两者有时难以区分,而进一步区分有赖于第三学科——毒物学;提出"防卫"措施。

"毒物"定义的确立就意味着以"毒物"为研究对象的毒理科学开始萌芽。正如历史学家评论的那样,帕拉塞尔苏斯和他的时代是一个转折点,帕拉塞尔苏斯在动荡的生涯中能够完成的全部科学成果和他的贡献最大的影响是:发现和启蒙了毒理学。随后,毒理学家们也因为"剂量决定论"这个毒理学的基本原则给予帕拉塞尔苏斯高度信任。因此,一些毒物史学家把中世纪后期命名为毒理学的"启蒙时期"。

1.2 药理学奠定了毒理学的发展基础

药理学（Pharmacology），是研究药物与机体（含病原体）相互作用及作用规律的学科。药理学是由希腊字 Pharmakon 和 Logia 两字合并而成，前者之意是指药物或毒物，而后者之意是研究。所以药理学狭义的定义是指研究药物在生物体内的生理或生化变化的一门科学。

虽然药理学是一门独立的科学，但它与毒理学的关系密不可分。药物同毒物有时也难以严格区分，药理学实际上也以毒物为研究对象，因此把药理学中特别关于医药治疗方面的应用作为药物学（原意为药饵学），与以毒物为研究对象的毒物学（Toxicology）相区别。

药理学与毒理学二者既有共性，又各有其特性。药理学主要研究药物对生物体的有益作用，从而发挥其在预防、治疗或诊断疾病中的效能；而毒理学则研究化学物在一定条件下对生物体的有害作用。一定剂量的药物，为达到某一治疗作用，必须用一定剂型，通过适当的给药途径（药剂相），才能为机体所吸收、代谢和排出（药物动力学相）。在此过程中，有效成分在一定的组织或细胞内发生药物-受体相互作用方能产生药效（药效相）。毒物进入人体同样具有三个相应的过程，即接触相、毒物动力学相和毒作用相（图26）。毒理学借鉴药理学的研究方法建立了毒理学科学实验方法，从而摆脱了愚昧和迷信，为启蒙毒理学提供了科学方法和理论基础。

从现代的观点来看，尽管毒理学是从药理学发展和分化出来的，但几百年来，毒理学的独立并没有影响到药理学的发展。现在毒理学与药理学仍然联系在一起，世界各地仍然有不少的药理学与毒理学教科书、药理学与毒理学研究所、药理学与毒理学社团组织和药理学与毒理学杂志，毒理学仍然作为药理学研究的一部分而经久不衰。

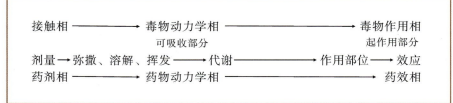

图 26 毒理学与药理学的共性（自《中国医学百科全书·毒理学》）

1.3 法医学对毒理学形成的推动作用

法医学为制定法律提供依据，为侦查、审判提供科学证据，因此法医学是联结医学与法学的一门交叉科学。

法医学对毒理学的形成起到了重要的推动作用。公元前500年到公元10世纪期间，正是法医学的萌芽时期。这时，不仅法已经出现，而且医学已经得到一定程度的发展，在处理人命案件时，执法人已知征求医生的意见。中世纪的欧洲，以法国、德国和意大利的法医学发展较快。特别是谋杀与中毒案件的司法实践，许多新的化学分析方法和检验技术的应用、尸体解剖与病理学知识的积累，给法医学与化学、毒物学的交叉、融合提供了广阔的天地，原来单一的法医学逐渐形成了多分支学科的综合性应用科学，包括法医伦理学、法医病理学、临床法医学、法医物证学、法医血清学、法医人类学、法医牙科学、法医化学、法医放射学、法医毒物学、法医精神病学、法医昆虫学、医法学等，从此法医毒物学逐步形成一门独立的学科。

正如威廉·简·柯伦[①]指出的："研究毒物，作为一门独立的毒理学科学，可能是在法医学应用之后才产生的。"

1.4 文艺复兴为毒理学启蒙创造了外部条件

自然科学从哲学中分化为启蒙毒理学创造了条件

文艺复兴是一次思想文化运动。"文艺复兴是欧洲新兴资产阶级在文学、艺术、哲学和科学等领域内开展的一场革命运动。这是一次人类从来没有经历过的最伟大的进步的变革。"中世纪后期，也就是15世纪下半叶，自然科学从哲学中分化出来，开始"系统的和全面的发展"。自然科学把自然界分为不同领域和侧面分门别类地加以研究，诸多以研究某一特定物质和现象为对象的学科迅速崛起。这与古代把自然界作为一个整体加以研究的方法不同，它不只是关心古代科学所讨论的那些带根本性、总体性的问题，比如毒物是物质的，还是"上帝"创造的，而是探索毒物和中毒的特殊规律。在这样一个大环境下，出现了十分令人鼓舞的情况：一是出现了从古代描述毒物学到毒理学的衍化过程，二是法医学对毒理学形成的推动作用，三是毒药的研究为毒理学逐步形成

---

① 威廉·简·柯伦（Willian J. Curran），是哈佛大学法学教授，著有《现代法律医学——精神病学和法医学》，1980年在费城出版。

一门独立的学科做了科学准备。由此可见，文艺复兴时期自然科学从哲学中分化出来为启蒙毒理学创造了外部条件。

多学科的渗透为启蒙毒理学奠定了科学基础

文艺复兴后期，西欧逐渐步入资本主义社会，科学技术和生产力得以迅猛发展。欧洲的一些科学家通过长期实践和反复总结开始摆脱直观和经验的研究模式，尝试用实验方法、分析对比和逻辑推理的方法来观察事物的本质和规律，取得了前所未有的成就。这一时期，随着毒物与解毒药研究的兴起，许多中世纪的医生、药理学家、炼金士以及哲学家在致力药物、毒物与解毒药的研究过程中取得了许多科学成就，蕴含了众多关于毒物的学问。与此同时，他们十分注重整理和总结古代科学家在描述毒物学方面取得的重要成就。他们采取批判与继承相结合的方法，吸收欧洲早期盖伦（Galen）、迪奥斯克里德斯（Dioscorides）、尼坎德（Nicander）以及来自阿拉伯传统医学等的经典著作中关于医学与毒药的研究成果，结合自己的新的研究方法和研究进展精心著书立说，撰写了不少关于毒物与解毒、防毒与利用的毒理学著作，这些药理学向毒理学衍化的过程和多学科的渗透与集中为启蒙毒理学奠定了科学基础。正如克拉森（Curtis D. Klaassen）在《卡萨瑞特·道尔毒理学》（*Casarett and Doull's Toxicology*）——关于毒物的基础科学的著作第六版中指出的：毒理学"是由古代毒物学衍化并经多学科渗透形成的科学"。

毒物研究的兴起为毒理学的诞生准备了条件

在文艺复兴时期，一方面毒药成为暗杀和谋杀的必要工具，另一方面非法使用毒药受到社会的谴责的程度也达到顶峰。于是，毒物与中毒的研究开始兴起。特别是14世纪炼金术领域出现了研究化学的医学学派，后来成为医药化学家。其中最有代表性的就是帕拉塞尔苏斯，他摆脱了传统思想和宗教的束缚，确立了"毒物"的定义。这意味着以"毒物"为研究对象的毒理科学开始萌芽，从而为毒理学的启蒙准备了条件。

1.5 启蒙时期毒理学的特征及其意义

从古代到中世纪①，毒物学的成果主要反映在两个方面：一方面，人类在实践中逐渐积累了用天然毒物治疗疾病和解救中毒的经验；另一方面，被识别和发现的各种自然毒物也被用于狩猎、战争冲突和谋杀。

自亚里士多德之后到帕拉塞尔苏斯时代开始前的这段时间，科学研究在生物医学方面几乎没有什么实质性的进展。16世纪，人们在反抗天主教会统治的同时，也反对希波克拉底（Hippocrates）和盖伦（Galen）及其追随者们扮演的如神般的权

---

① 中世纪，指公元1世纪—16世纪。

威。科学家（包括毒理学家）在哲学与巫术的斗争中对哲学和科学做出了新的贡献。与此同时，科学的发展又引导毒物学进入了新的纪元，为启蒙毒理学的发展奠定了科学基础。

中世纪，在东方国家特别是中国还处于漫长的封建社会的时候，欧洲文艺复兴①的推动使欧洲进入资本主义文化思想的萌芽时期，生产关系的调整使整个社会经济处于重大转型，出现了许多新的重大变革。诸如：自然科学从哲学中分化出来，宗教改革运动主张对科学文化采取宽容态度，神秘的炼金术②揭开了面纱，蒙骗人们的巫术和鬼怪时代结束，搜捕巫师的行动到处可见。特别是欧洲中世纪中毒纷乱的年代，毒杀案件和纠缠不休的法律诉讼促进了法医毒理学和刑事毒物检验的深入研究；中世纪矿产的开发、职业性中毒的流行推动了工业卫生毒理的研究。

综上所述，中世纪处于启蒙时期的毒理学具有诸多特点，主要是：

第一，古代描述毒物学的知识和经验已经不能满足社会发展的需要，人们对来自植物界、动物界和矿物的毒物有了一个新的概念，那就是毒物是化学物。

第二，检测生物体对化学物的反应需要进行实验观察和研究，从而萌发了毒理研究的实验方法。

第三，人们注意到毒物与药物同是化学物的特性，两者有时又难以区分；毒物既有治疗作用，又有毒性作用，并开始研究区别治疗作用与毒性作用的界限。

第四，毒物与药物的研究摆脱了传统思想和宗教的束缚逐步兴起，一些有真才实学的炼金术士转向毒物与毒理的科学研究，并渗透到医学、药学、法学以及其他相关学科的研究之中。许多学科取得的毒物学研究成果开始综合衍化到一个新的研究领域，为研究毒物的科学——毒理学做了早期准备。

第五，化学家、法学家介入社会上毒物谋杀与下毒、误服中毒的法律纠纷之中，法医毒理学和审判毒理学应运而生。

第六，职业中毒的独特性使工业毒理学开始萌发。

所有这些影响的重要意义在于发现和启蒙了毒理学，并且中世纪处于启蒙时期的毒理学也为近代毒理学的形成与发展创造了条件。

---

① 文艺复兴，指欧洲（主要是意大利）14—16世纪文化和思想发展的潮流。其思想特征是人文主义，提倡以人为本位，反对以神为本位的宗教思想。文艺复兴是人类思想的一次大解放，促进了文化艺术的繁荣和近代科学的大飞跃。而在东方，由于封建思想的长期桎梏，社会发展趋于缓慢，从此开始落后于西方。在欧洲历史上，文艺复兴被认为是中古时代与近代的分界。马克思主义史学家认为，文艺复兴是封建主义时代与资本主义时代的分界。

② 炼金术，是中世纪的一种化学哲学思想的始祖，是化学的雏形。其目标是通过化学方法将一些基本金属转变为黄金，制造万灵药及制备长生不老药。炼金术企图将其他元素转化成黄金，用一种药物治愈所有的疾病，宣称可以用某种仪式延长人的生命，或是直接制造出生命（如制造小矮人）。现代科学证明上述企图是伪科学的。炼金术在中国古代叫炼丹术。

2

中世纪：毒杀纷乱的时代

2.1 制毒与药毒不分的管理体制

中世纪制毒与药毒不分的管理体制使毒物更多地被用于凶恶的事件中成为一种时尚——利用氰化物进行谋杀变得相当流行。从古代演进到中世纪，这一漫长的时期成为使用毒物与中毒案件频繁发生的纷乱时代。

特别是 14—15 世纪，人们研究毒物及其作用以使其产生毒性更强的作用的势头达到空前的地步。意大利炼金术士已经知道毒物的混合物（如附子、铜和蟾蜍的毒液混合物）可产生更强的毒性作用。中世纪最为典型的两个下毒家族是意大利波吉亚家族和美第奇家族，他们为了争权夺利不择手段，下毒杀害政敌和无辜的亲友及看不顺眼的人。

在中世纪的威尼斯和其他地方，被收买的放毒谋杀者用人觉察不到的汞气来除掉令人不快的人。这方面流传下来的记载尽管部分有历史证明，部分是传说和轶事，但数量很大[①]。

此外，在意大利还有几位著名的用毒专家：安东尼·伊西里，可以用毒药控制被害者的死亡时间；路易十四的宫廷香水师拉芳欣，宫廷众多的贵族死于她的手下；玛丽多培亚，利用下毒取得家产，并在医院的患者身上做实验，最后死于实验中。

除了历史文献之外，中世纪的文学作品中也经常提到毒物和中毒，这成为一个流行的话题。例如乔叟[②]的《坎特伯雷故事集》，书中描写了一个获准售卖天主教免罪符的人[③]让一个即将杀人的杀人犯买毒物以防鼠害。莎士比亚在《麦克白》[④]悲剧的第四幕第一场（山洞）三女巫的对话中就有"豺狼之牙巨龙鳞，千年巫尸貌狰狞；海底抉出鲨鱼胃，夜掘毒芹根块块……"的词句。福楼拜[⑤]在《包法利夫人》里描写爱玛服毒，其所用的毒药就是砷毒。他在写作此章时，为了具体了解砷中毒的症状，竟认真研究了当时的一部医学专著。

[①] 从 5 世纪起，人们就认识了升汞。在法国革命时期，升汞被用来自杀。在以后的几百年中——直到 20 世纪上半叶——升汞被用来自杀和谋杀。

[②] 杰弗雷·乔叟（Geoffrey Chaucer，约 1343—1400），英国诗人。《坎特伯雷故事集》是他著的小说。

[③] 中世纪获准售卖天主教免罪符的人，称 Pardoner。

[④] 莎士比亚（1564—1616），英国文艺复兴时期伟大的剧作家、诗人。《麦克白》是他的代表作四大悲剧之一。

[⑤] 福楼拜（1821—1880），法国批判现实主义作家，他的三部主要作品是《包法利夫人》《萨朗波》和《情感教育》。《包法利夫人》的发表轰动了当时的法国文坛。但是这部作品很快受到了当局的指控，罪名是败坏道德，诽谤宗教。

2.2 中世纪意大利著名的下毒家族

下毒家族之一：波吉亚家族

15世纪，意大利的炼金术家族——波吉亚家族（Borgia Family）是最著名的下毒家族，家族中几乎人人掌握用毒物杀人的方法。波吉亚家族于1455年从西班牙移民到意大利，由一个士兵最终获得教皇亚历山大六世的头衔，并利用手中的权力安置了他的五个孩子。他们使用磷和砷的混合物下毒。磷最初是一个秘密，是一个西班牙修道士泄露给波吉亚家族的，他知道磷和砷的解毒剂。波吉亚家族成员里的席撒利（Cesare）和卢克利希亚（Lucretia）就是罗马中世纪时期最臭名昭著的下毒人，人们称他们是"恶化了最坏的类型"。

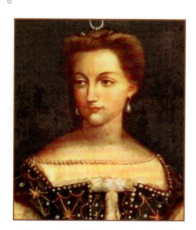

图27 法国王后凯瑟琳·梅迪西

16世纪，波吉亚家族的一位公主——凯瑟琳·梅迪西①于1547年嫁往法国，同时她把下毒艺术引入法国。从此神秘的死亡开始出现，以后极为流行的砒霜也开始盛行起来。因此，法语中的"意大利的"一词成为"下毒"的代名词。凯瑟琳假装从事慈善工作，她在给穷人和患者运送食物的遮掩下，用穷人与患者进行她的毒药实验。她很仔细地记录下她在实验中观察到的重要现象，比如这些毒药发挥中毒效果的速度有多快、身体的哪个部位会受到毒物影响，以及某个毒药配方会造成什么样的中毒症状。这位公主还擅长使用在新大陆发现的尼古丁谋杀家族的政敌，或是把砒霜喂给蟾蜍，再从其尸体上提取毒素。她使用的毒物还包括砷、干斑蝥（粉）以及砷、乌头、颠茄和鸦片的混合物。后来的历史学家评论说，凯瑟琳从意大利到法国可谓是应用毒物学艺术的先行者，是最早的没有受过培训的"实验毒物学家"。同时，也是以凯瑟琳为代表的统治阶层恶名昭彰的缩影。

下毒家族之二：美第奇家族

意大利著名贵族弗朗切斯科·德·美第奇②在患病后的第11天，于1587年10月17日死去，年仅46岁。而就在他死去几

---

① 凯瑟琳·梅迪西（Catherine Medici，1519—1589），生于佛罗伦萨，是意大利公主。1547年，她嫁往法国，成为法国国王亨利二世（Henry Ⅱ）的王后。1559年，亨利二世去世。后因15岁的国王弗朗西斯二世体弱，于1560年死亡，她的十岁的儿子查尔斯九世国王执政，她开始摄政，获得广泛的权力。1589年1月5日去世，享年69岁。

② 弗朗切斯科·德·美第奇，是意大利佛罗伦萨著名贵族托斯卡纳大公，从1574年开始统治托斯卡纳。

个小时前,他的第二位妻子卡沛罗也死了。当时,人们认为他们死于疟疾。但他们死去不久就有人谣传他死于中毒,症状与砒霜中毒相吻合。但这并没有科学的依据。最后,人们的判断认为:弗朗切斯科·德·美第奇和卡沛罗并非死于疟疾,而是被人投毒身亡,杀害他们夫妇的不是别人,正是他的兄弟卡迪尼奥·德·美第奇,目的就是争夺权势。

2.3 毒杀犯罪从意大利蔓延到法国

16世纪末期,用毒药杀人的犯罪手法从意大利蔓延到法国,毒杀犯罪越来越猖狂,以致法国的刑事投毒犯罪案件越来越多。据统计,在1570年就有约3万人在巴黎单独使用毒药或者用非法非道德的方式进行犯罪,投毒犯罪像瘟疫一样在流行,社会上产生了对中毒的恐惧和不安。尤其是上层社会贵族非常害怕毒药,他们只参与非常信任的宴会,雇佣精选的佣人,即使出席宴会也都要有可信赖的人在身边。例如,在洛林,英格兰玛丽女王的舅舅卡迪纳(Cardina)因为抓了涂抹毒物的金币而死,然而却有更重要的证据证明他死于脑膜炎。在英格兰,恒丽艾塔·安(Henrietta Anne)公主嫁给奥尔良的公爵后由于十二指肠溃疡引起肠炎突然身感不适,而她认为被下毒了。据说亨利四世(Henry Ⅳ)拜访卢浮宫时,只吃自己煮的鸡蛋,只喝自己从围网中抽的水。

1662年,鉴于法国毒杀犯罪的严重状况,路易十四(Louis XIV)颁布法令限制毒物出售。他严禁药剂师出售砷升华物以及将有毒药物出售给不了解这些毒物的人,要求购买者签名并注册购买。他期望与店主交易的人都是值得信任的人。

实际上,在这一时期,不仅仅是法国的中毒事件在蔓延,在西班牙、英国也相继发生了诸多的毒杀王室成员的事件,但均以失败告终。

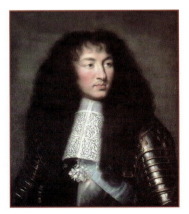

图28 路易十四

3 中世纪毒药与中毒研究的兴起

3.1 毒药与中毒研究的兴起

中世纪用毒物谋杀的流行引起许多医生、药理学家、炼金士以及哲学家在研究药物的同时致力毒物的研究,毒物与解药的研究也从此兴起。

中世纪欧洲早期关于毒药的研究是建立在盖伦(Galen)、迪奥斯克里德斯(Dioscorides)、尼坎德(Nicander)以及来自阿拉伯传统医学等的经典著作之上,包括14世纪阿巴诺泰(Petri de Abano)的研究成果。他们研究的范围涉及砷、汞、士的宁、鸦片、阿托品、乌头、重金属等许多毒物以及毒物的作用和中毒的最佳治疗方法。有些毒物有多个不同的名字,有的毒物是从不同的植物中提纯得到的,这些都是中世纪的医学和学术成就,其中蕴含了众多毒物的学问。

在文艺复兴之前,摩西·迈蒙尼德①于1198年发表了《毒物与解毒》(Poisons and Their Antidotes)一文,文中记述了治疗昆虫蜇咬、毒蛇和狂犬咬伤的方法,探讨了生物利用度的内涵,注意到牛奶、奶油和黄油可以延缓小肠对毒物的吸收,并且驳斥了某些当时流行的非科学的中毒治疗方法。他指出,在四肢使用止血带可以减轻被动物叮咬的疼痛感。他是一位对治疗中毒有贡献的名医。

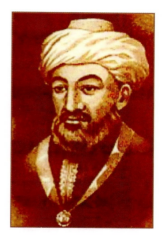

图29 摩西·迈蒙尼德

3.2 毒物的科学分类与中毒的诊治

中世纪,炼金术和占星术是术士的发明,术士们虽然迷信,却有实验室。他们对矿物、植物、毒物进行了分类。他们寻找长生药,但也发现了一些化学的规律。

公元50年,希腊著名医生迪奥斯克里德斯(Pedanius Dioscorides,40—90)曾跟随罗马皇帝尼禄的军队到处征战。公元50年,他写下了《药物论》(De Materia

---

① 摩西·迈蒙尼德(Moses Maimonides,1135—1204),著名的犹太哲学家、医生,出生在西班牙,受过大学教育。

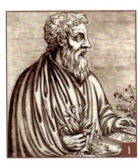 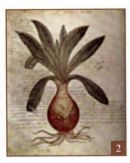

图30 迪奥斯克里德斯——对毒物和解毒药进行分类的科学家（1.迪奥斯克里德斯；2.《药物论》中插图）

Medica）一书。该书的最后六册讲述了各种毒药，并把毒物分成动物毒、植物毒和矿物毒三大类，分别加以描述，同时附上图画。

《药物论》中的植物毒包括：天仙子、曼陀罗、颠茄、毒参茄、附子、毒芹、黑藜芦、秋藏红花、紫杉、鸦片、蘑菇以及其他有毒植物（如夹竹桃、杏仁、马钱子等）；动物毒包括：蛊、毒蛇、毒蜘蛛、蝎子、蟾蜍和有毒的海洋动物；矿物毒包括：铅、砷、汞、孔雀石绿（铜硅酸盐）等。此外，迪奥斯克里德斯还将解毒药分为蛇毒解毒剂、"普遍"解药以及万能解毒药三类。在之后的16个世纪，这本书一直是关于毒物的主要资料来源。

公元4—7世纪的拜占庭①医学是在古希腊医学体系上发展起来的。7世纪时，保罗（姓失传）编纂的《妇科学》《毒物学》以及《处方》都是以希波克拉底理论为基础的。拜占庭的草药学非常发达，放血、推拿、按摩、烧灼等方法也被用于治疗病患。拜占庭的军队中有军事医护团；大修道院通常也设有医院，接收并治疗平民患者。

1424年，阿多伊尼斯（Magister Santes de Ardoynis）编著了《毒物》（Venoms）一书，书中描述了砷、乌头、嚏根草、月桂树、鸦片、泻根、毒参茄、五倍子等的许多毒物学知识。与其他关于毒药的书籍不同的是，该书中还介绍了毒物的利用，例如毒杀疯狗、用作杀虫剂等。

1472年，意大利医生、哲学家和占星术家佩特鲁斯·德·阿巴诺泰②根据希腊和阿拉伯著作写出了《论毒物》一书，该书成为有关毒物知识早期的重要著作之一。该书于1472年出版，1593年在法国里昂出版法文译本，1924年出版英译本。该书把毒

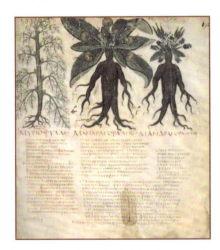

图31 一本7世纪的拜占庭医书中的插图（图中右为毒茄参）

---

① 拜占庭，古国名。公元395年，罗马帝国分裂为东西两部，东罗马帝国以巴尔干半岛为中心，领属包括小亚细亚、叙利亚、巴勒斯坦、埃及以及美索不达米亚和南高加索的一部分；首都君士坦丁堡，是古希腊移民城市拜占庭旧址，故又称拜占庭帝国。

② 佩特鲁斯·德·阿巴诺泰（Petrus de Abano，1250—1316），出生于意大利的小镇，他的出生时间也有的记述为1246年和1257年。早年就读于巴黎大学，学习医学和哲学。他潜心研究希腊和阿拉伯传统医药，是第一个显示肌肉解剖模型的人。他将希波克拉底、盖伦和希腊哲学与医学著作的希腊语、阿拉伯语、犹太语的版本翻译为拉丁文，奠定了现代科学方法的基础。

物分为植物、矿物和动物，列出了所有已知的毒剂及它们的症状和治疗方法，包括汞、铜、拉普青金石、砷、氧化铅、马钱子、月桂树浆果和嚏根草。他还给出了如何避免摄取毒物，以及如果摄取了毒物怎样中和它们的方法。

1589 年，意大利自然哲学家乔瓦尼·巴蒂斯塔·波特①的《自然法》（*Neopoliani Magioe Naturalis*）一书出版。这是一部百科全书，包括科学、宇宙学、地质学、光学、植物产品、药品、毒药、食品、金属、蒸馏、玻璃、搪瓷、陶瓷、化妆品等。其中关于中毒和解毒的专卷叙述了使用各种毒药杀人的种种卑劣的有效的罪恶手法，尤其是药酒，即下毒药于酒中的方法在当时十分流行。书中还披露了一些毒性很强的致命混合物（如用乌头、紫杉、石灰、砷、苦杏仁和玻璃粉调制而成，混合蜂蜜制成核桃大小的丸剂）的秘密。

1661 年，英国医生拉姆齐②出版了一部名为《毒物》的专著，这是第一部用英文写的毒物学专著。查尔斯二世为该书作了序。书中描述了毒物的类型及其性质，以及被疯狗咬伤、摄食了过量的大蒜及沾染了蜥蜴、海龙、昆虫毒液的解救方法。

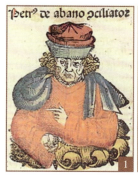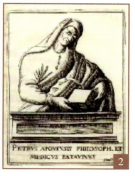

图 32　佩特鲁斯·德·阿巴诺泰（1.画像；2.纪念雕像）

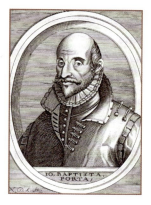

图 33　乔瓦尼·巴蒂斯塔·波特

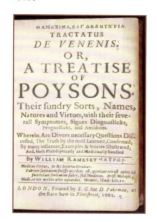

图 34　1661 年英国出版的第一部毒物学专著《毒物》

---

① 乔瓦尼·巴蒂斯塔·波特（Giovanni Battista Porta，1535—1615），意大利自然哲学家、炼金术和剧作家，出生于那不勒斯。他的教师是古典炼金术士、哲学家和医生。晚年，他收集了世界罕见的自然标本，培养异卉，于 1610 年创办自然史博物馆。他一生出版了五部著作，涉及植物生理学、农业、园艺和果树。作为剧作家，他写有散文、喜剧、悲剧和礼仪戏剧。由于他的加密印刷著作，人们称他为文艺复兴时期最伟大的密码学家。1615 年 2 月 4 日在那不勒斯逝世。他的手书在他去世后的 1677 年出版。

② 威廉·拉姆齐（William Ramsey，1627—1676），英国医生、占星家。1668 年获得剑桥大学博士学位，成为查尔斯二世王室的医生。

3.3 关注职业病产生的原因

1473年，乌尔里希·埃伦伯格（Ulrich Ellenbog，1440—1499）的专著《不良的有毒湿气和蒸气》完稿，于1524年出版，1932年出版英译本。这是一部关于有毒气体和职业病的专著，其中重点叙述了职业性铅与汞中毒。

1561年，关注职业病研究的医学与矿物学家阿格里科拉[①]著的《论冶金》一书出版。阿格里科拉长期在约阿希姆斯塔尔（Joachimsthal）等当时欧洲主要的矿山开采和金属冶炼中心任城市医生。但他却以十倍的职业热情投入到矿业和地质研究中，对矿山开采和金属冶炼做了深入的实地考察。他花了20年时间用拉丁文写成

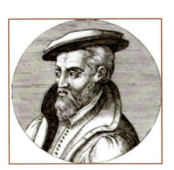

图35 阿格里科拉

了《论冶金》（On the Nature of Metals）[②]一书。这本书是一部既叙述金属的性质，又论述矿工肺病和职业病的著作，由于制版印刷花了五年时间，使阿格里科拉未能亲自见到它的发行。这本书于1561年出版后，立即引起了人们极大的兴趣。次年被译成德文，1563年又被译成意大利文。1621、1657年再版。明代天启元年（1621）传到中国，1640年被译为中文。1919年和1950年出版英译本，1968年出版日译本。由于阿格里科拉对于矿物的形成及分类等有独到的见解，因此被誉为"矿物学之父"。

1567年，帕拉塞尔苏斯（1493—1541）的著作《矿工病或矿山病》出版。这是一部有关金属粉尘及烟雾引起肺病和其他疾病的著作，共三册。

总之，中世纪毒物研究的兴起为毒理学的启蒙和近代毒理学的诞生准备了条件。

[①] 阿格里科拉（Georgius Agricola，1494—1555），德国人，1494年3月24日出生于萨克森州的格劳豪（Glauchau）。1526年在意大利取得医学博士学位，成为一位执业医师。1555年11月21日逝世。

[②] 《论冶金》的拉丁文书名为 De Re Metallica，翻译为英文为 On the Nature of Metals，故有的书直译为《金属的性质》或《论金属》。1546年阿格里科拉著的《论化石》（On the Nature of Fossils，拉丁文 De Natura Fossilium）一书中记载了许多岩石和矿物的化石，以及棘皮动物、有毒爬行动物和昆虫。

3.4 中世纪阿拉伯毒物学

自古以来，阿拉伯是东西方贸易交流的纽带，也是东西方科学文化的桥梁。现存最完整的有关毒理学的阿拉伯著作是公元9至10世纪伊本·贾比尔（Ibn Jabir）著的《毒物》（The Book on Poisons）、伊本·瓦哈施雅（Ibn Wahshiya）著的《毒物》（The Book on Poisons）。最著名的是阿拉伯医学家阿维森纳（Avicenna）[①]著的《医典》（Canon）一书，书中记载了800多种药物，并分类叙述了各种药物的功能、用途、组成成分、适用症状、剂量以及毒性，十分详细。阿维森纳的书中曾描述了汞中毒患者呼出气中污秽的气味；他曾用水银药膏成功地治疗过皮肤病；他在毒物制备中以白砷（三氧化二砷）代替三硫化砷，这一做法在毒理学史上具有深远的影响，因为它后来成为最通用和最被广泛使用的毒物。

被誉为"阿拉伯的盖伦""穆斯林医学之父"的拉齐（Razi，欧洲人称其为Rhazes，865—925）是一位杰出的化学家、哲学家和著名的医学家。他学识深邃而广泛，一生写作了200多部书，尤以医学与化学方面的著作影响巨大。拉齐的代表作是《曼苏尔医书》（The Book on Medicine for Mansur），书中的内容涉及解剖学、生理学、皮肤病、热病、毒物、诊断、治疗、摄生等各个方面。

美国哲学学会于1966年将米·利维（M. Levey）用印度和希腊文写成的对早期伊本·瓦哈施雅著的《毒物》一书的介绍译为英文，在美国费城出版，并更名为《中世纪阿拉伯毒理学：关于伊本·瓦哈施雅及其与早期印度和希腊文毒药书》（Medieval Arabic Toxicology: the Book on Poisons of Ibn Wahshiya and Its Relation to Early Indian and Greek Texts）。

此外，一些印度医学教科书中含有的毒物的信息是通过翻译希腊作者的著作得来的，这些信息后来成为阿拉伯毒理学家获取信息的关键来源。

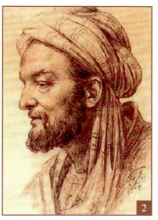

图36 古代阿拉伯医学家和化学家 (1.贾比尔；2.阿维森纳)

[①] 阿维森纳（980—1037），即伊本·西那，Ibn Sina，拉丁文称作 Avicenna。

4 中国对毒物与中毒的研究及其贡献

从东汉到明代的 16 个世纪中,中国古代的药物学家、医学家以及炼金术士对毒物与中毒的研究做出了许多贡献并载入史册。特别是中国隋唐时期经济比较发达,文化繁荣,堪称中国封建社会的鼎盛时期。这一时期,中国的医药学开始全面发展,临床医学日趋专科化,医药学专家编撰了许多大型综合性医著。这一时期的代表医著有隋代巢元方的《诸病源候论》,唐代孙思邈的《备急千金要方》《千金翼方》,王焘的《外台秘要》。这些书的内容系统全面,涉及有关毒物防治学的内容也极为丰富,均有专篇介绍,为研究毒物和防治中毒提供了难得的史料。

4.1 东汉华佗①应用"麻沸散"治病疗疾

东汉末年,中国诞生了三位杰出的医学家,史称"建安三神医"。其中,董奉隐居庐山,留下了脍炙人口的杏林佳话。张仲景撰写《伤寒杂病论》,理法谨严,被后世誉为"医圣"。而华佗则深入民间,足迹遍于中原大地和江淮平原,在内、外、妇、儿各科的临证诊治中曾创造了许多医学奇迹,尤其以创"麻沸散"(临床麻醉药)、行剖腹术闻名于世。后世每以"华佗再世""元化重生"称誉医家,足见其影响之深远。

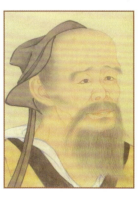

图 37 华佗画像

关于"麻沸散"的故事

据说有一次华佗给一个船夫看病,当时这个船夫的肚子痛得非常厉害。华佗见他两腿屈曲,声音细弱,病势沉重,经过全面诊察,断定他患的是肠痈(阑尾炎)。于是,华佗拿出一包"麻沸散"让船夫喝了下去。不一会儿,船夫就像酒醉似的昏昏沉沉地睡着了。华佗拿出手术刀把他的肚皮剖开,果然看到溃烂的阑尾。华佗敏捷地把坏死的阑尾割除,止住血,又把船夫的肚皮缝好,在伤口涂上药膏。船夫醒过来后,肚子就不大痛了。华佗又开了

---

① 华佗(约 145—208),名旉,字元化,东汉末年沛国谯县(今安徽省亳县)人。生于汉冲帝永嘉元年(145),死于汉献帝建安十三年(208)。华佗生前著有医书,临死时拿出一卷交给狱吏,狱吏不敢接受,华佗将书焚毁,此乃千古之憾事。历代托华佗之名而出的医书有数种,旧题华佗所著的《中藏经》中,相传记载有华佗的一些学术经验与方术及药剂。

些药给他吃，一个月左右后，伤口就长好了。

为了减轻和消除患病的人剧烈的疼痛，使手术能够顺利进行，并且取得比较好的效果，华佗仔细地研究过一些有麻醉作用的药物。他从人喝多了酒会醉这一现象得到启发，发明了一种全身麻醉剂，即"麻沸散"。

华佗创制"麻沸散"并能熟练地进行手术，表明他在人体解剖和药物知识方面也有很高的造诣。全身麻醉术的创制成功使许多看来难以进行的大型外科手术变成可能，这样就扩大了外科手术治疗的范围，为人类战胜疾病痛苦提供了新的手段。这不仅在中国医学史上是一个重大发明，在世界医药史上也是一项杰出贡献。

华佗的"刮骨疗毒"

中国名著《三国演义》中有一段华佗为关公"刮骨疗毒"的故事。说的是中国东汉末年，关羽攻打樊城时被毒箭射中右臂。将士们取出箭头一看，毒已渗入骨头。后来箭伤逐渐加重，华佗前来给关羽治伤，发现乃乌头箭毒所致，须行刮骨治疗。关公饮了几杯酒后，华佗就下刀割开他右臂的皮肉。然后用刀刮骨，沙沙有声，帐内见者皆掩面失色。而关公饮酒食肉，谈笑弈棋，全无痛苦之色。华佗为关公刮去骨上之毒，又敷上疮药，再进行缝合。术后关公即觉右臂伸舒自如。

这个故事在民间流传甚广。其实，毒箭猎兽、伤人致猎物倒地、战将落马并非骨肉之痛，而是因为毒物袭击了心脏和神经系统。现代研究证明，乌头中含有乌头碱，过量的乌头碱可使感觉和运动神经麻痹、迷走神经兴奋，能直接作用于心肌，造成心律失常。由此可以推测，关公中箭落马，右臂之伤痛非主要原因，而是短暂的心律失常使其不能稳坐战骑之故。

图 38 中有几幅"刮骨疗毒"的古代艺术品，画中一方面显示华佗所选的麻醉药是何等有效；另一方面，也清晰地显示出关公靠下围棋来忘却疼痛所具备的勇气。

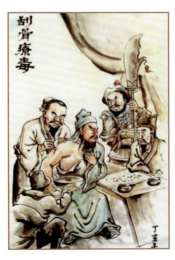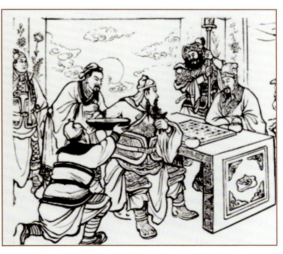

图 38 "刮骨疗毒"的古代艺术画

4.2 隋代巢元方① 《诸病源候论》阐述中毒症候

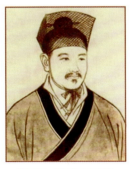

图39 巢元方画像

隋代巢元方等人编撰的《诸病源候论》50卷成书于610年，是中国医药史上第一部病因证候学专著。该书集中讨论了疾病发生的病因及临床症候表现，几乎没有讨论治则和方药，是一部病因、病理研究的理论总结。

毒物致人损害的专篇

《诸病源候论·蛊毒病诸候》卷二十五和二十六是集中论述毒物致人损害的专篇，涉及毒物种类繁多，说明隋代已对许多毒物有了深入的研究。

卷二十五讨论蛊毒，分为蛊毒候、蛊吐血候、蛊下血候、氐羌毒候、猫鬼候、野道候、射工候、沙虱候、水毒候等九条。论述涉及的动物毒害有蛇蛊、蜥蜴蛊、蛤蟆蛊、蜈蚣蛊等。

卷二十六所论述的诸毒，分为解诸毒候、诸饮食中毒候、食诸鱼中毒候及饮酒中毒等共27条。其中"解诸毒候"一节论述了诸毒所致中毒的临床表现及证候，强调凡是有大毒的药物，一旦中毒有立即伤及生命的危险。书中认为有大毒的毒物有五种，即钩吻（又名断肠草，属马钱科植物，辛、温，有大毒）、鸩鸟、阴命（不详）、海姜（不详）及鸩羽。据记载，岭南地区有不强药（不详）、蓝药（用蓝蛇头合成的毒药）、焦铜药、金药、菌药（毒菌）等五种毒药，同样对人的危害性较大。

在中毒的鉴别上提出了用熟银子、熟鸡蛋等多种方法。如："欲知是毒非毒者，初得便以灰磨洗好熟银令净，复以水杨枝洗口齿，含此银一宿卧，明旦吐出看之，银黑者是不强药，银青黑者，是蓝药，银紫斑者，是焦铜药。"又如："取鸡子煮去壳，令病患齿啮鸡子白处，亦着露下，若齿啮痕处黑，即是也。"若确知中了毒物，可用大戟三寸左右，研末水调服。通过剧烈的吐泻以达到排毒之目的。具体介绍的毒物有当孤草（不详），乌头，蕈菌，野芹，荇菜，疫死或中毒或腐败变质的牛、马、猪、羊、鸡、鸭、狗肉，各种鱼、蟹以及饮酒中毒等。对于每种毒物所引起的中毒症状、证候，作者观察得十分全面、仔细，记载也非常翔实。

在卷二十六"解诸毒候"中记载："又着乌头毒者，其病发时，咽喉强而眼睛疼，鼻中艾臭，手脚沉重，常呕吐，腹中热闷，唇口习习，颜色乍青乍赤，经百日死。"这里对乌头中毒症状特征的描述比较全面，且与现代医学的认识基本一致。至于"鼻中艾臭"即是乌头中毒的重

---

① 巢元方，隋代医家。大业中（605—616）任太医博士、太医令。大业六年（610）奉诏主持编撰《诸病源候论》50卷，分67门，1720论，是中国第一部专论疾病病因和证候的书。

要表现特征，更是鉴别诊断的关键所在。文中还谈到若不能及时救治，延误时间久了必然致人死亡。

在卷三十六"蛇毒病诸候"一节中记载有：蛇螫候、蝮蛇螫候、虺（huǐ，蝮蛇名）螫候、青蛙（《肘后》作"蛙"）蛇螫候、蝣（yóu）毒（各种蛇毒）候等五条。这里强调，凡中蛇毒，必须及时治疗。如："凡被蛇螫，第一禁，第二药。无此二者，有全剂，雄黄、麝香可预办。"

在卷三十六"杂毒病诸候"一节中记载有：蜂螫候（大土蜂、葫芦峰等）、蝎螫候、虿（chái，蝎的古称）螫候、蜈蚣螫候、蜞蝣（蛭类、马蜞等）著人候、石蛭螫人候、蚕啮候、甘鼠啮候、诸鱼（锅盖鱼、河豚等）伤人候、恶虫风（螨、昆虫类）啮候、狐尿刺候、蛎虫螫候、蠼螋尿候、入井冢墓毒气候等共14条。对于石蛭等的预防，应常将猪脂膏或盐、药等涂抹在足胫等处，蛭就不能附着在人的皮肤上了。

在卷三十六"金疮病诸候"一书中记载有毒箭所伤候，涉及焦铜毒、各种蛇毒及莴箭三种毒物。

毒气伤人事件

在卷三十六"入井冢墓毒气候"中记载有枯井内毒气伤人事件。巢元方在编写《诸病源候论》时曾四处调查搜集资料。一天，他看见许多人在刚死去的青年人周围痛哭流涕，便上前询问，人们告诉他：因为春旱井水干涸了，于是他们商定淘挖这口枯井。这位青年人自告奋勇先下到井底，谁知他下去后就叫不应了，救起时已经死亡。巢元芳为了弄清这一真相，反复做了几次试验。他买了一些鸡鸭，又找了几口枯井，将鸡鸭投入井内。果然，有的井内的鸡鸭在里面扑棱几下就死去了。于是，巢氏便断定这些枯井内有毒气。他在走访中，一位老农告诉他说："凡是枯井、古坟，里面多有毒气，不能轻易进去。每年五、六月份毒气最盛，能够毒死人。试验枯井内有无毒气，可向井内撒鸡毛。若鸡毛旋转难下，说明里面有毒气，这时不能下井。"巢元芳则问："怎样才能下去呢？"老农说："可用绳子捆住稻草上下翻提，搅动井内毒气使之散出，就可以进入了。"巢元芳仿照老农的指点又做了试验，证明他的话确有道理。于是他便把这些民间经验进行总结，收集在自己的著作中。

过敏性疾患

《诸病源候论》中关于"漆疮"的记载弥补了中国古代病因学在这一领域中的空白。巢元方观察到，同样接触到漆，有的人立即面痒，继之胸、臂、腿及身各部均瘙痒肿起，凡以手搔之，红肿迅速蔓延；重者通身疮毒如豆或大如杏枣，脓肿热疼痛；再次接触，依然发病如初，这类人便是"禀性畏漆"者。而另有许多人终日烧煮漆，却反不为之所害。巢元芳认为这是人本性中对漆耐不耐的禀赋差，人无论男女大小，皆有耐漆、不耐漆者。巢元方对接触过敏性病变的认识，尤其是对个体差异的认识，无疑是十分正确的。

此外，《诸病源候论》还有不少章节谈到饮酒过度所致的酒疸、酒癖等。

4.3 唐代孙思邈《千金方》论述解毒方药

唐代孙思邈先后撰成《备急千金要方》与《千金翼方》①各30卷，系统地汇集了唐以前的医论与医方，其中关于毒物与中毒的内容相当丰富，均有专篇论述，是中国早期的医学百科全书。

《备急千金要方》卷二十四中收录了唐及其以前的各种解毒法和方药，经其进一步研究整理，分为解食毒第一、解百药毒第二、解五石毒第三等三节，详细叙述了防治毒物中毒的实用经验。

通解诸毒方

《备急千金要方》卷二十四"解百药毒第二"一节记载："甘草解百药毒，如汤沃雪，有同神妙。有人中乌头、巴豆毒，甘草入腹即定。"又称："大豆汁解百药毒，余每试之，大悬绝不及甘草，又能加之为甘豆汤，其验尤奇。"这也许就是流传至今解除多种食物中毒的效验方——甘草绿豆汤的记述依据。孙思邈所介绍的通解诸方有：

第一，甘草、荠、大小豆汁，蓝叶根、实汁。

第二，鸡肠草散方：鸡肠草三分，荠、升麻各四分，芍药、当归、甘草各一分，蓝子一合，垄土一分。

第三，生麦门冬、葱白各八两，豉二升。

第四，甘草、蜂蜜各四分，粱米粉一升。现代医学研究认为甘草的解毒作用与其所含甘草甜素有关。

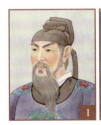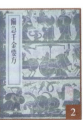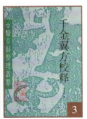

图40 孙思邈和他的著作（1.孙思邈画像；2.《备急千金要方》，江户医学影北宋本，人民卫生出版社，1955；3.《千金翼方校释》，人民卫生出版社，1998）

解食畜肉毒

孙思邈在这两本书中介绍了有食六畜肉中毒方、食生肉中毒方、食百兽肝中毒方、食鱼中毒方等30多首。所涉及的动物有：牛、马、狗、猪、鹅、鸭、鱼、蟹等。他主张内服黄柏末、小豆、狼牙灰、猪脂、灶底土、人乳汁、豆豉、杏仁、芦根汁、大豆汁、韭汁、橘皮、秫米泔、厚朴、大黄、朴硝、马鞭草、鲐鱼皮灰、冬瓜及冬瓜汁等药物配制的各种验方，以救治误食动物肉食中毒。这些药多具有取材方便、效果显著的特点。

解野菜及中草药毒

孙思邈在这两本书中还介绍了食野菜毒方、食诸菜中毒方、食山中树菌毒方等20余首。所选用的解毒药物有甘草、马齿、胡粉、大豆汁、防己、防风、菖蒲、鸡子清、雄黄、葱汁、竹沥、大麻子汁、六畜血、藕荠汁、犀角、白蔹、盐汁、黄连汁、

---

① 孙思邈（581—682），自号孙真人，京兆华原（今陕西省耀县孙家塬）人，是中国唐代道医，隋、唐两代大医学家。孙思邈认为"人命至重，有贵千金，一方济之，德逾于此"，故以"千金"命名自己的著作。

大豆汁、荞苨等数十种。具体救治法：

第一，通解诸菜毒用甘草、贝齿、胡粉等分配以小儿尿、乳汁共二升。

第二，治食莨菪，闷乱……饮甘草汁、蓝青汁即愈。

第三，其他："半夏毒：生姜汁及煮干姜汁。""大戟毒：千金菖蒲汁。""甘遂毒：大豆汁。"《千金翼方·卷二十·杂病》同样记载有解药毒方12首，里面有不少是经临床验证的有效方药，如生姜解半夏之毒等。

解矿石药毒

孙思邈讨论的此类内容有雄黄毒、礜石毒、金银毒、铁粉毒以及石药毒等数种。所用解毒药物则有人参汁、防己、大豆汁、白鹅膏、鸭血、鸡子汁、猪脂、磁石等。《备急千金要方》卷二十五"解五毒"一节中汇集的方药也有20余首。

解酒精毒

《备急千金要方》卷二十五记载了几种救治酒所伤的单验方。

第一，醒酒方有：捣茅根汁、竹茹、鸡子汤、盐水汤灌肠、煮大豆汁、葛根汁、酒渍干椹汁。

第二，治病酒方有：豆豉葱白汤，治饮酒房劳受热方，治连日饮酒、咽喉烂、舌上生疮方。

第三，预防酒醉及无酒气方有：柏子仁、麻子仁汤、小豆花叶、菊花末等六首。

第四，治恶酒鼻齄方两首。

第五，断酒方15首，所用药物有苍耳子、白猪乳汁、腊月马脑等。

治虫蛇咬伤

《备急千金要方》卷二十五"蛇毒第二"一节中集中介绍了治蛇、蝎螫方（用小蒜汁、葵汁，涂、服），治蛇毒方，治狂犬啮人方，治蝮蛇毒方，治众蛇毒方，治虎啮疮方，治蝎毒方，治蜂螫方，治蜘蛛咬人方，治马咬人、踏人作疮方，治猪啮方，以及预防虫蛇伤的入山草辟众蛇方、辟虎法等60余首。此外，还有治射工毒，治水毒方以及《千金翼方·卷二十·杂病》治沙虱毒方、治瘿病方等治疗地方病的方药。

治其他毒伤害

孙思邈汇集的治火烧疮灸及汤火损方、治冻烂疮方（生胡麻捣涂之）及治卒被毒矢方、治毒箭所中方等有数十首。《千金翼方》卷二十中也记有治火烧疮、治漆疮方等多首。

解"服石"方药

《千金翼方》卷二十二"服诸石药及寒食散已，违失节度，发病疗之法合四十五条第三"及"解石及寒食散并下石第四"两节集中讨论了服用矿石药及寒食散所引起各种病患及其临床表现，并介绍了大量的救治方法及方药。如书中记载："治石毒，或十年二十年三十年而发者；或慓慓如寒……若服紫石英发青者；热闷昏昏喜卧……脏气不和，矾石发热者，燥而战；石硫黄发热者郁郁，如热极者身并破裂，华佗荠苨汤。"方用荠苨四两，茯苓一两，蔓菁子一升，芍药、人参、蓝子、黄芩、甘草（炙）各一两，水煎内服。诸如此类方药共收载了60余首。

孙思邈反对"服石"，为世人防治石物毒害提供了不可多得的有效治疗经验。

4.4 唐代王焘① 《外台秘要》的突出成就

生活在 8 世纪的王焘是唐代著名的大医家，又是医坛的文献大师。他的《外台秘要》40 卷，选材考究，记叙精练，收录广博。书中引用以前医家的医籍达 60 部之多，均能客观地注明出处卷第，为后人的研究提供了极大的方便。特别是有不少的医著后世已经失传，而《外台秘要》的记述则为今天的研究提供了非常难得的文献资料，使我们对唐及其以前对毒物致病的认识与中毒防治水平能有一个基本清晰的了解。

《外台秘要》卷三十一记载了各种中毒的治疗。

第一，"解饮食相害成病百件"主要讨论各种饮食禁忌，若饮用不当伤及肠胃，引起病患，就应当积极治疗，并附有方药数十首。如"鹿，白胆不可食"、"麋脂，不可合梅李食"、"常山，忌葱"等。

第二，"食鱼中毒及食鲙不消方"5 首。

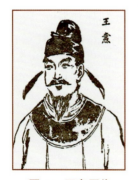

图 41 王焘画像

第三，"食椒菜瓠中毒方" 4 首。

第四，解酒毒及断酒方 30 首。

第五，服药过剂及解诸药毒方 40 首。

第六，"解诸蛇虫毒方" 6 首。

第七，"辨五大毒" 1 首。载《古今录验》经曰："夫药有大毒，不可入口鼻耳目，即杀人。一曰钩吻，生崖；二曰鸩状黑雄鸡，生山谷中，一名雉；三曰除命，赤色，著木悬其子，生山海中；四曰海姜，状如龙，赤色，生海中；五曰鸩羽，状如鹳雀，黑头赤足。遇其毒解之则活，卒无药可饮小便。"

第八，"解金铁等毒方" 8 首。

第九，解"恶毒瘴气毒风肿毒方" 4 首。

《外台秘要》卷四十收录了大量救治各种动物毒害的方药。

第一，防治蛇毒方有 53 首，其中预防蛇毒的辨蛇、辟蛇法四首，通解蛇毒方 30 首，另有治青蜂蛇、蝮蛇、虺蛇毒方 16 首，余为禁蛇法 3 首。

第二，熊虎毒伤人方 7 首。

第三，蜘蛛、蜂、蝎、蜈蚣、蠷螋、恶蚝、蠹等毒伤人方 79 首。

第四，射工毒、溪毒、沙虱毒等地方病毒害方 46 首。

第五，狂犬毒方 31 首。

第六，六畜毒有猎啮人方 2 首，马伤人方 21 首，驴马诸疾 31 首，牛伤人方 7 首。

第七，去除油脂、松脂污染及虫蚀毡、鞯的去虫法 5 首。内容丰富，其中不少是很有独特见地的经验方。

---

① 王焘（670—755），唐代（今陕西省眉县常兴镇车圈村王家台）人，著名医家。所著《外台秘要》颇为后人称赞。他不存个人偏见，博采众家之长。在《外台秘要》中，他引用的以前的医家医籍可谓"上自神农，下及唐世，无不采摭"。

4.5 宋代宋慈①《洗冤集录》辨析中毒案情

宋慈所著《洗冤集录》是世界上最早的一部较完整的法医学专著,通称《洗冤录》。现存最早的版本为元刻本《宋提刑洗冤集录》。其内容自"条令"起,至"验状说"终,共五卷,53条,包括:宋代关于检验尸伤的法令、验尸的方法和注意事项、尸体现象,各种机械性窒息死、各种钝器损伤、锐器损伤、交通事故损伤,高温致死、中毒、病死和急死、尸体发掘等。本书曾被译成多种文字,在世界法医学史上占有十分重要的地位。

关于服毒的不同案情的辨析

卷之四"服毒"中记载:"凡服毒死者,尸口、眼多开,面紫黯或青色,唇紫黑,手、足指甲俱青黯,口、眼、耳、鼻间有血出。甚者遍身黑肿,面作青黑色,唇卷发疱,舌缩或裂拆、烂肿、微出,唇亦烂肿或裂拆,指甲尖黑,喉、腹胀作黑色、生疱,身或青斑,眼突,口、鼻、眼内出紫黑血,须发浮不堪洗。未死前须吐出恶物或泻下黑血,谷道肿突或大肠穿出。"

"有空腹服毒,惟腹肚青胀而唇、指甲不青者;亦有食饱后服毒,惟唇、指甲青而腹肚不青者;又有腹脏虚弱、老病之人,略服毒而便死,腹肚、口唇、指甲并不青者,却须参以他证。"

"生前中毒而遍身作青黑,多日皮肉尚有,亦作黑色。若经久,皮肉腐烂见骨,其骨黪黑色。"

"死后将毒药在口内假作中毒,皮肉与骨只作黄白色。"

"中虫毒,遍身上下、头面、胸心并深青黑色,肚胀,或口内吐血,或粪门内泻血。"

"鼠莽草毒,江南有之。亦类中虫,加之唇裂,齿龈青黑色。此毒经一宿一日,方见九窍有血出。"

"食果实、金石药毒者,其尸上下或有一二处赤肿,有类拳手伤痕;或成大片青黑色,爪甲黑,身体肉缝微有血;或腹胀,或泻血。酒毒,腹胀或吐、泻血。"

"砒霜、野葛毒,得一伏时,遍身发小疱,作青黑色,眼睛耸出,舌上生小刺疱绽出,口唇破裂,两耳胀大,腹肚膨胀,粪门胀绽,十指甲青黑。"

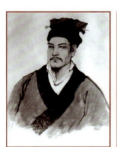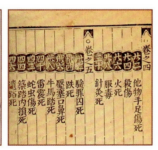

图 42 宋慈画像和他著的《洗冤集录》明刻版部分目录

---

① 宋慈(1186—1249),字惠父,建阳(今属福建南平)人,南宋著名法医学家。中外法医界普遍认为是宋慈于公元1235年开创了"法医鉴定学",因此宋慈被尊为"世界法医学鼻祖"。他著的《洗冤集录》是中国元、明、清三朝刑、法官必读之书,先后被译成法、英、荷等多种文字。

"金蚕蛊毒，死尸瘦劣，遍身黄白色，眼睛塌，口齿露出，上下唇缩，腹肚塌。将银钗验，作黄浪色，用皂角水洗不去。"

关于中毒的检验

卷之二"五疑难杂说下"中记载："凡检验尸首，指定作被打后服毒身死、及被打后自缢身死、被打后投水身死之类，最须见得亲切方可如此申上。世间多有打死人后，以药灌入口中，诬以自服毒药；亦有死后用绳吊起，假作生前自缢者；亦有死后推在水中，假作自投水者。一或差互，利害不小。今须仔细点检死人在身痕伤，如果不是要害致命去处，其自缢、投水及自服毒，皆有可凭实迹，方可保明。"

"凡检验毒死尸，间有服毒已久、蕴积在内试验不出者，须先以银或铜钗探入死人喉讫，却用热糟醋自下盦洗，渐渐向上，须令气透，其毒气熏蒸，黑色始现。如便将热糟、醋自上而下，则其毒气逼热气向下，不复可见。或就粪门上试探，则用糟、醋当反是。"

《洗冤集录》对于毒理学有许多贡献，书中的服毒、蛇虫伤死、酒食醉饱死等各条中比较详细地记载了毒物与中毒的症状，以及实用的解毒方与急救法。

4.6 宋代沈括①《梦溪笔谈》警示毒物危害

宋代沈括著《梦溪笔谈》是一部以笔记体裁形式写成的科学著作，内容包括农业、水利、天文、数学、物理、化学、考古、语言、史学、文学、音乐、绘画以及财政、经济等，从自然科学到社会科学，应有尽有。《梦溪笔谈》原有 26 卷，后来增加《补笔谈》3 卷，《续笔谈》1 卷，总计 30 卷。全书分成 17 类，共 609 条，是集前代科学成就之大成的光辉巨著，被誉为"中国科学史上的坐标"。

反对"服石"

《梦溪笔谈》卷十八"技艺"中，沈括引用了孙思邈的研究成果，反对"服石"。孙思邈云："五石散大猛毒。宁食野葛，不服五石。遇此方即须焚之，勿为含

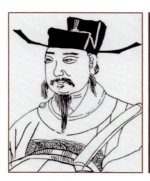
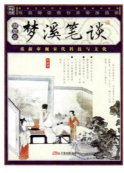

图 43 沈括画像和他的著作《梦溪笔谈》（万卷出版公司，2008）

---

① 沈括（1031—1095），字存中，号梦溪丈人，北宋浙江杭州钱塘县（今杭州）人。北宋杰出的科学家、政治家。熙宁八年（1075）出使辽国，驳斥辽的争地要求。熙宁九年（1076）任翰林学士，权三司使，整顿陕西盐政。后知延州（今陕西延安），加强对西夏的防御。元丰五年（1082）以宋军于永乐城之战中为西夏所败，连累被贬。晚年在镇江梦溪园撰写了《梦溪笔谈》。他一生著作多达几十种，但是保存到现在的除《梦溪笔谈》外，仅有综合性文集《长兴集》和医药著作《良方》等少数几部。

生之害。"又曰："人不服石，庶事不佳；石在身中，万事休泰。唯不可服五石散。"

应用药物需避免毒副作用

《梦溪笔谈》卷二十六"药议"中记载："汤、散、丸，各有所宜。古方用汤最多，用丸、散者殊少。煮散古方无用者，唯近世人为之。本体欲达五脏四肢得莫如汤，欲留膈胃中者莫如散，久而后散者莫如丸。又无毒者宜汤，小毒者宜散，大毒者须用丸。又欲速者用汤，稍缓者用散，甚缓者用丸。此其大概也。近世用汤者全少，应汤者皆用煮散。大率汤剂气势完壮，力与丸、散倍蓰。煮散者一啜不过三五钱极矣，比功较力，岂敌汤势？然汤既力大，则不宜有失消息。用之全在良工，难可定论拘也。"

河豚有毒非人所嗜

《梦溪笔谈》卷三 589 条中记载："吴人嗜河豚鱼，有迂毒者，往往杀人，可百深戒。"据《本草纲目》："河豚，味甘温，无毒，补气，去湿气，理腰脚。"因《本草纲目》有这种说法，人们就相信河豚没有毒，毫不怀疑地吃它，这是错误的。《本草纲目》所记载的"河豚"是现今的"石鱼"，也被称为"洄鱼"。吴人所吃的河豚有毒，本名"侯夷鱼"。《本草注》引日华子云："河豚，有毒，以芦根及橄榄等解之。肝有大毒。又为'吹肚鱼'。"

钩吻有毒不入药用

《梦溪笔谈》补笔谈卷三 594 条中记载："钩吻，《本草》'一名野葛'。主甚多。注释者多端，或云可入药用，或云有大毒，食之杀人。予到闽中，土人以野葛毒人及自杀；或误食者，但半叶许，入口即死。以流水服之，毒尤速，往往投杯已卒矣。经官司勘鞫者报多，灼然如此。予令人完取一株观之，其草蔓生，如葛；其藤色赤，节粗，似鹤膝；叶园，有尖，如杏叶而光厚，似柿叶，三叶为一枝，如绿豆之类，叶生节间，皆相对；花黄细，然，一如苘香花，生于节叶之间。《酉阳杂俎》言：'花似栀子稍大。谬说也。根皮亦赤。闽人呼为'吻莽，亦谓之'野葛'；岭南人谓之'胡蔓'；俗谓'断肠草'，此草人间至毒之物，不入药用……"

4.7 明代李时珍[①]《本草纲目》对毒理学的贡献

明代李时珍的《本草纲目》是世界医药科学宝库中的一部经典著作。全书共52卷，近 200 万字。书中总结了中国 2000 多年的药物知识和经验，用比较科学的方法对收载的 1892 种药物重新做了分类，记述了有毒植物、有毒动物和有毒矿物的毒性、中毒和解毒方法，对中国药理学、医学和近代毒物学产生了深远的影响。

李时珍发现以往的本草书有不少错误，而且有些用药经验已不切实际，于是

---

① 李时珍（1518—1593），字东璧，晚号濒湖老人，1518 年出生在蕲州（今湖北蕲县）东门外的瓦硝坝，中国明朝杰出的医学家和药物学家。他所著的《本草纲目》已有多种文字的译本，被称为"东方医学巨典"。此外，还著有《濒湖脉学》《五脏图论》《四诊发明》《蕲艾传》《人参传》和《痘疹证治》等。

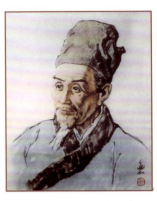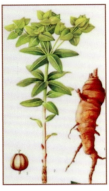

图44 李时珍画像与新版《本草纲目》中的狼毒插图

立下了重修本草的宏愿。为了编写《本草纲目》，他研读过800多种医药书籍和有关资料，先后到湖北、河南、河北、安徽、江苏、江西等省考察访问、采集药物标本，行程达一万余里。他倾毕生的精力和心血，足迹踏遍了大江南北，并以严谨的科学态度和实事求是的精神完成了《本草纲目》这部巨著。在将近30年期间，他前后三易其稿，当他最终编定完稿时，已从生气勃勃的青年，变成了61岁白发苍苍的老人了。

李时珍在毒物与中毒的研究方面的主要贡献有以下几个方面：

发现曼陀罗的麻醉作用

《本草纲目》中详细介绍了莨菪和曼陀罗的毒性，指出"(莨菪) 子服之，令人狂浪放宕，故名"，"误服之，冲人心，大烦闷，眼生火"，"(曼陀罗) 花，子有毒，并入麻药。相传采此花酿酒饮，令人笑。予尝试之，饮需半酣，更令人或笑或舞，乃验也"。以上不仅介绍了曼陀罗的麻醉作用和毒性，而且形象地描写了它所引起的精神症状。为了探明究竟，取得第一手资料，李时珍冒着生命危险，亲自服下了曼陀罗，发现它有麻醉作用，直到精神恍惚，失去痛觉的程度。同时他还发现曼陀罗有使人兴奋的作用，少量可以治病；过量，在别人的暗示下，的确可以叫你唱你就唱，叫你跳你就跳。后来曼陀罗被广泛用于制造麻醉剂。

探索解毒药物

《本草纲目》中记载有许多解毒剂，如砒石毒用鸡羊血，半夏毒用生姜汁，丹砂毒用兰青汁，钟乳毒用鸡子清，雄黄毒用防风，水银毒用炭末，硇砂毒用绿豆汁等解毒[1]。在家畜方面，李时珍还提出："大豆……制金石药毒，牛马温毒"[2]，"(铁浆)，主治……六畜癫狂……兼解诸毒入腹"[3]。

《本草纲目》中又有记载："黑豆入肾功多，故能治水，消胀、下气，制风热而活血解毒，所谓同气相求也，又按古方称大豆解百药毒，予每试之，大不然，又加甘草，其验乃奇，如此之事，不可不知。"李时珍为了试验，先给小狗吃毒物，再吃大豆，结果毫无作用，小狗死亡。后来经过实验和自己亲自尝试，他才发现大豆加上甘草，解毒效力才显示出来。在《本草纲目》中，他记载了金银花能"伏硫制汞"、治"轻粉毒痛"[4]，表明金银花对某些重金属等无机毒物有一定的解毒作

---

① 见《本草纲目》卷四·诸毒。
② 见《本草纲目》卷二十四·谷部。
③ 见《本草纲目》卷十七·草部。
④ 轻粉是由水银、白矾、食盐等混合炼制，升华制成的氯化亚汞的结晶体。辛寒，有毒。

用。他还指出，甘草"通经脉，利血气，解百药毒"。① 又绿豆能解菰菌、砒毒。②

记载有毒植物47种

《本草纲目·草部·草之六》"毒草类"一节记载了大黄、商陆、狼毒、狼牙、问荆、泽漆、大戟、甘遂、续随子、莨菪、云实、蓖麻、常山、蜀漆、藜芦、附子、木藜芦、漏蓝子、乌头、射罔、白附子、虎掌、天南星、由跋、苟䔷、半夏、蚤休、鬼臼、射干、凤仙、曼陀罗花、玉簪、羊踯躅、芫花、醉鱼草、鸢尾、钩吻、石龙芮、毛茛、牛扁、荨麻和海芋等有毒植物47种。

记载乌头中毒死亡事故

《本草纲目》中记载了草乌，原名草乌头，列于《本草纲目》毒草类乌头项下。李时珍曰："此即乌头之野生于他处者，俗谓之草乌头……草乌头取汁，晒为毒药……"并曰："处处有之，根苗花实并与川乌头相同……其根外黑内白，皱而枯燥而异尔，然毒则甚焉。"《本草纲目》中提到："吾蕲郝知府自负知医，因病癣疥，服草乌、木鳖子过多，甫入腹内而麻痹，遂至不救，可不慎乎！"这是一起服用乌头过量引发中毒死亡的事故。

预防职业中毒

明代文献中有采铅工人和制铅器具工人中毒的记载。李时珍对采铅工人职业病有这样的记述："铅生山穴石间，人挟油灯入至数里……其气毒人，若连月不出，则皮肤痿黄，腹胀不能食，多致疾而死"。又有记载："性带阴毒，不可多服，恐伤人心胃耳"，铅霜"非久服常用之物"。"粉锡"栏目中还引用了何孟春、余冬录的记述："……其铅气有毒，工人必食肥猪犬肉、饮酒及铁浆以厌之。"提倡采铅工匠摄取脂肪性食物来预防铅中毒，并对铅中毒的地点、工种、病因、症状、预后和预防方法做了精辟的论述。

反对服食丹药和主张少饮酒和戒酒

明正德皇帝等都是服丹药而死亡的。丹药的毒性是由其中的铅、汞、砷等重金属引起的。

李时珍以科学的态度痛斥服食所谓"仙丹""仙果"以求长生不老的荒谬行为。他主张延年益寿，也深知延年益寿的道理和方法。当他看到楚王府崇尚仙术、迷信丹砂、设坛打醮、大搞迷信活动、幻想长生不死的情形，感到十分愤慨。有一次，楚王服丹中毒要李时珍医治，他一面给楚王施药医病，一面历数方士的邪说和丹砂的害处。

李时珍认为，凡患有痔疮疾患者，无论内痔外痔，切忌多饮烈性白酒。"烧酒，纯阳毒物也，与火同性。""烧酒：有大毒。""过饮败胃伤胆，丧心损寿，甚则黑肠腐胃而死。"

---

① 现代研究认为：甘草有沉淀生物碱及药用炭样吸附解毒作用。甘草在肝脏中分解的葡萄糖醛酸与毒物结合也能解毒。甘草煎剂，其中的甘草酸能显著降低多种药物的毒性。

② 现代研究发现：绿豆中含有的半胱氨酸对食物中毒有解毒作用。它还有促进细胞氧化还原功能，使肝细胞功能旺盛，中和毒素，促进血细胞增生，阻止病原菌发育等作用。

4.8 其他史料中记载的毒物与中毒

关于毒物与中毒的记载

晋人嵇含《南方草木状》卷上《草类》中记载："治葛，毒草也。蔓生，叶如罗勒，光而厚。一名胡蔓草。置毒者，多杂以生蔬进之，悟者速以药解。不尔，半日辄死。山羊食其苗，即肥而大……"

南宋洪迈《容斋随笔》中记载有礜石之毒。黄伯思《东观余论》内评王大令书一节曰："《静息帖》云：'礜石深是可疑事，兄喜患散辄发痈。'散者，寒食散之类。散中盖用礜石，是性极热有毒，故云深可疑也。"刘表在荆州与王粲登障山，见一冈不生百草，粲曰："此必古冢，其人在世服生礜石，热蒸出外，故草木焦灭。凿看果墓，礜石满莹。又今洛水冬月不冰，古人谓之温洛，下亦有礜石。今取此石置瓮水中，水亦不冰。又鹳伏卵以助暖气。其烈酷如此，固不宜饵服。子敬之语实然。"《淮南子》曰："人食礜石死，蚕食之而不饥。"予仲兄文安公镇金陵，因秋暑减食，当涂医汤三益教以服礜石圆，已而饮啖日进，遂加意服之，越十月而毒作，鼻衄血斗余，自是数数不止，竟至精液皆竭，迨于捐馆。偶见其语，使人追痛，因书之以戒未来者。

宋代周密《齐东野语》卷十四中记载："淮北蜂毒，尾能杀人，江南蟹雄，螯堪敌虎；然取蜂儿者不论斗，而捕蟹者未闻血指也。蜂窟于土或木石，人踪迹得其处，则夜持烈炬临之。蜂空群赴焰，尽殪，然后连房刲取。蟹处蒲苇间，一灯水浒，莫不郭索而来，悉可俯拾。惟知趋炎而不安其所，其陨也固宜。"

宋代王怀隐等人编撰的大型综合性方书《太平圣惠方》（982），全书100卷，其中第39卷是专门论述中毒及其解救方药的专篇，内容涉及中毒的鉴别诊断、救治方法及解毒方药。该卷共列解诸药毒诸方、解百药蛇虫诸毒诸方、解金石毒诸方、治食牛肉中毒诸方、治食诸鱼中毒诸方、治饮酒大醉不解诸方以及断酒诸方等29个门类，收载中毒病源医论24论，汇集收录的解毒祛病方剂有解诸毒伤人方、治食金欲死方、治服药过度腹中烦苦方、治食六畜肉中毒方、治食诸鱼中毒方、治食蟹中毒方、治食菜中毒发狂闷吐欲死方、治酒醉不醒方、治饮酒中毒方等共217首。

南宋末年，浙江人陈仁玉著的《菌谱》一书中记载大型真菌11种，它们是：合蕈、稠膏蕈、栗壳蕈、松蕈、竹蕈、麦蕈、玉蕈、黄蕈、紫蕈、四季蕈、鹅膏蕈。每种菌又各述它们的生长地点、采集时节、形状、颜色等。该书中专有毒菌的记载，如与鹅膏蕈相近，易与之混淆的杜蕈。书中记载："杜蕈者，生土中，俗言毒蠚气所成，食之杀人……凡中毒者必笑。解之宜以苦茗杂白矾，酌新水并咽之，无不立愈。"现在人们知道，鹅膏属中，有些种味美可食，有些则是极毒的，如青鹅蛋菌与毒伞性质相反，而外形极相似，难以区分。

明代刘文泰的《本草品汇精要》收载

药物 1815 种，其中讨论了毒物、中毒的知识。

明代倪朱谟《汇言本草》草部中记载"草乌头：有大毒，按《后魏书》言：辽东塞外，秋收草乌头，为互药，射禽兽。又续汉《五行志》言西国生独白草煎汁，猎人取此敷箭，射禽兽十步即倒，中人亦死，故又有射罔之名。"

明代宋应星（1587—约1666）在《天工开物·五金》中记述了铅、汞的物理、化学与毒物学知识，并以图示的方式描述了采挖煤炭过程中在煤矿井下预防瓦斯中毒及排毒的方法。

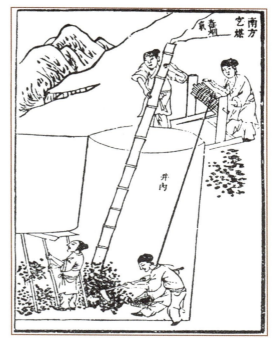

图 45 《天工开物》中描述的采煤时预防瓦斯中毒的方法

第44卷

近代毒理学的诞生

本卷主编
史志诚
卜凤贤
康兴军

卷首语

近代毒理学的诞生和形成始于 18 世纪下半叶。一方面，中世纪启蒙时期的毒物研究为近代毒理学的形成奠定了基础；另一方面，近代毒理学的形成还归功于巴黎大学的医学化学教授奥尔菲拉所做出的贡献。奥尔菲拉对当时人们认为有毒的物质用狗做实验进行了验证，这成为实验毒理学的先例。与此同时，奥尔菲拉著书立说，首次提出毒理学是一门独立的学科，毒理学与其他学科的区别在于它是研究毒物的科学。奥尔菲拉为毒理学所做的贡献使他成为国际上公认的近代毒理学的创始人。

以后的 100 多年，随着近代医学与自然科学的发展和影响，毒理学作为一门新兴学科也逐渐完善和成熟起来，应用各种基础学科理论提出了各种假说并进行测试，初步形成了毒理学的基本理论体系。从此，经典毒理学进入了成熟时期。

本卷记述了近代毒理学从诞生到成熟的近百年历史；毒理学作为一门独立的学科的理论体系的形成；近代毒理学的发展及其主要成就，包括从无机到有机毒物分析的突破、化学方法用于毒物与中毒研究、提出毒物作用于靶器官的概念、阐明箭毒的中毒机制，以及微生物毒素的研究取得的进展；介绍了中国近代毒理学的研究进展，包括清代毒理学研究的重要特点、《辨证录·中毒门》及其贡献和清代毒理学与中毒检验救治的记载；最后列举了近代标志性的和具有里程碑意义的毒理学著作。

1

近代毒理学的诞生与形成

1.1 近代毒理学成为一门独立学科

中世纪启蒙时期毒物研究的基础

近代毒理学的研究始于16世纪,其背景是西欧开始进入资本主义时代。这一时期,随着科学技术的进步,西欧主要国家的生产力得到突飞猛进的发展,一批从事科学研究的学者经过长期的科学实践已认识到应摆脱只凭经验和直观来认识事物的做法,要通过实验观察事物的规律性和本质,从而奠定了毒理学的实验基础,取得了前所未有的成就。著名的医学家和炼金术士帕拉塞尔苏斯(Paracelsus)明确指出,化学物质的剂量和它的毒性关系是毒理学的中心问题。在此期间,他与其他学者共同研究了职业性铅中毒、汞中毒、煤烟和烟垢的毒性危害,并提出了职业毒理学、法医毒理学和环境毒理学的早期概念,为近代毒理学的起源奠定了基础。

医学化学教授奥尔菲拉的贡献

近代毒理学的诞生和形成始于18世纪下半叶,巴黎大学的医学化学教授奥尔菲拉[①]对当时人们认为有毒的物质用狗做实验进行了验证,这成为实验毒理学的先例。他在法国用几千条狗做实验,系统地观察当时人们认为有毒的物质与生物体之间的"剂量-反应"关系,结论是:"小剂量毒物引起的疾病与较大剂量引起的极为相似,在病理变化方面也观察到同样的现象。"他特别强调,只有从人体的内脏中用化学分析法分离出毒物来,才能够对中毒案件做出公正的裁判。

与此同时,奥尔菲拉著书立说,他首次提出毒理学是一门独立的学科,毒理学与其他学科的区别在于它是研究毒物的科学。

他于1814至1815年出版的著作《毒物与毒理学概论》(亦译为《毒药的特性》)首次提出毒理学是一门独立的学科,并从临床、病理及法医学的角度论述了毒理学。这本书的独特贡献在于它不仅将以往的分散资料加以汇总从而使其得到明显的统一性和应用性,而且论述了如何发现

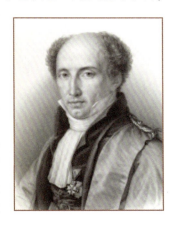

图46 近代毒理学的创始人——奥尔菲拉

[①] 马修·琼斯福·邦娜威琼·奥尔菲拉(Mathieu Joseph Bonaventure Orfila,1787—1853),法国的毒理学家,近代毒理学的创始人,现代毒物学的奠基者。

毒物及其病理特征，奠定了病理学作为侦破手段的地位，成为毒理学第一次作为一门独立学科的标志性著作。

奥尔菲拉先后著有五部关于毒理学的专著。他为毒理学所做的贡献使他成为国际上公认的近代毒理学的创始人。

毒理学成为研究毒物的科学

在公认毒理学是一门独立学科之后的大约一个世纪内，人们需要有最好的化学方法才能检测出中毒者呕吐物、排泄物或组织中的毒物。正如奥尔菲拉指出的，毒理学与其他学科的区别在于它是研究毒物的科学。

在奥尔菲拉的年代，无论在人身上或是在动物身上，毒理学家对剂量重要性的认识几乎完全是根据临床观察。而在近代分析方法建立之后，毒理学家能够对人体组织及排泄物中许多种无机物及合成化学物质的安全水平和有害水平做出区分。

特别是近代毒理学关于毒物的定义与15世纪帕拉塞尔苏斯的定义相比更为明确。19世纪，英国的法医毒理学家艾尔弗雷德·斯温·泰勒（Alfred Swaine Taylor）更加明确地指出："小剂量的毒药是一种药物，大剂量的药物是一种毒药。"毒物定义的进一步完善更加明确了毒理学作为研究毒物的科学这一研究方向。

1.2 近代毒理学理论体系的形成

近代毒理学理论体系的形成，一方面得益于毒理学从药理学中分离出来；另一方面得益于生理学、化学、物理学、医学、药理学、法医学、病理学和生物学等相关领域的科学家的参与和学科之间的不断渗透，使毒理学也形成了独立的理论体系和多样性的特点。

在奥尔菲拉提出毒理学是一门独立学科之后的100多年，毒理学的研究都是作为药理学的一部分进行的[1]。然而，随着医学与自然科学的发展，毒理学逐渐完善和成熟起来。许多相关的科学家应用各种基础学科的理论和方法，提出了各种假说并进行测试，逐步形成了毒理学的系统理论和学术体系。

毒理学最先是从药理学发展和分化而来的

药物同毒物有时也难以严格区分。药理学实际上也以毒物为研究对象，因此人们把药理学中特别关于医药治疗方面的应用作为药物学（原意为药饵学），与以毒物为研究对象的毒物学相区别。因此，毒理学最先是从药理学发展和分化而来的。

几百年来，毒理学的独立并没有影响到药理学的发展。现在毒理学与药理学仍然联系在一起，世界各地仍然有不少的药理学与毒理学教科书、药理学与毒理学研究所、药理学与毒理学社团组织和药理学与毒理学杂志，毒理学仍然作为药理学研

---

[1] 顾学箕. 中国医学百科全书·毒理学. 上海：上海科学技术出版社，1982.

究的一部分而经久不衰。

药理学与毒理学一直是相互融合、相互关联的两门学科，研究药物的药理必然要研究它的毒性和副作用；研究毒物的毒性作用，科学家自然也注意到它的活性及其药理作用，以便利用毒物造福人类。因此，近代药理学也对近代毒理学的发展做出了重要的贡献。例如，16世纪初，帕拉塞尔苏斯认为药物由其有效活性成分发挥作用，从而应用酊剂提取物（鸦片酊）治疗疾病；被誉为"药理学之父"的韦佩费尔（Johann Jakob Wepfer，1620—1695）首次用动物实验研究药物的药理、毒理作用；1806年，德国药剂师苏尔塔梅尔（Fredrick Surturner，1783—1841）从罂粟中分离出吗啡。纯化合物的出现使重复定量给药成为可能，进而推动了科学药理学的发展。

特别是世界上第一位药理学教授，德国的巴克海姆（R. Buchheim，1820—1879），他和他的学生奥斯瓦尔德·施米德贝尔[①]先后创立和发展的实验药理学和器官药理学为近代毒理学实验方法的完善与理论体系的形成做出了重要贡献。在药理毒理研究方面，巴克海姆针对当时人们关切的毒物中毒的沉重话题，对一些最重要的金属毒物、毒蕈碱、烟碱以及洋地黄进行了深入的研究。1874年，施米德贝尔从洋地黄植物中提纯出了洋地黄毒苷，并证明它是有效的强心成分，且作用迅速，对急性心力衰竭的抢救作用极佳，是急救室必备的药品。

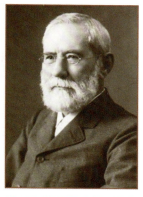

图47 奥斯瓦尔德·施米德贝尔

多学科的参与和学科之间的不断渗透

自然科学与社会科学相关学科的不断渗透促进了近代毒理学理论体系的形成。18世纪末，近代化学的出现为近代毒理学的发展铺平了道路。19世纪早期，近代毒药的系统研究使实验毒理学获得了迅速发展。

正是有毒物质的药用价值引起了18至19世纪的生理学家的兴趣。马戎第[②]花费了大量心血来研究中枢神经兴奋剂吐根碱和马钱子碱产生的行为机制。他研究土族人使用的箭毒，并将初步研究成果传授给了与他一样有名的他的学生伯纳德[③]。伯纳德在马戎第研究的基础上继续研究，证实了箭毒（Arrow Poison，Curare）会作

[①] 奥斯瓦尔德·施米德贝尔（Oswald Schmiedeberg，1838—1921），是德国药理毒理学家，生于俄罗斯波罗的海省库尔兰（Kurland）。他在进行药理研究的同时，对重金属、毒蕈碱、烟碱、洋地黄苷等一些最重要的毒物中毒进行了研究。世界20个国家的120名留学生在他的指导下工作，这些留学生回国后成为各国开创药理学与毒理学研究的专门人才，不少人成为知名的药理学与毒理学家，为此，他被称为"世界药理学之父"。

[②] 弗朗西斯·马戎第（Francois Magendie，1783—1855），法国生理学家，外科医师，实验生理学先驱，毒理实验的创始人。1783年10月6日出生于法国波尔多，10岁上学，16岁在巴黎一所医院做外科医师的学徒，兼管解剖标本。1803年入圣路易斯医院学医，1807年在医院讲授解剖学和生理学，1808年获医学博士学位。1813年开诊行医，并开设私人生理学课程。1821年被选入科学院和皇家医学科学院，1831年任法兰西学院生理学、病理学教授。因心脏病逝于1855年10月7日。

[③] 克劳德·伯纳德（Claude Bernard，1813—1878），法国生理学家、科学史学家，马戎第的学生。1854年任巴黎大学生理学教授，当选为科学院院士。1855—1856年证明一氧化碳在红细胞中会取代氧，使动物窒息，获得法国科学院实验生理学奖。1861年为医学科学院院士。逝世后成为法国举行国葬的第一位科学家。

用于神经肌肉接头。他还应用这一原理研究了许多除箭毒以外的药剂，如番木鳖碱、一氧化碳的中毒机制。伯纳德取得的这些成果成为19世纪实验毒理学发展的重要标志。

法医毒理学：法医学与毒理学的分支学科

近代毒理学与相关学科相互渗透，彼此借鉴和促进，也开始衍生出一些分支学科。法医毒理学就是这些分支学科中形成最早的学科之一。

由于中世纪砷中毒的发生，科学家开始研究砷中毒的鉴定方法并将其作为法律证据。迄今为止，近代毒理学最大的发展是化学家詹姆斯·马什（James Marsch）在1836年发明的一种解决最小剂量砷的方法。这种方法的特点是，整个过程都在U形试管中进行，管内蒸气的进出只能通过一个小的管口。可疑物质被滴在一个锌盘上，然后在锌盘上覆盖一层薄的硫酸，目的是产生氢气。任何含砷气体通过试管加热，到达试管冷却部分时就会凝结形成砷镜。砷镜反应一直到现在仍在被使用着。

在俄罗斯，近代毒理学起源于18世纪末和19世纪初的法医学。19世纪，圣彼得堡科学院的毒理学研究主要在医疗手术（军医）方面。俄罗斯医生亚历山大·罗维奇·涅柳宾（Александр Петрович Нелюбин，1785—1858）是药理、毒理-药剂学的创始人，他参与国家药理学、化学和审判，为近代俄罗斯毒理学的创建做出了贡献。

1.3 近代毒理学的完善与成熟

19世纪中期，近代毒理学不断完善并趋于成熟，主要表现在以下几个方面。

分析方法的完善

近代毒理学先后发现了砷的分析法（March，1836），砷和汞的分离和分析的联合方法（Reinsh，1841），筛选一般毒物的方法（Fresenius，1845；Von Babo，1847），生物碱的提取和分离（Stas-Otto，1851），磷的检测和鉴定（Mitscherlich，1855）。

实验毒理学的发展

19世纪50年代后期，乙醚、氯仿和碳酸在医学上的应用导致了数例死亡事件的发生。这些不幸事件的发生促使人们去探讨导致死亡的原因，并就这些化合物的有益和有毒效应的生理机制进行实验研究。到了19世纪后期，有机化合物的应用更加广泛，苯、甲苯和二甲苯也开始得到大规模商业化生产。生产实践的需要大大促进了毒理学的发展。

随着工业革命和有机化学的发展，实验毒理学在19世纪获得了迅速发展。马戎第、奥尔菲拉、马戎第的学生克劳德·伯纳德等先后进行了一系列实验毒理学研究，为药理学、实验治疗学和职业毒理学奠定了基础。

毒理机制研究

近代毒理学对毒理机制的研究不断取

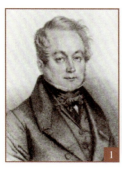 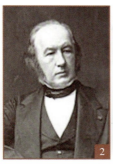 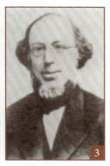

图48 弗朗西斯·马戎第和他的学生（1.弗朗西斯·马戎第；2.克劳德·伯纳德；3.詹姆斯·布莱克）

得进展。例如，对毒箭的研究；吐根碱和士的宁的作用机制（马戎第，1809）；一氧化碳与血红蛋白的结合；士的宁作用机制和箭毒作用部位的研究（伯纳德，1850）；铀离子对细胞膜转运的作用（A. Rothstein）；铅的急性和慢性作用研究（R. A. Kehoe）；铍的慢性呼吸道疾病研究（A. Vorwald）；铍与工业中毒（H. Hardy）；铀毒理学（刘树铮）；生物化学损害，致死性合成（R. A. Petera）；简化剂量反应评价（T. T. Litchfield 和 F. Wilcoxon）；概率单位法，计算剂量-死亡曲线（C. J. Bliss）以及毒性标准（H. Hodge）等。

解毒与毒物利用

近代毒理学在研究毒性机制的同时，也开始涉及解毒与毒物利用。例如，解毒机制研究物种变异（R. T. Williams）；蕨类活性及抗蠕虫药，巴豆油的导泻作用（R. Bohm，1890）；开发麦角酸及盐生物；拟精神病药（A. Hoffman）等。

世界毒物史研究

19世纪末，一些德国科学家对毒理学的发展做出了重大的贡献。路易斯·莱温（Louis Lewin，1850—1929）在毒物学领域中是一位非常有影响力的人物。他出版了很多作品，一些作品中还涉及了毒物学中的甲基、乙基、高含量酒精、慢性镇静剂的作用，植物里含有致幻（Hallucinogenic）作用的物质，以及毒物学中罕见的三氯甲烷等其他物质。在他的出版物中还蕴含着一个毒理学家对世界历史的见解，他于1920年出版的作品《世界历史上的毒物》成为一本关于毒物学的历史教科书。

近代毒理学对相关学科的影响

近代毒理学在完善发展的过程中也促进了相关学科的发展，特别是对于临床医学、法医学、劳动卫生及职业病学、兽医学、实验病理学和安全评价都有所贡献。

由于毒理学的影响和启示，新的化学分析方法使粗药制剂中的主要生物碱得到纯化和分离。1833年，乌头碱、阿托品、可待因、天仙子胺、吗啡、尼古丁和马钱子碱被从植物中分离出来。生物碱的显色试验在1861至1882年被开发出来。1890年，定量分析方法开始使用。从生物碱的生理实验到后来被完善成定量测定体液和组织中的酒精、定性试验血液中的一氧化碳的实验方法，也在此时被发展起来。

与此同时，在整个19世纪，法医和法医毒理学的教科书不断增多。1867年沃莫莱（Theodore Wormley，1826—1897）著的《毒物的微量化学》（*The Micro-Chemistry of Poisons*）是美国第一部关于在有机混合物中检测毒物的专著，成为20世纪毒理学科的标准参考书。

2 近代毒理学的主要成就

2.1 从无机到有机毒物分析的突破

奥尔菲拉"进入人体的毒物蓄积在一定的组织中"的名言给毒物分析指明了方向。在无机毒物的早期分析研究方面，马什（Marsh）于1836年提出了测定砷的方法；赖英斯（Reinsh）于1841年提出了分离、测定汞和砷的联合分析方法；弗里森尼斯（Fresenius）等于1845年提出了筛选毒物的一般方法；米茨彻里克（Mitscherlich）于1855年提出了检出和鉴定磷的方法。到了1830年，几乎所有的无机化学物的成分都能通过化学分析的方法而得知，但是用上述方法不能分析出有机毒药。

1851年，近代毒理学最重要的突破是比利时分析化学家让·塞尔瓦伊斯·斯塔斯（Jean-Servais Stas，1813—1891）在调查杀人案时从尸体中提取出植物生物碱——尼古丁，证实了奥尔菲拉"进入人体的毒物蓄积在一定的组织中"的论断。从此，检查有机毒物的方法增加了，那些利用植物毒素进行毒杀的方式也随之衰落了。

2.2 化学方法用于毒物与中毒研究

18世纪以前的法医毒理学主要靠肉眼观察活体和尸体的病理变化，依靠这些直观的、浅显的结论来判别是否中毒。而奥尔菲拉把化学方法用于毒物研究，他通过引入新的化学实验方法来证明致死原因，取代了以前仅仅根据观察特征来进行诊断的唯一方法。其独特之处在于把分析化学与尸体的病理检查结合起来，使得毒理学建立在坚实的定量基础上。

奥尔菲拉的一个学生，罗伯特·克里斯蒂森（Robert Christison，1797—1882）爵士以英语写了一本《论毒物与法医学、生理学和医学实践的关系》（*A Treatise on Poisons in Relation to Medical Jurisprudence, Physiology and the Practice of Physic*）的教科书。他提出用病理学、化学、生理学和目视症状等四个方面的证据来检测毒物犯罪，从而推动了英国法医毒理学的发展。

18世纪末到19世纪中叶，近代化学分析方法得到迅速发展：1833年，乌头碱、阿托品、可待因、天仙子胺、吗啡、尼古丁和马钱子碱被从植物中分离出来；1839年，奥尔菲拉第一个从人体器官而不是从胃肠道提取出了砷，并于1840年分析了提取出的样品，从而帮助了玛丽·拉法奇（Marie Lafarge）谋杀她丈夫的案件的判定；生物碱的显色试验在1861至

1882 年被开发出来；1890 年，定量分析方法开始使用。所有这些近代化学的成果为近代毒理学的发展铺平了道路，增添了活力。

2.3 提出毒物作用于靶器官的概念

1775 年，英国著名医生波特研究了烟筒清扫工患阴囊癌的因果关系，揭示了多环芳香烃致癌作用的事实，由此首次提出毒物作用于靶器官的概念，使之成为近代毒理学研究的一项成果。

化学物质在生物体内作用于特定的器官（靶器官毒性），是由方塔纳（Felice Fontana，1730—1805）发展起来的。他在研究欧洲毒蛇蛇毒的实验中发现，由毒蛇咬引起中毒的症状是由于毒液在血液中直接作用的结果。这一发现对药物或毒物的作用是通过神经还是通过在血液中的吸收和转运过程起作用做出了贡献，从而使整个 17 至 18 世纪的化学和生理学研究的这一争论得以结束。

1819 年，马戎第用青蛙证明士的宁作用于脊髓。他的第二个学生詹姆斯·布莱克①对药物的化学结构与它的生物活性之间的关系进行了研究，其研究的结论支持靶器官毒性的概念。

毒物作用于靶器官概念的提出被认为是近代毒理学研究的开端。

2.4 阐明箭毒的中毒机制

19 世纪，德国生理学家马戎第建立了系统研究毒物对人体作用机制的基础。他研究了爪哇箭毒，后来证明其内含有马钱子碱。1809 年，他用动物研究了见血封喉、马钱子等箭毒植物药的毒性作用机制，指出天然药物的毒性或药性作用决定于其中含有的化学物质，这些药物直接接触效应器官而起作用。

1845 年，马戎第的学生克劳德·伯纳德将箭毒注入青蛙的皮下，青蛙死亡后立即进行解剖观察，发现其神经特性完全消失。1856 年，伯纳德发现了箭毒的作用部位。他用青蛙证明了筒箭毒碱作用于神经肌肉接头，阐明了箭毒作用于神经肌肉传输作用的性质，有效地利用毒物作为工具解决重要的生理学问题。1857 年，他又发现箭毒作用于神经与肌肉的接头处会引起死亡，其机制是影响了神经控制的呼吸肌运动。这些实验研究成果不仅标志着近代药理学的重大进步，而且也标志着近代毒理学的开始。

---

① 詹姆斯·布莱克（James Blake，1815—1893），药理学与毒理学家，马戎第的第二位学生。

2.5 一氧化碳与血红蛋白结合机制的研究

马戎第的学生克劳德·伯纳德发展了实验生理学的思想。在活体解剖基础上，他还进行了实验生理学教学，获得极大成功。1850年，伯纳德发现了一氧化碳能与血红蛋白结合。他认为一氧化碳中毒的发生是它不可逆地与血红蛋白结合阻止了身体组织中氧气的有效转运而使组织窒息的结果。

1846—1856年，伯纳德对一氧化碳毒性和一氧化碳与血红蛋白结合的机制进行了研究。他通过实验得出的结论是：一氧化碳与红细胞的亲和力比氧强，所以，当血液与一氧化碳接触后，气体交换麻痹，人产生窒息死亡。此外，他还对士的宁、烟碱、乙醚等进行药理学研究，为实验药理学与毒理学的诞生和发展开了先河。

2.6 微生物毒素的研究取得进展

近代对微生物毒素的科学研究开始于18世纪后期。1770—1780年，英国人移民到美国东北的新英格兰地区后，人丁不兴旺，有人认为是吃了真菌毒素污染的裸麦面包所致。后来他们改吃小麦面包，并加强了食品卫生监督以后，麦角中毒就不再成为公共卫生问题了。

人类发现的第一种细菌毒素是白喉毒素。当时，白喉是一种严重危害人类健康的传染病，患者咽喉部长出灰白色膜，致使呼吸困难和心肌炎而引发死亡。1883年克列布（Theodor Klebs）、1884年洛弗勒（Friedrich Loeffler）相继成功分离和培养了病原菌白喉棒状杆菌。1888年，爱弥尔·鲁（Emil Roux）和耶尔森（Alexandre Yersin）分离出白喉毒素。后来德国细菌学家科赫的学生理查德·普法伊费尔[1]在研究霍乱弧菌感染的发病机制时发现白喉棒状杆菌可产生两种具有不同性质的毒性物质，一种为由活菌合成并释放出来，对热敏感的蛋白质成分，即外毒素（Exotoxin）；另一种为对热抵抗，并且只有当细菌崩解后才能释放出来的非蛋白质成分，即内毒素（Endotoxin）。

在此后的约50年中，随着对细菌致病性和传染病病原的探求以及对人及动物免疫预防等的研究，继白喉毒素后科学家又发现了许多种毒素，现在发现的细菌毒素有200多种。[2]

---

[1] 理查德·普法伊费尔（Richard Pfeiffer, 1858—1945），德国生理学与细菌学家。
[2] 第二次世界大战时开始从分子水平研究毒素的生化作用，发现产气荚膜梭菌毒素是一种磷脂酶；20世纪50年代以后，发现炭疽毒素由三个不同部分（水肿因子、保护性抗原和致死因子）组成；1959年证实霍乱的致病因子是不耐热肠毒素，17年后，分离和提纯出了霍乱肠毒素（CT）。从此，许多对人畜致病的重要毒素相继分离出来。

3

中国近代毒理学的研究进展与贡献

3.1 清代毒理学研究的重要特点

中国历史上的近代是指中英鸦片战争（1840）到五四运动（1919）这中间的一段时期。这一时期前后，中国历史上发生了许多重大事件，诸如1839年林则徐在虎门销烟，1840年至1842年发生了鸦片战争。历史学家又将1840年鸦片战争到1919年五四运动前夕称为旧民主主义革命阶段，将1919年五四运动到1949年中华人民共和国成立前夕称为新民主主义革命阶段。由此可见，中国近代史始自1840年鸦片战争爆发，止于1949年中华人民共和国成立，历经清王朝晚期、中华民国临时政府时期、北洋军阀时期、国民政府时期和抗日战争与解放战争时期，是中国半殖民地半封建社会逐渐形成到瓦解的历史。中国近代史也是一部充满灾难、落后挨打的屈辱史；是中国人民探索救国之路，实现自由、民主的探索史；是一部中华民族抵抗侵略，打倒帝国主义以实现民族解放、打倒封建主义以实现人民富强的斗争史。

在毒理学历史研究中，鸦片战争被称为一场倾销与反倾销鸦片毒品的战争。在此期间，清政府面对着鸦片问题的严禁派与弛禁派之间的斗争[1]，民间抵制鸦片和医治毒品之害的活动一直没有停止。因此，围绕鸦片与毒品的科学研究是中国近代毒理学发展的一个显著特点。

中国历史上的鸦片战争时期是中国封建社会发展的巅峰。这一时期，中央政权高度集中，社会相对稳定，经济、政治、科学、文化等均得到快速发展。中国传统医学也不例外，同样进入了全面发展的鼎盛时期，尤其是大型综合性医著的编撰成为此期医药学发展的显著特点。清代毒理学的内容也得到了丰富与发展。特别是由于西方列强的侵入，使鸦片从治病救人的药物变成了危害社会的毒品，并且最终成为中国的社会问题。这一问题的产生迫使统治者制定了一系列的法律法规，从而发展并完善了毒物管理的法规制度，也使得人们对毒物有了较为深入的认识。随之发展的还有中毒病的预防、诊治，以及毒物利用等。

---

[1] 当时，严禁派痛切地指出鸦片的祸害，主张当机立断，严厉禁烟；提出用严刑峻法，重治吸食，广传戒烟药方，限期一年戒绝；过期仍吸食者，平民处死刑，官吏加等治罪；包庇吸食亦予治罪，对举报者则予奖励。弛禁派主张取消输入鸦片的禁令，准许公开买卖，照药材纳税；提出国内种植鸦片不予限制，国产鸦片多了，洋商无利可图，外国鸦片即可不禁自绝。

3.2 《辨证录·中毒门》及其贡献

《辨证录》是中国清代陈士铎①之作。全书共 14 卷，126 门。其中第十卷第 71 门为《中毒门》。中毒门的 12 则分别记载了重要毒物的中毒与解毒救治的经验。

砒霜之毒

"人有服砒霜之毒，疼痛欲死，苟不急救，必至腐肠烂胃，吐呕紫血而死……救法必须吐出其毒。然而虽经吐出，不能尽出其毒，必须用解毒之味。世人往往用羊血以吐之，亦有能生之者。但初下喉之人可救，食之多时，久入胃中，则无益矣。我有一方，得之异人所传，久暂皆可救。方名救死丹：生甘草（二两）、瓜蒂（七个）、玄参（二两）、地榆（五钱），水煎服。一下喉即吐，再煎渣服之，又吐，砒霜之毒必然全解。"

断肠草之毒

"人有服断肠草者，初则胸前隐隐作痛，久则气不能通，及至腹痛，大小便俱不能出而死。夫断肠草即钩吻也……闽广之间，多生此物。妇女小忿，往往短见，偷食觅死如饴，取其不大痛楚也。世亦以羊血灌之，得吐则生。然亦有服羊血不肯吐者，往往不救。不知断肠之草，杀人甚缓，苟用解毒通利之药，无不生者，不比砒毒酷烈。方用通肠解毒汤救之。生甘草（一两）、大黄（一两）、金银花（一两），水煎服。一泻而愈，不必二剂。此方用金银花、生甘草以解其毒，用大黄迅逐以通其气，毒解气通，断肠之草何能作祟哉。"

漏脯中毒

"人有食漏脯充饥，致胸膈饱满，上吐下泻，大肠如刀割疼痛，泻不可止而死者有之……以毒物充饥，安得不变生不测哉。但世多食漏脯不死，又是何故？其屋必非岁久之屋，未曾经蛇蝎行走故耳。食之虽不至死，病则断不能免，所以漏脯为太上所戒。倘人误食，疼痛吐泻，急用解毒之药，可以得生。方用化漏汤：山楂（三钱）、生甘草（五钱）、大黄（三钱）、浓朴（三钱）、白芷（二钱）、麦芽（二钱），水煎服。一剂毒尽出矣，二剂痛定，不必三剂。此方消其肉食，则脯易变化，后以大黄推荡之，白芷、甘草从中解毒，则顺流利导，易于祛除也。"

饮吞鸩酒②

"人有饮吞鸩酒，白眼朝天，身发寒颤，忽忽不知，如大醉之状，心中明白，

---

① 陈士铎，字敬之，号远公，别号朱华子，又号莲公，自号大雅堂主人，浙江山阴（今浙江绍兴）人。约生于明天启年间，卒于清康熙年间，享年 80 岁。陈士铎治病多奇中，医药不受人谢。著有《内经素问尚论》《灵枢新编》《外经微言》《本草新编》《脏腑精鉴》《脉诀阐微》《石室秘录》《辨证录》《辨证玉函》《六气新编》《外科洞天》《伤寒四条辨》《婴孺证治》《伤风指迷》《历代医史》《琼笈秘录》《黄庭经注》和《梅花易数》等。

② 鸩，是一种毒鸟，相传以鸩毛或鸩粪置酒内有剧毒。

但不能语言，至眼闭即死……饮鸩酒者，倘眼未闭，虽三日内，用药尚可活，方用消鸩汤：金银花（八两，煎汤取汁二碗），用白矾（三钱）、寒水石（三钱）、菖蒲（二钱）、天花粉（三钱）、麦冬（五钱），再煎一碗灌之。一时辰后，眼不上视，口能出言。再用前一半，如前法煎饮，二剂而愈，断不死也。"

食鳖腹痛

"人有食鳖而腹痛欲死，往往有手足发青而亡者。夫鳖虽介属，本无大毒，然鳖之类多属化生，有蛇化者，有龟化者，有鱼化者。龟、鱼所化，俱能益人；惟蛇最毒，其鳖腹之下必有隐隐蛇皮之状，且其色大红，断不可食，食必杀人。人苟误食，腹必大痛，以毒瓦斯之攻肠也。手足发青者，手足属脾，毒中于脾，外现于手足也。治法不可解鳖之味，而仍当解蛇之毒。方用：白芷（三钱）、雄黄末（三钱）、山楂（一钱）、丹砂末（一钱）、枳实（一钱）、茯苓（五钱），水煎服。一剂疼痛止，二剂秽毒出矣，不必三剂。此方白芷、雄黄俱是制蛇之药，而山楂、丹砂善化鱼肉之味，合而用之，则鳖毒易消。加入枳实、茯苓者，枳实最能去积，茯苓尤能利水，水族之物，毒随水化，更易于解散耳。"

"此症用驹溺汤甚神。马尿（一碗）、生甘草（一两），水煎服。得吐即愈，不吐即再饮二煎，无不愈者。"

误服蒙汗之药

"人有道途之间，误服蒙汗之药，以致头重脚轻，口吐涎沫，眼瞪不语，此迷心之故也。山东村店，最多此药。乘其一时心迷，以取财物。醒来多不记忆，恍恍惚惚，辨别不真。其药大约用天仙子为君，加入狐心等物，虽不至杀人，然久迷不醒，亦为可畏。世人以凉水解之，亦能少醒，但凉水入心，水停心下，倘系虚人，必变他症，非解法之善也。方用止迷汤：茯苓（五钱）、生甘草（三钱）、瓜蒂（七枚）、陈皮（五分），水煎服。即大吐而醒。"

蛊毒

"人有游两粤之间，或与妇女交好，或与男子成仇，多下蛊毒于饮食之中，人食之则面目渐黄，饮食倦怠，或一年，或三载，无药解之，必至暴死。世传蛊毒，土人将各毒虫与蛇、蝎等物投于缸中，听其彼此相食，食完止存一物，不死者，取之以为蛊母，此讹也。盖彼地别有蛊药，乃天生之毒也。土人治蛊，有方法可解，大约皆用矾石以化蛊，惟恐外人知之，故秘而不言。矾石清痰，又善化坚，蛊积于腹中，内必坚硬，外以痰包之。所以一物两用，奏功颇神。惟是人身柔弱者多，刚强者少，又得蛊毒结于胸腹之间，必然正气大虚，倘徒用矾石，不更虚其虚乎。必须于补气补血之中，而加用消痰化蛊之药，则有益无损，始称万全。方用破蛊全生汤：人参（一两）、茯苓（五钱）、当归（一两）、生甘草（三钱）、白矾（三钱）、半夏（三钱），水煎服。一剂胸腹爽，再剂胃气开，三剂蛊毒渐消于乌有矣。此方补气血之亏，化痰涎之块。正气既旺，邪气自消，况有攻坚、消蛊之品，蛊何能再聚而不散哉。"

"此症用散蛊丸亦佳妙。白矾入于鸭蛋内，火为枯矾后，用茯苓（一斤）、白术（一斤）、枯矾（四两），同为绝细末，米饮为丸。每日白滚水送下三钱，不须服完愈。"

竹间之蕈

"人有误食竹间之蕈，或轻吞树上之菌，遂至胸胀心疼，腹痛肠泻而死。夫蕈、菌之物，亦芝草之类。竹根、树柯生蕈、生菌者，以土之湿热也。其下必丛聚蛇、蝎、恶虫，其气上腾，蕈、菌得气，温而不寒，易于生发，故较他产更加肥壮，其味最美，而其气实毒也。方用解菌汤救之。生甘草（二两）、白芷（三钱），水煎服。服后，乃用鹅翎扫其咽喉，引其上吐，必尽吐出而愈。即或已过胃中，鹅翎探引不吐，亦必腹疼下泻，可庆安全。盖生甘草原是解毒之神品，又得白芷，最解蛇毒，相助同攻，自易下逐而尽消也。"

食牛、犬之肉

"人有食牛、犬之肉，一时心痛，欲吐不能，欲泻不可，此毒结于心胃，不升不降也。论理亦宜用吐法，然亦有探吐之不应者⋯⋯治法消化其肉食，佐之以解毒之品，则胀闷一宽，即可不死。方用消肉化毒丹：山楂（三钱）、枳壳（一钱）、神曲（三钱）、雷丸（三钱）、浓朴（一钱）、大黄（三钱），水煎服。一剂而大下之，则犬、牛之肉尽消而出，不必二剂。"

盐卤之毒

"人有一时短见，服盐卤之毒，必至口咸作渴，腹中疼痛，身蜷脚缩而死⋯⋯治法必用甘以解之，方用：生甘草（三两），煎汤救之。如服卤未久，生甘草汤中加淡豆豉一两，同煎饮之，必吐。如服已久，生甘草汤中加入当归二两，同煎饮之，肠润未必皆死也。要在人活变耳。"

"此症亦可用归冬榆草汤救之。生甘草（二两）、当归（一两）、麦冬（一两）、地榆（五钱），水煎服。"

饮酒大醉

"人有恣饮烧酒，大醉而死，其身体必腐烂臭秽。夫酒为大热之物，况烧酒纯阳无阴，尤为至热者乎。多饮过度，力不能胜，一时醉倒，热性发作，腐肠烂胃，往往不免。必须用井水频扑其心胸。解其头发，浸头于冷水之中，候温即易凉水，后用解炎化酒汤救之。人参（一两）、柞木枝（二两）、黄连（三钱）、茯苓（五钱）、菖蒲（一钱）、寒水石（三钱），水煎，服一碗，以冰水探冷灌之，得入口中，即不死矣。此方以柞木解其酒毒，黄连、寒水石解其火毒，菖蒲引入心中，用茯苓以分消其酒湿之气，然必用人参以固真气者，使气不随酒俱散。"

"此症用地龙汤救之亦神妙。蚯蚓（二十条）、葱（四十条），同捣烂如泥，以井水二碗漉过，取汁一碗，灌醉人口中，即可保其不死也。"

食河豚

"人有爱食河豚，以致血毒中人，舌麻心闷，重者腹胀而气难舒，口开而声不出，若久不治，亦能害人。大约肝经血燥，而胃气又弱者，多能中毒⋯⋯治法吐出其肉，则气舒腹宽，声出而口闭，何至有心闷、舌麻之症哉。方用瓜蒂散加味治之。瓜蒂（七枚）、白茅根（一两）、芦根（一两），水煎汁饮之。必大吐，吐后前证尽解，不必再服。古人有拼死食河豚之语，亦是爱食之也⋯⋯"

"此症用芦姜汤救之亦神效。神曲（三钱）、半夏（二钱）、茯苓（三钱）、芦根汁（一碗）、生姜汁（一合），水煎。一剂即安。"

3.3 清代毒理学与中毒检验救治记载

清代《本草学》和综合医著中有关毒物学、毒理学及其中毒防治等方面的内容极为丰富。

《本草纲目拾遗》

清代赵学敏在《本草纲目拾遗》中对明代李时珍的巨著《本草纲目》刊误计34条，其中有的是补充李时珍的不足，提出新的材料；有的则明确地指出其错误。他指出了妇人"服铅粉致死，手足皆黯"，以说明铅粉有毒，纠正了李时珍《本草纲目》中"粉锡（铅锡）辛寒无毒"的说法，从而明确了对铅的毒性的正确认识。他详细地叙述了《本草纲目》未提及的射罔的炮制，所述方法和步骤十分详尽。

《本草纲目拾遗》著于公元1765年（清乾隆三十年）。该书是在《本草纲目》刊行100余年之后编著的。其目的是拾《本草纲目》之遗。全书共十卷，载药921种，其中《本草纲目》未收载的有716种，绝大部分是民间药，如冬虫夏草、鸦胆子、太子参等；还有一些外来药品，如金鸡纳（喹啉）、日精油、香草、臭草等。该书除拾《本草纲目》之遗以外，对《本草纲目》所载药物备而不详的还加以补充，错误处给予订正。本书体例与《本草纲目》类似，除未列人部外，另加藤、花两类，并把"金石"部分为两部。

《古今图书集成·医部全录》

清代陈梦雷、蒋廷锡等于1723年撰写的《古今图书集成·医部全录》卷327中，汇集了汉至清代五家医著中有关中毒的论述，解毒方剂10首，单验方137个。此外，该书中的中蛊门、中恶门、饮食门等也收载了许多有关毒物伤人的内容。

《植物名实图考》

清代吴其濬①虽是科甲出身，一直做官，但对于植物学研究有浓厚兴趣。每到一地，他都随时留心观察、记录各种植物的生长和分布状况，大量采集植物标本，并向乡人请教。他著有《植物名实图考》，1848年刊行，全书共38卷，收载植物1714种，丰富了有毒植物的生物学、生态学与毒物学的相关内容。

荞麦花中毒

1800年，中国发生了荞麦花中毒灾害。据魏源（1794—1857）《清夜斋诗稿·道中杂言》八首中记载："中野种荞麦，春风吹麦新。二月麦花秀，三月花如银。麦秋不及时，人饥已奈何！花毒作糇粮，急那择其他。以鸩止渴饥，僵者如乱麻。冀此顷刻延，偿以百年嗟。投入北邙坑，聚土遂成坟。明年土依然，春风吹麦

---

① 吴其濬（1789—1874），河南固始人，嘉庆丁丑年（1871）进士。先后任翰林院修撰、礼部尚书、侍郎等职，以后又出任湖北、江西、甘肃、浙江、湖南、云南、贵州、广东、福建、山西等省的学政、巡抚等职。时人称其"宦迹半天下"。《清史稿》有传。

新。勿食荞麦花，复作坑中人。"魏源以赋诗的形式描述了当时灾荒缺补，人们以荞麦花为食，导致灾民大批中毒的情景。

曼陀罗中毒

清代《宋人轶事汇编》记载："范杞为湖南转运使，五溪蛮反，杞以金帛、官爵诱之出，为设酒宴，饮以曼陀罗，昏醉尽杀之，凡数千人……"

烟酒危害的论述

清代杰出的蒙古族医学家、翻译家、诗人察哈尔格西罗布桑苏勒和木（1740—1810）的著作中有《烟酒与健康》《烟酒的危害》等的论述。

开棺验尸

中国清代法医检验案例——风流龟鉴中毒案例的确定，最后是以开棺验尸还其真相的。

轮作与植物化感毒性的应用

植物化感毒性对促进农业生产有着重要作用，如外来物种豚草的生长过程中释放出的酚酸类、聚乙炔、倍半萜内酯及甾醇与化感物质对禾木科、菊科等一年生植物有明显的抑制、排斥作用。

清代郭云升《救荒简易书》中记载："红薯怕萱花，萱花种薯，薯皆带萱气，红薯怕辣椒花，辣椒花种薯，薯皆带辣气。"这便是农作物间化感作用中自毒作用的很好说明。

有毒药物的利用

清代叶天士善用毒虫药治疗症瘕积聚、疟母（注：中医指疟疾日久气滞血瘀结而成块）、惊厥等痼疾。

关于家畜中毒的防治

清代《幽风广义》中记载养猪有七宜八忌，强调猪要"忌饲酒毒。猪脏最软，偎酒酵时有酒味，厚者便能毒死，不可不知"。在预防药物中毒方面，普遍提出"胎振服忌"[①]。

在中毒病的治疗用药和方法上也有许多记载。《牛经备要医方》中记载"牛误食毒草，以致肚胀，气急不能食草，宜先以菜油解其毒，再服枳壳宽胸散，如便秘胀甚者加大黄"。《三农纪》卷八中记载"鸡中毒者，麻油灌之，或茱萸研末啖"。

---

① 见《本草纲目》，《元亨疗马牛驼经全集》（中药篇），《元亨疗马集》等。

4 具有里程碑意义的毒理学著作

4.1 奥尔菲拉的五部经典之作

奥尔菲拉（Mathieu Joseph Bonaventure Orfila，1787—1853）作为毒理学的创始人，一生著有五部法医学和毒理学著作。

《法医学教程》

《法医学教程》是一部有关法医学最早的重要著作之一，书中特别提出了"法医毒理学"的基本概念。该书于1472年出版，1924年出版英译本。

《毒物与毒理学概论》

《毒物与毒理学概论》亦译为《毒药的特性》或《矿物、植物和动物毒物概论》，是一部从病理学、法医学方面研究从矿物、植物和动物中提取毒物的方法的重要著作，是毒理学第一次成为一门独立学科的标志性著作。该书于1814至1815年第一次出版，1818年出版第二版，1852年出版第五版，1817年出版英译本。

《医学化学基础》

《医学化学基础》是一部有关毒理学中化学分析方法的第一部著作，书中提出阳性的化验结果是诊断中毒的必要条件，并建立了许多分析化验程序。该书于1817年第一次出版，1828年出版第四版，1851年出版第八版。

《中毒和窒息病人的抢救》

《中毒和窒息病人的抢救》亦译为《论及中毒的诊断与治疗》，是一部有关中毒救治的著作，也是《毒物与毒理学概论》一书的通俗缩写本。书中通过实验推荐了人工呼吸解毒剂和解毒疗法。其中，解毒剂包括了一些能吸附或促进排毒或中和酸、碱的物质，如蛋清、牛乳、食盐、醋、柠檬汁、肥皂、五倍子果等。书后还附有分析毒物及掺假酒类和鉴别真死和假死的专门方法。该书于1818年第一次出版，1821年出版第二版，1919年出版第三版，1918、1919和1926年分别出版了英译本。

《法医教程》

《法医教程》是有关法医学的第一部著作，特别提出了法医毒理学。该书于1821至1823年第一次出版，1828年出版第二版，1848年出版第四版。

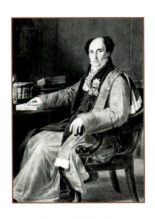

图49 奥尔菲拉

4.2 毒物毒性研究的标志性专著

《毒药机理》

《毒药机理》是一部是由几篇随笔编写成的书,内容涉及毒蛇、有毒动物和有毒植物。作者为理查德·米德①。该书于1702年第一次出版,1708年出版第二版。

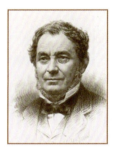

图50 理查德·米德

《箭毒对动物的作用》

《箭毒对动物的作用》是一部研究箭毒对动物作用的专著。作者为迪莱利(R. Delille)和弗朗西斯·马戎第(Francois Magendie)。该书于1809年出版。

《论蝮蛇毒液、美洲毒物、樱桂树及其他几种植物性毒物》

《论蝮蛇毒液、美洲毒物、樱桂树及其他几种植物性毒物》是一部有关毒物及解毒剂的重要著作。作者为方塔纳(Felice Fontana,1730—1805)。该书于1781年出版,1787年和1795年出版英译本。

《有毒物质及药物作用》

《有毒物质及药物作用》是一部关于实验病理学的著作。作者为克劳德·伯纳德(Clande Bernard,1813—1878)。该书于1857年出版。

4.3 毒物分析与法医鉴定著作

《毒物与解毒剂的鉴定以及体内外毒物最主要的测定方法》

《毒物与解毒剂的鉴定以及体内外毒物最主要的测定方法》,作者为尧夫斯基,于1834年出版。

《实用卫生学检查法》

《实用卫生学检查法》记述了检查空气、土壤及水中的污染物和与卫生管理有关的物质的化学及细菌学方法,供医师、化学人员及律师应用。作者是德国毒理学家卡尔·伯

---

① 理查德·米德(Richard Mead,1673—1754),1673年8月11日出生于伦敦斯蒂芬。他是一位潜心致力于毒物研究的英国医生,博士生导师。1703年成为皇家学会会员。1720年前后,他对传染病的认识,特别是在防控鼠疫蔓延方面为英国做出了贡献。于1754年2月16日逝世。

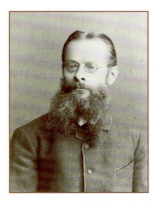

图51 卡尔·伯恩哈德·莱曼

恩哈德·莱曼（Karl Bernhard lehmann, 1858—1940）。该书于 1890 年第一次出版，1901 年再版，1893 年出版英译本。

《毒物微量化学》

《毒物微量化学》（Micro-Chemistry of Poisons）是沃莫利[①]于 1869 年写的关于毒药的书。书中介绍了毒物引起生理功能的变化、病理学以及与法律的关系，意外中毒和自体中毒；附录中编辑了毒物的微量检测方法和血液微量数据，供医疗、法学家、医生和一般化学家参考。该书是美国第一本专门论述毒药的书。

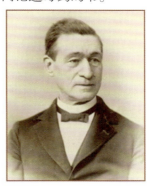

图52 西奥多·乔治·沃莫利

4.4 中毒救治的著作

《毒物简表及其解毒剂》

《毒物简表及其解毒剂》（Table of Poisons and Their Antidotes），作者是俄亥俄医学院化学与药学教授约翰·洛克(John Locke, 1792—1856)。该书是一部毒理学进展讲演集，1841 年 1 月 15 日第一次出版，1843 年出版第二版，1848 年出版第三版。

《蛇咬伤的解毒剂》

《蛇咬伤的解毒剂》（Snake Bite and Its

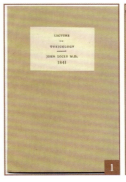 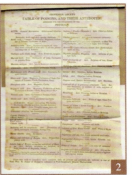

图53 约翰·洛克讲演集《毒物简表及其解毒剂》（1.封面；2.毒物简表）

---

① 西奥多·乔治·沃莫利（Theodore George Wormley, 1826—1897），1826 年 4 月 1 日出生于美国宾夕法尼亚州的沃莫利斯伯格（Wormleysburg）。1849 年在费城大学获得医学博士，1850 年开始行医。1859—1863 年，他先后发表了关于紫杉化学、马钱子碱的化学反应，阿托品、吗啡、藜芦、尼古丁、可待因和乌头碱等的一系列论文。1865 年，他的专业重点从医学实践转向毒物学和化学，1877 年任宾夕法尼亚大学化学和毒理学教授。1897 年 1 月 2 日在费城去世，享年 70 岁。《毒物微量化学》一书另有记载首版是 1867 年在纽约出版，共出两版。

Antidote）是亚罗① 撰写的关于南美响尾蛇毒液和解毒实验的一部重要著作。1888 年在纽约出版。

4.5 毒理学综合性论著与教科书

《职业性疾病》

《职业性疾病》是关于职业病的第一部综合性著作，开创了职业卫生学的先河。作者是伯纳迪诺·拉马齐尼（Bernardino Ramazzini，1633—1714）。该书于 1700 年第一次出版，1703 年再版，1705 年和 1746 年分别出版英译本。

《毒理学教科书》

《毒理学教科书》是一部有重要价值的毒理学教科书。作者是路易斯·莱温（Louis Lewin，1850—1929）。该书于 1885 年第一次出版，1897 年再版，1929 年出版第四版时书名改为《毒物与中毒》。

《实用毒物学教科书》

《实用毒物学教科书》是一部研究洋地黄苷和麦角生物碱的专著。作者是德国医学与药理学家爱德华·鲁道夫·科伯特②。该书于 1887 年出版。

《关于中毒的教科书》

《关于中毒的教科书》是一部优秀的教科书，侧重于法医学。作者是爱德华·鲁道夫·科伯特。该书于 1893 年第一次出版，1897 年出版英译本，1902—1906 年出版两卷第二版。

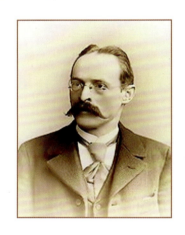

图 54 爱德华·鲁道夫·科伯特（摄于 1900）

---

① 亨利·克雷西·亚罗（Harry Crécy Yarrow，1840—1929），美国鸟类学家、博物学家和外科医生。1840 年 11 月 19 日出生于费城，先后在美国宾夕法尼亚州、瑞士日内瓦学习，于 1861 年获得医学博士学位。1886—1917 年曾在美国陆军医院博物馆比较解剖科、国家博物馆爬行动物部等部门工作，1908 年加入美国陆军医疗后备队任中尉。1917 年，在第一次世界大战中在美国军队医疗团晋升为中校。

② 爱德华·鲁道夫·科伯特（Edward Rudolph Kobet，1854—1918），德国医学与药理学家。1854 年 1 月 3 日出生于比特，1918 年 12 月 27 日逝世。除了研究洋地黄苷和麦角生物碱之外，他还研究皂苷、鹅鬼笔蕈和蓖麻的药理作用，撰写了多部药理学与毒理学著作。

4.6 毒物管理及其他专著

《食品、药品和商品变质与掺假》

《食品、药品和商品变质与掺假》是一部关于识别食品、药品和商品变质与掺假，关于公共卫生方面的评论以及接触铅、砷和磷的工人健康问题的重要著作，书后附有识别方法。作者是法国化学家让·巴蒂斯特·阿尔方斯·切拉里勒[1]。该书于 1850 年第一次出版，1854 年至 1855 年再版，1857 年至 1858 年出版第三版。

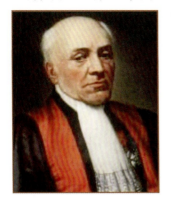

图 55　让·巴蒂斯特·阿尔方斯·切拉里勒

《论毒物与法医学、生理学和医学实践的关系》

《论毒物与法医学、生理学和医学实践的关系》是第一本以英语写的法医毒理学教科书。作者是罗伯特·克里斯蒂森[2]。该书于 1829 年出版。

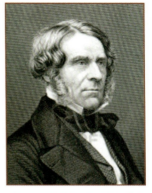

图 56　罗伯特·克里斯蒂森

---

① 让·巴蒂斯特·阿尔方斯·切拉里勒（Jean-Baptiste-Alphonse Cherallier，1793—1879），法国化学家。青年时期在巴黎自然历史博物馆担任过化学家沃克兰（Vauquelin）的实验室助理，然后作为一个实习生在医院药房工作。1824 年他被选入医学科学院，1831 年被任命为卫生和健康部塞纳河分部的成员。1835 年他接受药学院的聘请从事教学工作，并建立了一个分析实验室。他应用化学专业知识成功地处置了食品和药物掺假、工业卫生、毒理学和消毒，以及其他公共健康问题；在医学、药理学与毒理学杂志及卫生年鉴上发表了许多论文，出版了多部书籍，为公众健康做出了积极贡献。

② 罗伯特·克里斯蒂森（Robert Christison，1797—1882）爵士，是苏格兰毒物学家和医生，是刑事案件做证方面的著名专家。1838—1846 年担任英国爱丁堡皇家外科学院主席。1875 年担任英国医学协会主席。

第 45 卷

现代毒理学的发展

本卷主编 史志诚

卷首语

近 100 年来，由于世界近代毒理学的影响，当代生产的发展、社会需求与国际毒理学的学术交流以及毒理学分支学科的拓展和研究方法的创新，有力地推动了现代毒理学的快速发展，使现代毒理学成为既是基础科学、应用科学，又是涉及管理科学的独特无比的一门全新的生物科学。

近 50 年来，在众多的毒理学著作中，有一些是临床中毒救治的著作、研究毒物与中毒机制的标志性专著、毒理学综合性论著、教科书和百科全书式的毒理学专著。这些具有里程碑意义的论著，不仅代表着现代毒理学发展的新进展和新成果，而且标志着现代毒理学已经跨入生态文化和社会管理领域。

本卷回顾了现代毒理学的形成与发展过程中，生产发展的需要和推动、基础生物科学对毒理学的影响、立法促进毒理学的发展，特别是第二次世界大战前后毒理学的飞跃发展的状况。由于篇幅的限制，重点记述了俄罗斯和中国的现代毒理学的形成与发展的历程、特点与成就，记述了现代毒理学的多科性及其理论创新、基础毒理学、靶器官与系统毒理学和应用毒理学中各个分支学科与交叉学科的扩展状况，介绍了毒理研究与中毒救治标志性专著、毒理学综合性论著与教科书、百科全书式的毒理学专著等具有里程碑意义的现代毒理学著作。

积极主动地应对挑战，抓住机遇，制定新的正确的积极创新的发展战略，现代毒理学的未来将会更加辉煌。

1

现代毒理学的形成与发展

毒理学的快速成长发生在第二次世界大战之后，当有机化合物作为药物、农药和工业化学品开始生产应用并呈指数增长之时，现代毒理学应用从病理学、药理学、生理学、生物化学、化学和统计学衍生来的知识和技术，开始深入研究和探索这些化学品对活体组织的毒性效应和毒理机制，关心这些众多的化学品在体外、体内及职业环境中可能引起的毒性。21世纪初，由于基因技术引入毒理学以及毒理学替代方法的广泛应用，现代毒理学逐步发展成为一门生物科学，广泛应用于立法、管理、安全、职业、农业、环保、临床、法医、分析等多个领域。

1.1 生产发展的需要和推动

19世纪后半叶，世界经历了革命性的巨变，经济社会发展和国家安全需要自然科学有相应的发展，由此医学、合成化学、物理学和生物学进入了一个新的现代纪元。由于这些现代科学学科的不断渗透，毒理学也形成了有其自身的实力和多样性的特点。

19世纪50年代后期，伴随着麻醉剂和抗感染药物的出现以及实验药理学的进展，毒理学也开始进入了它的现代纪元。乙醚、氯仿和碳酸在医学上的应用，导致了数例死亡事件的发生。这些不幸事件的发生，促使人们去探讨导致死亡的原因，并就这些化合物的有益和有害效应的生理机制进行了实验研究。到了19世纪后期，有机化合物的应用更加广泛，苯、甲苯和二甲苯也开始得到大规模商业化生产。

19世纪90年代和20世纪初期，法国科学家贝克勒尔（Bequerel）和居里夫妇（Curie）发现了"放射性"。这一发现不仅为物理学、生物学和医学的发展开辟了宽阔的空间，而且在随后的40年里对放射毒理学的发展产生了重大的影响。维生素被发现后，为了确定这些"新"化合物究竟是有益还是有害，促成了首次大规模的生物测试，包括动物实验和毒性试验的进行。

第一次世界大战前后，美国费城霍克（Philip B. Hawk）实验室承担开发和验证早期的毒理学实验方法，这些方法至今还在应用。当时毒理学的一个重要任务是培育和改良纯种啮齿类实验动物，以供实验使用并使早期的生物测试工作能够顺利进行。

20世纪以来，工农业的发展以及军事技术的发展和武器装备的更新使得化学药品增多了，人工毒药纷纷出现。大量化学物质进入人类的生存环境，影响了生态平衡，造成了环境污染。由于环境的污染导致了直接或间接的中毒事故的发生，从而促进了毒理学的发展，毒理学逐渐成为研究环境因素的有害作用和机制及防治措施的现代科学。这一时期，法医毒理学和分析毒理学也得到进一步发展。

20 世纪 20 年代发生的许多毒性事件开创了毒理学研究的一些新领域。如自 19 世纪中期起砷制剂就一直作为杀虫剂而应用于农业，但后来人们使用砷制剂治疗梅毒却引起了急性和慢性中毒。1920 年 6 月美国颁布禁酒令，当时科学家在违禁酒中发现了磷酸三邻甲苯酯（TOCP）、甲醇和铅等神经毒物，从而打开了神经毒理学早期研究的大门。对一个被称为"姜酒步态"的症状进行研究，结果认为这样的痉挛性步态是由饮用了掺杂用作汽油添加剂的 TOCP 的姜酒所致[①]。滴滴涕和其他几种有机氯化合物（如六氯苯、林丹等）在 20 世纪 20 年代后期被广泛用作杀虫剂，引起了一些毒理学家的注意。有的科学家则致力雌性和雄性激素的结构与活性研究，特别是对类固醇激素的研究工作，科学家用几种实验方法来测试有机萃取和人工合成的化合物的生物活性，促进了己烯雌酚（DES）和己烷雌酚以及其他化合物的合成。这些研究工作激发了人们对生物学的兴趣，成为后来创建的英国工业生物研究协会（BIBRA）和美国化学工业毒理研究所（CIIT）关注的一个研究项目。

20 世纪 40 年代，从事化学致癌研究的人员发现了活性中间产物在致癌中的作用和位于内质网的混合功能氧化酶的作用。这些发现得益于当时的另外两项重要发明：一是 1944 年发明的纸层析，二是 1948 年发明的放射性标记方法。

20 世纪 80 年代，毒理学家可用的研究工具也发生了巨大的变化。各种分析方法得到极大的改善和发展，致使化学物质的检测水平达到了以往难以达到的低浓度。细胞和分子生物学新知识的暴增促进了各种各样研究分子水平上的毒理机制的新方法的产生。同时，廉价和高性能电脑的出现大量地消除了生物系统定量模式化方面的技术限制。此外，药代动力学也应用到毒物代谢的研究，其他生物学的各类模式，包括癌症模式也已得到开发。因而，毒理学从一个以相对粗放的终端检测为主的定性学科向定量化的未来发展，并且能够在分子水平上阐明毒害作用的机制。

20 世纪以来，大量的有毒化学品在工业、农业、石油化工领域以及化学战争中使用，使得中毒事件的发生和蔓延成为亟待研究和防范的新事物。为防止中毒案的扩展，毒理学的应用分支学科应运而生。

毒理学的研究使许多有害职业环境得到控制，特别是铅、汞和苯胺之类的物质得以减到最小危害程度。人们对长期酗酒引起的对某些器官的毒副作用，如皮脂腺病、坏疽、肝硬化等，也有了进一步的了解。

---

① 姜酒，是以药食兼用的生姜为主要原料，配以荔枝、大枣等辅料生产的保健酒。"姜酒步态"类似醉酒步态，指行路时躯干重心不稳，步态紊乱不准确如醉酒状。

1.2 基础生物科学对毒理学的影响

现代毒理学得以迅速发展的重要基础是生物基础科学取得的现代惊人的成就和进展。特别是20世纪生物学中最为活跃的生物化学和遗传学两个学科。孟德尔（Gregor Mendel）最早设想的遗传定律和携带"因子"被摩尔根（Morgan）等所证实。"因子"就是细胞内染色体上按顺序排列的"基因"。从20世纪40年代到20世纪60年代末，遗传学从细胞水平发展到分子水平，证明DNA（脱氧核糖核酸）的双螺旋结构及其DNA长链上有序排列着的三联体碱基遗传密码通过转录、翻译合成各种蛋白质（酶），并把生物性状传给子代。这样，在生物体内的化学变化除了分子结构的变化和能量的变化之外，又增加了信息量变化的新概念。这一系列的研究成就深刻地影响和推动着医学、生物学的发展，自然也大大影响和推动了现代毒理学新学科的建立和发展，特别是对后来遗传毒理学、基因组学的兴起产生了决定性的影响。

1.3 立法促进毒理学的发展

维多利亚时代的《毒物法》推动毒物检测

在19世纪晚期的维多利亚时代，毒杀案频繁被报道，这是因为人们对中毒的看法发生了改变。由于士的宁、砷等毒物的购买相对容易，众多的职业杀手参与进了毒杀案。于是，中毒成为沉重而流行的话题，毒杀成为一种时尚的犯罪。那时的人们发现毒杀案与保险业的发展相关联。任何人一旦买了保险，他的身价就会陡然升高，其家人因贪心便会放走谋杀犯，因此下毒谋杀最易逃脱。特别是妇女投毒谋杀显著增多。她们最常用的是砷。因为很多人将砷放在屋中用作鼠药，而妇女们则声称砷可用于改善她们的肤色。因此，人们从不问妇女去药剂师那里买砷干什么用，她们只需签个字（毒物记录本，每个药剂师和五金商店都有）说明她们拿了什么即可。

在发生马德琳·史密斯谋杀案和哈维·克里平谋杀妻子案后，为了抓住下毒者并将其治罪，法医领域中的毒理学研究日渐加强，毒物检测方法也随之进步。从此毒理学更加重要，也更加可信了。当时，由于中毒引起了极大的社会恐惧，政府颁布了相关法律，特别是医生必须在国内注册。《毒物法》使人们获得毒物变得很难。

毒理学顺应立法需求不断做出响应

随着合成药物和化学品使用的不断增长，毒理学被认为在公众健康方面起着重要作用，可用于保护工人和公众免受暴露于化学品副作用的影响。在英国，系统地应用科学技术监测和控制食品和药品掺假大部分是公共分析协会工作的结果。在美国，的形成与通过关注食品掺假问题促成了《纯净食品和药品法》的形成与通过。这个法律是在美国农业部化学局的领导威利（H. W. Wiley，1844—1930）的推动下通过的影响了世界范围的食品立法。此后，很多法律在美国或其他地方被建立起来，以减少公众在环境或消费品中与有害化学品的接触。在这些立法过程中，毒理学家需要提供已知的和新化学品准确的安全评估数据，特别是短期和长期毒性的剂量响应关系。

立法和执法需要毒理学，毒理学也顺应立法需求不断做出响应。事实上，自1900年制定卫生和职业法规以来，立法一直在推动着毒理学研究，而立法本身又是对已经发生的和可能发生的意外灾难（毒性事故）做出的一种反应。各国食品卫生、职业病防治、劳动安全、环境评估、危险度的安全评定等政府宏观管理和立法的迫切需要都成为毒理学研究的目标之一。许多公共卫生政策和法令的制定过程中都应用了实验毒理学资料作为立法的科学依据。1938年，食品、药物和化妆品在发布之前需要评估药物安全性。1959年到1962年，由于母亲在怀孕时服用"反应停"药物，造成西欧有成千上万的畸形婴儿出生。为了防止类似事件的发生，美国于1962年对《联邦食品、药品和化妆品法》进行了部分修订，加强了药物的测试需求。

从1975年开始，毒理学的一个新的分支学科——管理毒理学应运而生，产品的安全性评价和危险度评定成为毒理学研究的重要内容之一，各种危险度评定的规范、指导原则和技术标准都正式颁布实施。1992年，美国环境保护总局又提出了生态危险度评定的框架，并于1996年作为指导原则（试行）颁布实施。欧共体和加拿大也相继颁布了各自的生态危险度评定框架。因此，20世纪毒理学的成熟和扩展，包括管理毒理学的衍生和迅速发展，都是毒理学对立法需求做出不断响应的结果。

这一时期，人们把毒理学区分为科学和艺术两条主线来表述毒理学的历史。毒理学既包括科学实验，又包含与立法和政府管理在内的某些特别的艺术，这使毒理学成为科学发展史上的一个例外。从这一观点出发，那种认为毒理学的扩展是立法所促成的观点就不难理解。例如，19世纪后半叶，"秘方"药物曾一度风行，并由此发生了几起药物中毒事故。这些"秘方"药物的危害以及肉食包装工业的欺诈行为促成了美国于1906年通过了威利法案（Wiley Bill）。可见威利法案就是社会在食品和药物领域里第一次做出的这种反应。还有劳工赔偿法则是对职业危害的一种反应。

以此推论，一个新领域的发展还促进了政府机构、学术刊物和社团的诞生。1914年，美国设立国家安全委员会。同年，美国在卫生福利部下设了工业卫生部，并于1918年创刊《工业卫生杂志》。美国的主要化工企业（道尔、联合碳化物和杜邦）在其内部建立了毒理学研究机构，以帮助指导企业在职工健康和产品安全方面的决策。1972年联合国发布《人类环境宣言》之后，各国政府先后成立了环境保护机构。

政府的宏观管理和立法迫切需要毒理学加快发展

20世纪初，由于政府的宏观管理和立法的迫切需要，危险度的安全评定开始成为毒理学研究的目标之一。1906年美国率先通过了第一部《纯净食品和药品法》之后，于1938年又出台了第二个法律，即

《科普兰法案》。此后，又建立了美国联邦管理和执法机构——食品药品监督管理局（FDA），依法全面管理监督食品、药品、化妆品等的安全。在莱赫曼（Lehman）的领导下，FDA不仅开始直接参与和进行毒理学研究，而且开始在公共卫生政策和法令的制定过程中用实验毒理学资料作为其立法的科学依据，莱赫曼本人也因此而成为长达40余年的现代毒理学的学科带头人。

1947年，美国第一部《农药法》（FIFRA）通过并实施，在历史上首次要求杀虫剂、杀菌剂、除草剂和灭鼠药都必须安全和有效。1955年，FDA制定了食品、药品和化妆品安全的实验评价程序，对毒理学的发展产生了极其深远的影响。

进入20世纪70年代后，拉夫运河（Love Canal）事件对美国的立法产生了重要影响。这一事件引起了人们对有害废物、化学品废弃场所，以及有关这些场所的信息的公开等方面的关注。美国环境保护总局公布了美国的几个污染同样严重的场所，授权制定环境危险度评定方法，以确定接触排放物和治理这些场所对健康的危害。拉夫运河事件及类似问题形成了立法环境氛围，促成了《有毒物质控制法》（Toxic Substances Control Act，TSCA）、《污染现场清理储备金法》和《污染治理法》的出台，这些混合议案和法律实际上管理控制着化学物从合成到排放整个过程中的毒性影响和危害。

纵观百年历史，第一次世界大战中的毒气战与1899年和1907年的两次海牙会议，以及1925年的《日内瓦协议》，1993年联合国大会通过的《全面禁止和彻底销毁化学武器公约》，1906年药物事件与美国FDA立法，1962年《寂静的春天》一书的出版与1972年环境大会的召开，1984年印度博帕尔事件与美国企业的赔偿，1986年前苏联核电站事故，新金月毒品生产的出现与联合国禁毒大会，烟害与联合国控烟框架，加入WTO和经济的全球化与防止有毒生物入侵，中国瘦肉精中毒事件与突发公共卫生条例的颁布，煤矿瓦斯事件与加强安全管理等，都涉及国家的安全与世界经济的发展，立法推动着现代毒理学的发展，使它不可能停止在一个水平上。

1.4 第二次世界大战前后毒理学的飞跃

第二次世界大战危机与毒理学的飞跃

第二次世界大战的危机引起了毒理学发展史上的一次飞跃。20世纪30年代，为了准备第二次世界大战，德国和美国的制药工业把主要精力放到大量生产抗生素上。1930年，第一本《实验毒理学》（Archiv für Toxicologie）专业杂志在欧洲问世。同年，美国时任总统胡佛（Herbet Hoover）签署法规，正式成立美国国家卫生研究院（NIH）。

磺胺的发现是人类与细菌性疾病斗争的重大事件。但是，由于磺胺的水溶性很低，故最初是将其制备在乙醇溶剂中的。此后不久，有人发现该药在乙二醇中的溶解度更好，于是虽然当时销售的标签上标注的溶剂为乙醇，但实际上那是使用乙二醇作为溶媒制备的磺胺药。接着有几位患者在服药后因急性肾衰竭而死亡。后来证实，造成肾衰竭的原因是乙二醇在人体内代谢成乙二酸和乙二醇酸，这些酸类与活性药物会在肾小管内形成结晶。这个灾难性事故促成了美国于1938年通过了第二个主要法律——《科普兰法案》，并据此建立了美国食品药品监督管理局（FDA）。这个磺胺事件在其后的毒理学的发展中起了关键性的作用。芝加哥大学药理系的杰林（Eugene Maximillian Geiling）就磺胺药和乙二醇的毒理机制进行了研究。与此同时，在美国FDA，以莱赫曼为首的研究小组对乙二醇开展了一系列的研究工作。在其后的40多年，莱赫曼和杰林周围的那些科学家们成了毒理学的学科带头人物。正是因为杰林的声誉，美国政府在战争期间曾要求他的团队给予帮助。在第二次世界大战期间，杰林领导的芝加哥团队主要参与了有机磷化合物的药理和毒理、抗疟疾药物以及放射性核素三个方面的研究工作。这三个团队里的毒理学家都在各自的领域里成了学术界、工业界和政府机构的学术带头人。

核武器的出现促进了放射毒理学的凸显。原子弹中铀的应用以及后来的放射性同位素测试方法的应用为金属在DNA、RNA（核糖核酸）和生长因子及其相互间反应的研究创造了条件。芝加哥的一些机构从事放射性核素和放射性的"内"照射效应的研究，田纳西州橡树岭的机构对放射性的"外"照射效应进行了研究。这些研究团队的科学家提供的资料为科学界早期对大分子与外源物的结合、细胞突变、吸入毒理学及其治疗的方法，以及微量金属的毒理学特点的认知做出了重要贡献，从而使人们对剂量-反应曲线的复杂性有了更好的了解。实际上，美国"曼哈顿项目"创造了一个多产的环境氛围，定量生物学、放射追踪技术以及吸入毒理学从此进入科学研究领域。吸入毒理学始于罗切斯特大学，当时的放射学系主任沃伦（Stafford Warren）组织一些药理学家、化学家、毒理学家共同开展了吸入毒理学的研究项目。这些年轻的科学家们后来都成了这个领域的重要人物。这些创新使现代生物学、化学、治疗学和毒理学发生了革命性的变化。

第二次世界大战期间，农药毒理学有了新的发展。其原因，一是1940年至1946年间，用来控制农作物虫害和增加粮食产量的滴滴涕和苯氯除草剂问世，导致了毒理学的急剧扩张。二是发现了有机磷胆碱酯酶抑制剂。这类化合物成为研究神经生理学和毒理学数十年来的驱动力量。直到1960年，科学家决定用无生物蓄积性的有机磷来取代滴滴涕和其他有机氯杀虫剂时，这些有机磷的早期研究的重要性又被赋予了特别的意义。

20世纪早期，实验证明奎宁有明显的抗疟原虫作用[①]。这一发现促进了用于治疗疟疾的奎宁衍生物的开发，并形成了化学治疗的基础。开发抗疟疾药物是为战争服务的一部分。最初的方案是先用啮齿类或狗来做药效和毒性试验，后来再由志愿者进行药效试验。为了确定可否把受试药物从动物过渡到人体进行试验，科学家先用动物模型来进行评价，然后确定可否进行临床试验，于是用非灵长类动物测试

---

① 早在100年前人们就已经知道金鸡纳的树皮提取物可以医治"杰苏伊特热"（疟疾），而且非常灵验。

药物毒性的方法开始兴起。俄罗斯的科学家发现某些抗疟疾化合物能引起人的视网膜病,但对啮齿类和狗则没有这种效应。这个发现促使芝加哥科研组在他们的开发计划里增加了一个步骤,即在人药效试验之前先用恒河猴进行毒性试验。这个改变不仅防止了无数志愿者以及战场上一些官兵的失明,而且由此认定灵长类对人类来说是一个更好的进行毒性研究的动物模型。

第一次世界大战和第二次世界大战刺激了军用毒剂的研制,战场成了化学武器的试验场,而一些化学工业发达的国家则成为制造化学武器的工厂。各类军用毒剂的发明国和时间见表 45-1-1。

表 45-1-1　军用毒剂发明国与时间

毒剂类型	发明国	时间
刺激性毒剂	德国	1914 年
窒息性毒剂	德国	1915 年
全身中毒性毒剂	法国	1916 年
糜烂性毒剂	德国	1917 年
G 类神经性毒剂	德国	1936 年
V 类神经性毒剂	英国	1952 年
失能性毒剂	美国	1962 年

现代化学武器的出现和实战带动了军事毒理学和防化医学的研究。第一次世界大战和第二次世界大战把许多科学家拖入了战士的行列。德国著名化学家哈伯[1]和物理化学家奈斯特(W. Nernst,1864—1968)成了德军毒气作战的指挥,而美国著名生理学家埃文斯[2]则服务于美军反毒气部门。

第二次世界大战之后的毒理学

毒理学作为一个公认的科学专业在第二次世界大战以后经历了快速发展。最重要的成果之一是建立了培训计划、创办了毒理学科学杂志和创建了许多毒理学学会。北美和西欧的研究生教育反映了毒理学的多学科性质,因为它由多个大学的系进行管理,包括医学(人医和兽医)、药学、药理和化学。现代的毒理学家只在毒理学中的一个或几个分支有专长,这种专业化特征反映在很多国家和国际毒理学组织的成员构成和毒理学杂志的论文之中。尽管这样,毒理学家仍然保持着团结,他

---

[1] 弗里茨·哈伯(Fritz Haber,1868—1934),德国化学家。他因为发明了便宜的氮肥而获得 1918 年的诺贝尔奖。但他是化学战剂的创始人。1915 年 12 月,哈伯指挥毒气部队对伊珀尔地区的英军施放毒剂。毒气弹在战争中一次又一次惨无人道的灾难性杀伤使哈伯越来越受到世界爱好和平的人民的强烈谴责。1917 年,他毅然辞去他在化学兵工厂和部队的所有职务,向那些在毒气弹中痛苦死去或终身残疾的人谢罪。面对接踵而来的掌声与唾骂,哈伯说:"我是罪人,无权申辩什么,我能做的就是尽力弥补我的罪行。"

[2] 查尔斯·阿瑟·洛瓦特·埃文斯(Charles Arthur Lovatt Evans,1884—1968),美国生理学家,出生于伯明翰。1911—1916 年,在伦敦大学工作。1916—1918 年,在皇家陆军医学院反毒气部任主管。1919—1922 年,在新成立的国家医学研究所工作。1923—1926 年,在伦敦医学院圣巴塞洛缪医院(St Bartholomew's Hospital)和乔德雷尔(Jodrell)伦敦大学医学院任生理学教授。1926—1949 年,他在国防部化学实验站工作。

们最终的目标就是搞清楚当人或其他生物暴露于毒物环境时导致发病和死亡发生的理论基础，并及时发现和发明解救中毒的药物和技术。

第二次世界大战后，工农业快速发展，特别是化学工业导致环境污染严重，发生多次公害事件，引起社会的关注。

20世纪50年代中期，美国FDA进一步增加了对毒理学的投入，有力地推动了毒理学的发展。1955至1958年间，有两个重大事件对毒理学作为一门科学和一个专业产生了长远而持久的影响。一是1955年美国杰出的毒理学家莱赫曼[①]和他的同事们制定了食品、药品和化妆品安全的实验评价程序。这一程序加强了FDA的毒理学工作，促进了《化学品在食品、药品和化妆品中的安全性评估》的出版，这是第一个毒理学研究指南。这些指南对随后的美国及其他地方评估和管理化学品在环境、食品和消费品中的安全性有很大的影响。二是美国FDA后来又对这个程序进行了修订补充，即著名的戈登研究会议[②]举办了毒理学和安全评价的研讨会，克劳德·伯纳德（Claude Bernard）和奥塞尔（L. Oser）为首届会议主席。这两个事件密切了不同团队的毒理学工作者之间的联系，把毒理学带入了一个新的阶段。与此同时，美国国会通过并由总统签署在《联邦食品、药品和化妆品法》中增加了添加剂修正条款，即著名的德莱尼（Delaney）条款（1958）。德莱尼条款规定，任何对实验动物或人有致癌性的化学物都不得用于美国的食品。该法律的影响极其深远。德莱尼条款成为许多团体的奋斗口号，使数目众多的生物统计学家和数学模型方面的专业人士进入了毒理学领域。这就促进了毒理学定量方法的发展，并引起关于致癌理论的"一次击中"学说的广泛争论。不论人们如何看待德莱尼条款，它都为人们理解致癌过程中生物现象的复杂性和发展危险度评定模型提供了很好的开端。人们应该记住，在通过德莱尼条款时，绝大多数化合物的分析检测水平是在20~100毫克/千克。有趣的是，德莱尼条款仅被援引过几次，美国国会之后也没有对含有此条款的食品和药品法增加任何内容。

德莱尼条款通过后不久，在成功地举办了三

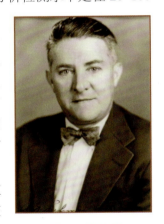

图57　莱赫曼

[①] 阿诺尔德·莱赫曼（Arnold J. Lehman，1900—1979），出身农家，美国药理毒理学家。1936年在斯坦福大学获得博士学位。曾被聘为美国食品药品监督管理局官员。1961年为美国毒理学会发起人之一，并担任名誉会长。《毒理学与应用药理学》杂志的创始人。他的名言："任何人通过上两门容易的课都能成为毒理学家，每门课需要十年。"

[②] 戈登研究会议（Gordon Research Conference，GRC），是由约翰·霍普金斯化学教授戈登（Neil E. Gordon）于1931年发起的一个非营利性国际论坛。论坛为不同国家的科学家们提供了一个交流生物、化学和物理学以及相关技术的前沿研究内容的平台。会议期间不准拍照、不准摄像、不准录音，会议具体内容也不向外界公布，因此科学家们可以将最新的实验进展，甚至并不成熟、完善的理论拿出来与大家交流探讨。经过70多年的发展，戈登研究会议已经由原来的几个分会议发展为拥有几百个分会议，每个分会出席人员限额为150人，被邀请参加的都是在相关领域有较大影响的知名科学家，其中多半在著名期刊《科学》《自然》发表过文章。

次戈登研讨会之后，科尔斯顿(Coulston)、莱赫曼(Lehman)和海斯(Hays)创办了美国第一个毒理学专业杂志《毒理学与应用毒理学》，从此这个刊物成为毒理学杂志中最优秀的期刊。随后不久，美国毒理学会成立，该杂志就成了这个学会的官方出版物。1959年，他们出版了《毒理学教科书》。与此同时，美国国家毒理研究中心（NCTR）、美国环境保护局（EPA）和美国国家环境卫生科学研究所（NIEHS）的相继建立传达了一个重要信息——政府对毒理学开始密切关注。

20世纪60年代是社会纷乱的时代，毒理学也随之盛衰。沙利度胺（反应停）灾难造成了数千例有严重缺陷的儿童出生及蕾切尔·卡逊的《寂静的春天》出版，使毒理学领域在一个令人兴奋的新高度发展：探讨化学物对胚胎与胎儿的影响和对整个环境的影响，获得了发展契机；通过了新法规；又有几种新杂志问世。毒理学教育从传统的芝加哥大学、罗切斯特大学，发展到了哈佛、迈阿密、阿尔巴尼、艾奥瓦等许多大学，培养的新人遍布各地。许多新的领域，包括环境科学、水生和鸟类生物学、细胞生物学、分析化学、遗传学等，在对毒理学产生重要影响的同时，也被吸收同化并使毒理学进一步拓宽。

20世纪60年代，尤其是后五年，毒理学的分析方法发展到一个新的水平，使人们检出组织中化合物的水平达到10^{-9}级。在开发点突变试验方法方面的开创性研究，以及研制出的实用、快速和经济的试验方法，使人们对致癌的遗传有了更深刻全面的理解。

20世纪60代末，人们"发现"了除草剂的污染物——四氯二苯二噁英（TCDD）①。McArdle研究所发现了高亲和力的细胞结合蛋白——"Ah"受体，美国国家卫生研究院有关"Ah"受体的遗传性状的研究引起了毒理学的革命性变化。TCDD对毒理学的重要性在于，它迫使研究人员、管理机构和法律界用不同的方式来正视毒性反应机制所能起到的作用。

职业和环境毒理学家研究和监测在工作场所和环境中接触化学品的原因、条件和效应。在某些情况下，同一化学品在工业和环境中都显示毒性，例如铅和别的重金属。此外，毒理学家也证实有些化学品对人类健康有益，但对生态有副作用，例如滴滴涕。公众知晓这种两面性是在1962年《寂静的春天》发表以后。该书作者蕾切尔·卡逊宣称："我们已经把有毒和生物活性强的化学品不加区分地放在了对它们潜在危害几乎无知的人们的手中。"这激发了工业化与环境污染的激烈争论。尽管存在很大的争议，但这本书极大地刺激了人们对生态系统化学效应的研究和促使政府制定更严格的环境污染物条例。

当中毒事件发生时，就需要临床毒理学家了。医生需要做一个正确的诊断和采取合适的治疗，以延迟毒物的吸收或增强它的排泄。意外中毒事故促进了中毒控制中心的建立（第一个是1953年在芝加哥成立的），推动了药品和其他工业品成分以及它们毒性的信息的编辑，并且导致熟练的信息分配系统的产生。中毒控制中心建立的最大目的是快速、准确地提供信息以帮助诊断、治疗和阻止中毒。类似的中心在很多国家已经建立起来。

---

① 发现四氯二苯二噁英（TCDD）毒性的最早报道是在1957年。

因为中毒一直是死亡和疾病的重要原因，所以法医和分析毒理学仍然是重要的科学。两者使用的方法和技术相同，但目标有所区别。法医毒理学关心的是与法律有关的有意或意外中毒，而分析毒理学处理的则是检测、鉴别和测量毒物以及在生物和环境基质中的代谢产物。在光谱和色谱技术出现之前的20世纪50年代，利用化学技术分离和鉴别不断增长的合成化学品非常耗时，而且灵敏度不高。在最近的几十年里，化学分析能力大大提高，能够快速检测多种化合物。例如气相和液相色谱结合免疫筛选技术，现在能够定量大部分有机药物；低含量的金属能够用质谱、电化学、放射化学和分光光度法进行定量。

在过去的30年里，毒理学研究已经对人类可能接触到的化学品对健康的危险进行了定量评估。

危险评估的进步依赖于毒理学在分子水平上理解的提高。这源于分子生物学的进步，例如核酸测序技术以及生物化学方法研究药物及环境毒剂的代谢。这些进步的贡献是能够更好地理解毒剂的性质、作用部位及作用机制。一旦搞清楚了化合物毒性的机制，就有可能设计出取代的化合物并保留原化合物的效用而减小其毒性。由基因在代谢激活和去毒作用中所起的作用组成了现代毒理学的另一个主要研究领域。

现代毒理学的两个新领域——遗传毒理学和毒理基因组学受到了极大的关注。遗传毒理学研究人类遗传变异对外源化学物副作用敏感性的差异。与此相反，毒理基因组学的研究集中在对暴露于外源物质时基因表达的变异。在这些互补领域研究的进步期望导致基于个体而不是群体的对潜在毒物暴露的副作用的预测。这些预测能够使在危险评估和危险管理时减少使用任意的安全因子。

2

俄罗斯现代毒理学的发展历程

2003年7月，俄罗斯潜在危害性化学和生物物质登记中心的库里耶德斯基（B. A. Kurlyandskiy）记述了俄罗斯毒理学的发展历程和当前研究活动以及俄罗斯毒理学的教育概况，包括国家毒理学机构和科研机构，以及法律、规范性文件和数据库名录。①

2.1 俄罗斯现代毒理学的发展

俄罗斯毒理学的历史可以追溯到18世纪末和19世纪初。俄罗斯的毒理学起源于法医学，当时的圣彼得堡科学院主要研究医疗与军事方面的毒理学问题。

20世纪早期，化学和军事工业的发展大大促进了毒理学的发展。军事毒理学和军事化学在第一次世界大战和以后的几十年同时并行快速发展，并在所有的经典毒理学分支学科的发展方面发挥了重要作用，特别是毒理学的基本理论、预防和临床方面。军事毒理学最著名的学校在今天的圣彼得堡（前苏联称彼得格勒和列宁格勒）。之后，另外两个军事毒理学学校成立于莫斯科和基辅。

军事毒理学作为一门科学还包括了一些分支学科，如剧毒化学品分析毒理学、分子毒理学（包括生化分析毒理学）、临床毒理学等。获得军事毒理学专业知识的极大价值是解决不断增加的大型化工事故和灾难所带来的理论问题和突发事件的应急处置。

1923年，职业卫生与职业病研究中心在莫斯科成立。一年后，类似机构在列宁格勒和哈尔科夫也建立了。这些机构主要研究空气污染和工作环境中的有害物质，制定工作规范和标准，制定工业毒物管理的基本原则。尼古拉·拉扎列夫②和普拉夫金（Н. С. Правдин，1882—1954）成

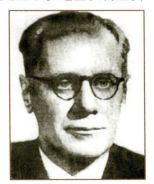

图58 尼古拉·拉扎列夫
（Н. В. Лазарев）

---

① KURLYANDSKIY B A, SIDOROV K K. 俄罗斯毒理学的发展历史和研究现状. 李方民，译. 毒理学史研究文集. 2010，(9).

② 尼古拉·拉扎列夫（Н. В. Лазарев，英文名Lazarev，1895—1974），俄罗斯药理学家与毒理学家，前苏联工业毒物的创始人之一。1925年毕业于基辅医学院，1936年获得医学博士，1938年为教授。曾在职业卫生与疾病研究所、化学与制药研究所、海军医学科学院肿瘤研究所从事毒理学研究工作。

为俄罗斯工业毒物学的创始人，有力地推动了工业毒理学日渐扩展。

1938 年，前苏联先后出版了一些毒理学书刊，包括《药理学和毒理学》杂志、《药理学与毒理学文献》（1945）和《法医检验》（1958）。

20 世纪 60 年代，毒理学进入了一个历史新阶段，这归因于临床毒理学和药理学的快速发展。1963 年，一个用于治疗急性中毒的专业中心在研究紧急援助协会的支持下在莫斯科设立。卢扎尼可夫（Louzhnikov）是该中心的领导者。大约同一时间，在列宁格勒的军事医学科学院、军医医院诊所和市级医院诊所急救中心各成立了一个类似的研究中心。之后，俄罗斯已有超过 46 个毒物研究中心。莫斯科兽医学院还开设了兽医毒物学（饲料中毒）课程。动物中毒的诊断、急救、治疗和预防也成为兽医卫生工作的一部分。莫斯科兽医研究实验所成为兽医毒物学的研究中心。

这一时期，俄罗斯现代毒理学的重要特点之一，是以生物概念为基础，依据有关生物体的毒性反应进行化学品毒性作用的风险评价。另一个重要成就是由生化毒理学出现后相应产生的自然排毒。自然排毒被认为是生物体暴露于化学品下的适应和补偿机制的基础。

自 20 世纪 60 年代中期以后，俄罗斯对化学品的慢性影响，如致癌性、诱变性和致畸，开始进行深入研究。1968 年，莫斯科公共卫生和流行病学服务中心建立了第一个毒理学实验室。随后在全国每一个地区都设立了类似的实验室。

这一时期，前苏联有 30 多个科学研究机构从事农药的卫生学和毒理学研究，制定了 31 种农药在作业地带空气中的最高容许浓度，19 种农药在食物中的最高容许浓度，14 种农药在水源水中的最高容许浓度和 6 种农药在大气中的最高容许浓度。

1957 年 6 月，在基辅召开的"第一届全苏除虫杀菌剂的卫生和毒理学学术会议"总结了 30 年来，即从 1928 年发表第一篇论文开始在研究除虫杀菌剂的毒理卫生学评价方面的研究工作。会议指出，制定农药中毒的早期诊断标准和防治原则是今后研究的重要任务之一。①

之后的 20 年间，环境毒理学和风险评估已成为新的和迅速发展的毒理学研究领域。在此期间，前苏联优秀的毒理学家总结了各项研究的专著出版，显示了毒理学方面的研究新成果，如《毒理学基础：化学战剂》（1943），《毒理学方法论：小型工业毒物》（1947），《放射性物质的危害》（1959），《确定化学物质毒性的方法》（毒性评估，1970），《定量毒理学》（1973）等。此外，还有拉德凯维奇（П. Е. Радкевич）著《兽医毒物学》（前苏联农业出版社，1951）和纳扎列夫著《化学物质引起牲畜中毒的预防与急救》（1966）。

1962 年 10 月，在基辅召开了"第二届农药的卫生、毒理和中毒的临床学术会议"。会后，由梅德维季（Л. И Медведь）②收集了前苏联 34 个研究机构提出的关于农药卫生学、毒理学以及中毒临床学方面的 93 篇报告，编成《新农药的卫生、毒理及中毒临床》一书（1962 年在莫斯科出版。

---

① 梅德维季. 新农药的卫生、毒理及中毒临床. 张福瑞，等译. 北京：人民卫生出版社，1964：1-5.
② 梅德维季（Л. И Медведь），医学博士，前苏联国家卫生监督总局研究和制定农药规范委员会主席。

中译本由张福瑞等译，人民卫生出版社，1964），该书反映了当时的研究成果和提出的新问题。

1972年11月12日至19日，世界卫生组织在莫斯科的前苏联医学科学院劳动卫生和职业病研究所召开了一次学术会议。会议期间印发了前苏联制定的有毒物质生物安全水平的方法①，提供与会各国专家考。

在有毒物质的管理方面，鉴于切尔诺贝利核事故的教训，2002年1月10日，俄罗斯公布施行《俄罗斯联邦环境保护法》，该法第四十条规定："包括核电站在内的核装置的布局、设计、建设、投产和运营，应当切实保护环境免受其辐射影响，遵守规定的程序和工艺程序的操作标准以及授权实施辐射安全保障国家监察监督的联邦执行权力机关的要求；对于原子能利用也应当进行国家安全调整，根据俄罗斯联邦立法和普遍接受的国际法原则和规范，采取措施保障环境和居民的绝对辐射安全，保证对核装置的工作人员的专业技术培训和支持。""核装置（包括核电站）的布局，要在具备国家生态鉴定和俄罗斯联邦立法规定的认证核装置生态和辐射安全的其他国家鉴定的肯定结论后，按照设计方案和其他有根据的资料进行。""核装置（包括核电站）的布局设计方案，应当包含保障其安全退役的处置办法。"

营养毒理学和自然毒素的毒理学研究主要在俄罗斯医学科学院。该院由俄罗斯毒理学家图特尔耶（Tutelyan）领导的营养研究中心配备了专门的实验室，其工作人员对食品和营养问题，特别是对食品添加剂进行了广泛的专业性调查研究。

据报道，俄罗斯联邦国家预算机关粮食质量鉴定中心中央实验室化学－毒理学检测室专家于2013年10月对448吨进口果蔬产品中抽出的25个样品进行检验，发现有部分不符合国家标准文件要求。这些不合格产品是：土耳其的300吨葡萄，西班牙和意大利的57吨油桃和桃子，摩尔多瓦和塞尔维亚的36.8吨苹果，以及来自波兰的19.3吨梨、中国的25吨白菜和西兰花，上述产品的农药残留和硝酸盐含量均超出最大限量值。②

2014年11月，俄罗斯国家遗传安全协会（NAGS）启动有史以来规模最大的转基因生物和农药安全研究——"因素转基因生物"项目。该项目经费2500万美元，调查已经在俄罗斯供应多年的转基因（GMO）作物食品和动物饲料的健康影响。"因素转基因"研究将同时包括多代、毒理学与致癌性试验内容。③

2.2 俄罗斯毒理学的教育和培训

毒理学教育和培训依赖于医学院校卫生研究所、先进医疗研究机构、毒理学研究机构、卫生和流行病学研究中心和工业技术部门的机构。任何一个医学或生物学

---

① 世界卫生组织会议论文集. 苏联制订有毒物质生物安全水平的方法. 童和, 译. 北京：人民卫生出版社, 1979.
② 柳红, 王晓丹. 俄罗斯检出448吨不合格进口果蔬. 中国检验检疫, 2014（1）.
③ 俄罗斯发起有史以来最大的转基因生物和农药安全研究项目. 中国农药网, 2014-11-20.

工作者要成为一名毒物学家，必须经过专业培训，学习毒理学的基本概念和掌握毒理学、分析方法的知识和数据分析。为此，由国家批准并制定了一整套方案以及一系列规章制度。

最高认证委员会授予的学位（VAK）由一个独立的毒理学科学培训部门颁发，并赋予专门的培训号码。

毒理学的博士研究生和博士学位的培养由俄罗斯科学院职业健康研究中心负责。已经在生物学和医学方面授予毒理学博士学位的超过 100 人，其中许多人在实验室和研究所从事毒理学研究工作。

毒理学的培训工作主要由圣彼得堡和叶卡捷琳堡职业卫生与健康研究中心（现为叶卡捷琳堡医学科学健康促进中心和职业工人疾病保护中心）、莫斯科 IM 谢切诺夫医学科学院、莫斯科俄罗斯科学院的高级医学中心、库里耶德斯基紧急援助中心和其他相关实体负责。俄罗斯毒理学相关专业人员的教育和培训在《俄罗斯毒理学杂志》专刊上都有报道。

1983—1991 年，一些年轻的俄罗斯专家参加了国际培训课程，并完成和拓展了对常见的工业毒物学和特殊问题的预防毒理学教育方案。由俄罗斯国家科学和技术委员会支持，国际项目中心举办了五次相关课程培训。俄罗斯、美国、英国、法国、加拿大、意大利、保加利亚、前捷克斯洛伐克、前南斯拉夫和其他国家的专家发表的专题论文作为培训和讲座内容，培训的论文集、讲座论文以俄文、英文全文出版。

2.3 毒理学的学术交流与国际合作

俄罗斯毒理学会

1996 年，俄罗斯毒理学会（Russian Society of Toxicology，RST）成立。该组织在前苏联时期被称为"毒理学联盟协会"，约有 300 名成员。俄罗斯毒理学会的成员积极参与政府和非政府层面的各项毒理学及其相关学科的活动。

俄罗斯毒理学会是欧洲毒理学会（EUROTOX）和国际毒理学会（IUOX）成员。俄罗斯毒理学会的会议信息及其学术活动都在国际毒理学会的《毒理学评论》上刊登。俄罗斯毒理学家也参加国际会议和国际组织主办的培训课程。

毒理学的国际合作与交流

俄罗斯需要在化学安全领域开展国际合作，积极参与和认真遵循新的协定。关于化学品的安全管理，俄罗斯参与了世界卫生组织和环境规划署。1995 年，俄罗斯具有潜在危险的化学和生物物质登记中心在原国家委员会卫生和流行病监测机构的支持下，由政府颁布法令和国家指定关于化学品国际贸易信息交流的伦敦准则执行情况的委员会提名。为了加强国家能力建设的有关化学品的安全管理，1998 年卫生部编制并提交了在俄罗斯国家训研所开展的训研/化学品方案国家支援计划。

1995 年，为减少和消除持久性有机污

染物，在莫斯科举行的环境署化学品开发区域会议上提出了发布国家行动战略计划。潜在危险的化学和生物物质在俄罗斯以俄文和英文的电子版本登记。20世纪90年代，关于伦敦准则、国际潜在有毒化学品登记法律文件以及环境署主办的化学品数据库培训课程的一些研讨会在俄罗斯举行。此外，还举办了一些涵盖技术主题的讲习班和培训班，包括过期农药、污染物排放和转移登记册、二噁英和呋喃、危险化学品、良好实验室规范的评估、持久性有机污染物（POPs），以及鹿特丹和斯德哥尔摩公约的执行情况。

俄罗斯毒理学专家还参加了鹿特丹和斯德哥尔摩公约的起草部分。库里耶德斯基（Kurlyandskiy）是正式任命的政府间谈判的俄罗斯成员，以建立一个国际的具有法律约束力的事先知情同意程序的国际行动委员会，管理某些危险化学品和农药的国际贸易以及某些持久性有机污染物法规的执行。这些行动的成果是于2002年由俄罗斯签署了持久性有机污染物的斯德哥尔摩公约。

2.4 毒物管理与中毒咨询研究机构

俄罗斯联邦卫生部署

俄罗斯联邦卫生部署负责卫生和流行病学监测，执行以下功能：作为国家政策制定和执行机构之一，其目标是确保卫生和人口福利；国家卫生和流行病监测的组织和执行；调查有关的不良健康的环境暴露对人口保护造成的影响，开展卫生和流行病学调控和决策；确保卫生和人口福利优先的研究活动；组织卫生和流行病学考试；生物监测；技术指导公众卫生教育和培训活动；建立和维护有潜在危险的化学品和生物物质以及到俄罗斯联邦进口的某些产品登记（如涉及放射性物质、工业和生活垃圾的某些产品）；有关化学品的安全、毒理学领域、卫生和人口福利的国际合作。

卫生和流行病学的监测联邦中心

卫生和流行病学的监测联邦中心隶属国家卫生部，被赋予下列主要职能：参与国家政策，确保卫生和人口福利和基层预防疾病的执行情况；提供在公共福利领域的信息和科学指导；在卫生和流行病监测服务系统中发展和改善实验室设施的认证、标准化和计量；进行紧急情况下的卫生和流行病的控制行动；在联邦一级水平，统计监测公共健康和福利以及国家的问责性传染病、职业病和非传染性（中毒）疾病与环境因素所产生的不利影响。

潜在危险的化学和生物物质俄罗斯登记中心

根据俄罗斯联邦政府法令，潜在危险的化学和生物物质俄罗斯登记中心于1992年成立。按照法令规定，该登记中心负责管理俄罗斯联邦境内化学和生物物质的生产、进口和处理。

登记中心由卫生部官方认可进行毒理学调查，并建立卫生标准。此外，它是由俄罗斯政府指定的作为化学品国际贸易的一种通用的信息交换的联络机构。

登记中心开发了潜在危险的化学和生物物质信息卡，对化学和生物物质的安全性开发（材料）用自己的标准计量和认证，开发依据英国的安全数据表符合国际要求的出口产品；建立并保持有潜在危险的化学品和生物物质的登记库存手续。

2003年年初，2400种化学物质在俄罗斯潜在危险的化学和生物物质中心登记。

自1993年以来，俄罗斯潜在危险的化学和生物物质登记中心出版了《毒理学评论》杂志，其中涉及各种化学和生物物质的毒理学问题和化学安全性。

俄罗斯联邦的毒理学信息和咨询中心

俄罗斯联邦的毒理学信息和咨询中心（TIAC）主要负责：建立和维护联邦毒理学信息和咨询服务，建立一个计算机化的毒理学信息系统，对急性中毒的化学品设立一个全国的电脑化数据库，培训，国际合作。TIAC由俄罗斯医学专家通过昼夜"热线"免费提供信息和咨询服务；由处理化学品中毒的医疗单位提供信息支持，以使TIAC实现创建资料库的目标，它也包含库里耶德里斯研究中心紧急援助的患者案例和其他俄罗斯毒理中心接受治疗的患者案例。针对化学安全、环境信息系统的全球信息系统、环境署国际方案等问题，TIAC与欧洲协会毒物中心与临床毒理学家开展了合作。

俄罗斯毒理学研究机构

俄罗斯毒理学研究机构主要有：俄罗斯科学院医学研究人类生态与环境健康中心，莫斯科职业健康研究中心，诺夫哥罗德职业卫生和病理研究中心，莫斯科消毒学研究中心，莫斯科俄罗斯医学院营养学研究中心，圣彼得堡职业卫生和病理学研究所，圣彼得堡职业卫生与疾病研究所，莫斯科国家有机化学和技术研究院，莫斯科集体食物中毒研究中心，伏尔加格勒卫生、毒理学和职业病理学研究中心。

3

中国现代毒理学的形成与发展

3.1 独具特色的中国现代毒理学

中国五四运动以来的近 100 年里，世界近代毒理学的影响、国内生产力的发展、社会需求与国际毒理学的学术交流有力地推动了中国现代毒理学的形成与发展。特别是改革开放以来，中国现代毒理学得到了突飞猛进的发展，现代毒理学已成为一门全新的生物科学。

自 1900 年中国制定卫生和职业法规以来，立法一直在推动着毒理学研究的发展，而立法本身又是对已经发生的和可能发生的意外灾难（毒性事故）做出的一种反应。中国食品卫生、职业病防治、劳动安全、环境评估、危险度的安全评定等政府宏观管理和立法的迫切需要都成为毒理学研究的目标之一。许多公共卫生政策和法令的制定过程中都应用了实验毒理学资料作为立法的科学依据。因此，20 世纪中国毒理学的成熟和扩展都是毒理学对立法需求做出不断响应的结果。

与此同时，国际毒理学的学术思想和学术交流，以及毒理学分支学科的划分和研究方法的创新一直在影响着中国现代毒理学的深入发展，使毒理学成为既是基础科学、应用科学，又是涉及管理科学的一门独特无比的生物科学。

在分支学科的发展方面，几乎国际上有的学科中国都有；而且，随着经济社会发展的需要，还将出现一些新的毒理学分支学科。

在研究方法的创新方面，从体内试验到体外试验，结构－活性关系的三维结构研究从定性到定量都有力地推动着毒理学研究水平迅速提升。

不仅如此，中国现代毒理学的研究方法还突出表现为自然科学与社会科学的融合。在过去的半个世纪，毒理学与政府管理以特殊的方式联系在一起，政府机构和毒理学工作者之间有着经常性的双向交流。政府管理部门以保护公众健康作为自己的重要职责，对关系公众健康的问题进行评估和做出决定时高度依赖毒理学的基本原理和实验数据。与此同时，又以意想不到的方式影响毒理学。管理部门的要求促进了毒理学方法的改进，以适应药物和食品添加剂的审批、农药的注册管理、新化学品登记的需求。而毒理学的研究结果，在决定一组化学物的优先顺序及决定批准新的产品或是限制旧的产品时，有着重要的甚至是决定性的影响。

3.2 中国现代毒理学的三个发展阶段

近 100 年来,中国现代毒理学的发展可分为三个阶段。

第一阶段:1919—1949 年,为形成起步时期

中国现代毒理学形成起步时期的特点是:生物化学与遗传学的发展为毒理学的形成提供了必要的理论基础,西方毒理学开始影响中国,法医毒理学、工业职业毒理学、药理毒理学和蛇毒研究率先发展。

从 20 世纪 20 年代起,随着西方医学和毒理学的传入,中国法医工作者开始用病理学和化学分析的方法进行毒性鉴定。在发生职业性和生活性中毒事件时,医务人员采用了现场调查和动物实验相结合的方法进一步确诊。在此期间,科学家还进行了药物毒理学,以及铅、铬和钡的毒理学研究。1930 年,北平大学医学院的林几教授创立了法医学教研室,开展毒物检验工作,并发表了多篇法庭毒物学论文。1930—1935 年,商务印书馆出版了《万有文库》丛书,其中叶峤编的《毒物》一书对"毒物"的定义做了法律的和科学的解释,罗运炎编的《毒品问题》一书主要介绍了禁毒与国家禁毒公约。1932 年,著名毒物分析化学家和教育家黄鸣驹的著作《毒物分析化学》由医学杂志社出版,该书系统地介绍了常见毒物的分离、提取和化学分析方法,这是中国历史上第一部关于毒物分析的专著。1935 年,国立编译馆出版了曾昭抡等翻译、R. Hanslian 著的《化学战争通论》。

煤矿瓦斯和矿区职业病的频繁发生促进了工业毒理学的发展。1920 年 10 月 14 日,唐山煤矿发生瓦斯爆炸,造成矿工当场死亡 450 人、伤百余人的惨案。惨案发生后,煤矿工人与各界人士十分愤慨,《劳动界》《晨报》等纷纷予以报道。当时的北京政府农商部调查后,亦承认是矿局责任,应该增加安全设备与措施。但又以该矿为中英合办企业,推托与外交部门协同办理。最后,仅给每名死难矿工家属 60 元的抚恤金,将这一惨案草草了结。1942 年 4 月 26 日,日本占领下的本溪湖煤矿发生瓦斯煤尘大爆炸,死亡 1549 人,重伤 246 人,震惊了世界。矿难引起了中国职业毒理学者的关注和研究。

1923 年,抗蛇毒血清首先在中国台湾研制成功。

1930—1932 年间,在外国学者报告北京、山西太原、河北廊坊和天津居民的斑釉齿之后,王调馨于 1936 年报告了福州市地下水氟含量和斑釉齿发病情况的关系,从此,地方性氟中毒引起了重视。

孙中山先生对禁烟的决心和迫切愿望给后世留下了深刻的印象和久远的影响。国民政府建立后,一再宣称要继承孙中山先生的禁烟遗嘱,并开展过颇具规模的禁烟活动。1930 年发行的《中国卫生杂志》第 29 期是中国最早的一部宣传禁毒的专刊,共 45 页,有评论、漫画、新闻报道、禁毒药品广告的专刊,张学良题写刊名,著名的经济学家、人口学理论家和教育学家马寅初撰写评论。杂志中的文章题目包

括《麻醉剂是否有益》《治疗麻醉剂的方法》《麻醉剂不能治病》《誓死反对鸦片公卖》《抽大烟不如自杀》《同胞们为何自杀》等。马寅初撰文的《今日的鸦片政策》《中国实行鸦片公卖将万劫不能自拔》排在最前面。多幅漫画宣传"同心协力"禁毒，禁毒专刊里的漫画有十幅之多。但南京临时政府在政权未稳、外国势力的刁难和压力下，未能坚持独立而坚决的禁烟政策，致使烟毒一直未能根治。

第二阶段：1949—1978 年，为取得阶段性成果时期

这一阶段的特点是：禁绝了百年鸦片毒害，初步建立毒理学教学和研究机构，疑难中毒事件调查诊断取得重大成果。

中华人民共和国成立之初，中央人民政府即采取坚决措施，在全国范围内开展了禁毒运动，收缴毒品，禁种罂粟，封闭烟馆，严厉惩办制贩毒品活动，8 万多毒品犯罪分子被判处刑罚，2000 万吸毒者戒除了毒瘾，并结合农村土地改革根除了罂粟种植。短短三年时间就基本禁绝了危害中国百余年的鸦片毒害，创造了举世公认的奇迹。

与此同时，为了适应工业发展的需要，化学中毒防治成为劳动卫生的首要任务，化学品毒性测试和毒性分级的研究促进了工业毒理学优先发展。1954 年，中央卫生研究院劳动卫生研究所成立了工业毒理实验室。随后，鞍钢、吉林化工、铁路部门的企业和上海、天津、沈阳等地也先后成立了毒理实验室，在积极培养人才的同时，开展急性毒性试验方法、各种途径的 LD_{50} 测试、LD_{50} 计算方法的研究。1956 年，工业毒理学研究作为防治职业中毒的一个重要方面被列入国家科学研究规划，

围绕铅、苯、有机磷农药的毒性鉴定、实验治疗、测定毒作用阈浓度以及卫生标准的制定进行工作。1959 年，第一届全国劳动卫生与职业病学术会议上有 40 多篇毒理与职业中毒方面的论文进行了交流。1961 年，王文彦副教授负责的工业毒理组编写的《工业毒理学》讲义问世。

20 世纪 60 年代初，食品毒理学开始进行农药残留量标准及水果保鲜的研究，快速毒性测试、蓄积毒性测试、急性阈浓度测试等方法的研究，车间空气中毒物 MAC（最高容许浓度）的制定，开展了吸入毒性测试装置的研究，起用动式中毒柜进行了三乙基氯化锡、美曲膦酯、敌敌畏、丙烯腈、氯乙烯等卫生标准制定的研究。随后，建立了体外经皮吸收速度的模型，并比较了许多毒物经不同动物皮肤与人皮肤被吸收的速度，为皮肤毒理学研究奠定了基础。有机磷农药的解毒治疗也取得了成功。20 世纪 70 年代，开展了食品添加剂、农药、金属毒物、霉菌毒素、食品包装材料、其他环境污染物（如苯并[a]芘、亚硝胺等）的研究，出版了《常用农药中毒的防治》（张福瑞、吕伯钦编著，人民卫生出版社，1963），《几种常见有毒植物》（群众出版社，1961）等。

国家在中国医学科学院建立了毒理学研究室，医学院校相继开展了药物毒理学、工业毒理学、环境毒理学和食品毒理学的教学和研究工作，许多地方先后设立了卫生学专业机构。到 20 世纪 60 年代初，已逐步形成了一支毒理学专业队伍，研究工作从药物安全评价、有机磷农药的毒理和解毒治疗，扩展到石油化工、塑料等行业中的多种工业毒物和环境污染物的毒性研究、安全评价和卫生标准的研究，为中国经济发展和保护人民健康做出了重要贡献。

植物学和中草药学的研究带动了有毒植物的研究。为了更好地利用野生植物资源和发掘祖国中草药宝库，许多植物、药物研究单位和地方、军队卫生部门进行了多次大规模的植物资源调查和筛选研究，积累了不少有关有毒植物的宝贵资料，先后编辑出版过一批专门介绍有毒植物的通俗或地区性著作。药用有毒植物在化学、有毒成分、生物碱、药理、临床、栽培等多方面都取得显著进展。

20世纪60年代前后，中国疑难畜禽中毒凸显。1953—1957年，华北地区大批马属家畜发生"脑炎"病，1959年被诊断为霉玉米中毒。1954年，河南省因"喘气病"死牛50万头，1956年被确诊为黑斑病甘薯中毒。1958—1989年，贵州、河南、四川、陕西等六个省的146657头牛发生"水肿病"，死亡43124头，后被诊断为采食栎树叶中毒。陕北发生的羊"瞎眼病"被诊断为有毒萱草根中毒。生产实践的需要推动了家畜中毒的研究从兽医内科学中分离出来，并出版了《家畜中毒的诊断与防治》（张峰山等著，农业出版社，1964）、《猪常见中毒病的防治》（于船著，农业出版社，1973）等书籍。

此外，蛇伤的死亡率大幅度下降。中国台湾成功研制了抗烙铁头蛇毒血清、抗竹叶青蛇毒血清、抗眼镜蛇蛇毒血清和抗银环蛇毒血清等四种。1960年，广西医学院报道研制成抗银环蛇毒血清。卫生部上海生物制品研究所1946年制成浓缩抗眼镜蛇毒血清，1972年研制成抗尖吻蝮蛇毒血清，1981年又制成抗金环蛇毒和抗蝰蛇毒血清。中国科学院新疆分院与上海合作，研制成抗新疆蝮蛇毒血清。20世纪70年代以前，中国各地蛇伤未用抗蛇毒血清，其死亡率为4.0%~8.8%。20世纪70年代以来开始推广用抗蛇毒血清，蛇伤死亡率下降为0.4%左右。

中山医科大学等单位从20世纪60年代初开始就应用眼镜蛇毒注射液，并发现它对三叉神经痛、坐骨神经痛、肋间神经痛、风湿性与类风湿关节痛、偏头痛、带状疱疹和恶性肿瘤等疼痛均有良好效果。1976年，中国科学院昆明动物研究所等单位将眼镜蛇毒进行分离、提纯其神经毒，将制剂定名为"克痛灵"（克痛宁），临床上用于治疗各种慢性神经痛。

这一时期法医毒理学受到重视，先后出版了《毒物分析》（刘立群编著，上海科技出版社，1960）、《法医毒物学》（徐英含编著，新医书局，1955；上海卫生出版社，1956，1958二版）、《常见中毒的法医学鉴定》（胡炳蔚、刘明俊编著，人民卫生出版社，1964）。

中国职业医学的奠基人吴执中（1906—1980）于1956年受命组建中国第一个劳动卫生与职业病研究所，长期从事常见的职业病，如尘肺、铅中毒等的防治，主编了130万字的巨著《职业病》一书，为中国职业病防治工作做出了重要贡献。

职业中毒，特别是苯中毒的研究比较深入。苯在油漆、喷漆行业以及在生产和使用农药六六六、滴滴涕及制药等行业已有较多的应用。调查表明，当时苯接触浓度高，中毒发生率也高，少数工厂高达30%~40%。为解决苯中毒的诊断和治疗问题，国家制定了苯中毒诊断标准、苯在车间空气中的最高容许浓度（MAC）。1956年，国家建委、卫生部发布的《工业企业设计暂行卫生标准》中，苯的MAC为80毫克/立方米；1962年，《工业企业设计卫生标准》将苯的MAC修改为50毫克/立方米，1979年，再次修改为40毫克/立方米，并且规定苯在地面水中 MAC 为 2.5 毫克/立方米，在居民区大气中 MAC 为 0.8 毫克/立方米。1965 年，卫生部首次发布《苯中毒的诊断、治疗和处理方法（草案）》，1974 年正式发布《苯中毒的诊断标准及处理原则》，此后，于 1982 年及 1997 年又经过两次修订。1974 年，卫生部公布《五种职业中毒的诊断标准及处理原则》，从此铅、汞、苯、苯的氨基及硝基化合物和有机磷农药中毒的诊断和处理有了中国自己的标准。

1955 年，中国为了对付核威胁、核讹诈，保卫国家安全，做出了发展核能的战略决策，开始建立了中国的核工业。1958 年，中国建成了第一座核反应堆。1964 年和 1967 年先后成功地进行了原子弹和氢弹试验。与此相应地，建立了科研机构，形成了具有一定规模的科研体系，开展了放射毒理学的研究并取得了可喜的进展。在职业性工作者的内污染的流行病学调查与评价、医学防护、环境质量的监测与评价、辐射防护标准制定等方面取得了较大成就。1960—1974 年，国家颁布了《放射性工作卫生防护暂行规定》《电离辐射最大容许标准》《放射性同位素工作的卫生防护细则》《放射性工作人员健康检查须知》和《放射性防护规定》。中国放射毒理学及辐射防护学的创始人与开拓者之一，中国工程院吴德昌院士，1958 年主持筹建了中国第一个放射毒理实验室，对放射性裂变核素损伤特点及其危害评价，从理论创新与实际相结合上做出重大贡献，并提出一套有效的防护措施。

1967 年启动并组织实施的"五二三项目"中，中国毒理学家为抗疟疾药青蒿素①

的毒理学安全评价做出了重要贡献。

地方性中毒病一直是政府关注的一个问题，中央和地方为此成立了地方病领导小组。氟中毒在中国 44% 的县区内流行，病区人口约 1 亿人，氟中毒患者近 5000 万人。中国东北和内蒙古、青海、山西、甘肃、宁夏、陕西等就属于高氟区。除氟中毒外，1971 年 7 月发现了内蒙古自治区五盟市八县旗 105 村（屯）发生地方性砷中毒，典型患者 1809 人。据 2002 年调查，中国地方性砷中毒病区影响人口 267 万，查出砷中毒患者 8676 人。后来，政府对中西部十个省区安排了氟、砷防病改水工程建设。

第三阶段：1978 年以来，为开拓创新发展时期

这一时期毒理学发展的特点是：改革开放推动了现代毒理学及其分支学科全面发展；国际学术交流和海峡两岸毒理学学术交流不断扩大；毒理学教育和博士、硕士培养得到加强；毒素研究与开发、科学普及取得重大成果；加入 WTO 和 "9·11" 事件之后，突发中毒事件的应急处置、履行国际公约、禁毒、控烟取得新进展。毒理学研究进入了一个迅速发展的"分子时代"，同时走向社会，参与政府决策和立法，初步出现了自然科学和社会科学的融合。

1978 年以来，国际冷战结束，中国确立了社会主义市场经济，恢复了研究生制度，由于社会经济发展的需要，毒理学专业和理、工、农、医等自然科学与毒理学相关的学科分别开始招收毒理学研究方向的研究生。现代毒理学新领域的发展促进了毒理学研究机构、学术刊物以及社团组

---

① 抗疟疾药青蒿素是卫生部中医研究院中药研究所研制，1979 年获得国家发明二等奖。

织的诞生。特别是随着药物、农药、航天、合成纤维和化学物生产的大量增加,现代毒理学也急速发展成为一门生物科学。[①]

中国毒理学会的成立,为壮大专业队伍、开展国际学术交流和海峡两岸的学术交流、发展和繁荣现代毒理学事业迈出了重要的一步。

值得指出的是,20世纪80年代以来,由于中国毗邻"金三角"毒源地的特定地理位置,境外毒品不断向中国境内渗透,导致已经禁绝的毒品祸害又卷土重来。在毒品违法犯罪死灰复燃并逐渐增多的现象露头之后,国务院和各级政府加强禁毒工作领导,健全禁毒法规,完善禁毒措施,严厉打击毒品违法犯罪活动;加大禁毒斗争的人力、财力投入,增加缉毒专项编制,组建缉毒专业队伍,拨出禁毒专项经费,改善禁毒装备,加强戒毒基础建设和研究,使禁毒工作不断深入。

随着生产力的发展,外源化学物日渐增多,特别是加入WTO之后,欧美各国先后通过的有关外源化学物的管理法规,规定了新化合物在投放市场前需经过毒理评价,为毒理学的发展提供了社会需求;在实验研究中实行质量管理,建立毒性试验程序标准化与良好实验室操作程序(GLP),推动了毒理学的发展。毒理学广泛应用于基础医学、临床医学和预防医学的研究中,并列入新药研究、环保监测、农药开发、新型生物材料研制等一切涉及人类健康或安全性评价的规定检测项目。

3.3 中国现代毒理学的主要成果

科技创新取得丰硕成果

据1978—2007年获得国家部委和省级二等奖以上的86项毒理学科研成果统计,其中省级奖励39项,中央部委奖励47项,呈现逐年增加的趋势。每十年奖励情况见图59。

在统计的86项毒理学科研成果中,藻类(蓝藻)毒素危害健康机制及其预防对策、疟疾治疗新药本芴醇及其亚油酸胶

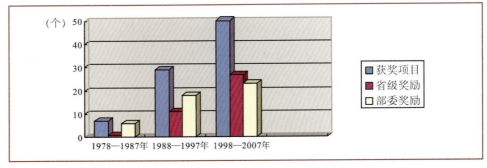

图59 1978—2007年86项毒理学科研成果统计

---

① 吴中亮,夏世钧,吕伯钦. 毒理学辞典. 武汉:湖北科学技术出版社,2005.

丸制剂复方蒿甲醚的研发、国际化及产业化，蛇伤急救药盒及蛇伤综合治疗研究，蛇毒蛋白酶结构与功能及其对血液凝固系统的研究，活性多肽毒素结构与功能的研究，促排（解毒）药"酰膦钙钠"、农田灌溉水质标准、中国膳食、生活方式与死亡率研究，食品安全检测实验室质量控制规范等12项获得一等奖。

学科发展不断开拓

新药毒理学与安全性评价方面

利用现代生命科学的新进展，建立和应用新药临床前安全性评价和毒理学机制研究的新技术、新方法和新模型，研究靶器官毒性作用机制及定量构效关系，研究药物体外替代性毒性筛选模型，研究适合新型药物（如基因治疗）、转基因药物、新型生物制品等和传统医药的安全评价模型和方法。发现毒理学在新药毒理学研究中开始应用，新药毒理学研究的模式也逐步从传统的临床前评价、临床评价的两阶段模式，向早期发现毒理学（包括体外短期毒性筛选、组学技术、生物信息学技术）、临床前评价、临床评价、上市后监督再评价的四阶段全程评价模式转变，形成了全程式新药安全性研究评价的新模式。

药物依赖性毒理方面

中国预防医学科学院1996年对全国吸烟行为的流行病学进行了调查。结果表明：

第一，中国人群吸烟率依然是男性极大地高于女性；在低教育程度的人群中、从事体力劳动的人群中和农村人群中，吸烟率更高；男性吸烟率的地区差异不大，女性吸烟率的地区差异依然存在，东北和华北地区的女性吸烟率高于其他地区的女性；人群中15—30岁年龄组人群中的吸烟率明显上升。

第二，非吸烟者中，被动吸烟率为53.6%。假若把主动吸烟者和被动吸烟者合并起来考虑，15岁以上的人群中，有72%的人群（约5.9亿人）直接或间接地受到烟草的危害。

第三，1996年与1984年相比，有更多的人戒烟，但复吸率和戒烟率几乎相等。人们愿意戒烟的理由较多的还是因为已患疾病。

第四，人们对控烟的态度是积极的，希望通过表率作用和一系列政策来控制吸烟，特别是禁止孩子吸烟的政策。

环境与生态毒理学研究迅速发展

中国科学院徐晓白院士在多环芳烃及其衍生物（硝基多环芳烃、多氯联苯、二噁英等）分析化学、污染化学和生态毒理学研究方面取得重大成果。

草地生态毒理学研究方面

西北大学生态毒理研究所根据有毒植物中毒的生态学原理和微生态毒理系统的形成机制，提出了有毒植物生态毒理系统的形成与消亡规律的新见解，应用"生态工程法"（包括日粮控制法、畜种限制法、促进植被演替法、改变草群结构法、化学防除法、添加剂法、药剂解毒法等）为防控西部毒草灾害提供了理论依据。

陆生生态毒理学研究方面

研究二氧化硫等污染物对植物的毒害作用机制，筛选出了一大批对大气污染物比较敏感的指示植物。探究了氟在环境中的自然迁移，分析了氟在自然环境变化中对家蚕的危害。土壤动物的生态毒理研究，主要对蚯蚓的生态监测与毒理进行了研究。

水生生物的生态毒理研究

针对中国海域锌、铜污染状况比较严

重的事实，研究了在乙二胺四乙酸（EDTA）、腐殖酸、水合氧化铁等不同介质存在条件下锌对聚生角毛藻的毒性反应，研究了冀东原油对中国对虾受精卵和幼体各发育阶段到成体的影响。

海洋生态毒理学研究

得到了有关海洋污染物与海洋生态系统有关的数据。中国科学院沈阳生态应用研究所研究了污染生态过程、生态毒理化学与环境安全、污染控制生态化学与环境工程等。

中国科学院水生生物研究所开展了二噁英、多氯联苯等典型持久性有机污染物（POPs）在水环境中的来源、归宿与生物转移行为，以及环境内分泌干扰物长期低剂量暴露的生态毒理学原理等基础与应用研究。中国科学院生态环境研究中心环境化学与生态毒理学重点实验室研究了持久性有毒化学污染物的分析方法、环境化学行为与生态毒理效应。中国科学院海洋所的海洋生态毒理学实验室研究了海洋中典型化学与生物污染物的环境行为及其生物、生态效应，并在有害赤潮研究方面取得重要成果。中国环境科学院开展了生态毒理与危险化学品安全评估的研究与应用，推动了危险化学品的依法管理。上海市环境科学院生态毒理研究所生物检测及模拟生态系统实验室（生态毒理实验室）主要研究污水人工湿地处理工艺技术研究及设计、受污染河道和景观水体生态修复、景观水体生态工程设计、环境激素类物质的调查、微生物菌剂环境安全性评价、近岸海域和沿海陆域生态保护、自然湿地保护等。农药生态毒理研究从农药在生态系统各级群落累积与残留状况、农药的毒性效应到农药的毒性机制等方面进行了较为全面的监测与研究，查清了常用农药对粮食作物、蔬菜、茶叶及人体的污染状况。

兽医毒理学与植物毒物学研究

基本摸清了中国草地重要有毒植物的种类、分布与危害。阐明了牛栎树叶中毒的发病机制。总结了 15 科 19 属的 50 多种有毒植物的生物学、生态学、毒理学、防除与利用等方面的科技成果。组织专家深入西藏阿里地区调查"醉马草中毒"，查明"醉马草中毒"实际上是冰川棘豆（*Oxytropis Glacialis*）引起的中毒，提出控制中毒的具体措施，得到西藏自治区政府的高度评价。

有毒害赤潮研究

针对沿海富营养化程度日趋严重，导致有毒有害赤潮发生频繁、规模和危害不断增大的情况，2001 年 4 月 25—27 日在北京召开了以"中国有害赤潮发展趋势与对策"为主题的香山科学会议第 163 次学术讨论会。研究表明：中国从南到北都已广泛分布有产麻痹性贝类毒素和腹泻性贝类毒素的有毒赤潮藻，每年经济损失可达 10 亿元，从 1967 年至今已有 29 人因误食含赤潮毒素的水产品而死亡。为此，有关专家提出了加强赤潮的生态学与海洋学研究；跟踪国际前沿，制订出具有中国特色的有害赤潮研究计划；改善海洋环境，有效控制赤潮发生等建议。

生化与分子毒理学研究

由于采用基因克隆技术，有许多新的细胞色素P450还原酶被发现，因此目前已有大约 1000 个细胞色素 P450 还原细胞色素酶被克隆和测序。结合中国几种常见肿瘤死亡率在某些地区和某些人群中高发的特点，已对云南宣威的女性肺癌、上海启东的肝癌、河南林县的食管癌以及城市的女性肺癌等就其易感基因多态性进行了广泛的研究，有针对性地采用了不同的基因多态性作为生物标志物。分子生物学引入遗传毒理学研究领域，建立了分子致突变测试系统。此外，一些工业毒物（如铅、锰、钴、镉、苯等）的毒性作用生化机制和分子机制也备受关注，多集中于对细胞氧化损伤、脂质过氧化及抗氧化酶 SOD[①]的基因表达等方面。

遗传毒理学方面

从国外引进了一系列经典的遗传毒性检测方法，逐步在国内建立起相关实验室，开始大量过筛中国人群所接触的化学物质及其他环境因子的遗传毒性，基本实现了遗传毒性检测方法的标准化、规范化。各种新药、农药、工业化学品、食品、化妆品及消毒剂等的开发研制过程中，遗传毒性试验正式列入安全性评价准则或测试规范。随着分子生物学的发展，遗传毒理学已从短期试验评价致癌性转向更为注重机制的研究方法上，人们已经能够操纵和描述 DNA、RNA 和蛋白质的特征，并且知道基本的细胞过程及其如何受到干扰，知道如何利用这些技术，从而将这些信息运用到肿瘤和遗传危险度评价中去。

生殖毒理学方面

发现射线对儿童智力发育有影响。研究药物、农药、环境污染物等对动物的致畸性以评价其安全性，并开始从器官及细胞水平来研究生殖毒理作用机制。

免疫毒理学方面

在 20 世纪 70 年代开展职业性有害因素对免疫损伤研究的基础上，20 世纪 80 年代重点研究环境污染物、药物、农药、工业毒物等的免疫毒性作用。主要成果收录在 1993 年出版的《免疫药理学进展基础与临床》一书中。

靶器官毒理学方面

1984 年朱宣人教授提出"毒草病理学"新概念。按植物毒素对靶器官的特殊毒性作用，从病理学角度研究有毒植物，将研究范围划分为肝毒素毒草，心、肺毒素毒草，神经毒素毒草，产生畸胎和影响生殖毒素的毒草等多种类型。

法庭毒物学方面

由于开展了毒物鉴定的质量控制技术和实行检验鉴定技术标准化工作，使法庭毒物分析进入了比较成熟的阶段。

军事毒理学研究

从积极的防御战略需要出发，确定了六类 14 种化学战剂为化学防护目标谱系。重点研究神经性毒剂防治药的化学结构、立体结构与药效关系，用量子化学的理论为指导，定向设计、改造、合成一系列作用有特色、效价高、稳定性好的新结构类型药物。同时，进一步健全军事毒理学研究机构，加强军事医学学科学院毒物药物研究所、放射医学研究所、卫生学环境医学研究所和防化研究院的工作。在各大军区和军医大学设置了军事医学或医学防护研究所、教研室。航天医学工程研究所，空军、海军医学研究所也开展了相应的军事毒理学研究。一些地方研究机构、大学以及预防医学科学院劳动卫生职业病研究所承担着大量军事工业毒理学的研究课题。中国科学院孙曼霁院士长期从事化学战剂中毒及防治的生化机制研究：揭示了梭曼膦酰化乙酰胆碱酯酶老化机制，阐明梭曼及其类似物结构与老化间的规律性，发现 G 类毒剂的酶促合成及中毒动物体内游离毒剂的存在，研究了 V 类毒剂对乙酰胆碱酯酶的作用方式等，取得了一系

---

① SOD：超氧化物歧化酶。

列科研成果。此外，中国对海军舰艇舱室装饰用的材料，如涂料、塑料、橡胶等对舱式空气污染进行了毒理学评价。

放射毒理学方面

以国家卫生部工业卫生研究所、中国医学科学院放射医学研究所、中国辐射防护研究院、军事医学科学院放射医学研究所为主，紧密结合工业生产、核能军事应用以及核电工业的发展，对十余种毒性较大的放射性核素进行了比较系统的研究。特别是对铀、氡及其子体、钴、放射性落下灰及混合裂片核素（包括稀土、碘、锶等）、钚、超钚、氚以及某些医学上应用的放射性核素，研究其理化性质、在动物人体内的代谢、近远期效应、体内污染的监测与内剂量估算、应急医学处理加速核素措施等。其中放射性落下灰内照射的作用特点、损伤规律、体内量的监测及危害评价以及防治措施的研究，铀的损伤特点，氡及其子体诱发肺癌及癌前阻断治疗的研究，碘核素的比较毒理学的研究，氚的遗传效应研究，钴及钚毒理学的研究以及加速排出药物的研究等都为核能的应用与发展做出了积极贡献。

毒物管理与标准制定逐步完善

中国先后颁布了《药品管理法》《食品卫生法》《环境保护法》《农药管理条例》和《矿山安全法》等。实施《新药审批办法》以来，仅1985—1992年评审的新药就有3163种，累计批准上市的新药1666个。经专家评审并予以登记的农药品种有300多个，制剂500多个。来自9个国家27家公司的195个农药产品完成了登记。截至2008年，中国已建立了42个部级新药临床药理基地，为加强新药管理提供了组织保证。有170多所独立的卫生研究机构。县和县级以上的食品卫生监督检验所和卫生防疫站有3447个。海陆空港的180个国境卫生检疫机关承担了进口食品卫生监督检验工作。

1978年，卫生部组织全国开展苯、铅、汞等五种职业中毒的普查。全国接触苯与含苯溶剂的工人约有50万人，苯中毒患病率为0.5%。同时发现苯中毒再生障碍性贫血24例、白血病9例。基于对19969个工厂的空气中苯浓度测定数据统计分析，苯浓度几何均值为18.1毫克/立方米，超过卫生标准（40毫克/立方米）的样本占39.4%。随后在12个城市开展了苯作业工人回顾性队列调查。1987年，根据这些调查结果，苯白血病在中国首次被确定为八种职业肿瘤之一。何凤生院士等首次研制了《慢性氯丙烯中毒诊断标准及处理原则》，被卫生部颁布为国家诊断标准，指导全国的氯丙烯中毒防治。之后，卫生部陆续发布了《工业性氟病诊断及处理原则》（GB3234—82）、《职业性慢性氯丙嗪中毒诊断及处理原则》（GB4865—85）、《水体污染慢性甲基汞中毒诊断及处理原则》（GB6989—86）等一系列标准。2002年，中国颁布了《工作场所有害因素职业接触限值》（GBZ—2—2002），规定了329个（类）化学毒物的容许浓度和数种职业性生物接触限值。

食品中农药残留的监督在1976年以前处于空白。1976—1984年，食品中农药残留限量标准开始形成，到1985年进一步与国际接轨，从2000年发生较多的农药中毒事件后引起广泛重视，以农药残留为核心的食品污染物监测网建立起来。

20世纪80年代，国家科委下达辐照保藏食品的安全性和应用卫生标准的研究，全国组成大规模的协作组，在大量的动物试验和人体试食试验的基础上，除分别制定了辐照食品管理办法、人体试食试验管理办法、15项单种食物的辐照卫生标准外，还制定了六大类食物（谷类、水果类、蔬菜类、干果类、禽肉类和调味品）的辐照卫生标准，此项工作受到国际原子能机构的高度重视，被给予很高的评价，处于国际领先地位。

20世纪80年代后期，食品毒理学工作者对辐照食品中的辐解产物开展了研究，从更深层次研究辐照食品的安全性。在此期间，对农药残留量进行了一系列的毒理安全性试验，为制定农药标准提供了重要依据。在对污染物进行研究的过程中，特别是对污水灌溉粮的研究，首次发现污水灌溉粮对胎鼠的胚胎毒性，为农业部制定农田水质灌溉标准提供了重要参考。此外，还起草了一系列农药、污染物、添加剂、塑料包装材料和辐照食品等的卫生学标准，开创了危险性评价在食品卫生标准制定中应用的先河。

1991年，中国全民所有制工业企业中从事有毒有害作业的工人有1500万人，占职工总人数4390万人的1/3，其中急性职业中毒有2356例。农村中每年农药中毒逾10万人，病死率高达11.4%。问题的严重性为制定《职业病防治法》提供了重要依据。

1992年，国家技术监督局发布中华人民共和国国家标准《饲料卫生标准及检测方法》（GB13087—13093—91；GB8381—87），规定了饲料中砷、铅、汞、镉、氟、氰化物、亚硝酸盐、黄曲霉毒素B_1、游离棉酚、异硫氰酸酯、噁唑烷硫酮、六六六、滴滴涕、沙门杆菌、霉菌总数和细菌总数的容许量及其检测方法。

在防治动物中毒方面，制定了《牛栎树叶中毒诊断标准与防治原则》（陕西省地方标准，DB61/T—16—91），在全国14个省、市、自治区的100多个县区的发病区推广，使一度严重发生的牛栎树叶中毒在全国范围内得到控制，有的地方已经不再发生，取得重大经济效益。仅陕西、甘肃、辽宁、河南四个省的发病地区统计累计防治牛176.13万头，减少经济损失1.5亿元人民币。

此外，南京大学环境学院研究生态毒理学、生态风险评价，建立了《水质——微型生物群落监测——PFU法①》国家标准。国家成立了全国农药登记评审委员会，并进入正常运行。基本理顺了农药管理体制，对环境污染物、食品添加剂、化妆品、消毒剂、化肥（包括土壤调理剂和植物生长调节剂）的管理有了相应的机构和法规。

为保障中国"两弹一星"自力更生地研制，开展了放射毒理和火箭推进毒理的研究。对地下核试验爆后有害气体的毒理学和现场医学防护保障进行了全面、系统、深入的研究。制定了《地下核试验爆后厂区作业卫生防护暂行规定》《地下核试验爆后厂区空气中有害物的最高容许浓度和应急暴露限值》，保障了中国地下核试验的顺利进行。

防毒解毒取得的重要成果

药理学和毒理学取得的重要成果之

---

① PFU法，即PFU微型生物群落监测法，是以聚氨酯泡沫塑料块（PFU）作为人工基质沉入水体中，经一定时间后，水体中大部分微型生物种类均可群集到PFU内，达到种数平衡，通过观察和测定该群落结构与功能的各种参数来评价水质状况。

一，就是将许多植物能生产的抵抗细菌、真菌和原虫的物质开发为新的医药。从植物中开发新药取得的成果很多。特别是针对中国的饮食文化特点，对饮茶（特别是绿茶）和常见蔬菜（大白菜）的抑癌作用机制进行了研究，取得初步成果。初步证明：银杏提取液对自由基引起的脑神经损伤具有一定的保护作用，刺五加对人和大鼠肝细胞的某些细胞色素酶的活性有抑制作用，甘草和海藻煎剂对肝细胞的细胞色素 P450 还原酶活性有诱导作用。

生物毒素研究方面，中国科学院生物物理研究所王大成院士于 1990 年系统研究了东亚钳蝎钠离子通道神经毒素的结构与功能，测定了一系列代表性分子的三维结构，发现活性部位，揭示出功能特性的分子机制，对解惑该领域的基本科学问题做出重要贡献。2000 年，湖南师范大学的学者测定了虎纹捕鸟蛛毒素-1（HWTX-1）的三维结构。

兰州生物制品研究所对肉毒梭菌生态分布进行了调查，成功分离了中国 E 型和 D 型肉毒梭菌，并研制出肉毒中毒诊断、治疗、预防的成套制品。

中国科学院昆明动物研究所对中国尖吻蝮蛇毒进行了系统的研究，分离出抗凝组分，研制成"去纤酶注射剂"，于 1978 年首先用于临床，1981 年鉴定通过。解放军 238 医院从 1981 年起开始发掘长白山地区的蝮蛇资源，并与沈阳药学院合作，利用长白山地区的白眉蝮蛇毒，制成了"清栓酶"（蝮蛇抗栓酶）。沈阳药学院与几家临床医院合作，于 1973—1975 年在大连蛇岛考察，取蛇岛蝮蛇的蛇毒进行研究，1979 年分离制成蛇岛蝮蛇抗栓酶，1981 年通过鉴定后应用于临床。

中国科学院上海药物研究所的科学家发明了二巯丁二酸钠，该药对酒石酸锑钾的解毒效力较二巯丙醇强 10 倍。

温州医学院药学院在二巯丙磺钠对毒鼠强中毒保护和解救方面的深入研究具有显著的医学影响和深远的社会意义，该项成果获得了 2003 年浙江省政府科技进步二等奖。

参与政府应急处置做出贡献

面对突发公共卫生事件和重大中毒事件，如黑龙江省齐齐哈尔市发生的日军遗弃芥子气中毒事件、江西省赣州地区猪油中毒案（有机锡中毒事件），中国中毒与救治专家受行政主管部门的指派，及时组织专家进入现场进行技术指导，参与政府决策，科学处置突发事件，多次完成中毒与急诊救治任务，在反恐维稳的斗争中做出了新的贡献。

原子基地复员军人放射性污染问题的出现促进了科学家对放射性肿瘤的判断研究。2007 年，叶常青主编的《放射性肿瘤的判断——科学基础与损伤赔偿》一书出版，为放射性肿瘤的判断标准的制定以及损伤赔偿提供了科学依据。

与此同时，一些重点医院设立了化学中毒专科门诊、职业中毒专科门诊以及中毒救治专科门诊，承担中毒患者的会诊及抢救任务。

总结历史经验取得新进展

以史为鉴，嘉惠未来，是毒理学史研究的主要方向。20 世纪 90 年代以来，重点研究古代中国毒物史，深入研究了烟草和毒品传入中国的历史教训。结合禁毒工作出版了《中国毒品史》（苏智良著，上海人民出版社，1997）、《禁毒史鉴》（王宏斌著，岳麓书社，1997），《禁毒全书》（赵长青，苏智良主编，中国民主法制出版社，1998）和《陕甘宁边区禁毒史料》（史志诚主编，陕西人民出版社，2008）。

在人物志方面，成书的有《台湾蛇毒传奇》（杨玉龄，罗时成著，天下文化出版股份有限公司，1996）、《林则徐在陕西》（史志诚、张永亮、吴保恒主编，旅游出版社，2008）。

"9·11"事件之后，国际非传统安全问题凸显。为提高公众对爆炸、生物恐怖、化学恐怖与化学毒性灾害、核与辐射恐怖活动的应对能力，科学有效应对恐怖主义的威胁，中国工程院开设咨询课题，在总结国外发生的二噁英事件、日本水俣湾事件、"反应停"药害、东京地铁沙林毒气事件等历史经验的基础上，2006年组织编写了"反爆炸、生物、化学、核与辐射恐怖活动"科普系列丛书，由科学出版社出版。

3.4 中国现代毒理学的传播与交流

中国毒理学课程设在不同学院里多种学科的本科专业。全国36所含预防医学系的高等医学院校先后成立了毒理研究室或设置了毒理专业课程。一些文学院也设立了本科毒理学教育，作为生物学、生态学和化学必修课或研究生选修课的一部分。毒理学的研究生教育不仅设在医学院、公共卫生学院、药学院里，而且设在环境科学与工程学院以及兽医学院里。

改革开放以来，一些毒理学社会团体依法登记成立，成为国内及国际间专业交流及研究活动的组织者。1983年，中国环境诱变剂学会成立。1984年，中国蛇协成立。1986年，中华预防医学会成立了卫生毒理学及生化毒理学组，中国药理学会成立并设立药物毒理学专业委员会，上海市药理学会成立毒理专业委员会，兽医药理学和毒理学研究会成立。1989年，中华预防医学会卫生毒理学生化毒理学组成立，中华卫生毒理学会成立了免疫毒理学组。1991年，中国畜牧兽医学会成立动物毒物学研究会（后改为分会）。1993年，中国毒理学会在北京成立。这些学会（协会）通过学术交流将中国毒理学的工作介绍给了全世界。与此同时，随着计算机技术与科学信息化的发展，中国的毒理学网站与数据库在20世纪90年代先后建立运行。之后，各个毒理学科研机构和院系、毒理学学会都陆续建立了自己的网站和网页。由于不断汲取国际毒理学研究的新成果和新经验，逐步缩小了中国毒理学与国际先进水平的差距，迎来了中国毒理学的快速发展时期。

4

现代毒理学的多学科性及其理论创新

4.1 毒理学的多学科性与职业分工

毒理学是一门多学科性的科学，不同职业的毒理学工作者需要掌握相应的毒理学技能。在工业化国家中，毒理学的主要技能包括：实验动物毒理学、实验植物毒理学、临床毒理学、流行病学、接触评价、危险度评价、咨询、管理和培训。

要执行以上任务，必须具备多种学科的知识，主要有：化学（特别是分析化学）、物理学、生物学、生物化学、生理学、解剖学、实验动物学、实验植物学、遗传学、微生物学、分子生物学、病理解剖学、病理组织学、血液学、病理生理学、病理生化学、药理学、肿瘤学、遗传毒理学、病理胚胎学、免疫学、普通毒理学、临床医学、兽医学、职业医学、环境医学、流行病学、统计学、法学和管理学等。学科的组成如此复杂，因而不同职业的毒理学工作者必须有所分工。目前国际上大体有四类人员从事毒理学专业工作。

实验毒理学者

实验毒理学者除具有一般毒理学基础外，在某一个学科方面要有专长，如染毒方法、观察反应、取样、病理解剖和组织检查等。

分析毒理学者

分析毒理学者在实验毒理学、临床毒理学或接触毒物的评价中承担生物基质或环境中毒物的定性和定量的分析，具有参与生物转化、毒物动力学以及化学结构和活性、解毒剂等方面的研究能力。

临床毒理学者

临床毒理学者承担化学物质中毒的诊断和治疗，对人一次或重复接触一种毒物后进行健康评价，积累和分析毒理学资料，从事临床的研究，参与流行病学调查，为预防措施提供依据。同时能够承担培训工作。

对于这样广阔的学术范围，一个人不可能全面掌握，因而逐渐地有了进一步的分工，如肝脏毒理学、神经精神毒理学、皮肤毒理学、肾脏毒理学、呼吸毒理学等。因此，一个临床毒理学工作者应在某一方面有所专长，并能做到依靠与其他专家的合作共同解决问题。

对于兽医临床毒理学者，要求则更加严格。兽医临床毒理学者必须具备兽医内科临床经验，善于将中毒病与传染病、寄生虫病等类似疾病加以鉴别诊断，熟悉生理生化与毒物分析，能够提出并执行中毒病的治疗与解毒方案。

管理毒理学者

管理毒理学者除在某一方面有专长外，还要求具备广泛的学术基础，具有领导一个研究小组的能力，能够参与制定国家的法律法规，以及卫生标准的制定、突发中毒事件的应急处置的咨询工作等。

4.2 毒理学分支学科的取向与分类

毒理学分支学科的三个取向

毒理学的多学科性不仅是现代毒理学的重要特点之一，而且也是现代毒理学发展的一个重要标志。随着社会经济的发展、自然科学与社会科学的不断创新，毒理学的基础学科与分支（交叉）学科也将逐步扩展，越来越多，越来越细。

现代毒理学的理论创新与新分支（交叉）学科的确立，主要取向有三个方面：其一，毒理学在自身领域之内与生命学科、物理化学等相关领域的学科交叉，使毒理学基础理论的研究范围不断扩大和深化，如生化毒理学、分子毒理学、靶器官毒理学、量子毒理学等。其二，毒理学向食品安全、环境保护、中毒临床救治、经济管理、立法审判和政策法规等应用领域扩展，形成新的应用学科，如食品毒理学、环境毒理学、生态毒理学、临床毒理学、法医毒理学和管理毒理学等。其三，毒理学与特定的毒物乃至21世纪出现的新型毒物的研究相互渗透，形成了毒理学的新兴学科，如有毒植物毒理学、有毒动物毒理学、毒素学、放射毒理学和纳米毒理学等。

不仅如此，每一门分支（交叉）学科都有明确的研究对象和研究方法，都已形成了独特的完整的理论体系，其理论创新展示了时代的特征和显示了现代科学技术水平。例如，卫生毒理学以人类生产和生活可能接触的环境因素（理化和生物因素）对机体的生物学作用为对象，研究其毒性损害作用及其机制和防治措施。军事毒理学以军队作战时环境因素和军事作业中外源化学物特别是生化武器为对象，研究其有害作用及机制、防治和急救措施。法医毒理学以意外中毒事件为对象，研究其涉及刑事案件的毒物鉴定。环境毒理学以环境污染物为对象，研究其对人体健康的影响及其机制。职业毒理学以作业中所遭遇的化学或生物学危害因素为对象，研究其毒性损害作用及其机制和防治措施。生态毒理学以环境中潜在的有毒物质为对象，研究其对生态系统的作用与影响，以及有毒物质在生态系统中的运转、循环与归宿规律。兽医毒理学以家畜家禽以及宠物中毒病为对象，研究其病因、诊断、治疗和预防。灾害毒理学以重大毒性灾害为对象，研究其毒性评价，确定毒性水平、社会危险度、应急措施和治理对策。

此外，在理论创新方面，相关学科之间又以相关的研究对象为共同特征。例如，环境方面涉及环境污染、毒物残留、工业职业卫生的研究；经济方面涉及食品添加剂、药品的安全评价和农药的毒理学问题；法规方面涉及诊断、治疗和医学劳动保护法规的制定。

毒理学分支（交叉）学科的分类

为了便于人们了解众多的毒理学分支（交叉）学科的科学地位及其学科内涵，科学家对毒理学的分支（交叉）学科从不同的角度和应用范围进行了分类。

按照化学物质分类

有金属毒理学、农药毒理学、有机溶剂毒理学、高分子化合物毒理学、材料毒理学。

按照外源化学物分类

如金属毒理学、微量元素毒理学、农药毒理学、食品毒理学、放射毒理学、药物毒理学、燃烧毒理学、纳米毒理学等。

按照研究生物类群分类

如有毒植物学、有毒动物学、有毒微生物学、有毒藻类学、有毒昆虫学（虫毒学）、有毒鱼类学、毒素学。

按照研究毒性机制分类

有生化毒理学、分子毒理学、膜毒理学、细胞毒理学、遗传毒理学、受体毒理学、量子毒理学。

按照生物体结构的层次分类

如细胞毒理学、分子毒理学、毒理基因组学等。

按照研究的生命现象或生命过程分类

如遗传毒理学、生态毒理学、免疫毒理学、中毒病理学。

按照与其他学科的关系分类

如生化毒理学、放射毒理学等。

按照研究手段与终点不同分类

如免疫毒理学、分子毒理学、膜毒理学、遗传毒理学、分析毒理学等。

按照研究工作的性质分类

如描述毒理学、机制毒理学和管理毒理学等。

第一，描述毒理学特指常规毒性试验和安全评价，主要是观察和识别外源性毒物对人体和环境的作用影响，包括用动物实验来预测外源性毒物的潜在危害和对接触人群的直接观察，为外源化学物质的安全性评价和管理提供科学依据。

第二，机制毒理学探讨化学物等有害因素对生物体交互作用的细胞、生物化学和分子的毒性作用机制，为危险度评定中动物实验结果的外推提供直接证据，为临床中毒治疗和监督药物研究提供科学根据，还有助于生理学、生物化学和药理学等有关基础学科的发展。

第三，管理毒理学根据描述毒理学和机制毒理学的研究资料进行科学决策，协助政策部门制定卫生标准、相关法规条例和管理措施，以确保化学物、药品、食品等进入市场的安全，达到保护民众身心健康的目的。

根据学科应用领域分类

如食品毒理学、环境毒理学、生态毒理学、法医毒理学、临床毒理学、工业毒理学、管理毒理学等。

4.3 靶器官与系统毒理学分支学科

靶器官毒理学（Target Organ Toxicology），研究外源化学物对机体各类组织器官系统所致损伤的基本原理、规律和评价方法，也称系统毒理学或脏器毒理学。毒物作用的主要靶器官，包括肝脏、肾脏、呼吸系统、心血管、免疫、血液、中枢神经系统、行为、皮肤、生殖和发育、内分泌等。按器官毒性分类可分为：神经系统毒理学、呼吸系统毒理学、心脏毒理学、肝脏毒理学、肾脏毒理学、消化道毒理学、心血管系统毒理学、血液毒理学、生殖系统毒理学、内分泌系统毒理学、免疫毒理学、皮肤毒理学、行为毒理学、眼耳及特殊感官毒理学等。

系统毒理学（Systems Toxicology），是融合毒理基因组学、传统毒理学和生物信息学而形成的一个毒理学新的分支。它不仅要收集细胞成分信息，而且要了解这些成分对毒物应答的对应信息，因此，必须进行系统的结构生物学"应激测试"以获取生物体对该应激的适应、生存或死亡等方面的资料。

4.4 应用毒理学的分支学科

按照应用学科领域分类

按照毒理学应用学科领域分类，如工业毒理学、环境毒理学、食品毒理学、军事毒理学、药物毒理学、临床毒理学、法医毒理学、分析毒理学、兽医毒理学、饲料毒理学、管理毒理学、昆虫毒理学、动物毒理学、植物毒理学、放射毒理学。

按照应用研究对象分类

按照毒理学应用研究对象分类，如工业毒理学、职业毒理学、化学品毒理学、金属毒理学、高分子化合物毒理学、天然毒素毒理学、放射毒理学、军事毒理学、食品毒理学、药物毒理学、农药毒理学、法医毒理学、兽医毒理学、环境毒理学、生态毒理学、水毒理学、燃烧毒理学、昆虫毒理学、人体毒理学、发育毒理学、植物毒理学、管理毒理学、毒理学史学等。

按照工作任务分类

按照工作任务分类，如临床毒理学、环境毒理学、工业毒理学、管理毒理学、生态毒理学与法医毒理学等。

按照特定应用手段与终点分类

按照特定应用手段与终点分类，如昆虫毒理学、兽医毒理学、人体毒理学、植物毒理学。

按照毒理学实践应用分类

按照毒理学实践应用分类，如法医毒理学、职业毒理学、临床毒理学、药物毒理学、食品毒理学、遗传毒理学、环境毒理学、生态毒理学、材料毒理学、军事毒理学、管理毒理学等。

应用毒理学分支学科的细化

每一个应用毒理学又根据具体的应用对象和特殊领域，对次级分支学科进行了细化。

以生态毒理学为例，二级分支学科有：水域生态毒理学（Aquatic Ecotoxicology）、陆地生物生态毒理学（Terrestrial Ecotoxicology）、鸟类生态毒理学（Avian Ecotoxioology）、无脊椎动物生态毒理学（Invertebrate Ecotoxicology）、野生动植物生态毒理学（Wildlife Ecotoxicology）以及遗传生态毒理学（Genetic Ecotoxicology）等。

4.5 新世纪毒理学的新兴分支学科

进入21世纪，随着自然科学和技术科学的进步，毒理学有更多的新兴分支学科出现。

20世纪，除了基础毒理学、靶器官与系统毒理学和应用毒理学的分支学科之外，又创新了一些新兴学科，如发现毒理学、金属毒理学、吸入毒理学、燃烧毒理学、毒性病理学、军事毒理学与军事卫生毒理学、航空毒理学、航天毒理学。

进入21世纪，毒理学的一些学科由萌芽到成熟，很快发展成为一门新兴分支（交叉）学科，如计算毒理学、循证毒理学、比较毒理学、地理毒理学、急症毒理学、行为毒理学、转化毒理学、纳米毒理学、预测毒理学、系统毒理学以及灾害毒理学先后问世。

特别是在现代毒理学由被动毒理学向主动毒理学（又称积极毒理学）发展的过程中，又带动了发现毒理学、预测毒理学和预发展毒理学等新学科的形成。基于基因组学和蛋白质组学的战略和技术的边缘与交叉学科纷纷产生，毒理基因组学（Toxicogenomics）、毒理蛋白质组学（Toxicoprotenomics）和生态毒理基因组学（Ecotoxicogenomics）成为毒理学研究的新领域，引导毒理学跨入新的发展时代。

此外，历史文化与管理方面的应用学科还有毒理学史（History of Toxicology）、古代战争毒理学（Ancient Warfare Toxicology）、法律与毒理学（Law and Toxicology）、艺术文化与创作中的毒理学（Toxicology in the Arts, Culture, and Imagination）、教育与职业毒理学（Education and Occupational Toxicology）等。

5
具有里程碑意义的现代毒理学著作

在 19 世纪后期和 20 世纪初期，大量的毒理学数据被编辑在德国科学家科伯特（Kobert）著的《简明实用毒物学》（Compendium der Praktischen Toxikologie，1887）、莱温（Lewin）著的《世界历史中的毒物》（Die Gifte in der Weltgeschichte，1920）和《毒物与中毒》（Gifte und Vergiftungen，1929）等教科书中。

20 世纪 50—70 年代出版的毒理学著作多数是以描述化学物质毒性与毒理为主要内容，如有机磷酸酯类化合物、滴滴涕、芳烃化合物的毒理，工业溶剂的毒性，新工业化学物的毒性，杀虫剂的毒理，有机氟的毒理，砷化物、氢化物、重金属的毒性，微量金属的毒理等。1975 年，美国哈佛大学医学院卡萨瑞特（Casarett）等编著的《毒理学——毒物的基础科学》一书强调毒理学属于研究毒物或中毒的基础科学，除毒理学一般原理的叙述外，开始以机体各重要器官、系统为中心，较系统地阐述中枢神经毒理、肝毒理、肾毒理、呼吸系统毒理、血液有形成分毒理、骨髓系统毒理、生殖系统毒理和眼毒理。该书在 1980 年经过修改补充后又出版了第二版。这期间还出版了关于肝毒理、肾毒理的专著。

20 世纪 90 年代以来，标志现代毒理学迅速发展和向分子水平深化的研究方面出版了一些生化毒理学和遗传毒理学等现代毒理学专著。

21 世纪初，以中国为例，毒理学专著出版的形势也颇为喜人，相继出版了《细胞毒理学》（刘国廉主编，2001）、《动物毒物学》（史志诚主编，2001）、《实用生物毒素学》（陈宁庆主编，2001）、《分子毒理学基础》（夏世钧，吴中亮主编，2001）、《遗传毒理学》（印木泉主编，2002）、《环境毒理学》（孟紫强主编，2003）、《英汉毒理学词汇》（黄吉武主编，2003）以及《现代毒理学丛书》等。还有不少书名不直接冠以"毒"字而与毒理学有关的专著。①

国际上，在众多的毒理学著作中有一些关于中毒救治的著作、毒物与中毒机制研究的标志性专著、毒理学综合性论著与教科书和百科全书式的具有里程碑意义的毒理学专著，不仅代表着当今毒理学发展的新进展和新成果，而且标志着毒理学已经跨入生态文化和社会管理领域。

---

① 吴德昌为《现代毒理学丛书》作的序言，2005 年 3 月 4 日。摘自常元勋主编的《金属毒理学》，北京大学医学出版社，2008。

5.1 毒理研究与中毒救治标志性专著

《解毒机制》

《解毒机制》的作者是威廉姆斯[①]，1959年在纽约第一版出版；第二版于1974年出版，书名改为《代谢与解毒》。

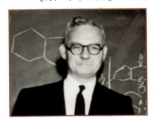

图60 理查特·库因·威廉姆斯

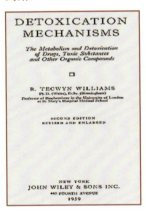

图61 威廉姆斯的《解毒机制》（1959）

《解毒机制》是一部阐述药物、毒物和其他有机化合物的代谢途径与可能的解毒机制的专著。1959年，威廉姆斯创立了外源性代谢系统理论。他认为外源化学物代谢分为两个不同阶段，一是氧化、还原和水解，二是合成新的化合物。从解毒角度来看，第一阶段虽然在许多情况下都能发生，但不能被视为解毒机制，而第二阶段的反应过程才是真正的解毒系统在体内发生的过程。

《毒理学急诊处置》

《毒理学急诊处置》（Goldfrank's Toxicologic Emergencies）由刘易斯·戈德弗兰克[②]主编。20世纪80年代首次出版后，分别于1982年（二版）、1986年（三版）、1990年（四版）、1998年（六版）、2002年（七版）、2006年（八版）、2010年（九版）多次出版。这是一部关于临床中毒的急诊手册。全书包括医学毒理学的一般方法、生化毒理学和分子医学、各器官系统病理毒理学基础和医学临床毒理学基础四个部分。提供在急诊情况下从药理到临床处方用药，从临床到种群预防、心理、护理、流行病学的调查。此外，新版还增加了生物恐怖主义事件的处置等内容，是急诊医师、内科医生、儿科医生和临床毒理学专家的重要参考书。

---

① 理查特·库因·威廉姆斯（Richard Tecwyn Williams，1909—1979），生于1909年2月20日，是威尔士生物化学家，创立了外源性代谢系统理论。20世纪30年代后期，他想写一本关于外源化学物解毒的书，但由于战争耽搁，直至1947年才开始将外源化学物代谢途径进行系统总结，于1959年在纽约出版。他于1979年12月29日逝世，享年70岁。

② 刘易斯·戈德弗兰克（Lewis Goldfrank），是急诊医学教授、纽约大学急诊医学系主任、纽约市中毒控制中心主任。他曾担任美国急诊医学协会医疗毒理学分会主席。

《中毒百科：事例·病态·治疗》

《中毒百科：事例·病态·治疗》由内藤裕史著，南江堂株式会社 2001 年出版。2009 年由李文华译为中文版，修订第二版，由中国台北市麦格罗·希尔出版，台湾大学医学院毒理所康照洲教授为该书作序。

该书作者将毒性物质大致分为工业用品、气体、农药、医药品、动植物五大类，然后就各种毒物所引发的中毒事件、出现中毒的症状以及治疗方法逐一做了叙述。

康照洲教授希望该书的出版发行能够让人们对各种毒物有所认识，除了能够保护自己的健康之外，也希望唤醒一些唯利

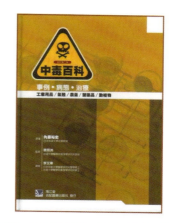

图 62 《中毒百科：事例·病态·治疗》

是图的不法商人，既要负起保护员工生命安全的责任，还要为环境的保护尽一份心力，更希望人们能够汲取教训，不让悲剧不断地上演。

5.2 毒理学综合性论著与教科书

《毒理学：毒物的基础科学》

《毒理学：毒物的基础科学》（Toxicology—The Basic Science of Poisons），被国际毒理学界称为第一部现代毒理学著作和现代毒理学教科书。

该书第一版的作者是路易斯·卡萨瑞特（Louis J. Casarett）[①]和约翰·道尔（John Doull），1975 年由麦克米兰（Macmillan）公司出版。全书分为四个部分，第一部分是毒理学的一般原理，分别介绍毒理学的起源与范围，毒理学的评价，毒物的吸收、分布与排泄，毒性物质的代谢，影响毒性的因子。第二部分为系统毒理学，分别介绍中枢神经系统、肝脏、肾脏、呼吸系统、血液中有形成分、骨骼系统、生殖系统和眼的毒理学。第三部分为毒性因子，分别介绍致畸物、化学性致癌物、射线和放射性物质、农药、金属、溶剂和蒸气、空气污染物、食品添加剂、动物性毒物、植物毒理学、塑料毒理学和社会性毒物。第四部分为毒理学的应用，分别介绍临床毒理学、法医毒理学、工业毒理学、兽医毒理学、毒理学和法律。书后附有索引。

该书在 1975 年出版第一版之后，于 1980 年、1986 年、1991 年、1996 年、2001 年、2008 年和 2013 年又连续出版了

[①] 路易斯·卡萨瑞特（Louis J. Casarett），博士，哈佛大学医学院教授。

八版。2005年，黄吉武[1]、周宗灿[2]等根据2001年出版的由柯蒂斯·D.克拉森（Curtis D.Klaassen）[3]担任主编的第六版《卡萨瑞特·道尔毒理学：毒物的基础科学》（Casarett and Doull's Toxicology——The Basic Science of Poisons）（麦克劳·希尔出版）译为中文版，由中国人民卫生出版社出版。

第六版的内容共分为七篇，分别为毒理学总论、毒物的处置、非靶器官直接毒性、靶器官毒性、有毒物质、环境毒理学及毒理学应用。

本书反映了20世纪70年代以来毒理学的重要进展，其中包括凋亡、细胞因子、生长因子、癌基因、细胞周期、受体、基因调节、转录因子、信号通道、转基因动物、"基因敲除"动物、遗传多态性、微阵列技术、基因组学、蛋白组学，以及这些进展在阐明毒理作用机制方面的重要意义。与此同时，还进一步补充了危险性评价的内容。该书的参考文献部分不仅包括传统的杂志及综述文章，而且首次提供了因特网网址。

《毒理学基础》

《毒理学基础》（Essentials of Toxicology），作者是柯蒂斯·D.克拉森（Curtis D. Klaassen）和约翰·B.沃特金斯（John B. Watkins），1982年出版。中文版由李焕德译，湖南科学技术出版社2006年出版。

自从1975年《毒理学：毒物的基础科学》出版，基于现代毒理学的快速发展，为提供全面而详细的理论和权威的资料，深入理解毒理学原理和毒物是怎样影

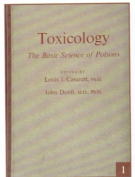 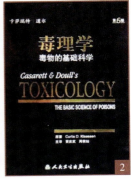

图63 《毒理学：毒物的基础科学》（封面）
(1.第1版，1975；2.中译本，2005)

响机体的机制，《毒理学基础》增加了毒物动力学的基本原理、毒性效应怎样传递给后代、每个机体系统怎样对毒物产生反应，以及各种毒性物质（从杀虫剂到放射线）产生的特殊效应等内容。

全书分七个部分34章。第一部分为毒理学基本原理，共四章，分别为毒理学的历史与范畴、毒理学基本概念、毒性作用的机制和危险度评估；第二部分为毒物的处置，共三章，分别为毒物的吸收、分布和排泄，外源性物质的生物转化和毒物动力学；第三部分为非器官靶向毒性，共三章，分别为化学致癌作用、遗传毒理学、发育毒理学；第四部分为靶器官毒性，共11章，分别为血液系统的毒性反应、免疫系统的毒性反应、肝脏的毒性反应、肾脏的毒性反应、呼吸系统的毒性反应、神经系统的毒性反应、眼睛与视觉系统的毒性反应、心脏与血管系统的毒性反应、皮肤的毒性反应、生殖系统的毒性反应和内分泌系统的毒性反应；第五部分为毒物，共六章，分别为杀虫剂的毒性作用、金属的

---

[1] 黄吉武，中国首都医科大学燕京医学院教授。
[2] 周宗灿，北京大学医学部毒理学系教授。
[3] 柯蒂斯·D.克拉森（Curtis D. Klaassen），博士，堪萨斯大学医学院主席，著名的毒理学教授。

毒性作用、溶剂和挥发性毒物的毒性作用、放射线和放射性物质的毒性作用、陆地动物毒液和毒素的毒性作用和植物的毒性作用；第六部分为环境毒理学，共两章，分别为空气污染和生态毒理学；第七部分为应用毒理学，共五章，分别为食品毒理学、分析/法医毒理学、临床毒理学、职业毒理学和管理毒理学。

《毒理学全集》

《毒理学全集》（*Comprehensive Toxicology*），1997年由国际毒理学联合会主席格伦·赛普斯主编，Pergamon出版，1998年第一次出版。第二版由奥本大学（Auburn

毒理学、神经系统和行为毒理学、化学致癌物与抗癌因子。书后附有索引。

《中毒学概论——毒的科学》

《中毒学概论——毒的科学》（*Principles of Toxicology：Science of Poisons*）由科罗拉多州立大学教授杜祖健（Anthony T. Tu）①原著，1999年在日本出版日文版。

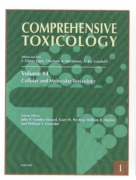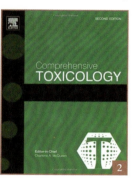

图65 《毒理学全集》（1.赛普斯主编，第一版，1997；2.麦奎因主编，第二版，2010）

该书原著为杜祖建教授于1970年在美国科罗拉多州立大学教授"中毒学"的英文笔记，整理后成为范围更广的"中毒学"讲义，并融合作者在日本《今日化学》所发表的有关中毒学的系列文章改写而成。

2003年，台湾大学化学系何东英教授根据该书的日

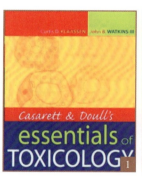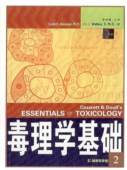

图64 《毒理学基础》（1.原版；2.中译本）

University）药理学系主任麦奎因（Charlene A. McQueen）主编，于2010出版。

全书共13卷，分别是总则、细胞与分子毒理学、化学毒物检测与评价、生物转化、心血管系统毒理学、免疫系统毒理学、肾毒性、呼吸系统毒理学、肝与消化系统毒理学、生殖与内分泌毒理学、发育

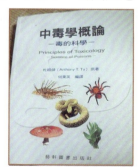

图66 《中毒学概论——毒的科学》（中译本封面，2003）

---

① 杜祖健（Anthony T. Tu, 1930— ），美籍华人，出生于中国台北。毕业于台湾大学理学院化学系，后留学美国圣母大学、斯坦福大学，获化学博士。曾任教于犹他州立大学，1967年起在科罗拉多州立大学任教，为生物化学与分子生物学系的教授。专长为蛇毒的生物化学与中毒学，曾研究毒气中毒事件和战场上毒气的检测方法。1994—1995年，在日本奥姆真理教沙林毒气事件侦破过程中，曾指导日本警察当局对沙林毒气的分析。2004年应邀访问中国西北大学。著有《毒蛇的博物志》（讲谈社，1984）、《化学·生物兵器概论》（药业时报社，2001）和《沙林事件的真实》（新风舍文库，2005）等。

文版，再参考杜教授以英文著述的中毒学讲义编译成为中文版，在中国台湾艺轩图书出版社出版。

全书共14章，分别为中毒学的一般原理、农药、大气污染物质、放射线毒性学、法医中毒学、醇类、化学战剂、生物武器、与饮食有关的毒物学、蛇毒、蜘蛛毒、蝎子毒、昆虫毒和海产物毒。该书涵盖了所有能引起中毒的毒物来源，以毒物的化学结构式与化学反应式阐明中毒的毒理机制，所以该书被称为"一部具科学性的教科书与参考书"，适于医学院、理学院、农学院等各种相关研究教学的工作人员参考使用。

《毒理学原理与方法》

《毒理学原理与方法》（Principles and Methods of Toxicology），由华莱士·海斯（A. Wallace Hayes）等编著，1988年由Raven出版。2001年第四版由Taylor & Francis出版。

该书分为毒理学原理、化学品及其制剂的毒性和毒理学研究方法三大部分。分别阐述了毒理学在化学品及其制剂的加工过程中的运用，代谢：毒性决定因子，药品和生物技术产物的毒理学评估，防治农作物病害的化学制品，实验动物在毒理学研究中的应用，遗传毒理学，致癌活性测试原理，毒理学研究的临床病理学原理等。

该书首先回顾了毒理学发展的历史，然后进一步描述了在工作场所及其周围环境中所能发现的众多化学品及其制剂，以及这些化学品对人类的危害及其潜在的影响。书中提供了在研究过程中对许多固有的潜在缺陷的解释。书的最后部分新增了术语表，设计了具有挑战性和激发性的系列问题。

该书第四版经过了广泛修订和更新，其中许多章节均出自新作者之手，他们将新的观点和研究成果融入到这本受到赞誉的书中。国际毒理学界称该书为"毒理学研究方法领域的一部优秀教材"。

《现代毒理学教程》

《现代毒理学教程》（A Textbook of Modern Toxicology）是美国霍奇森（Ernest Hodgson）著（Online出版，2004）。江桂斌[1]等根据原书第三版译为中文版，定名为《现代毒理学》（科学出版社，2011）。

该书主要介绍了现代毒理学的基本概念、毒物分类、各种活体中毒过程、毒物作用机制与效应、各种器官毒性、毒理学的应用以及环境毒理学，并对毒理学的发展趋势做了展望。对于从事环境污染与健康效应研究的相关人员，阅读此书可增进对现代毒理学发展的全面了解。

全书分八个部分，29章。第一部分为绪论，共三章，分别为毒理学概论、毒理学中的生物化学和分子生物学方法概论、毒物分析和质量保证原则；第二部分为毒物的分类，共两章，分别为暴露分类（大气、水体、土壤、室内及职业场所污染

---

[1] 江桂斌（1957— ），研究员，博士生导师。1957年11月生，山东莱阳人。1982年毕业于山东大学化学系，1987—1991年在中国科学院生态环境研究中心分获硕士、博士学位。1989—1991年在加拿大国家研究院化学所做访问学者，1994—1996年在比利时安特卫普大学化学系完成博士后研究。现任中国科学院生态环境研究中心副主任、环境化学与生态毒理学国家重点实验室主任、《环境化学》杂志主编、中国工程院院士。

物)、毒物的分类；第三部分为活体中毒过程，共五章，分别为毒物的吸收与分布、毒物代谢、活性代谢产物、化学和生理因素对外源代谢的影响、毒物的消除；第四部分为毒性作用，共三章，分别为急性毒性、化学致癌作用、致畸作用；第五部分为器官毒性，共七章，分别为肝脏毒理学、肾脏毒性、神经系统毒性、内分泌系统、呼吸毒性、免疫毒性、生殖系统；第六部分为应用毒理学，共四章，分别为毒性试验、法医和临床毒理学、毒性预防、人类健康风险评估；第七部分为环境毒理学，共四章，分别为毒理学分析方法、环境毒理学基础、环境中污染物的迁移和归趋、环境风险评估；第八部分为总结，共一章，为环境和人类健康的展望。书后附有术语表。

《现代毒理学简明教程》

《现代毒理学简明教程》由周宗灿、付立杰编，中国军事医学科学出版社2012出版。该教程是在中国毒理学会2009—2011年三届"现代毒理学基础和进展高级研修班"讲义的基础上全面扩展编著而成的。该教程结合国际上毒理学家资格认证的基本要求和编者多年的经验概述了现代毒理学的基本概念、基本理论和常用方法技术，并介绍了最新发展趋势。

本教程以"现代"和"简明"为鲜明特点，共分为四个部分：毒理学原理；靶器官毒理学；应用毒理学和毒物；毒理学相关方法。附录为毒理学网络资源，书末编有索引。

本教程是从事毒理学安全性评价和危险评定人员、毒理学研究和教学工作者继续教育的教材，也可作为医药院校、环境保护、医药研发企业的科技和管理人员以及相关专业本科生和研究生的专业教学和复习参考书。

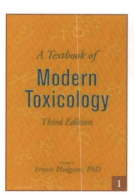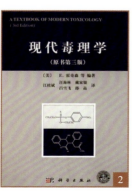

图67 《现代毒理学教程》（1.原著第3版封面，2004；2.中文版《现代毒理学》封面，2011）

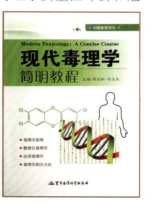

图68 《现代毒理学简明教程》（封面）

5.3 百科全书式的毒理学标志性专著

《万有文库：毒物》

《万有文库》①是中国20世纪上半叶最有影响力的大型现代丛书，由王云五②策划整理，1929—1937年由商务印书馆出版。丛书中叶峤③编的《毒物》一书主要参考了法国、德国等国家的五种毒理学书籍，并对"毒物"的定义做了法律的和科学的解释。

《毒理学百科》

《毒理学百科》（Encyclopedia of Toxicology）是美国国家医学图书馆菲利普·威克斯勒（Philip Wexler）主编的。第一版于1998年出版，包括200名作者提供的749条目录；第二版于2005年出版，汇集了1057个条目，按英文字母顺序排列，内容详尽，信息量宽广，由392位作者完成。书中既涵盖了毒理学研究的各个领域，从基础到前沿总结了大量毒理学的重要概念，包括一些尚存争议的问题，如空气污染、生态毒理学、生物监测、致癌效力因数、饮食限制、环境卫生、流行病学等，还收集了与毒理学相关的历史、法律、条例、数据库。

在第二版中新出现的308个条目中，包括鸟类生态毒理学、基准剂量、杀虫剂、计算机毒理学、致癌效力因数、代谢组学、化学事件、蒙地卡罗分析、非致死性化学武器、无脊椎动物生态毒理学、药物滥用、癌症化疗因子和消费产品等。许多针对特殊化学物的条目都是全新的，而书中搜录的国际组织也得到了很大的扩展。某些条目罗列了许多著名的中毒事

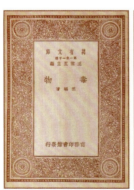 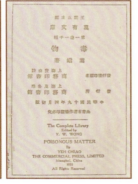

图69 《万有文库》丛书《毒物》一书封面与扉页

---

① 《万有文库》共1721种、4000册，由王云五主编。1929年至1937年由商务印书馆排印、影印，总共两集。第一集收13种丛书，计1000种2000册；第二集收四种丛书，计700种2000册。包括古今中外各门学科。

② 王云五（1888—1979），广东香山（今中山）人。1907年春任振群学社社长。1909年任闸北留美预备学堂教务长。1912年年底任北京英文《民主报》主编及北京大学、国民大学、中国公学大学部的英语教授。1912年，由胡适推荐到商务编译所工作。

③ 叶峤（1900—1990），别号之真，浙江永嘉人，教授，有机化学家。1924年毕业于北京大学化学系，留校任教。1926年赴德国柏林大学留学，1931年获理科博士学位。1931—1935年先后任中央大学和北平大学化学系教授，1935年任武汉大学化学系教授，历任武汉大学理学院院长、化学系主任、有机化学教研室主任等职。1952年加入中国民主建国会。曾任中国民主建国会湖北省委员会顾问，湖北省第二、第三届人大代表。发表《毒气战争与团体防御》《有机结构理论讲义》等著述。

件，如美国拉夫运河事件、泰晤士海滩事件、切尔诺贝利事故和三哩岛事故等。另外许多条目涉及毒理学知识的社会应用，如文化毒理学、环境犯罪、著名投毒者和中毒事件、古代化学生物战以及美国环境运动历史等。新版的毒理学百科全书对毒理学的许多方面进行了更广泛和深入的概述。

中文导读本（英文版）由中国毒理学会副理事长周平坤作"导读"，并在第二版的基础上对词条进行了分类重排，编成三卷，分别为精选卷、拓展卷与社科管理卷，更加适合中国读者阅读，由科学出版社2007年出版。

"精选卷"主要包含了毒理学的重要概念，如计量效应、作用机制、试验程序、靶位等，还收集了与毒理学相关的历史、法律、条例、数据库。

"拓展卷"包括毒理学研究的各个领域，从基础到前沿，甚至一些尚存争议的问题也包含其中，如空气污染、生物监测、致癌效力因数、饮食限制、环境卫生、流行病学等，还收集了与毒理学相关的历史、法律、条例、数据库。该书对毒理学家会相当有用，同时也适用于医学、法律、科学工作者查阅。

"社科管理卷"包括含酒精饮料与酒精中毒，古战争毒理学，生物战与恐怖主义，毒素与其他中间谱毒剂/毒素，化学危害信息交流及材料安全数据表，化合物毒性与危害评价，第一次世界大战期间的化学战，药品滥用，美国《联邦食品、药品和化妆品法》，公认无害，毒理学史，毒理学信息资源，法律与毒理学，美国有毒物质控制法、毒品管理条例，艺术文化与创作中的毒理学，教育与职业毒理学，毒理科学学会，毒理协会，毒理学论坛等。

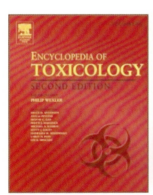
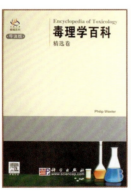
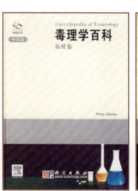
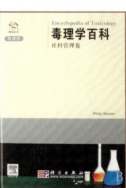

图70 《毒理学百科》原版与中文导读本精选卷、拓展卷与社科管理卷

第 46 卷

毒理科学教育与研究机构

本卷主编 史志诚

卷首语

毒理学是一门由多学科渗透融合而形成的科学。一方面，它从高等教育、工业界和政府部门吸取新思想和新概念来完善自身。另一方面，它的多样化表现在本科教育设在不同的学院里；研究生教育不仅在医学院、公共卫生学院和药学院，而且也在农学院、环境科学和工程学院。这不仅体现了毒理学教育的特点，而且形成了毒理学广泛为科学和社会服务的特征。

毒理学专门研究机构的建立和发展，既是毒理学蓬勃发展的产物，又是毒理学不断扩展，为社会经济发展服务的象征。

本卷分别记述了大学的毒理学教育与毒理学继续教育和毒理学专家证书教育状况；毒物史研究与毒理科学史教育，以及毒理科学史与HPS教育（科学史、科学哲学和科学社会学教育）融合的新态势；毒理学的公众教育与科学普及，以及风格迥异的毒理学科普精品。此外，还分别记述了欧洲、美洲、亚洲、大洋洲和非洲的重要毒理学研究机构。

为了全面审视和分析世界各国主要毒理学研究机构的竞争力，本卷还对2009—2013年世界主要国家的207个毒理学研究机构发表的毒理学研究论文进行了比较分析，结果表明：全球毒理学研究机构主要分布在北美、亚洲和西欧三大重点区域，各国毒理学研究机构发表的研究论文各具特色。

1

大学毒理学教育

1.1 大学毒理学教育

毒理学的发展与其他学科一样，总是遵循着从宏观到微观、整体到局部、分析到综合、理论到应用的规律，循环往复地深入发展。然而，很少有哪个学科能像毒理学这样既是基础科学，同时又是应用科学。毒理学作为研究外源化学物有害效应的科学，在这方面可能是独特无比的。

20世纪的上半个世纪，毒理学常常被认为是药理学的一个分支，毒理学教育往往被包括在药理学的教学过程中。当时，科学家关注的重点是现有的和新药剂产品引起的相关中毒事件，以及如何保障药品和其他消费产品的安全。

毒理学是一门由多学科渗透而形成的科学。一方面，毒理学从高等教育、工业界和政府那里吸取新思想和新概念来完善自身。另一方面，它的多样化表现在研究生教育不仅在医学院、公共卫生学院和药学院，而且也在农学院、环境科学和工程学院。本科教育也是设在不同的学院里。特别是有的文学院也开设了本科毒理学课程，作为生物学、生态学和化学必修课的一部分。由此产生的激发性、创新性和多样性，不仅体现了毒理学教育的特点，而且形成了毒理学广泛为科学和社会服务的特征。

在美国，大学开设有毒理学专业课程，设立毒理学硕士学位、博士学位和博士后流动站。在医学院和农业院校也设有毒理学系。除了专业性的大学之外，一些综合性大学也开始重视毒理学教育。例如位于马萨诸塞州波士顿市的美国东北大学（Northeastern University，NU）成立于1898年，是全美最大的私立综合性大学，该大学最好的学科是工程、商科、物理治疗、药剂学、计算机科学、护理学、新闻学、市场学和电机工程等，本科专业和硕士专业都有毒理学课程。

在俄罗斯，毒理学教育和培训由医学院校卫生研究所、先进医疗研究机构、毒理学研究机构以及卫生和流行病学研究中心和工业技术部门的机构负责。任何一个医学或生物学工作者要成为一名毒物学家，必须经过毒理学专业培训，掌握毒理学的基本概念与毒物分析方法。国家制定了一整套规章制度，由最高认证委员会授予学位。

一些国家大学的兽医专业教育也开设有毒理学课程。早在1763年，法国西部的里昂兽医学校就开设有药理学与毒理学课程。之后，在北部的阿尔福（1765）、南部的图卢兹（1825）和东部的南特（1979）的兽医学校也开设了药理学与毒理学课程。[①] 据报道，20世纪70—80年

---

① 黄维义.法国兽医教育情况简介.中国兽医杂志，1994（4）：53-55.

代，兽医大学开设药理学与毒理学的有前苏联（本科138个学时）、澳大利亚、新西兰。其他有欧洲共同体国家（本科150个学时）、南非和摩洛哥开设药理学与毒理学，意大利和泰国开设兽医毒理学（本科45个学时），前南斯拉夫开设饲料与有毒植物课程，西班牙开设毒理学与法医，丹麦、加拿大开设法医学。① 此外，日本东京大学农学院开设家畜中毒学，美国开设有毒植物与毒理学（美国艾奥瓦大学兽医学院本科开设兽医毒理学与有毒植物，五个学分。兽医毒理学研究生课程中，兽医毒理学五个学分，毒理学方法三个学分，有机农药毒理学三个学分，重金属与示踪元素毒理学三个学分，生物毒理学九个学分，饲料添加剂毒理学三个学分，分析化学毒理学三个学分）。②

1.2 北美洲大学毒理学院系

密歇根州立大学人类医学学院设立的药理学和毒理学系主要教学与研究领域包括大分子的药品和化学制品的效果对人类的作用。

得克萨斯A&M大学系统健康科学中心医学院药理学与毒理学系主要致力于医学药理学与毒理学的教学与研究。

加利福尼亚大学戴维斯分校（University of California Davis，UC Davis 或UCD）位于美国加利福尼亚州北部中央谷地的戴维斯市（Davis），1905年创校。该校共有九种专门院校和研究所，包括农业及环境科学学院、工程学院、科学及文学学院、管理学院、教育学院、法学院、医学院、兽医学院和生物科学学院。农业及环境科学学院环境毒理学系研究化学物质如何在环境中转移，以及毒物对生物系统和人类健康的影响。兽医学院开设预防兽医硕士（MPVM）和兽医学博士（DVM）学位项目。兽医学博士项目主要包括遗传学、分子、细胞生理学、流行病学、药理学与毒理学、免疫学、法医学、比较生理学等。

亚利桑那大学（University of Arizona）建于1885年，是一所历史悠久的四年制公立大学。该大学的药学院药理学和毒理学系主要致力医药化学、自然产品、药理学和毒理学、制药学和药物动力学、药物经济学等领域的教学与研究工作。同时招

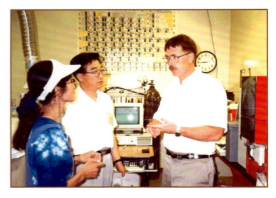

图71 史志诚教授（中）在戴维斯分校兽医学院毒理学实验室考察牛橡子中毒的流行病学（1995）

---

① 朱宣人. 国内外兽医教育对比及赶超设想建议. 中国农科院情报研究所，1978.
② 农业部教育局. 国外农业教育参考资料（2）——农业与畜牧兽医部分. 1979.

收药理学及毒物学的硕士研究生和博士研究生。

美国坦普尔大学（Temple University）建于1884年，位于宾夕法尼亚州的费城。该校学科设置广泛，共有近百个学科专业，涉及建筑业、商业、农业等领域。其中，毒物学可以授予硕士和博士学位。

麻省理工学院（Massachusetts Institute of Technology，MIT），是美国一所综合性私立大学，位于马萨诸塞州的剑桥市。该学院的怀特克尔保健科学和技术学院设立脑和思维科学系、毒理学部。在本科专业中，理学设立有生物工程－遗传毒理学、生物工程－药物与毒素的新陈代谢专业，工学设立有生物工程－药物与毒素的新陈代谢，医学设立有毒理学与环境健康学。

加拿大西门菲莎大学（Simon Fraser University）于1965年成立于本拿比市。该校设有应用科学（工学院）、自然科学（理学院）、企业管理（商学院）、文学院和教育学院等五大学院，提供100种以上的本科课程。其中自然科学（理学院）设立有环境毒物学、害虫管理等课程。

1.3 欧洲国家大学毒理学院系

牛津大学药理学系

药理学系主要致力化学物质同分子、细胞、组织和人体相互作用方面的教学与研究，其重点发展的学科领域包括心脏药理学、神经药理学、平滑肌药理学和毒理学等。

瑞典农业科学大学药理学和毒理学系

该系是瑞典农业大学兽医医学部的一部分，它的研究和教学都建立在大学生和研究生水平，主要从事药理学、毒理学和食品毒物学的研究。

斯德哥尔摩大学

斯德哥尔摩大学建立于1878年，有四个学院：自然科学院、人文学院、社会科学院和法学院。生物部分包括植物学、动物学、微生物学、生态学、放射生物学、自然资源管理、动物生理学、海洋生态、细胞科学、神经科学和神经毒理学、分子生物、基因、遗传学、免疫学。

德国吉森大学

吉森大学，全称吉森尤斯图斯－李比希大学，是一所位于德国黑森州吉森的公立大学，1607年由黑森－达姆施塔特伯爵路德维希五世（Ludwig Ⅴ）建立，是德国最古老的大学之一。

1867年，鲁道夫·布克海姆[①]在吉森大学药理研究所任药理学和毒理学教授。他

---

① 鲁道夫·布克海姆（Rudolf Buchheim，1820—1879），是德国药理学家。1845年从莱比锡大学获得了博士学位之后，在多尔帕特大学任药理学副教授，同时研究营养学、医学史和医学文献。1849年被选为药理学教授，创办了第一个药物研究所。1867年在吉森大学任药理学和毒理学教授。奥斯瓦尔德·施米德贝尔是他的学生。他著的药理学教科书《实验药理学》是他的开山之作，也使药理学成为一门独立的学科。

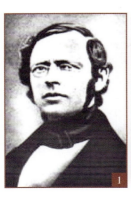 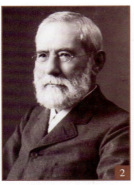

图72 鲁道夫·布克海姆（1）和他的学生奥斯瓦尔德·施米德贝尔（2）

的学生奥斯瓦尔德·施米德贝尔后来成为德国药理毒理学家，是现代药理学的创始人之一，开拓了器官药理学新领域。

德国汉诺威兽医大学

汉诺威兽医大学建于1778年，学制五年。从第二学年起开设兽医植物学，讲授饲料植物学、毒草学和药草学。第三学年开设药理学与毒理学。第四学年开设动物卫生与环境保护。第五学年开设兽医法规。[①]

法国里昂大学

里昂大学成立于19世纪末期，当时有自然科学、文学、医学和法律等专业。随着学科的发展和大学教育的普及，逐渐形成今天的三所大学。

里昂第一大学（克罗德·贝尔纳大学）是以医学和自然科学为主的大学。第一与第二阶段专业学习科学技术与生命科学。第三阶段专业学习毒物学、临床心理学与卫生法学。

里昂第二大学（吕米艾大学）是一个以人文科学、社会科学和经济管理科学为主的大学。

里昂第三大学（让·穆兰大学）创建于1973年，以人文科学见长。

1.4 中国大学毒理学院系

1978年以来，中国公共卫生体系的构建和完善有力地促进了公共卫生教育机构和相关科研院所的快速发展。据2008年统计，中国设有公共卫生学院（系）的高等院校多达94所，毒理学不仅是本科生培养必修的基础课程、公共卫生与预防医学一级学科博士学位授权点和博士后科研流动站的重要组成部分，而且已发展为国家重点学科（中山大学、北京大学）、国家重点学科培育学科（第三军医大学）和国家精品课程（南京医科大学）。招收毒理学硕士生、博士生的高等院校和科研院所不仅涉及医科、药科、中医药和军医大学，而且涉及工业、农业、林业、交通、海洋（事）、水产、理工、科技和师范大学，国家疾病预防控制中心（CDC）及相关科研院所。与此同时，一批省部级和国家级毒理学重点实验室也被创建，南京医科大学创建了教育部现代毒理学重点实验室，华中科技大学创建了教育部环境与健康（含毒理学）重点实验室，华南农业大学创建了农业部昆虫生态毒

[①] 文信田. 德国汉诺威兽医大学教学计划简介. 中国兽医杂志, 1991 (17) 6: 55.

理重点开放实验室，复旦大学、山东大学、吉林大学、四川大学、浙江大学、浙江中医药大学、福建医科大学、河北大学、第三军医大学等先后创建了省市级毒理学重点实验室。①

首都医科大学卫生毒理学与卫生化学系

首都医科大学卫生毒理学与卫生化学教研室成立于1988年。1996年以来，通过了省级计量认证，被卫生部认定为保健食品、化妆品、消毒产品、涉水产品检验单位，被农业部认定为农药毒理学检验单位（B级），被北京市政府批准为北京市化学物质毒性检测中心，被北京市质量技术监督局批准为北京市民用产品安全健康质量监督检验站；2002年建成SPF级动物②实验室，并获得证书；2003年通过卫生部化学品毒性检测机构甲级资质认证和卫生毒理实验室国家认可；2007年通过复评审和国家级计量认证；2009年成立卫生毒理学与卫生化学系。

该系先后建立了化学毒物分析、神经毒理、生殖发育毒理、遗传毒理、生化毒理、免疫毒理、毒性病理、吸入毒理、皮肤毒理和毒物代谢等三级基础学科和环境毒理、工业毒理、食品毒理、药理毒理、管理毒理等应用学科及相应的实验室；形成了比较完整的整体动物、细胞和分子等不同水平的毒理学评价体系，服务于健康相关产品（食品、保健食品、新资源食品、化妆品、卫生用消毒药品、一次性卫生用品）、工业、环境、家用化学品和农药等毒理学安全性评价领域。

该系开设的主要课程有：

第一，本科必修课：卫生化学、卫生毒理学、卫生检验学、仪器分析；

第二，本科选修课：分析化学、毒理学基础、家用化学品与健康；

第三，研究生课程：自由基医学、化学毒物分析、高级毒理学。

科研工作主要是：

第一，毒理学安全评价与管理研究。

第二，外源化学物毒作用和机制研究。特别是在分子毒理学研究方面重点研究接触标志物、效应标志物和易感性标志物，分子流行病学和细胞分子机制。

第三，毒物检测与接触评价。通过对外源化学物接触剂量、时间、方式的研究，建立标准规范的接触评价方法。

华中科技大学同济医学院公共卫生学院

2000年，华中科技大学组建后，环境卫生学和劳动卫生学两门学科顺应形势发展的要求合并，于2001年成立了劳动卫生与环境卫生学系。2002年，新组建的劳动卫生与环境卫生学学科（含环境医学）成为国家重点学科。

该院在科学研究方面，围绕生产、生活环境中有害因素对人群健康的影响及其防治开展了多层次研究，主要是：

第一，开展环境中有机污染物和无机污染物的基础毒理学研究。重点选择中国环境中污染严重且对人群健康危害较大的化学性毒物，以及与生物地球化学性疾病相关的微量元素，其中成果"异常含量下的硒与镉相互作用研究"经卫生部组织鉴

---

① 王心如. 我国毒理学教育的发展. 中国毒理学会成立十五周年纪念册，2008：41-45.
② SPF级动物即无特定病原体级实验动物，是指机体内无特定的微生物和寄生虫存在的动物，但非特定的微生物和寄生虫是容许存在的。

定，已达到了国际先进水平。

第二，运用流行病学的方法研究环境和职业有害因素对健康的危害，定量评价并提出预防对策。同时，与国际癌症研究中心（IARC）合作，选定的十个硅尘与肺癌关系研究队列数据库，其中三个由该院建立。

第三，研究热与毒物耐受的分子机制。

第四，开展了饮水氯化消毒副产物成因和危害的研究，为政府改水决策提出建议。

第五，农药对健康影响的流行病学调查研究和毒理学研究，编著《环境污染的流行病学研究方法》。

复旦大学公共卫生学院

复旦大学公共卫生学院职业卫生与毒理学教研室1984年起被确认为全国高校系统中唯一的WHO（世界卫生组织）职业卫生合作中心，2004年成为"教育部公共卫生安全重点实验室"的一部分。先后建立了工业卫生、化学分析、分子毒理（鲁超实验室）、农药毒理、皮肤毒理生理等实验室和职业安全研究中心。

教研室现为本科生开设职业卫生与职业医学以及基础毒理学课程。主编了卫生部规划教材《职业卫生与职业医学》和国家"十一五"规划教材《基础毒理学》。

教研室的毒理学研究方向为：重金属、农药、有机溶剂、增塑剂、持久性污染物等重要工业化学物的健康危害研究，涉及人群待调查与实验室毒理学研究，研究内容涵盖生殖毒性、血液毒性及神经毒性、致癌性等领域，为明确中毒机制、制定卫生标准、控制职业危害、保障职业人群的健康提供了科学基础。

哈尔滨医科大学公共卫生学院

哈尔滨医科大学公共卫生学院卫生毒理学教研室组建于1986年，1998年获卫生毒理学硕士学位授予权，现为预防医学一级学科博士授予单位。

卫生毒理学学科的主要研究方向有：分子毒理学、免疫毒理学和纳米毒性的研究。

郑州大学公共卫生学院

郑州大学公共卫生学院从1980年开始先后研究了铅、汞、苯、锰、铬酸盐、农药等毒物毒效应、中毒机制、早期诊断及防治措施，以及环境中氟水平对人群健康效应的影响。同时，承担平顶山矿区高放射性饮水的健康效应和河南省的氟病流行区降氟改水效果评价等研究课题。

大连医科大学劳动卫生与环境卫生学学科

大连医科大学劳动卫生与环境卫生学学科为国家培养硕士研究生和博士研究生，为中国的疾病预防控制中心、职业病防治院、海关检疫等重要部门培养和输送大批高水平的专业人才，为辽宁省环境有害因素引起的各种疾病的预防和控制做出了贡献。

该学科利用受体分析技术、基因组学、蛋白质组学、代谢组学等先进的高通量技术对重金属、有机化合物的神经毒性、致癌性、生殖功能损伤以及发育毒性等进行系统研究，试图从蛋白、基因以及分子水平解析毒作用机制，筛选早期预警生物标志物，并探讨相应的防治措施。

经过长期努力，该学科在有机磷化合物的迟发性神经毒性和砷的神经毒性分子机制研究、环境污染物诱发机体氧化应激的调控机制、化学致癌机制研究、植物化学物相关研究和慢性病分子流行病学研究方面取得较大的进展。

著名的毒理学专家、卫生学教研室的夏元洵教授曾主编或参编多部国家级教材，其参编的《工业毒理学》曾于1978年获全国医药卫生科学大会成果奖。

中国台湾的大学毒理学教育

中国台湾地区自1990年开始在台湾大学医学院成立第一个毒理学研究所硕士班，开启了台湾地区毒理学教育的里程碑。1993年，成立博士班。1996年和1998年，分别于中山医学院和慈济大学医学院成立毒理学研究硕士班。2001年，中山医学院毒理学研究所又成立博士班。以上毒理学研究三个硕士班和两个博士班每年为社会提供30多位硕士级毒理学专业人才。硕士班必修课程包括毒理学、实验毒理学（毒理学研究法）、毒理学特论（包括分子毒理学、动物毒理学和仪器分析、毒物分析）。[①]

1.5 毒理学继续教育与专家证书教育

毒理学继续教育的必要性

据《美国科学名人录》一书记载，20世纪80年代，美国毒理学学会（协会）的会员在企业中的占46.7%，大学的占25.4%，政府的占17.9%，私立研究单位的占10.0%。鉴于美国对全科毒理学家的核心知识要求包括毒理学的基本知识、毒作用机制的毒理学原理、生理解剖学、病理生理学、应用系统生物学、生物化学、分子遗传学、管理的构架、实验设计、交流技巧、创新思维技巧、数据处理和统计学分析，因此，学会（协会）需要对183个会员进行继续教育和培训。

书中还指出，美国的毒理学家1/3原来是药理学家，大约1/5原来是医师，近1/5来自生物化学家，其余的原来学的是很多其他学科，只有少数人开始学的就是毒理学。因此，对毒理学工作者的继续教育是毒理学学会（协会）的重要任务之一。

进入21世纪，毒理学和毒理学事业正在经历迅猛而巨大的变革，特别是新的发现、新的技术以及新的危害对公共健康的影响越来越大。人们需要毒理学的知识比任何时候都要紧迫，那些职业中期的从业人员更需要继续教育和再培训。

2012年，美国毒理学学会在旧金山召开的第51届年会期间召集了毒理学教育的研讨会，讨论了毒理学教育现状与毒理学教育的需求问题。毒理学家关心的主要问题是：需要一个毒理学教育规划，确定未来毒理学教育与培训计划，进一步完善"全科毒理学家"自身的继续教育与培训，制定支持毒理学教育与培训的规划与

---

① 李辉. 台湾毒理学专题教育. 海峡两岸首届毒理学研讨会论文（摘要）集，2001.

政策[1]。

德国毒理学家的培训[2]

为了适应评价化学品的安全性和制定卫生标准对毒理学家的需求，德国实验与临床药理学和毒理学学会（DGPT）设计了一个旨在培训毒理学家的项目，并规定了授予毒理学家证书的标准。1979年，学会设置了DGPT毒理学专家职称，这一职称的证书被授予符合标准的学会会员。

DGPT 毒理学专家证书的授予标准

毒理学专家证书培训项目的申请者必须具有医学、兽医学、化学、生物化学、生物学、药学或相关学科的大学学位，同时，他们还必须具有DGPT规定的以下15个领域的实践经验和理论培训（表46-1-1）。

DGPT毒理学家证书的申请者还必须具备以下条件：

第一，在某一大学或相当的实验室具有至少五年的工作经验和专业培训。他们

表 46-1-1　毒理学相关领域一览表

1. 动物饲养和动物实验的基本要求	9. 化学致癌
2. 统计学和实验设计	10. 生殖毒理学
3. 毒理学的化学和物理分析原理	11. 药物性变态反应
4. 实验动物病理解剖和组织学	12. 临床毒理学
5. 毒理学基本原理和靶器官毒理	13. 毒理流行病学
6. 药物代谢和毒物代谢动力学原理	14. 生态毒理学
7. 细胞分子生物学和毒理学原理	15. 毒理学法规
8. 化学致突变	

必须在DGPT执行委员会承认的毒理学家或药理学家指导下工作过，或者在形态学、生物化学、临床化学、生理学、实验医学、免疫学、生物学或微生物学领域有资格的专家指导下工作一年以上。

第二，对表46-1-1中所列的前13个领域中，在某一领域具有一定的专长，并且必须有充分的依据表明本人对所选择的专门化领域已具有全面的知识。

第三，对表46-1-1中所列的最后两个领域具有广泛的知识和实践经验。

第四，具有其他领域的基本知识。

第五，至少有三篇独立撰写的有关药理学或毒理学方面的文章或专业论著。与他人合作完成的论著，对申请人的作用应由指导者予以说明。证书的申请者应向规定的委员会提出申请，提交有关教育培训和工作经验的书面证明。申请书必须由一名导师给予评价。如果所提交的文件充分并符合申请的要求，由委员会对其进行考试。在口试时，对申请人运用药理学、毒理学方法和评价实验结果的能力给予特别的注意。如果所需要求完全符合，申请者将获得执行委员会颁发的DGPT毒理学家

---

[1] 石年. 毒理学教育的研讨会：教育建设毒理学的未来. 中国毒理学通讯，2013（17）：1，11-12.
[2] 刘萍. 德国毒理学家的培训. 国外医学：医学教育分册，1998（10）：35-38.

证书，证明他已具备从事毒理学工作的能力。

毒理学培训计划

第一，实践经验和培训。通常在大学或其他研究室通过博士学位课题的工作而获得实践经验。在特殊情况下，在有关毒理学危险性评价的商业或政府部门专职工作两年以上，也可视为毒理学的实际工作经验。

第二，理论培训。许多培训项目可以在申请人所在的大学或研究室来完成。由各相关部门共同组建的网络培训时间从一周到两周不等。

课程计划

自 1985 年以来，该项目已开设了一些有关化学致癌和致突变、生殖毒理学等方面的课程，必要时进行集中培训。1991 年，德国国家环境和健康中心受 DGPT 主席的委托，开始筹建毒理学培训课程协调中心，其任务是：安排课程、协调在各研究所实施的培训计划，负责受训者课程的注册，与课程负责人、教师和学员联系，筹集资金和管理经费等。协调中心按课程内容组织成模块，包括毒理学及其相关的全部内容。15 个领域都有知名毒理学家或相关研究室的主任和专家讲授。先后有 150 余名来自全国的毒理学家和相关领域的专家参与授课。培训课程每年在德国的不同城市举办 1~2 次。

经费

培训课程是由德国各毒理学研究所联合举办的，其目的是为了向年轻一代的毒理学家提供最好的教育。专家们免费讲授，无私地奉献了自己的时间，委员会只向他们提供旅行和住宿的费用。由于培训课程通常在各大学或政府的研究所中举办，住宿常常是免费的，举办单位还经常负担部分资料费，因此，每一课程的费用是比较低的。在培训课程实施的第一年中，这一培训项目曾得到德国化学工业基金会的资助。之后，这一项目的费用主要由国家环境基金会资助。

毒理学继续教育的实践表明，参加者都具有高度的学习积极性。他们中大多数来自毒理学研究所，或者从事毒理学相关领域的工作。由于他们经常接触到许多毒理学问题，因此，在学习过程中他们渴望扩展他们的理论基础，探讨毒理学的各种难题。在课程学习期间，参加者结识了德国毒理学界知名的专家，从而也为他们进行信息交流提供了新的机会。

欧洲的毒理学继续教育[1]

为评价化学品的安全性和制定卫生标准，许多行业对毒理学家的需求正在增长。然而由于种种原因，大多数国家对毒理学家的培训滞后于社会的需求。

为帮助青年科学家领会毒理学课程，并使之成为毒理学领域的专家，欧洲的一些国家开发了类似毒理学的培训项目。其中某些项目是进修性质的，它们均由这些国家的大学负责，只有少数国家在全国范围内实现了培训制度的标准化。

在荷兰，毒理学的毕业后教育采用模块式的培训方法，由一些主要大学联合举办。与德国一样，对各种不同专题的课程由各不同的大学来主办，培训计划由一名中心课程协调员和一名课程秘书进行协调。

在英国，有些进修培训项目通过商业机构来进行，英国毒理学会开设正规的应

---

[1] 欧洲毒理学教育的协调. 刘萍，译. Regulatory Toxicology and Pharmacology，1996，24：197-201.

用毒理学课程。奥地利于1993年在维也纳大学开设了学制为三年的毒理学毕业后培训项目，其要求与德国DGPT的要求相似。瑞士也在筹办类似的培训项目。

努力开发继续教育项目反映了欧洲工业化国家改变中的毒理学状况。毒理学已经成为一个成熟的专业，并且成为具有医学，特别是具有药理学和相关自然科学背景的一代科学家实施专门化的一个学科。

美国毒理科学院

美国毒理科学院（The Academy of Toxicological Sciences，ATS）自1981年建立以来，根据候选人教育背景（必须具有博士学位和博士后经历）、专业经验和学术成就，已经证明的学术水平与能力，对毒理学领域的贡献和国际影响力等，经ATS同行评议，由该院理事会审查批准，授予具备广博毒理学知识并在毒理学领域做出重要贡献和具有国际影响力的毒理学家以该院院士称号。

根据该院办公室提供的信息，2011年全球范围内共有300余人获该院荣誉院士和院士头衔，集中了世界上著名的毒理学家。2011的评选结果，中国毒理学会副理事长付立杰博士入选为该院院士，成为唯一的中国学者。

2

毒物史研究与毒理科学史教育

2.1 毒物史与毒理科学史的研究

毒物史是世界历史的重要组成部分。人类在长期的生产生活实践中积累了认识毒物与救治中毒的丰富经验。毒物史、毒理科学史、毒物管理史与毒物文化史的研究一直是自然科学史和社会科学史研究中不可缺少的部分。

1558年,法国医学教授、博物学者纪尧姆·龙德莱[1]著的《毒物全史》是历史上较早总结对毒物和中毒的认识史的专著。自从1920年德国药理、毒理学家路易斯·莱温《世纪历史中的毒物》[2]一书出版之后,一些有关毒物专题或毒性事件的历史著作陆续出版。如,前苏联戈里科夫著《毒药:昨天和今天》(1968)、马丁兹和洛斯著《毒物》(1985)、马徒辛著《毒药往事——过去的毒物、霉菌、流行与历史》(1989)、乔丹·古德曼著《烟草的历史》(1993)、马丁·布思著《鸦片的历史》(1998)、杜祖健(Anthony T. Tu)著《化学恐怖主义:东京地铁和松本市恐怖事件》(2000)、史蒂文·格·吉尔伯特(Steven G. Gilbert)[3]著《毒理学漫话:常见化学品对健康的影响》(2004)、约翰·埃姆斯莱(John Emsley)著《谋杀之元素:毒药的历史》(2005)、俄罗斯的彼得·马克尼斯著《无声的杀手——世界历史的毒药和中毒》(科利柏出版社,2008),以及史志诚著《毒物简史》(科学出版社,北京,2012)等。

《毒物全史》(L'Histoire Entière des Poissons)专著中,龙德莱总结了古代和中世纪人们对毒物和中毒的认识史。书中记载了巴雷对汞中毒致死例的解剖和对煤气中毒例的鉴定,是研究毒物和中毒的最早的实例。

《世纪历史中的毒物》是1920年出版的一部世界毒物史。莱温引用了自古以来的许多文献,阐述了从远古到现代的各种毒物,具有很高的史料价值和学术价值。

《毒药:昨天和今天》(Яды и противоядия)一书中戈里科夫(С. Н. Голиков)认为毒理学改变着人类历史。

---

[1] 纪尧姆·龙德莱(Guillaume Rondelet,1507—1566),是法国南部蒙彼利埃(Montpellier)大学的医学教授。16世纪初,他对中世纪之后动物学的再度兴起做出了重要贡献,是六位博物学者之一。他的主要著作是关于医学和欧洲鱼类分类方面。1554年,他出版了《鱼类全志》,描述了200种左右的鱼类。

[2] 路易斯·莱温(Louis Lewin,1850—1929),是世界著名的药理学家、毒理学家和医学史学家。他的著作《世界历史中的毒物》(Die Gifte in der Weltgeschichte)于1920年第一次出版,1992、2000和2007年多次再版。

[3] 史蒂文·格·吉尔伯特博士,是西雅图神经毒理学和神经系统失调研究所(INND)所长,华盛顿大学环境与职业健康系副教授。

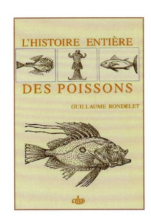

图 73 《毒物全史》（封面）

人类祖先为了生存寻找食物，首先接触的是植物。原始人能够区分有毒食品、水果和药材，并学会如何用火和用弓箭打猎。后来，人们相信哲学家对毒与药性质的认知。在历史的长河中，人们认识了有毒植物、有毒动物和药物中毒。矿物毒——砷、汞和铅依然是致命的元凶。刑事毒理学、工业毒理学和环境毒理学等毒理学的前沿学科正是保护人们免受有害影响的科学技术，只有健全管理，才能创造对生命无害的一个地球。

《毒物》，马丁兹（Dieter Martinetz）和洛斯（Karlheinz Lohs）著（莱比锡出版社，1985），是一部难得的德文著作。全书以毒理学最新研究成果阐述了毒物及其作用机制；麻醉品和烟草是如何给人们既带来享受，又带来危害的；毒蕈、麦角和细菌毒；植物的有毒内含物；动物界的毒；致命的矿石和晶矿，以及致命的合成毒物。书中以大量的历史事实把幻术与真实、利益与损害之间的辩证关系分析得清清楚楚。

《毒药往事——过去的毒物、霉菌、流行与历史》（Poisons of the Past: Molds, Epidemics and History），马徒辛（Mary Kilbourne Matossian）著（耶鲁大学出版社，1989）。书中介绍了近代早期欧洲麦角中毒等霉菌中毒的流行病学和历史。

《烟草的历史》（Tobacco in History），乔丹·古德曼（Jordan Goodman）著（Routledge 出版社，1993）。全书共六个部分，作者用大量事实及数据分别说明：烟草作为一种非食物性作物广泛地存在于发达国家及发展中国家，烟草的经济价值是粮食作物的十倍，烟草之所以能够长盛不衰与政府的支持有很大关系；描述了烟草在美洲印第安人中的作用，欧洲人如何看待印第安人的烟草使用方法以及烟草是如何融入欧洲人的生活之中的；分析了烟

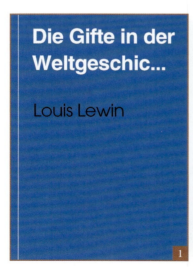
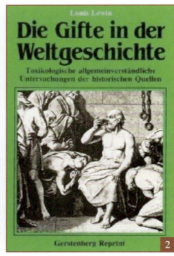
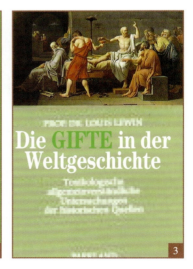

图 74 莱温的毒理学著作封面（1—3.《世界历史中的毒物》，分别为 1920、1992 和 2007 年版）

草中尼古丁被发现之前的消费情况、消费结构以及消费形式，烟草由一种非商品的药物转变成为一种为殖民主义服务的商品的过程；揭示了在烟草文化上，小生产商与大生产商之间的对立以及他们对烟草种植者所产生的依赖性。作者认为，烟草的工业化是伴随着烟草公司对烟草的垄断生产以及政府对烟草生产和消费的支持而形成的。

《毒品和麻醉品的历史》（Drugs and Narcotics in History），罗伊·波特（Roy Porter）等编（剑桥大学出版社，1997），是一本散文集。在古代希腊至今的长期复杂的激烈的争议中，探讨了从药品到毒品的历史。

《鸦片的历史》（Opium a History），马丁·布思（Martin Booth）著（Simon & Schuster Ltd, 1998），是一部全面回顾鸦片历史的著作。作者以深入的笔触，探视了这一非同一般的麻醉品的多种面孔，以及它的错综复杂的历史，包括种植、生产、传播、使用、贩卖、影响及其既甜蜜而又痛苦的后果。

《化学恐怖主义：东京地铁和松本市恐怖事件》（Chemical Terrorism: Horrors in Tokyo Subway and Matsumoto City），杜祖健著（奥尔金公司，2000）。本书详细地介绍了震惊整个世界的发生在日本松本市和东京地铁的化学恐怖袭击事件。由于作者帮助日本警方参与事件的调查，因此，他用真实有趣的事实和可靠的数据描述了奥姆真理教和他们的领导人，以及他们如何在麻原策划下进行了袭击事件。作者指出，剧毒气体沙林作为化学武器储存在许多国家，但直到1994年松本市和1995年东京地铁事件之后，人们才普遍认为沙林不仅可以在战场上使用，而且被恐怖主义者使用伤害手无寸铁的平民。化学恐怖主义虽然发生在日本，但化学和生物恐怖主义没有国界，人们必须有所警惕！

《毒理学漫话：常见化学品对健康的影响》（A Small Dose of Toxicology: The Health Effects of Common Chemicals），史蒂文·格·吉尔伯特著（华润出版社，2004）。书中比较系统地阐述了历史上毒理学发展中的重大事件和人物，就中毒的预防原则、伦理思考和纳米毒理学进行了论述。此外，还回答了人们关心的许多毒理学问题和有毒物质对家庭健康和环境的影响。

《谋杀之元素：毒药的历史》（The Elements of Murder: A History of Poison），约翰·埃姆斯莱（John Emsley）著（牛津大学出版社，2005）。书中介绍了使用和滥用锑、砷、铅、汞、铊等毒物造成的恶果，以及微量的钡、铬、硒、碲等元素中毒的知识。特别引人注目的是，随着分析技术的进步，微量毒素可以被检出，许多谋杀案告破，坏人再也不能逍遥法外。炼金术在毒药发展的历史上扮演了关键的角色。作者循着炼金术的发展脉络一路展开，指出汞、砷、锑、铅、铊这五种致命元素是元素周期表上主要的含毒元素，在炼金和医疗中很早就开始被使用了。历史上发生的有毒元素中毒事件主要原因是滥用。1000多年来，砒霜被广泛用于治疗溃疡、疟疾和皮肤病。第一种能有效治疗梅毒的药物撒尔拂散就是一种砒霜合剂。然而，由于砒霜无色无味，中毒后胃痛和呕吐等症状跟吃了变质食物的症状相差无几。因此，不少谋杀者用它来谋杀政敌，或者毒害给自己带来麻烦的家人或朋友，人们应当警觉！作者还对一些声名狼藉的谋杀者及其受害人的个案进行了研究，从而为此书增加了故事性和趣味性。

《无声的杀手——世界历史的毒药和中毒》,俄罗斯的彼得·马克尼斯(Питер Макиннис)著(科利柏出版社,2008)。该书介绍了有毒食品与儿童中毒、有毒动物与叮咬、毒物与谋杀、毒药与化妆品、毒物与战争等的关系。作者认为,环境中

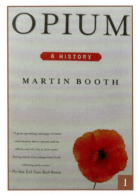
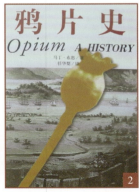
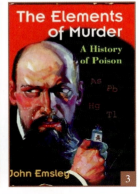
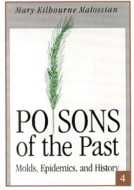
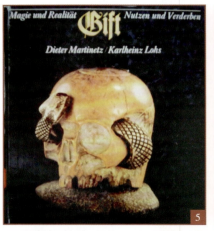
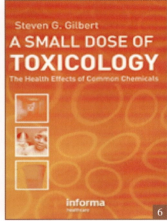
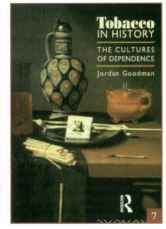
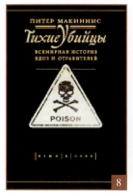
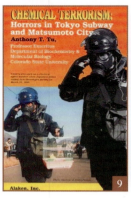
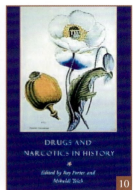
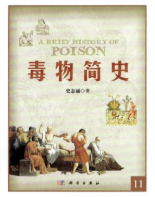

图75 毒物史与毒理科学史著作(1—2.《鸦片的历史》与中译本;3.《谋杀之元素:毒药的历史》;4.《毒药往事——过去的毒物、霉菌、流行与历史》;5.《毒物》〔封面画为放吸食毒品的鸦片盒,象牙制品〕;6.《毒理学漫话:常见化学品对健康的影响》;7.《烟草的历史》;8.《无声的杀手——世界历史的毒药和中毒》;9.《化学恐怖主义:东京地铁和松本市恐怖事件》;10.《毒品和麻醉品的历史》;11.《毒物简史》)

的氧气和二氧化碳在一定剂量下都是有毒的，甚至发芽的马铃薯也可引起中毒，家庭里使用的含砷的面霜可使冻伤的皮肤改变色调，美容店里的肉毒杆菌毒素可以消除皱纹等。毒物是无声的杀手，自古以来毒药伴随着人类的生产生活，威胁着人们的健康。

《毒物简史》，史志诚著（科学出版社，2012）。该书首次从毒物史、毒理科学史、毒物管理史和毒物文化史四个方面阐述毒物与人类文明的历史。全书120万字，460多幅图表，是一部填补世界毒理科学史空白的重要的代表作。书中提出了许多独到的见解和学术创新之处。3000多年前，由于有毒植物的胁迫推进了农耕的兴起，人类培育了许多农作物以确保生存与发展。人类在长期的生产生活实践中，在寻找食物、防治疾病的过程中认识了食品、药品和毒物，积累了鉴别毒物与救治中毒的丰富经验，同时，也付出了宝贵的生命和沉重的代价。也正是因为食品、药品和毒物的同源性，人们一直在关注和研究毒物的历史。今天，在人类进入21世纪的现代生产生活的条件下，人们的健康生活与农产品、食品安全密切相关，人类仍然在为了农产品与食品的安全苦苦探索。毒物是自然界的一部分，唯有了解毒物的科学属性，才可能评估出它的真实风险，才能化险为夷地与毒物和睦共处。

此外，关于毒物的历史专著还有：梅尔著的《希腊火器、毒箭和蝎毒武器：古代世界的生化战》、步平等编著的《日本侵华战争时期的化学战》（社会科学文献出版社，2004）、《植物毒通史》《毒药：一个社会史》《毒药：一部图文并茂的历史》《化学武器兴衰史话》《有毒植物的文化和社会史》和《毒药简史》等。

2.2 毒理科学史与HPS教育的融合

毒理科学史的教育

将毒物史、毒理科学史与教育联系起来是19世纪以后的事，也就是从1920年萨顿在美国哈佛大学开设科学史课程开始的。到19世纪下半叶，著名的科学家和科学史家马赫也意识到了科学史教育的重要性，在自己的科学教学中加进了历史材料，并提倡在中学的科学教学中应用哲学和历史的方法。从那个时候起，大学生都知道了神农、希波克拉底、盖伦、帕拉塞尔苏斯、李时珍、奥尔菲拉等这些自古以来与医学、毒理学有关的著名科学家的贡献。

20世纪50年代，科学史被视为联结"科学文化"和"人文文化"两种文化之间的一座重要桥梁。从此，数学、化学、物理学、天文学等每个学科的教科书里都有描述本学科发展历史的章节，均由历史导论开篇。毒理学教科书也不例外，在所有毒理学教科书的第一章中都有一节，给学生教授毒理学发展的历史。

毒理科学史与 HPS 教育的融合

科学史、科学哲学和科学社会学（HPS）[①]在科学教育中的作用是国际科学教育界十分关注的一个科学课程改革的热点问题。科学史乃至毒物史与毒理科学史教育的重要性在于，它有利于使理科课程教学生动有趣，有利于培养学生的怀疑、批判精神，有利于增进学生对科学探究的理解，有利于帮助学生领会创新思维的重要性，有利于学生从历史经纬度上把握科学的本质，有利于学生了解人类与毒物斗争和防控中毒的艰难历程，有利于学生把握今天研究毒理科学发展史与生物安全、生态安全和食品安全的密切关系，有利于学生明确面向未来科学工作者进一步发展毒理科学的光荣使命。

通常情况下，人们了解毒物史和毒理科学史的途径主要是通过参观科技馆、参加纪念日、开展科普宣传等途径。然而，系统的、早期的毒理科学史的传播还要从青年时代和大学教育开始，必须发挥 HPS 在科学教育中的作用。

除了大学教育之外，对于公众的毒物史和毒理科学史教育同样重要。20 世纪中后期，滴滴涕、疯牛病、转基因食品、核泄漏等一系列毒性事件的突发使公众对科学产生了怀疑。公众对科学的怀疑态度，源于公众对科学的不理解。为此，HPS 教育不仅使公众掌握了科学知识，同时还培养了公众的科学观念、科学精神、科学价值的判断能力。[②]

进入 21 世纪，随着毒物史与毒理科学史研究的带动，人们注意到北京大学哲学与社会科学系下设哲学开设了"中国禁毒史与当代禁毒问题"等选修课。将中国禁毒史与禁毒教育作为研究方向之一，成为推动毒理科学史与 HPS 教育相融合的一个先行者。

当毒理学课程中有了 HPS 的内容，不仅可以使学生们更好地把握毒理科学的本质，更加深刻地认识毒理科学在社会政治经济发展中的作用，而且能够全面的辩证的认识毒物的两重性，在防控毒物危害的同时，化毒为利，造福人类。

[①] HPS，原本是"科学史和科学哲学"的英文缩写词，但近年来有些科学教育专家把科学社会学也纳入其中，于是 HPS 就变成了"科学史、科学哲学和科学社会学"（History, Philosophy and Sociology of Science）的缩写词。

[②] 张晶. HPS（科学史、科学哲学和科学社会学）：一种新的科学教育范式. 自然辩证法研究，2008（9）：83-87.

3

毒理学的公众教育与科学普及

3.1 毒理学的科普教育与社会合作

科普毒理学知识的重要贡献

毒物与毒理学知识的传播和普及是整个科学技术普及工作的一个主要部分，一向备受社会各阶层人士和广大民众所关注。20世纪80年代以来，许多科普作家采用公众易于理解、接受和参与的方式普及毒物与毒理学的科学知识和社会管理知识，推广毒理学研究的新技术、新成果，为增强民众防毒除毒意识，提高预防中毒、保障健康水平，加大应急处置突发中毒事件能力方面做出了重要贡献。

科普教育与社会合作：以美国农药管理为例

在工业化学品，特别是农药的使用中，训练和经验对安全是非常重要的。对有文化的定居者开展这种训练比较容易。安全训练首先要使人们理解农药的危险性，其次需要有适当的管理，这样才能有成效。各种农药都有程度不一的毒性，故应该按照规程小心使用，确保安全。

安全训练的目的是预防损伤。为此，职业协会、政府机构和有关的化学公司都有责任承担毒理学科普教育的义务。

第一，训练工人。由于劳动条件很不一样，不可能为工人制订具体的指导，但必须明确地如实地告诉每个工人他所面临的危险性，不能掩饰，也不要夸张。

第二，训练群众。训练群众的目的是减少滥用危险性物质，使操作危害减至最低水平。通过毒物控制中心或在初级小学散发安全宣传品，可取得显著成效。对青年人的训练则更为重要，有必要让他们也懂一些普通常识和毒理学知识。

第三，初级小学的安全启蒙教育和大学教育。中毒受害者多数是学龄前儿童，如果学校里平时就经常性地对儿童进行化学品方面的教育，那么儿童们能较好地使用化学品。

从小学到大学，每本生物学、动物学、卫生学教科书和一般科技书籍中都应该适当地包括毒理学的内容。

内科医生、药理学家、化学家、兽医都有责任传播关于农药毒理学方面的专门知识。

第四，社会合作关系。从事农业生产、森林保护或防治传染病媒介的人们获得地方宣传机构的支持十分重要。最好的办法是发挥农业团体、农用工业协会等组织的作用，组织宣传农药的使用规程，预防损伤。

第五，发挥部际委员会和州与地方委员会的作用。美国联邦级的部际治虫委员会（ICPC）在1946年3月召开了第一次会议，成员由农业、国际、卫生、教育和福利部的成员组成。根据1961年9月6日总统的通告，农业、国防、内务和卫生、教育与福利部的部长们建立了一个联邦治虫审议委员会,负责审查联合防治虫害的计划,并在涉及部际利益和责任时告诫各部门和机构关于使用农药和其他化学品时存在的问题。1969 年,联邦治虫审议委员会由环境顾问委员会农药小组取代,担负新的环境质量委员会职责。在联邦虫害审议委员会成立的同时,一些州成立了各部门间的委员会,负责协调处理相关事宜。

毒理学的科普活动:以中国毒理学会为例

社会团体组织是科学普及的永久支持者和实践者。各国毒理学学会(协会)在普及毒理学知识方面做出了突出的贡献。以中国毒理学会为例,20 世纪 90 年代以来,中国毒理学会及其隶属的各个专业委员会在全民科学素质亟待提高的大背景下,根据自身业务特点和社会实际需求,在食品安全、戒毒及预防有毒化学物和环境有害因素等方面开展了科普活动,主要形式有科普咨询、科普展板、科普挂图、科普资料、科普书籍和网上科普宣传。

2004 年 7 月,中国科学技术协会在北京太月苑组织"科普日"活动,药物依赖性毒理专业委员会和食品毒理专业委员会以"避毒害、保健康"为主题开展了科普宣传和咨询活动。

2007 年,在全国"科技活动周"期间,毒理学史专业委员会在西安社区和西北大学围绕"保护生态环境、保障安全健康""食品安全与食物中毒预防"等热点问题开展了图片展览、咨询服务、分发科普材料等活动,广为宣传,深受民众、师生的欢迎和好评。

2008 年,中毒与救治、放射毒理和食品毒理专业委员会在北京丰台区方庄举办了以"毒理学与百姓日常生活"为主题的社区科普活动。除了图片展览之外,十名专家在现场为参观者提供咨询服务,还发放了宣传小册子 2000 余份[①]。

2011 年,毒理学史专业委员会与陕西省毒理学会联合在陕西省组织"世界毒性突发事件应急处置图片展"。图片展共 13 个部分,涉及大气污染、水污染、有毒生物灾害;化学泄漏、核事故、瓦斯与煤气灾难、地球化学灾害与毒性恐怖等重大事件;中国在处置突发事件的方针政策,公众防范毒性突发事件的科学知识。图片展受到观看展览的陕西省科学技术协会、陕西省环境保护厅的负责同志和观众的一致好评。[②]

2013 年,临床毒理专业委员会分别在北京、南京等地举行"合理用药,避免药物不良反应"报告会、"合理用药,关注健康"图片展和"合理用药进社区"活动,发放宣传册并开展咨询服务,受到基层医务人员和群众的好评。

---

① 王心如. 中国毒理学会科普活动简况. 中国毒理学会成立十五周年纪念册,2008:45-48.
② 毒理学史专业委员会."世界毒性突发事件应急处置图片展"在西安展出. 中国毒理学通讯,2011,15(4):9.

3.2 风格迥异的毒理学科普精品

在众多的毒理学科普著作中有学习型、历史型、纪实型、故事型、百科型、探索型和传记型等的不同风格。这些科普作品一方面起到引导读者如何学习科学、爱好科学、攀登科学高峰、扩大知识领域，陶冶他们的性情，给他们以美的享受；另一方面帮助人们去思考、去探索、去创造防治毒物危害的新技术和新方法。同时，也激励更多的科学家和社会学家用诗人的心、哲学家的头脑和科学的方法去观察事物、考虑问题，撰写更多的新的科普作品。

《有毒植物：它们的好处与害处》，克列契道维奇（Л. М. Кречетович）著（前苏联国营农业书籍出版社，1931）。

《致命剂量：毒药指南》（Deadly Doses：A Writer's Guide to Poisons），史蒂文斯（Serita Deborah Stevens）著，1990 年出版。书中简要回顾了中毒的历史，分章节介绍了植物性毒物（如毒蘑菇等）、动物性毒物（如毒蜘蛛、蛇）、农药以及工业化学品、医疗药品中毒的原因、症状与治疗方法。

《毒药和解毒资料集》，卡罗尔·特金顿（Carol Turkington）著（里德商业信息公司出版，1994）。这本书按字母顺序排列，提供了 600 多种毒物中毒的症状和解毒治疗方法，其目的不是作为急救手册，而是帮助避免中毒。这本书详细介绍了食物中毒的原因、鱼类受污染的原因、粮食的安全储存、如何识别有毒蘑菇和避免蜂蜇等。书后附有中毒控制中心（包括国家动物毒物控制中心）的电话号码和通讯地址，以供咨询。

《中毒》（Poisoning），阿尔文·西尔弗斯坦（Virginia Silverstein）等著（印度儿童出版社，2003），为社会文化系列读物之一。书中介绍了食品、有毒植物和有毒动物中毒的症状与预防知识。

《谨防生活中的有毒物》，史志诚主编，张冰偶编撰（上海教育出版社，2002）。书中从饮食、生活用品、家用电器、药物、动植物、环境等方面列举了大量事例。全书图文并茂，是一本帮人们"健康养身、健康长寿"的佳作。

《警惕你身边的毒物》，王玉瑾主编（科学出版社，2003）。本书以一位法医毒物学家的独特视角介绍了毒物的性质、性状，毒物在日常生活中的存在及应用方式，中毒的症状、急救方法以及中毒事件发生后如何分析中毒原因、采取应对措施、防范和减轻中毒事件所造成的损失等知识，并将这些知识贯穿于一系列典型毒害案件的侦破过程之中。

《叮咬：咬伤和蜇伤的医疗故事》（Bitten：True Medical Stories of Bites and Stings），帕梅拉·内格米（Pamela Nagami）著，2004 年出版。书中介绍了蛇、老鼠、鳄鱼、狗、猫、马、猴子咬伤、蚂蚁、蜘蛛、蚊子、蜂蜇，以及扁虱和其他昆虫刺伤。叮咬有时看起来无害，不同种类的动物咬伤或蜇刺危害千百万人民的日常生活和健康。

《毒药：从毒芹到肉毒毒素再到杀人

的巴豆》（*Poisons: From Hemlock to Botox and the Killer Bean of Calabar*），麦西尼斯（Peter Macinnis）著，2005 年出版。作者根据一系列趣闻轶事，广泛、幽默而仔细地介绍了对人类和动物的各种合法和非法的毒药及其作用。从罗马皇帝尼禄毒杀布里塔尼古斯到乌克兰总理尤先科中毒，介绍了历史上的刑事案件。从苏格拉底之死到哈姆雷特的毒苹果，叙述了历史和文学作品中著名的毒杀故事。通过无数的例子，说明毒物已渗透到工作场所、家庭和政治事件中。同时，讨论了各种毒物，如氰化物、马钱子碱的来源。从蓖麻毒素、肉毒杆菌、沙林毒气到战争与现代恐怖主义，介绍了如何检测它们，体现了人类的智慧。

《有毒物质与健康》，大木幸介著，阎树新等译（"系列健康新时代"丛书之一，科学出版社，2006）。作者是化学专业出身，又是医学博士、教授，他用通俗易懂的语言系统而详细地介绍了有关毒物的知识。全书把常见的毒物分为天然毒和人工毒两大类，按照动物毒、植物毒、工业毒、致癌毒、生命毒、重金属毒、气体毒、农药、食品添加剂等 11 类将各种毒的名称、分类、产地以及其毒理、药理进行了详细的讲解，教给人们很多预防毒和利用毒的知识。特别指出一些人工毒便是致癌的杀手，告诫人们不要生产可致癌的有毒化合物，帮助读者远离癌症和疾病。

《看清毒物》，依万·伊斯玛依罗夫著，柯永亮译（《科学与文化》，2006 年第六期）。作者认为：自然界充满有毒的物质。对于空气、水、食物这些普普通通的物质，如果我们未能正确利用或过分吸收，都将不可避免地引发中毒症状。如若人体内所含盐分增加到正常值的十倍，就会导致机体死亡；一次饮用过多的水，会导致体内缺钠。各种毒素对于人类而言显得更为危险。自然界中的汞、铅、镉、砷和硫元素常以化合物形态存在于各种矿物中，并常被应用于工业生产中，甚至用来制药。

《毒理学的秘密》（*Секреты токсикологии*），作者利纳格（Луис Дж. Линг）等，2006 年出版。全书共 15 部分，64 章，涉及毒理学史、非处方药品、抗生素、成瘾物质、迷幻剂、致幻剂、日用化学品、农药与除草剂、蔬菜与有毒植物、蘑菇中毒、生物活性食品添加剂、人畜中毒的症状、治疗和预后，以及危险的恐怖事件、大规模杀伤性武器、催泪弹等知识。

《毒物魅影》（*The Poison Paradox*）[①]，约翰·亭布瑞（John Timbrell）[②]著（牛津大学出版社，2005）。作者运用浅显易懂的案例介绍各种毒物，让人们了解日常生活和环境里的有毒物质。比如，没有安全的药，只有安全的服药；警惕厨房、车库与庭院中的毒物以及危险的行业；只有了解毒物，才能在危险与利益之间求得平衡。作者在书中传达的一个重要理念是：不消除毒物魅影，人们的生活安全就得不到保障。

[①] 《毒物魅影》，由庄胜雄译为中文，2007 年由广西师范大学出版社出版。该书的英文名为 *The Poison Paradox: Chemical as Friends and Foes*，可译为《毒物悖论：既是朋友又是敌人的化学品》。

[②] 约翰·亭布瑞，是英国伦敦国王学院药学系的生化毒物学教授，拥有 30 多年的毒物学教学经验，发表过 130 余篇论文，著作包括《毒物学入门》《生化毒物学原理》。

《别让孩子在毒物中长大》，韩柏柽著，2009年中国农业大学出版社作为"健康生活"丛书系列之一出版①。书中分析探讨了21种可能影响孩子健康的化学毒物，传授了80种让孩子远离生活毒物伤害的妙招。作者认为虽然孩子占有全球总人口数的30%，但他们却是我们的未来！我们虽然无法完全帮助孩子消除生活中的化学毒物，但我们可以选择聪明避开，让孩子免受化学物质的毒害！

《中毒的利益：毒物在威胁我们的孩子》（*Poisoned Profits: The Toxic Assault on Our Children*），菲利普·沙别科夫（Philip Shabecoff）和爱丽斯·沙别科夫（Alice Shabecoff）夫妇著（兰登书屋，2008）。书中提出，人类活动引发的自然环境恶化问题较之可逆的暂时性的经济危机和战争问题更为棘手，最隐匿却骇人的威胁来自毒物——工商业发展造成的毒物排放。我们的生存环境和身体健康已经走到了悬崖边，但造成问题的人却往往置身事外，公众陷入知情的盲区，很少获得关于环境毒物的资讯。父母和儿科医生正日复一日同中毒疾患进行着不停的斗争，但却对这些疾病之源茫然无知。保护孩子的战争艰巨而漫长，全社会对环境毒物的危机意识和共同关怀是确保下一代安全的终极底线。

《生活中的毒理学》是美国毒理学会博士、美国毒理学会认证（DABT）专家史蒂芬·吉尔伯特著，原书名《毒理学漫话：常见化学品对健康的影响》（*A Small Dose of Toxicology —— The Health Effects of Common Chemicals*），由周志俊等译为中文版（上海科技出版社，2013）。该书重点介绍了生活和工作中常见的化学物质，如酒精、咖啡因、尼古丁、杀虫剂、铅、汞、砷、溶剂、持久性污染物、内分泌干扰剂、动物与植物毒素、家中的有毒化学物质以及辐射、纳米材料、空气污染对健康的影响，涵盖了有毒物质引发的不良反应、生物学特性（毒性作用）和易感人群以及与之相关的监督标准、使用与接触这些物质的一些具体建议。书中特别介绍了化学品对神经系统、孕产与发育的毒性作用，以及癌症发生与化学品接触的关系。此外，还生动地介绍了毒理学的基本原理，对化学品进行风险评估与管理的方法与原则，毒理学本身的历史起源与发展，毒理学涉及伦理、法律与社会问题，以及每个人在日常生活中可能遇到的毒理学问题，列出了可供深入学习与研究的网站与参考书。该书浅显易懂，是一本理解和实践毒理学的大众读本。

更多的有关介绍毒物的危害和防治中毒的科普书籍可以在互联网上搜索，可以在各国的书店里找到，你所需要的知识也可以在博物馆、展览会上学到。在中国的书店里，可以看到许多关于毒物的科普图书。例如：《如何防止食物中毒》（〔英〕吉尔·特里凯特著，任泽译，中国科学技术翻译出版社，1984）、《防毒之道——中毒100例》（高云升等编，中国商业出版社，1989）、《完全图解中毒手册》（Ever Jasmine，1995）、《有毒有害物质明解事典》（安之冈著，台湾浩园文化出版，1997）、《如何预防食物中毒》（卫生部卫生法制与监督司编，华夏出版社，

---

① 该书出版之前由原水文化出版社于2008年译出，书名为《远离生活中的毒物》。

1999)。2000 年，中国化学工业出版社出版了"生活环境中有害因素防护丛书"一套六册，包括食物中毒、吸烟、酗酒、滥用药物、动物毒素和有害植物、居住环境以及化妆品防护等。

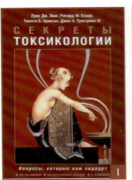
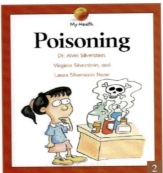
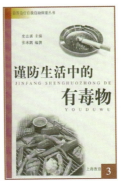
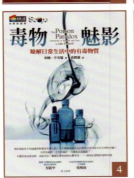
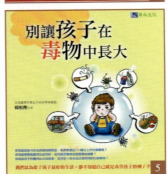
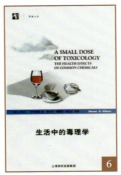

图 76　毒物的科普书籍封面（1.《毒理学的秘密》；2.《中毒》；3.《谨防生活中的有毒物》；4.《毒物魅影》，中译本；5.《别让孩子在毒物中长大》；6.《生活中的毒理学》）

4 欧洲毒理学研究机构

4.1 欧洲生态毒理学与化学品毒理学中心

欧洲生态毒理学与化学品毒理学中心（European Centre for Ecotoxicology and Toxicology of Chemicals，ECETOC）建立于1978年，是由50个公司的科学工作者联合组成的化学工业协会。其目标是通过科学论坛、技术交流，研发科学的符合REACH法规[①]的风险评估方法，帮助和指导工业企业完成化学品注册、评估等项工作。

中心制定了目标风险评估TRA（Targeted Risk Assessment）工具。TRA工具是ECETOC为实施REACH法规开发的，用于化学品风险评估。TRA工具的基本理念是：在正确的保守假设下，运用风险暴露评估模型来进行风险分析。自2004年投入使用后，TRA工具取得了巨大的成功，TRA工具已经被认为是评估工人健康风险首选的方法，而且可用于消费者健康风险评估。

更新的TRA工具为工人和消费者提供了两套独立的风险评估工具，每套评估工具都已经和环境工具相整合，使用者在一个界面上就可以完成风险评估。

4.2 瑞典国家灾害毒理学中心

瑞典国防研究局有国家灾害毒理学中心，有化学、生物、放射性和核生化方面的顶尖专家，负责威胁评估、建设方案、分析检测、毒理研究、核生化毒剂的监测，以及提出医疗措施与方案。

该中心的生物圈保护区网络部有分析化学、环境化学、微生物学及地质等多学科领域的广泛的研究基础。其中分析实验室是一个国际性的世界领先的实验室组成的网络，是欧洲在防务和安全领域领先的研究机构的一部分，定期向客户提供有关威胁和风险管理领域的信息。

此外，该中心为防卫部队和民间社会传播有毒化学品、辐射危害和预防感染生物毒的知识。

[①] REACH法规（Registration, Evaluation, Authorization and Restriction of Chemicals），是欧盟对进入其市场的所有化学品进行预防性管理的法规，2007年6月1日正式实施。法规包括化学品注册、评估、许可和限制。

4.3 英国辐射化学和环境危害中心

英国卫生保护局（Health Protection Agency，HPA）的辐射、化学和环境危害中心（Centre for Radiation, Chemical and Environmental Hazards，CRCE）主要研究公共卫生、接触有毒有害化学品和产生的风险等一系列问题。在风险和健康风险评估方面，及时向政府提出对风险应急准备和应急反应的建议。

该中心的医疗毒理学家、临床药理学家、环境科学家、流行病学家和其他专家向社会提供24小时的服务和指导。

4.4 法国陆军生物医学研究所

法国陆军生物医学研究所（The Institut de Recherche Biologique des Armées，I-BRA）的主要研究项目是：

第一，皮肤模型的验证研究，经皮渗透和化学战剂（清洁水）的皮肤毒性；

第二，保护皮肤和对清洁水净化的体外研究，评估经皮渗透的有机磷（对硫磷、内吸磷、甲基对硫磷、邻苯二甲酸二甲酯和乙基毒气）和硫芥子气。

4.5 前苏联毒理学研究机构

前苏联卫生学研究机构

20世纪80年代，前苏联有883个卫生研究所；全国45000个卫生防疫站中受高等教育的各科医生有43000名；有4250个细菌实验室，108个病毒室，1223个环境卫生、劳动卫生和营养卫生实验室，102个物理-化学方法研究室，141个毒理室和108个农药残留量测定室。科学论证的卫生标准包括800种地面水中有害物质的最高容许浓度、400种大气污染物的最高容许浓度、200种食品中农药的容许残留量、20多种土壤中有害物质的最高容许浓度和1000多种有害物质在生产厂房空气中的最高容许浓度等卫生标准。前苏联于1981年1月1日开始生效的《大气防护法》具有重要的社会意义[①]。

俄罗斯职业卫生与职业病研究中心

20世纪20年代，俄罗斯工业毒理学

---

① 前苏联预防医学的发展. 国外医学卫生学分册，1983（4）：254-255.

日渐扩大。1923年，职业卫生与职业病研究中心在莫斯科成立。一年后，类似机构在列宁格勒和哈尔科夫建立。这类机构主要研究空气污染和工作环境中的有害物质，制定工作规范和标准，制定工业毒物管理的基本原则。

当时在莫斯科职业卫生与职业病研究中心工作的普拉夫金（Н. С. Правдин，1882—1954）和在列宁格勒职业卫生与职业病研究中心工作的俄罗斯工业毒物学的创始人拉扎列夫①在毒理学理论研究方面发挥了重要作用。

4.6 波兰国家兽医研究院

波兰国家兽医研究院（Veterinary Institute in Pulawy）于1945年在普瓦维（Pulawy）市建立，是农业部的一个科研单位。其主要任务是动物医学的应用性研究，特别是动物流行病的诊断与预防、动物源性食品与饲料的卫生学与毒物学研究、环境保护，以及动物医学类生物制品和诊断试剂的生产技术的研发。该院还被授权培养动物医学的硕士和博士研究生。

此外，该院还开展生物制品质量评估，参与药物与疫苗认证，提供兽医学管理的专业咨询服务。作为国家级重点实验室，该院负责动物流行性疾病的诊断、农村流行性疾病趋势的监控和动物源性食品与饲料的外源物的检测。

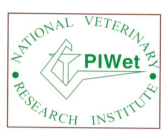

图77 波兰国家兽医研究院标识

该院的科学研究成果以出版物、教学、会议演讲和讨论会等形式发布出来。每个季度出版英文版的《波兰兽医研究院简报》（Bulletin of the Veterinary Institute in Pulawy），其中的文章涵盖兽医学和毒理学以及相关学科的各个方面。

---

① 拉扎列夫（Н. В. Лазарев，1895—1974），药理学与毒理学家，前苏联工业毒物的创始人之一。1925年毕业于基辅医学院，1936年获得医学博士，1938年为教授。曾在职业卫生与职业病研究中心、化学与制药研究所、海军医学科学院肿瘤研究所从事毒理学研究工作。

5

美洲毒理学研究机构

5.1 美国国家毒理学研究机构

美国国家职业安全卫生研究所

美国国家职业安全卫生研究所（National Institute for Occupational Safety and Health，NIOSH）是根据1970年颁布的《职业安全卫生法》①于1971年组建的。它隶属美国卫生与人类服务部（DHHS）疾病预防控制中心（CDC），主要从事职业安全与卫生科学研究，并就与工作有关的伤害和疾病的预防提出建议，负责培训职业安全卫生专业人员。1977年，美国国会通过了《联邦矿山安全卫生修正法》，增加了NIOSH在矿山卫生领域开展研究工作的权限，主要授权：

第一，为美国矿山安全卫生管理局（MSHA）提供制定矿山卫生标准的建议；

第二，为矿工进行身体检查，包括为矿工使用X线检查尘肺病等；

第三，在《职业安全卫生法》授权的企业开展矿山工作场所现场调查；

第四，测试和确定个体防护用品及危害检测仪器的有效性。

该所拥有职工1000人左右，其中研究人员375人。资金来源是政府拨款。该所还设立有科技顾问委员会，拥有一支与职业安全卫生领域有关的、具有威望的专家队伍。委员会成员对研究所开展的科研项目、科研报告以及改善工人的安全卫生信息等工作提出建议与指导。该委员会还对研究所开展的活动进行评估：

第一，保持职业安全卫生标准实施目标的科学性；

第二，与研究所外的机构合作，或者独立承担解决职业安全卫生领域重点难题的研究任务；

第三，通过研究寻找解决职业安全卫生领域重要问题的办法，并及时发布研究结果及相关研究信息。

NIOSH的研究范围为：有毒有害物质；粉尘；工业产物；生物（动物与植物）；噪声与振动，听力；电离辐射；紫外、可见光与红外辐射，照明；射频辐射；热环境；通风、空调与工艺过程；电动机；起重、运输与贮存设备，人力运输；各类事故；职业病理学、劳动生理学，人机工程；劳动条件；职业危险预防的理论与分析；工业或各行业特殊部门的结合性研究。

---

① 1970年颁布的《职业安全卫生法》促使美国产生了两个机构，即职业安全卫生管理局（OSHA）和美国职业安全卫生研究所（NIOSH）。OSHA隶属美国劳工部，主要职责是制定作业场所的安全卫生标准，并检查标准的执行情况。NIOSH隶属美国卫生与人力服务部，主要通过提供职业安全卫生领域的研究、信息、教育和培训等方面的服务确保工作场所工人的安全与卫生。两个机构的共同的目标都是保护员工的职业安全和健康。

NIOSH 通过收集信息、开展科学研究、传播产品和服务知识，在全国乃至全球范围内为预防与工作相关的疾病、伤害、死亡方面发挥重要的作用。

研究所的工作目标是：

第一，为减少与工作相关的疾病和伤害开展科研工作[1]；

第二，通过干预、建议和提高工人技能，促进工作场所的安全与卫生工作的改善；

第三，通过开展国际合作，提高全球工作场所安全与卫生水平。

此外，在各个州开展研究项目是该所工作的重要组成部分。NIOSH 为了提高各个州员工的安全卫生水平，采取以下措施：

第一，按照雇主、工人或者州、联邦机构提出的要求，开展工作场所危害评估，并提出具体的解决措施；

第二，通过签订合作协议提高各个州工人的职业安全卫生水平；

第三，资助大学或其他研究机构，在各个研究领域开展职业安全卫生研究；

第四，资助职业安全卫生培训项目。

国家毒理学研究中心

国家毒理学研究中心（National Center for Toxicological Research，NCTR）是隶属美国食品药品监督管理局（FDA）的国家级毒理学研究中心。其主要任务是研究可能有毒的化学、生物学、物理学因素的生物学影响，并开发一些方法以改善有关人体对这些因素的暴露、易感性与风险的评估。NCTR 的发现结果被 FDA 的其他部门使用，以支持法规决策以及减少被监管产品的相关风险。

研究中心有八个研究部，包括毒性测定和风险评估、生化毒物学、遗传和生殖毒物学、微生物学、分子流行病学、神经毒物学和兽医服务。

研究中心除了用传统方法评估产品安全性，还采用了基于基因组学、蛋白质组学和代谢组学的分析工具，以识别新的疾病标记物和药物标靶。这些研究项目是 FDA 的关键通道计划的一部分，对进一步理解人类营养学和诸如糖尿病的相关疾病具有重要意义。[2]

2006 年 1 月 3 日，美国 FDA 任命斯利克博士[3]为研究中心的代理主任，接替担任 NCTR 主任达六年以上的卡斯塞诺（Dan Casciano）博士。

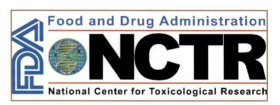

图 78 美国国家毒理学研究中心标识

---

[1] 据报道，美国平均每天有 16 人死于工作伤害，134 人死于与工作相关的疾病。据估计，每天约有 11500 名工人在私营企业工作时遭受到与工作相关的伤害和疾病，因此，每天约有一半以上的工人需要转岗、限制工作时间或者离开工作岗位。每天约有 9000 名工人由于职业伤害而需要接受紧急治疗。约有 200 人需要住院治疗。2004 年，支付工人的赔偿费用总计为 870 亿美元。

[2] 徐继芳，唐之康，编译. 国际食品药品监管动态，2006, (2).

[3] 威廉姆·斯利克（Jr. William Slikker）博士，是毒理学家，在 FDA 内担任过各种研究和管理职务，是 NCTR 负责研究工作的中心副主任。曾在加利福尼亚大学圣芭芭拉分校获生物学学士，在加利福尼亚大学戴维斯分校获药理学与毒理学博士学位。是阿肯色州大学儿科系和药理毒理系副教授，畸形学会和毒理学学会的成员，《神经毒理学与毒理科学》（Neuro Toxicology and Toxicological Sciences）的副编辑。

5.2 美国农业部有毒植物研究实验室

建所历史

早在 1894 年光滑七叶树（*Aesculus Glabra*）引起美国大批动物中毒后，美国农业部就先后在休哥镇、西雅图林地公园、科罗拉多州、因皮里尔县、内布拉斯加等地建立了临时性的研究站点，以开展研究工作。1915 年，在萨莱纳和犹他州盐湖城洛根（Logan）分别设立了有毒植物研究所。

1954 年，美国农业部农业研究局（USDA-ARS）在犹他州立农学院正式成立"有毒植物研究实验室"（Poisonous Plant Research Laboratory, PPRL）。1955 年，萨莱纳有毒植物研究所并入犹他州有毒植物研究实验室。2004 年，美国农业部投资 85 万美元在犹他州立大学建立了新的有毒植物研究实验室，成为世界上研究有毒植物的权威机构。

主要职责

有毒植物研究实验室隶属美国农业部农业研究局（ARS），其主要职责是鉴别有毒植物，分离和鉴定植物毒素，确定毒性机制，阐明毒素的代谢过程及在组织的残留状况，制订诊断和预后程序，确定中毒条件并制订管理方案、解毒剂、治疗等措施来减少有毒植物造成的损失，从而确保动物和人类的健康。

1972 年，在詹姆斯（L. F. James）主任的领导下，研究实验室组织跨学科专家组，包括动物科学家潘特尔（Kip Panter）

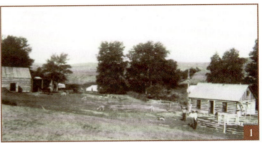
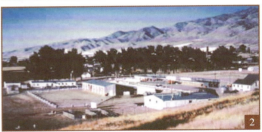
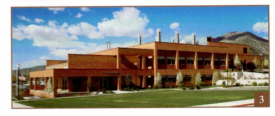

图 79 美国农业部有毒植物研究实验室（1.美国农业部飞燕草临时研究站，1909 年 9 月 1 日；2.美国农业部有毒植物研究实验室，犹他州，1997；3.美国农业部有毒植物研究实验室，犹他州立大学新址，2005）

教授、植物生理学家库克（Daniel Cook）教授、生物学家戴维斯（Thomas Zene Davis）教授、化学家加德纳（Dale Gardner）教授和李（Stephen Lee）教授、药理学家格利（Benedict Green）教授、牧场管理研究医师费斯特（James Pfister）和雷尔芬斯（Michael Ralphs）、毒理学家威尔克（Kevin Welch）和兽医师斯蒂盖尔姆（Bryan Stegelmeier），在研究有毒植物毒性

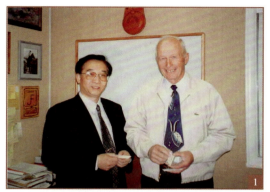
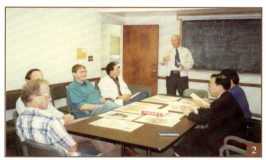

图80 中国学者访问美国农业部有毒植物研究实验室（1.史志诚教授与詹姆斯〔L. F. James〕主任；2.詹姆斯〔James〕主任介绍有毒植物研究成果，右前一是史志诚教授，左三是泰瑞〔Terrie Wieranga〕秘书，1997，犹他州）

的同时，将有毒植物既看作有害生物，又看作一种资源，研究其开发利用的新途径。

研究领域

实验室主要对䓍草属、羽扇豆属、棘豆属、黄芪属有毒植物以及松针进行调查研究。特别是在西部草地的"疯草"（Locoweed）、植物毒素和致畸因子、毒性机制、发生中毒的条件以及防止牲畜中毒的技术方面取得了重要成果。

组织召开国际性的有毒植物研讨会

有毒植物研究实验室会组织召开国际性的有毒植物研讨会，以交流研究成果。从1977年开始在澳大利亚昆士兰召开了首届有毒植物研讨会之后，又多次召开了"国际有毒植物大会"①。实验室还与新墨西哥州立大学和华盛顿州立大学组成合作团队，开展多项研究工作。此外，还与来访的研究有毒植物的专家开展学术交流。

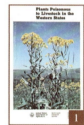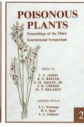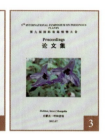

图81 美国农业部有毒植物研究实验室出版的书刊（1.研究实验室编印的书刊；2.L. F. James和R. F. Keeler等编的《有毒植物》，第三届国际有毒植物会议论文集，美国盐湖城，1992；3.第九届国际有毒植物会议论文集，中国呼和浩特，2013）

---

① 第一届（澳大利亚，昆士兰，1977）、第二届（盐湖城，Logan，1984）、第三届（盐湖城，Logan，1988）、第四届（澳大利亚，皮尔斯，堪萨斯）、第五届（盐湖城，Logan）、第六届（英国，苏格兰）、第七届（盐湖城，Logan）、第八届（巴西）、第九届（中国，呼和浩特，2013）。

5.3 美国军方医学研究中心

美国军方医学研究中心位于美国马里兰州的弗雷德里克（Frederick）郡。1943—1969 年，这里曾经是美国的生物武器的研究中心。

研究中心所在地德特里克堡（Fort Detrick，亦称狄翠克堡）占地 4.86 平方千米，是一所指导生物医学研究和发展、医药物资管理、世界性医学交流和境外植物病原体研究的综合性政府机构，同时也是美国军方医学研究和物资管理指挥部（USAMRMC）及其附属的生物防御机构，以及美国军方传染病研究所（USAMRIID）所在地。此外，这里还有 Frederick 国家癌症研究所（NCI-Frederick）。

1943—1969 年间，美国生物武器的研究中心曾经发明了植物生长激素，研究了二噁英的毒性。

1943 年，阿瑟·高尔斯顿在伊利诺伊大学读博士研究生时开始研究复合碘苯甲酸①。该化合物是一种植物生长激素，高尔斯顿试图使用它以使大豆较早开花结果，缩短大豆的生长期。但在家庭牧场使用过程中发现，如果过度使用这种化合物，会使大豆落叶并造成灾难性损失。

1979 年，阿瑟·高尔斯顿在耶鲁大学研究除草剂时，发表了关于二噁英毒性的审查报告。动物测试表明，在饮食量中，即使是"微乎其微"的二噁英也会对健康造成不利影响。此后，对二噁英的全面研究和有关动物生物活性报道的科学文献表明，二噁英与软组织肉瘤、非霍奇金淋巴瘤、霍奇金病和慢性淋巴细胞白血病具有相关性。其间，美国国家毒理学计划（National Toxicology Program）也将二噁英作为"已知人类致癌物"。

1951 年，美国从事生物战的福特·德特里克的科学家以 1947 年高尔斯顿发现植物生长激素会造成大豆落叶为依据，在马里兰州开始研究和选择脱叶剂，最终制成有毒的脱叶剂——"橙剂"（Orange Agent）。后来，美国空军将其作为植物落叶剂在东南亚地区和越南战争中使用。

从 1965 年开始，高尔斯顿游说他的科学同事和政府停止使用"橙剂"。高尔斯顿和美国遗传学家梅塞尔森（Matthew S. Meselson）呼吁美国国防部调查"橙剂"的毒理学和对人类的影响。1971 年，这一信息致使美国总统理查德·尼克松决定禁止"橙剂"的使用。

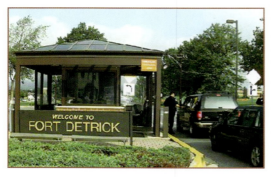

图 82　福特·德特里克堡

---

① 2,3,5-三碘苯甲酸（2,3,5-Triiodobenzoic Acid，TIBA）。

5.4 美国大学毒理学研究机构

俄克拉何马州立大学环境研究所

该研究所有两个研究中心，分别是大学水研究中心和大学能源研究中心。主要研究项目包括资源发展和管理、毒理学、创新技术发展、风险分析和管理、政策发展和分析及污染预防。

莱斯特大学人类毒理学机制研究中心

中心主要研究在疾病和中毒状态下，细胞功能紊乱和死亡的机制。

俄勒冈州立大学环境健康科学研究中心

中心由国家环境健康科学研究所资助，创立于1967年。该中心包括四个研究中心和六个服务中心。其教学与研究内容包括致癌作用、细胞生物学和免疫毒理学。

密歇根州立大学国家食品安全和毒理学中心

中心主要致力生物病原体、分析和食品化学、流行病学、公共利益准则，以及教育和扩展服务等方面的服务与研究工作，旨在全球范围内以预防和阻止由食品引发的疾病。

美国艾奥瓦大学环境污染健康影响研究中心（CHEEC）

中心主要开展有关环境毒素的鉴别、测量，以及对人类健康影响分析等方面的研究。

5.5 美国企业和民间毒理学研究机构

化学工业毒理研究所

化学工业毒理研究所（Chemical Industry Institute of Toxicology，CIIT），于1974年在北卡罗来纳州成立，是非营利的毒理学研究机构，主要致力化学品、药品和消费产品的健康的潜在毒理研究。1976年，美国颁布毒物控制法（TSCA）以后，美国环保局（EPA）规定，任何化学物质于投产和出售前90天必须向EPA提出产量、接触情况以及毒理学资料的报告。1978年，化学毒理研究所得到36个化学工业公司和协会的支持，进一步重组并得到加强。2007，化学工业毒理学研究所的一部分研究工作转向Hamner健康科学研究院，成为一个独立的非营利组织，采取更加开放、协作和跨学科的方式转化生物医学研究成果。

美国加利福尼亚蝎毒研究应用中心

美国加利福尼亚蝎毒研究应用中心成立于1988年，由美国国会众议院、参议院共同提案审议，总统里根签署批准成立，是美国联邦政府唯一从事现代生物学与皮肤医学研究的国家级综合性生物研究院。中心主要设置有生物毒素分离与提纯重点实验室、神经病变细胞生物实验室，配套药理、制剂、质量标准研究、科研保障中心等机构。中心总部位于华盛顿，下设旧金山社科调查分院与亚特兰大分部，汇聚了美国多所著名大学医学、药学、材料科学、生物资源科学、神经细胞生物学、分子生物学、生物信息学等精英研究力量，以生物毒素分离、毒素结构分析和改造、皮肤病疾病治疗药物的筛选、毒肽基因研究与开发利用、生物毒素资源和数据库的建设等方面为主要研究对象。

中心成立以来，已承担美国国家重点研究课题371项，目前已形成"皮肤康复新品研发部""药用生物资源保护"（标本馆、植物园、动物库）、"药用毒素提取及开发利用"（培养室、真菌室、生物技术室）三大相辅相成、相互配套的研究体系，先后取得"透明质酸酶（Hyaluronidase，HAase）提纯与再应用""皮肤生长的诱导因子与皮下神经传导信息破译""抗菌性溶血毒素（ORS）复合与衍生品""超声波超微粉碎提取""外用制剂分子态与透皮吸收"等29项具有重大国际性影响的创造性科研成果，发表学术论文近1500篇。1994年，被世界卫生组织确定为世界卫生组织生物医学研究合作中心，是皮肤病研究学科博士和硕士的重点培养基地，先后培养博士、硕士240余名，并与英国、法国、德国、日本、中国、韩国等40余个国家（地区）开展和建立了科技交流与合作。

5.6　巴西布坦坦研究所

巴西圣保罗的布坦坦研究所（Instituto Butantan，IBu）隶属巴西卫生部，生产的抗蛇毒血清和疫苗占巴西市场的93%。

历史沿革

布坦坦研究所位于巴西圣保罗市西郊，是专门从事毒蛇、毒蜘蛛、毒蜈蚣和毒蝎子等各种毒性动物的研究、生产疫苗和抗毒血清的研究机构。1889年，巴西沿海城市桑托斯港暴发了腺鼠疫情，州政府邀请以研究"抗蛇毒血清"著称的医生维塔尔组织一个工作小组，研究提炼能够预防腺鼠疫的疫苗，并买下一个名叫"布坦坦"的庄园作为生产抗鼠疫血清的实验室。1901年2月23日，巴西总统阿尔维斯签署法令，正式组建了"巴西血清疗法研究所"，后改名为"布坦坦研究所"，隶属巴西卫生部管理。

1914年，美国总统西奥多·罗斯福曾经参观布坦坦研究所。

全球毒物最多的地方

布坦坦研究所的科研人员在过去的100多年里整理和收藏了大约50万个毒蜘蛛、毒蝎子和毒蜈蚣标本，8.5万个毒蛇标本以及大量的研究卷宗，作为南美蛇类信息的一部分，泡在装满福尔马林液的大罐子里。由此，该研究所成为全球收藏毒性动物标本最多的科研机构之一，大量的资料记录着毒性动物的学名和俗名、发现时间和地点等情况，这为研究和绘制巴西毒性动物的地理分布提供了第一手资料和实物样本。因此，人们把巴西圣保罗称为"全球毒物最多的地方"。

布坦坦研究所的毒蛇、毒蜘蛛、毒蝎子既有科研人员野外采集的，也有民众主动送上门的，但多数毒蛇来自民众。据统计，建所以来大约有100多万人次曾经为该所收集研究毒性动物提供了各种各样的帮助。研究所85%的毒蛇、毒蜘蛛、毒蝎子和毒蜈蚣是由民众主动送来的。

研究所设立博物馆

为了方便学生和来访者学习和参观，研究所设立了生物博物馆、微生物学博物馆和历史博物馆，每年吸引30多万外国游客前来参观。

生物博物馆面积只有150平方米，展出活蛇以及毒蛇、毒蜘蛛、毒蝎子的标本。在馆里，不仅可以看到剧毒无比的毒蛇、毒蜘蛛、毒蝎子，还可以现场观看工作人员提取蛇毒，甚至还有机会动手体验。

在微生物博物馆，游客可以了解研究人员如何从毒蛇、毒蜘蛛等动物身上提取

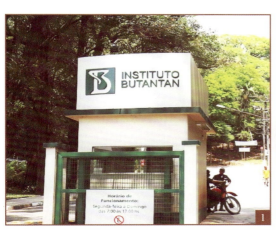

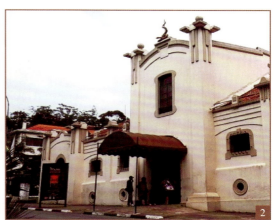

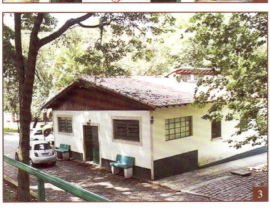

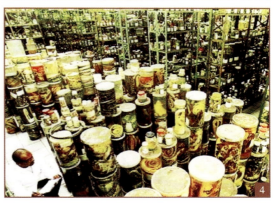

图83 巴西布坦坦研究所（1.研究所正门；2.100多年前总统下令组建研究所地址，"布坦坦"的庄园；3.毒蛇养殖中心；4.研究所繁多的有毒动物标本）

毒液或毒素进行研究，也能了解到制作抗毒血清和生物疫苗的过程以及该所取得的科研成果。

在历史博物馆里，可以了解到1889年桑托斯港暴发的腺鼠疫情，以及以研究"抗蛇毒血清"著称的医生维塔尔研究提炼能够预防腺鼠疫的疫苗的前后历程。

研制生产抗毒血清

研究所饲养和陈列着2000多种、达数万条的各类毒蛇，在进行基础研究和生物医学研究的同时，生产用于预防和治疗的疫苗和血清。据报道，布坦坦研究所每年生产近2亿剂疫苗和100万支抗蛇毒血清，是世界公认的毒蛇研究中心。

社会影响

巴西布坦坦研究所成立100周年之际，巴西于2001年1月1日发行了百年纪念邮票，小版张上印有南美响尾蛇、美丽珊瑚蛇、巨蝮、美洲矛头蝮以及有毒昆虫的图案。

6

亚洲毒理学研究机构

6.1 中国科学院毒理学研究机构

中国科学院沈阳应用生态研究所

该所的主要研究方向是：污染生态过程、生态毒理化学与环境安全和污染控制生态化学与环境工程。

重点研究内容是：研究典型化学污染物在农业环境中的化学行为与多介质界面过程，土壤-植物系统复合污染生态化学过程与缓解机制，污染土壤与水体修复的生态过程及其化学动力学，有毒化学物质低剂量长时期暴露的生态效应及其分子机制，难降解有毒有机污染物的结构-生物毒性及生物标记物，土壤污染生态毒理学诊断与敏感指标，东北土壤的健康质量、环境安全性及生态意义，超积累植物与排异生物的筛选、基因驯化改造与应用，难降解污水处理机制、污水处理药剂的研制与实际应用，污水生态处理技术的开发与实际应用，城市垃圾与固体废物消解机制及新技术。

该所曾组织"首届全国污染生态学学术会议"和"首届污染生态化学与生态过程国际会议"，获得中国科学院"百人计划优秀团队"称号。

中国科学院生态环境研究中心

生态环境研究中心的环境化学与生态毒理学实验室是中国科学院重点实验室，其主要研究方向是：持久性有毒化学污染物（PTS）的环境分析方法、环境化学行为与生态毒理效应。

重点研究内容是：研究环境样品的前处理-分离纯化-检测的新原理、新技术、新方法，同时引进和改进国际通用方法，为国家环境监测服务；研究持久性有毒化学污染物的环境过程，包括污染现状、降解机制、累积机制和迁移转化规律以及污染控制原理的研究；在生态毒理学方面，研究持久性有毒化学污染物从分子、细胞、器官、个体、群落到生态系统对动物和人体的影响，发展生物标志物方法、模型动物及毒性筛选与评价方法。

中国科学院水生生物研究所

该所的生态毒理学研究学科组主要从事持久性有机污染物的来源、转移归宿与生态毒理学效应研究。同时，围绕着二噁英、多氯联苯等典型持久性有机污染物（POPs）在水环境中的来源归宿与生物转移行为以及环境内分泌干扰物长期低剂量暴露的生态毒理学原理展开基础与应用基础研究。

该所的淡水生态与生物技术国家重点实验室位于湖北武汉。实验室分设淡水生态学研究室、藻类学研究室和水污染生物学研究室。在藻类资源研究中，螺旋藻及其提取产物已在医疗和保健上广泛利用；水华藻类和赤潮藻类形成的原因和规律、有害藻类的监测和生物控制以及藻毒素资源的再利用研究取得了重要进展。

中国科学院海洋所海洋生态与环境科学重点实验室

海洋生态毒理学实验室主要从事海洋中典型化学与生物污染物的环境行为及其生物、生态效应研究。自20世纪80年代以来，实验室先后对中国沿海的石油烃、重金属、废水、农药、有机锡等典型污染物的生态毒理学效应进行了系统的研究。之后，致力有害赤潮研究，重点开展大规模赤潮发生的生态学与海洋学机制研究和有毒有害藻的产毒机制与致毒机制研究。

中国科学院昆明动物研究所

昆明动物研究所重点研究进化生物学、资源生物学和保护生物学。

该所围绕动物毒素和灵长类动物作为生物医学研究的理想模型，在药物的开发、认知行为的脑机制、胚胎工程的应用与基础研究等方面取得了较好的进展：建立了动物毒素cDNA文库，为相关药物系列化的开发奠定了基础，一个三类新药"克洛曲"①已投入生产；在动物毒素系列药物基础研究方面，开展了动物毒素基因库建立和功能基因组研究；分离纯化出一批两栖类皮肤活性蛋白多肽，完成了它们的理化性质、纯化工艺建立；首次发现了蛇毒专一纤溶酶原激活剂——TSV-PA。

6.2　中国大学毒理学研究机构

山东大学卫生毒理学研究所

山东大学毒理学研究所的前身是山东医科大学毒理学研究室，1982年由卫生部批准建立，1996年由山东省教委确定为山东省毒理学重点实验室。

毒理所下属有四个实验室和两个中心。四个实验室分别是神经毒理实验室、肿瘤分子毒理实验室、环境毒理实验室、食品毒理实验室，代表四个研究方向。两个中心是药物和化学品评价中心、保健食品评价中心，分别承担工矿企业对药物、保健食品、有毒化学品的毒性咨询和安全评价工作。

神经毒理学研究始于20世纪70年代初，主要研究有机物引起的中毒性周围神经病，先后完成了氯丙烯、环氧氯丙烷、丁二烯等引起的中毒性神经病。

肿瘤分子毒理学研究先后承担了国家和省级项目等六项。完成了"癌细胞信号传导系统失调与海墨特逆转研究"课题，"乌贼墨对癌细胞Ras-MAPK信号传导系统和细胞骨架体系作用研究"，"AC-88对癌细胞及T细胞Ras-ERK信号传导通路和细胞凋亡及调控因子作用研究"。

环境与工业毒理学研究先后承担了国

---

① "克洛曲"，是该所与广东丽珠集团公司合作于1999年开发成功的镇痛药，获得了三类新药生产证书，并已进入规模化生产。2000年产值1000多万元。

家和省级科研课题十余项。对大气、水、土壤以及生产化合物的工厂、车间存在的有害物质进行检测，研究化合物的毒作用机制，制定卫生标准，预防中毒发生。特别是应用遗传毒理学的方法，分析氟化物、铬、镉、铅、铝、苯并（a）芘等环境污染物和环境致癌物，确定污染物的危害和远期效应，制定可靠的卫生标准，建立可靠的评价方法进行监督检测。食品毒理学方面，先后对大蒜素的抗癌作用、黄曲霉毒素的致癌作用、大豆苷抗乳腺癌作用、茶叶的抗肿瘤作用、锌防治先天性畸形和宫内生长迟缓、河豚毒素的拮抗剂等进行了研究。

北京大学中国药物依赖性研究所

该所建于1984年，是中国专门从事有关药物依赖性研究的国家级综合性研究机构。

研究所分为神经药理研究室、新药开发研究室、临床药理研究室、药物流行病学研究室和药物依赖信息研究室，分别承担实验、临床、社会医学研究、信息研究和编辑出版任务。

神经药理研究方面，主要从事药物依赖性的细胞分子生物学机制及行为学方面机制的研究，承担中西药的药效学、一般药理学、毒理学和药物依赖性方面的临床前评价工作；建立精神依赖性和身体依赖性评价的各种方法，在此基础上对药物依赖性的机制进行了广泛和深入的研究。

临床药理研究方面，主要进行药代、生物等效性及毒品检测研究；承担SDA[①]检测任务，建立生物样品中的多药滥用毒品检测实验室；对吸毒者进行脑受体显像技术研究；进行镇痛治疗研究和戒毒治疗研究。

药物依赖性流行病学调查研究，主要采用流行病学和社会学研究方法，研究药物滥用流行现状、特征、分布和药物滥用预防。

南京医科大学应用毒理研究所

该所成立于1993年。主要研究环境内分泌干扰物与人类生殖健康、毒性基因与环境相关重大疾病、医药、农药安全性评价与毒性机制、食物所致健康危害与控制对策以及"毒理生物信息学"等。2001年以来，承担国家级课题28项，省、部级研究课题37项。在科学研究的同时，积极开展科技服务工作，承担企业委托项目。

研究所实验室设立细胞、分子毒理学研究平台、SPF级动物试验研究平台、环境化学物检测分析平台、毒理生物信息学技术平台和一个公用科研平台，拥有国内较先进的仪器设备，并形成了一套完善的管理运行机制。

浙江大学农药与环境毒理研究所

该所成立于1953年，隶属浙江大学农业与生物技术学院植物保护学一级学科，该学科具有农药学硕士、博士学位授予点。

研究所主要从事农药残留检测、环境毒理、农药合成与制剂加工、污染控制和治理等方面的研究工作。1973年，受农业部委托开始主持全国农药残留协作组工作，并具有农业部认可的从事农药登记的"农药登记残留试验单位""农药登记环境毒理学试验单位""农药登记环境行为

[①] SDA，即 Stand Displacement Amplification，链置换扩增技术。

试验单位"资质,同时具有环保部"新化学物质登记测试机构"资质。

研究所率先在国内建立了"农药生态毒理研究方向"。2003年承担和完成了速灭杀丁、来福灵、灭扫利、二氯苯醚菊酯、毒死蜱、哒螨灵、草甘膦、单甲脒、杀虫单、精喹禾灵、二氯喹啉酸等100余个农药品种在茶叶、柑橘、甘蓝、水稻、番茄等几十种作物上的残留试验研究项目。2004年承担和完成了200余个农药制剂和原药在蜜蜂、鹌鹑、斑马鱼、家蚕等环境生物上的毒性研究项目。同时深入开展了农药对藻、蚤、中华蟾蜍等水生生物和两栖生物的酶、DNA损伤、DNA修复等分子毒性机制研究。2007年承担和完成了对硫磷、草甘膦、草胺磷、辛硫磷、炔草酸、高效氯氰菊酯、敌草隆等20余种原药和制剂在环境中的降解、迁移、转化等行为研究项目。

此外,该所还是"中荷合作农药环境风险评估项目"的合同实验室。

西北大学生态毒理研究所

西北大学生态毒理研究所是西北第一所从事生态毒理研究的科研机构。该所开展生态毒理学研究与教学,积极开发生物毒素研究、中药开发、危险化学品风险评价、生物安全、生态安全、环境安全和食品安全分析等研究工作,面向社会开展毒物与中毒救治、生物毒素与新药研发的咨询服务,以及承担毒理学继续教育培训工作。

研究所先后承担国家和省级科研项目"毒性灾害与应急机制研究""重大中毒事件数据库""食品安全与立法""栎单宁生态毒理系统研究""草原毒害草调查与防控技术规程""主要农产品与土壤中POPs监测"等课题。2013年承担"公益性行业(农业)科研专项:草原主要毒害草发生规律与防控技术研究",组织陕西、内蒙古、新疆、西藏、青海和北京等省、市、自治区的大专院校的生态学、生物学、毒理学和遥感监测技术方面的专家形成一个配合有效的研究团队,开展研究工作。

6.3 中国科研机构的毒理学研究所

中国疾病预防控制中心职业卫生与中毒控制所

该所是中国疾病预防控制中心领导下的国家级职业卫生与中毒控制专业机构,是全国职业卫生与中毒控制业务技术指导中心,是世界卫生组织职业卫生合作中心(北京)。

该中心的主要职能是:

第一,为拟定与职业卫生、职业病、职业伤害和中毒相关的法律、法规、规章、标准及规范等提供科学依据,并为依法行政提供技术支持。

第二,开展职业病发生规律、防制策略和控制措施应用性科学研究。

第三,实施有关职业卫生、职业病、职业伤害和中毒的监测与评价,指导职业病、中毒防制和职业伤害防护工作。

第四,开展职业人群健康监护工作,为职业性健康危害事件的应急反应系统提供技术支持。

第五,对新、改、扩建工业建设项目

提供职业病危害预评价和职业病危害控制效果评价。

第六，开展化学品（工业化学品、农药、毒物）毒理学检测评价。

第七，对职业病防护用品的防护功效提供检测评价。

第八，开展职业病、伤害、中毒及与职业有关疾病的诊断工作，对职业病诊断工作进行技术指导和质量控制。

第九，开展职业人群体力负荷和异常气象、气压、噪声与机械振动、非电离辐射、生产性照明与采光及生产场所空气质量和微小气候等的劳动条件适应性与健康危害的防治。

第十，开展解毒剂的研制、中试与储备，为中毒应急反应提供支持，研制、生产职业卫生毒物标准物质（含标准品、代谢物质合成），对实验室检测进行质量控制。

第十一，提供职业卫生信息、中毒信息咨询服务。

第十二，开展职业卫生、伤害与中毒防治培训教育与工作场所职业卫生健康促进。

第十三，对职业卫生技术服务机构组织资质认证，以及认证工作的管理、人员培训和技术指导。

第十四，开展职业卫生、职业伤害与中毒控制的国际交流与合作。

中国疾病预防控制中心地方病控制中心

该中心的前身是中国地方病防治研究中心（简称地病中心）。为适应地方病防治工作的需要，卫生部与黑龙江省政府决定，于1987年2月在哈尔滨正式组建。1993年，中国地方病防治研究中心增挂黑龙江省地方病防治研究中心牌子。2002年，更名为中国疾病预防控制中心地方病控制中心。

该中心承担全国地方病防治监测、科学研究、技术咨询、人才培养、健康教育、突发事件处理、信息情报、考核验收、学术交流等工作任务。设有克山病防治研究所、大骨节病防治研究所、碘缺乏病防治研究所、地氟病防治研究所、中心实验室、地方病监测与信息统计中心和《中国地方病学杂志》编辑部，卫生部重点实验室一个、博士后流动站两个、博士点两个。

该中心首次提出了克山病营养性生物地球化学病因学说；揭示了大骨节病病因与T-2毒素的关系；首次详细描述了大骨节病的空间分布和时间分布；率先成功复制出接近人类发病特征的大鼠克汀病动物模型；长江三峡燃煤污染型氟中毒病区防治措施研究获国家科技进步二等奖；系统地研究了饮茶型氟中毒的流行特征、发病机制及除氟方法，制定了国内外首部砖茶氟含量卫生标准；克山病、大骨节病、地氟病近20年的全国监测获得了大量调查资料和科研数据，为国家制定有关地方病的政策法规、防治规划与防治策略提供了重要的科学依据。

该中心还开展了广泛的学术交流与国际合作，先后同美国、瑞典、加拿大、澳大利亚、日本、俄罗斯等国家和地区的10余所疾病预防与科研机构建立了良好的学术交流与合作关系。

中国少数民族传统医学研究院民族药物药理毒理研究所

该所成立于2008年7月，是在中国少数民族传统医学研究中心生理药理学科组的基础上组建而成。设立有教研室三个：药理学教研室、毒理学教研室和民族药物药理学教研室。

研究方向主要是：民族药物防治心脑血管疾病的药效学研究、少数民族有毒药物的合理应用研究、民族药物防治生殖系统疾病的药效与机制研究和民族药物的筛选与评价。

6.4 中国公检法相关毒理学研究机构

公安部物证鉴定中心

该中心是公安部直属的国家级司法鉴定机构。是1972年经国务院批准，在公安部原三局（治安局）技术处基础上组建成立的刑事技术专门机构，命名为"公安部一二六研究所"。1984年更名为公安部第二研究所。1996年以公安部第二研究所为基础成立公安部物证鉴定中心。

中心的专业领域紧紧围绕打击犯罪工作中的关键技术开展研究工作，包括法医病理损伤、法医物证、DNA、毒物、毒品、微量物证、痕迹、指纹、枪弹、爆炸、视听技术、文件鉴定、电子物证、特种化学等。

中心自1972年成立以来，已累计完成14.3万多起案件的物证检验鉴定工作，参加了中国各个时期众多有影响的案（事）件的技术工作，为一大批重大疑难案件的侦破和审判提供了准确线索和科学证据，其中包括"日本毒饺子事件"等投毒重大事故。

最高人民检察院司法鉴定中心

该中心除法医病理、法医临床、文件文检、痕迹检验、声纹鉴定、司法会计等传统专业门类外，还建成了电子证据、毒物检验、微量物证、DNA检验、心理测试等专业实验室，将新技术、新方法和高科技手段引入检察机关司法鉴定领域。

毒物检验是司法鉴定领域涉及面最广、技术要求最高的专业之一，其涉及的毒物、毒品、药物种类繁多。从2008年起，该中心把毒物检验作为建设的重点，购置了大批尖端仪器设备，引进了法医毒物检验专家，试行了一系列毒物检验方法。毒物检验实验室办理了多起案件，协助其他业务部门有效行使了对监管场所的法律监督职能，预防和化解了非正常死亡事件引发的社会矛盾。

司法部司法鉴定科学技术研究所

该所建于1951年，前身是1932年成立的司法行政部法医研究所，首任所长是著名法医学家林几。1949年后，曾分别隶属华东军政委员会司法部、最高人民法院华东分院、司法部、公安部，1960年因故撤销。1983年经国家科委批准正式复建，为司法部直属的公益性科研事业单位。

研究所设立法医临床学、法医病理学、司法精神病学、法医物证学、法医毒物化学、微量物证学、文件鉴定学、声像鉴定学、痕迹鉴定学、电子数据鉴定、道路交通事故技术鉴定、司法会计及司法鉴定制度与法规等专业。在系统毒物分析、毛发中毒药物鉴定、有毒动植物鉴定、死亡原因鉴定等方面的科学研究处于国内领先地位。2010 年获批设立博士后科研工作站。

该所出版中文核心期刊《中国司法鉴定》。

6.5 中国军事科研院校毒理学研究机构

军事医学科学院

军事医学科学院是中国人民解放军的最高医学研究机构，1951 年创建于上海，1958 年迁至北京。2003 年，遵照中央军委决定承建解放军疾病预防控制中心。

军事医学科学院下设卫生勤务与医学情报研究所、放射与辐射医学研究所、基础医学研究所、卫生学环境医学研究所、微生物流行病研究所、毒物药物研究所、卫生装备研究所、生物工程研究所、野战输血研究所、军事兽医研究所等 11 个研究机构和三〇七医院、解放军医学图书馆、实验仪器厂、实验动物中心、研究生队等附属机构。

放射与辐射医学研究所创建于 1958 年，主要从事军事医学、基础医学、高新技术和药物等研究。设立有放射病实验治疗研究室、药理毒理学研究室、实验血液学研究室、放射毒理与辐射危害评价研究室、生物化学与分子生物学研究室、辐射防护与保健物理研究室、药物化学研究室、实验病理学研究室、生物技术研究室、基因组学与蛋白质组学研究室、电磁与激光生物学研究室等 11 个研究室。

卫生学环境医学研究所主要针对部队平、战时各种环境和劳动因素对指战员健康和作战能力的影响，开展以提高部队平、战时卫生水平和作战能力为中心的卫生保障措施的研究。该所设有劳动卫生、环境卫生、营养卫生、高原医学、寒区卫生、卫生检验、病理等研究室。

毒物药物研究所成立于 1958 年，是从事毒物药物研究的机构。主要承担化学损伤医学防护研究任务，开展平、战时部队特需药和民用药物的研究与开发。该所设立有精神药理学、神经药理学、中药药理学、生化药理学、毒理学、实验病理、药物制剂和药物代谢、药物合成、植物化学和毒物检测分析中心等研究室。该所主办的全国性刊物《中国药理学与毒理学杂志》和《国外医学药学分册》在学术界有较大的影响。在军事医学和新药研究方面，主要承担化学武器伤害医学防护研究任务，同时开展军用特需药物和重大疾病防治创新药物的研究。①

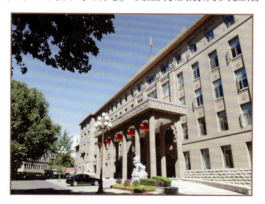

图 84 军事医学科学院（北京）

---

① 资料来源：《中国药理学与毒理学杂志》2008 年第 6 期。

第三军医大学毒理学研究所

第三军医大学军事预防医学院毒理学研究所是"卫生毒理学"国家重点(培育)学科、硕士和博士学位授权学科、博士后流动站、军队院校重点实验室。

该所的主要研究领域为:环境污染物与生殖和遗传损害、毒物损伤与干细胞、环境毒物损伤的分子机制。

第四军医大学军事毒理学教研室

军事毒理学教研室隶属军事预防医学系,是预防医学与公共卫生学国家一级学科下的卫生毒理学二级学科、陕西省自由基生物学与医学重点实验室挂靠学科、第四军医大学抗氧化损伤防治研究中心的管靠单位。主要从事军事卫生毒理学、防化医学的教学、科研、人才培养和安全性评价。主要研究方向为:细胞分化的自由基调控、毒物损伤机制与防护和活性氧损伤的分子机制。

该所先后与美国南加利福尼亚大学、加利福尼亚大学戴维斯分校、新墨西哥州大学、英国布鲁奈尔大学、德国拜耳公司毒理学部和材料科学部建立了人才培养、联合科研等合作关系。

中国人民解放军防化指挥工程学院

中国人民解放军防化指挥工程学院是国家重点高等学校,创建于1950年。学院担负着为全军培养中、初级防化指挥军官和中、高级防化工程技术军官的任务,是一所军事指挥和工程技术合一的综合性院校,也是全军唯一的一所防化院校。

防化指挥工程学院主要承担全军防化武器装备的论证、研究、研制、评价和化武履约、核化应急响应及环境科学研究等有关工作。此外,还设立有全军环境科学研究中心,承担环境工程研究、污染治理和监测评价等任务。1996年增设防化装备评价测试实验中心,承担防化装备设计定型等实验任务。

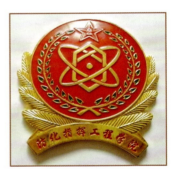

图85 中国人民解放军防化指挥工程学院标识

6.6 泰国毒蛇研究中心

历史沿革

泰国毒蛇研究中心以研究毒蛇著称,原为巴斯德研究院,位于曼谷至芭提雅途中的拉玛四世路,为世界仅有的两大毒蛇研究所之一。

泰国毒蛇研究中心是非营利性机构,由于以前是专为皇室家族独揽的机构,故也被称为"泰国皇家毒蛇研究中心"(Royal Park Nutriment Co, Ltd),现在已公开作为泰国最重要的旅游项目之一，故又被称为"蛇园"（Snake Farm）①。研究中心工作人员收集毒蛇做抗毒血清，专门医治被毒蛇咬伤的患者，因此也被称为"蛇医院"。

研究与研制工作

泰国毒蛇研究中心主要研究蛇毒和研制蛇制品。研究中心附设的毒蛇场内饲养着金刚王眼镜蛇②、眼镜蛇、蝮蛇、赤练蛇、金环蛇、银环蛇等数十种毒蛇。研究中心研制的泰国蛇药（Thai Snake Medicine）是泰国的特产之一。蛇药的种类有风湿丸（成分为多种名贵泰药和五种毒蛇的血及蛇蜕）、解毒丹（为金刚王眼镜蛇的毒液配合多种名贵泰药精炼而成）、蛇胆丸（成分为金刚王眼镜蛇的蛇胆配制名贵泰药精制而成的胶囊）、蛇鞭丸（为金刚王眼镜蛇的蛇鞭配制各种毒蛇之睾丸、多种名贵泰药提炼而成）、蛇油丸（为金刚王眼镜蛇的脂肪和肝脏提炼而成）、蛇粉（为含有高蛋白及酶素的眼镜蛇肉配合多种名贵泰药精制而成）等，能起到治疗多种疾病的功效③。

旅游场所

毒蛇研究中心占地甚大，是一个定点的旅游场所。附近的毒蛇场内饲养着大量毒蛇，数万条毒蛇分门别类，饲养在设备良好的玻璃房内。房内保持着适于蛇类生存的湿度和温度。眼镜蛇、蝮蛇、金环蛇、银环蛇等数十种毒蛇，或盘成环状在地上休息，或攀在树上居高临下，悠然自得。游客们可以在此看到专门人员抽取蛇毒的示范表演，还可观赏各种毒蛇专家示范空手捉蛇的精彩表演。有时可以看到饲养员以白鼠喂养毒蛇的情景，有时则可以观看到鼬鼠与毒蛇混战的场面。

在表演区旁的演讲室，有工作人员专门讲解毒蛇与蛇毒的知识。在中心工作人员的引导下，游客先看录像，随后参观养殖场。中心商场还销售泰国蛇药及蛇皮制作的包、袋等旅游商品。

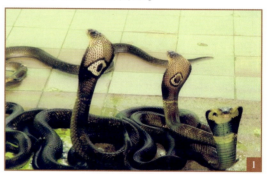

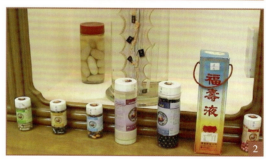

图86 泰国毒蛇研究中心（1.最毒的金刚王眼镜蛇；2.研制的泰国蛇药）

---

① 泰国毒蛇研究中心的蛇园分为暹园毒蛇研究中心蛇园（Siam Park，称老蛇园），位于曼谷；新毒蛇研究中心蛇园（Royal Park，称新蛇园），位于普吉岛。
② 金刚王眼镜蛇是剧毒毒蛇之一，身体细长，四肢退化，身体表面覆盖鳞片，动作非常迅速，喜欢以蛇为食物。遇到危险时会喷出毒液，毒性很强，人或动物被咬后最快三分钟内死亡，而且全身发黑，七窍流血。
③ 泰国卫生部对泰国毒蛇研究中心蛇药的批准文号根据每个时期蛇药生产后择定号码，新蛇园蛇药的批准文号见瓶底标签。

6.7 日本国立"水俣病"综合研究中心

日本环境省国立"水俣病"综合研究中心(National Institute for Minamata Disease, NIMD)简称"国水研",位于熊本县水俣市。

国水研属于日本环境厅的附属机构之一。[①]1972年12月,三木武夫[②]出任国务大臣兼环境厅长官期间,九州熊本县水俣市发生了"水俣病"事件。三木武夫发表言论,倡议设立日本国立水俣综合研究中心。

"水俣病"与国水研的历史

1956年,日本确诊了"水俣病"患者。[③]1965年,新潟县阿贺野川流域发生新潟水俣病。1968年,日本政府正式发布发生水俣病的原因是智索(Chisso)水俣工厂及昭和电工鹿濑工厂排出的甲基汞所致。1970年,国会通过与公害防治相关的法案。1971年,日本设立环境厅。1973年,三木武夫长官发表讲话,提出建立"水俣病"研究所。1978年,设立国立"水俣病"研究中心。1986年,该中心被指定为世界卫生组织研究合作中心。1996年,改组为国立"水俣病"综合研究中心。2001年,设立环境省、开设"水俣病"信息中心。

2006年日本"水俣病"确诊50周年,2008年"水俣病"综合研究中心成立30周年,中心分别组织了相关的纪念活动。

研究机构与成果

国水研设立有国际综合研究部,在汞中毒和汞污染方面推进国际合作,负责"水俣病"的社会学研究、汞的自然科学研究;疫学研究部通过甲基汞的动物实验研究对胎儿的影响,进行疫学研究;临床部揭示"水俣病"症状的临床研究、"水俣病"的客观诊断法的开发与治疗;基础研究部从病理学、生化学、生理角度揭示甲基汞的毒性机制。

国水研开发的汞与甲基汞分析法应用于环境调查,并以技术转让的方式与巴西、中国(2005年应用于贵阳汞矿工人汞中暴露状况的调查)、哈萨克斯坦、斯洛文尼亚、尼加拉瓜、柬埔寨、印度尼西亚、坦桑尼亚(1999年应用于违法采金现场的居民汞中暴露状况的调查)、蒙古进

---

① 日本环境厅,是日本国协调防止公害、自然保护等有关技术的有关环境行政工作的政府机构,是内阁总理府的直属部门。附属研究机构除国立水俣病综合研究中心外,还有国立公害研究所、公害研修所、中央公害对策审议会、自然环境保全审议会等。

② 三木武夫(1907—1988),日本自由民主党总裁、第66代内阁总理大臣(首相)、日本政治家。出身德岛县土成町。当选19次议员,在职51年。日本自民党内最小派系三木派的领导人。1974年首相田中角荣因为洛克希德事件下台后,通过椎名裁定意外上台,但仅两年后就因为治理腐败、损害党内大派系利益而被迫下台。专注于净化政界的政治改革,其政治姿态被人称为"绿色三木"。1988年11月4日因心力衰竭病逝,享年81岁。

③ 1956年5月1日,智索(Chisso)水俣工厂附属病院院长向水俣保健站汇报,呈现特征性神经症状的患者住院,被确诊为首例"水俣病"患者。

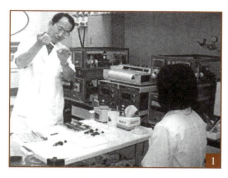 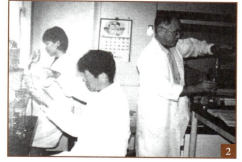

图87 日本环境省国立"水俣病"综合研究中心（1.基础研究部实验室；2.疫学研究部实验室）

行合作研究，为汞污染地区的相关调查做出了贡献。

国水研的设施

国水研为外部的甲基汞研究者提供住宿和完备的设施，包括主馆、康复楼、临床楼、研究资源库楼、动物实验楼、同位素实验楼、特殊废液处理楼、国际研究合作楼、共同研究实习楼和"水俣病"信息中心。国水研还积极聘请海外研究者，满足个性的康复训练。

此外，国水研作为汞研究基地需传播研究成果与信息，因此于2004年发行《汞分析手册》。2001年在水俣市承办第六届国际汞会议，2009年6月7—12日在中国贵阳召开第九届国际汞会议，国水研都做出了贡献。

6.8 日本农林省家畜卫生实验场

日本农林省家畜卫生实验场位于筑波城，是日本最重要的兽医科学研究机构。总场分为七个研究部。其中生化研究部设立中毒室，主要研究中毒与野生植物的关系、外源化学物的残留。饲料安全研究部设立中毒病理室，研究真菌病理及小猪畸形；慢性中毒室，研究饲料添加物的慢性毒性；药物中毒室，研究饲料添加物、真菌毒素在亚细胞水平上的代谢及检出方法。

7 大洋洲和非洲的毒理学研究机构

7.1 澳大利亚环境毒理学国家研究中心

环境毒理学国家研究中心（The National Research Centre for Environmental Toxicology，NRCET），亦称为 EnTox，是昆士兰大学与昆士兰州卫生署联合创立的一个国际性环境毒理学研究中心。其主要目标是面向研究生进行环境毒理学和环境健康风险评估的专业培训，提供有价值的咨询服务。

EnTox 的主要研究课题是研究毒物与毒素的影响范围及其毒性机制，其中包括：金属和类金属（如镉、砷）、天然毒素（如藻毒素和真菌毒素）和人为污染物（如二噁英、农药和各种持久性有机污染物）。

基于低层次的生物系统对人类健康的影响，研究中心针对当今世界环境污染物对健康的特定影响开展研究，并作为提供公共健康咨询与评估的主要组成部分。在风险评估方面，还特别关注环境污染物的潜在危害，包括剂量反应评估和风险评估，以确定合理性和环境因素所造成的风险程度，为政府、业界提供解决相关问题的措施。

EnTox 在发展中创新，重视合作、创新和友好的环境。特别是研究生开展的具有挑战性的课题采取了一个支持合议庭的结构，最大限度地为个人和专业发展提供了机会。

7.2 澳大利亚联邦血清实验室

历史沿革

澳大利亚联邦血清实验室（Commonwealth Serum Laboratories，CSL）成立于 1916 年，位于墨尔本，为澳大利亚的政府机构，主要负责制造疫苗。1928 年，该实验室由于卷入白喉抗毒素事件（死亡 12 名儿童）而受到牵连。但是，这一年，查尔斯·凯拉韦（Charles Kellaway）参与霍尔研究所（Hall Institute）研发成功了抗蛇毒血清（Antivenene），使 CSL 得到转机。1930—1931 年，抗虎蛇（Tiger Snake，即东方虎蛇 *Notechis Scutatus*）蛇毒血清临床试验成功并用于商业销售。此后，抗蛇毒

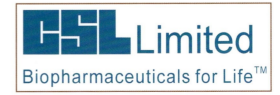

图 88 澳大利亚联邦血清实验室标识

血清的研发范围逐步增加，包括对死亡蝮蛇（*Acanthophis Antarcticus*）和澳大利亚泰攀蛇（*Oxyuranus Scutellatus*）、毒蜘蛛的多价抗毒血清的研发，使联邦血清实验室的研究工作有了新的开端。特别是1966—1994年，斯特鲁·柯·萨瑟兰[①]一直在联邦血清实验室负责抗蛇毒血清的研发工作，创新了治疗蛇伤的疗法。

1994年联邦设施私有化后，联邦血清实验室被私人集团兼并，改为联邦血清实验室有限公司（CSL Ltd），生产疫苗、血浆蛋白和抗蛇毒血清。之后，该公司在澳大利亚、德国、瑞士和美国等27个国家设立分支机构，员工超过1万名。

研发的主要产品

公司的主要产品包括各种血浆衍生物、疫苗、抗蛇毒血清和用于各种医疗及遗传学研究和制造的细胞培养试剂。其中抗蛇毒血清主要有：抗虎蛇（Tiger Snake）、黑蛇（Black Snake）、箱型水母（Box Jellyfish）、布朗蛇（Brown Snake）、漏斗网蜘蛛（Funnel Web Spider）、海蛇（Sea Snake）、石斑鱼（Stonefish）、蜱（Tick）的抗毒血清，以及多价抗蛇毒血清（Polyvalent Snake Antivenom）。

7.3 南非医学研究所

南非医学研究所（South African Institute for Medical Research，SAIMR）于1943年在约翰内斯堡成立。

研究所的工作主要负责对分布在全国各地的实验室和以实验室为基础的两大移动军队医院的供应和管理、医疗人员（海军医疗人员）培训和热带医学研究工作。

研究所拥有一个巴伯蛇场（Barberton Snake Farm），饲养着许多眼镜蛇和蝮蛇，每月为研究所提供采集的蛇毒，是制造抗蛇毒血清的基地。

研究所承担食品检测任务，也是南非唯一能够承担食品中维生素的检测的实验室。

此外，研究所的疫苗部还生产斑疹伤寒和黄热病疫苗，以及用于军事用途的血清和抗气性坏疽血清，静脉注射葡萄糖、盐水和其他药物的供应。

[①] 斯特鲁·柯·萨瑟兰（Struan K. Sutherland，1936—2002），澳大利亚毒理学家、药理学家和免疫学家。

8

毒理学研究机构的研究论文产出比较

为了全面审视和分析世界各国主要毒理学研究机构的竞争力,陈大明[①]以 Web of Science™ 核心合集数据库为数据源(数据库检索日期为 2014 年 8 月 11 日),以 InCites 为分析工具,利用文献计量学的方法,对世界主要国家的 207 个毒理学研究机构的学科优势进行了比较分析。结果表明:全球毒理学研究机构主要分布在北美、亚洲和西欧三大重点区域,各国毒理学研究机构发表的研究论文各具特色。

8.1 全球毒理学研究机构主要分布区域

2009—2013 年,全球年均毒理学论文产出达万篇,其中北美地区的美国的研究产出占 1/4 以上,亚洲地区的中国、日本和印度三国的研究成果产出也占 1/4 左右(表 46-8-1)。由于共同发表的因素,各国或地区之间的论文产出有所重叠。这两大地区与西欧地区(以英国、德国、法国、意大利为代表)构成了全球毒理学研究的三大重点区域。

从三大重点区域毒理学研究领域的影响力来看,北美地区和西欧地区的论文影响力较高,而东亚地区的中国、日本和韩国以及南亚的印度在毒理学领域内相对影响力不足,其研究质量需要进一步提高。

表 46-8-1 2009—2013 年全球毒理学研究论文的区域分布情况

	论文量(篇)	领域内的论文数量比例(%)	总被引频次	篇均被引频次	被引用论文比例(%)	领域内相对影响力
全球	49473	100	270621	5.47	74.47	1.0
美国	14061	28.42	92480	6.58	78.12	1.2
中国	6611	13.36	29876	4.52	72.35	0.83
日本	3466	7.01	15036	4.34	72.45	0.79
印度	2730	5.52	12225	4.48	70.04	0.82

---

① 陈大明. 近五年毒理学研究机构的研究论文产出比较. 生物科技快报,2014(10):8-14.

续表

	论文量（篇）	领域内的论文数量比例(%)	总被引频次	篇均被引频次	被引用论文比例(%)	领域内相对影响力
英国	2710	5.48	20240	7.47	79.74	1.37
德国	2617	5.29	18189	6.95	78.83	1.27
加拿大	2293	4.63	14338	6.25	78.63	1.14
韩国	2220	4.49	11278	5.08	72.07	0.93
意大利	2092	4.23	13504	6.46	78.25	1.18
法国	2061	4.17	13000	6.31	78.85	1.15
巴西	2015	4.07	8284	4.11	69.88	0.75
西班牙	1572	3.18	9624	6.12	80.15	1.12
荷兰	1357	2.74	9563	7.05	78.56	1.29
土耳其	1152	2.33	4511	3.92	61.98	0.72
瑞典	979	1.98	7082	7.23	80.49	1.32
澳大利亚	883	1.78	5238	5.93	75.65	1.08
瑞士	824	1.67	6010	7.29	78.88	1.33
比利时	818	1.65	5958	7.28	79.71	1.33
波兰	773	1.56	3362	4.35	72.06	0.8
葡萄牙	768	1.55	4594	5.98	76.3	1.09
伊朗	733	1.48	2648	3.61	66.3	0.66
丹麦	697	1.41	5268	7.56	82.78	1.38
挪威	617	1.25	4164	6.75	82.33	1.23

8.2 主要国家毒理学研究机构研究论文水平比较

在美国的53个毒理学研究机构中，加利福尼亚大学、哈佛大学和北卡罗来纳大学教堂山分校的毒理学研究颇具特色，不仅仅是其论文产出量较高，其论文的篇均被引频次在该领域内也处于相对较高水平。从领域内的相对影响力来看，加利福尼亚大学伯克利分校、堪萨斯大学、堪萨斯大学医学中心、弗吉尼亚大学毒理学研究领域的论文篇均被引频次都超过10，影响力相对较高。除了大学的研究外，美国国立卫生研究院（NIH）以及作为政府部门的美国食品药品监督管理局（FDA）、美国疾病预防与控制中心（CDC）、美国国防部、美国能源部、美国地质调查局、美国农业部、美国国家海洋和大气管理局等机构均参与了大量的研究，从而使其在履行职能方面的能力得以提升。

在中国的 42 个研究机构中，中国科学院、浙江大学、南京大学的研究论文产出数量较多。一部分论文在领域内的相对影响力较高，但大多数研究机构的论文质量整体上有待进一步提升。

在日本的 36 个研究机构中，国立健康科学研究所（NIHS）的论文产出优势明显，而日本产业技术综合研究所在成果产出质量上处于领先水平。

在印度的 23 个研究机构中，印度科学与工业研究理事会（CSIR）的论文产出量优势明显，而工业毒理学研究中心在成果产出质量上处于领先水平。

在英国的 32 个研究机构中，毒理学研究质量普遍较高；从研究论文产出来看，伦敦大学、伦敦帝国学院、伦敦国王学院的产出较高。

在德国的 21 个研究机构中，亥姆霍兹协会、柏林自由大学、柏林洪堡特大学的研究产出相对较高，而维尔茨堡大学、杜塞尔多夫大学等在论文质量上也具有极高的水平。

第47卷

毒理学的重大发现

本卷主编 史志诚

WORLD HISTORY OF POISON
世界毒物全史

卷首语

　　毒理学的重大发现不仅丰富了毒理学的内涵，而且推动了相关科学的发展与进步。

　　毒性作用的三大定律为毒理学成为一门独立的科学奠定了坚实的理论基础。毒物中毒机制的发现和重大毒理学理论的提出为人类揭开了世界上繁多的毒物引发中毒的神秘面纱，不仅为预防中毒、保护人类的健康安全做出贡献，而且为毒理学众多分支学科的诞生提供了科学基础。毒理学的重大发现和测试方法的革新解开了隐藏在假象后面的真相，破解了许多历史疑案，还原了历史的本来面目，伸张了公平正义，赢得了社会的普遍赞扬。

　　本卷不仅记述了毒理学发展史上先后确定的最为重要的毒性作用的三大定律和中毒机制一般原理的研究成果、有机磷酶抑制理论、毒物生物活化（毒化）理论、生物富集理论与 20 世纪毒理学研究的重大成果等，此外，还特别介绍了历史上毒理科学的十项重大发现，毒性机制的表达与特定的毒性定义的创意，毒理学测试方法的革新以及毒物测试在揭示历史悬案方面的重大贡献。

1 毒性作用的三大定律

1.1 第一定律：毒性与剂量相关

文艺复兴后期，西欧逐渐步入资本主义社会，科学技术和生产力得以迅猛发展。一批科学家通过长期实践和反复总结，开始摆脱直观和经验的研究模式，尝试用实验方法、分析对比和逻辑推理的方法来观察事物的本质和规律，取得了前所未有的成就。

当时，药物同毒物难以严密区分，药理学实际上也以毒物为研究对象，因此科学家把药理学中特别关于医药治疗方面的应用作为药物学（原意为药饵学），与以毒物为研究对象的毒物学（Toxicology）相区别。

这一时期，世界科学史、医学史和毒理学史上的代表人物——瑞士科学家帕拉塞尔苏斯（Paracelsus，1493—1541）对药理学、毒理学、治疗学等生物医学的诸多领域做出了前所未有的重要贡献。他指出："所有的物质都是毒物，没有什么物质没有毒性。药物与毒物的区分在于适当的剂量。"

帕拉塞尔苏斯的科学实践和见解得到了社会的尊重。他建立的"剂量决定毒性"的定律成为毒理学的第一定律。正因为此第一定律，他被毒理学界称为"毒理学之父"。

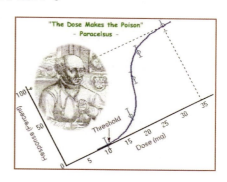

图89 帕拉塞尔苏斯的"毒物与剂量相关性"的函数表达

1.2 第二定律：毒物进入机体的途径决定毒性

弗朗切斯科·雷迪（Francesco Redi，1626—1696），是意大利著名的内科医师，闻名于毒素学。他发现：所有的动物都会受到毒液侵袭，但小型动物比大型动物更容易死亡。死亡发生时间的提前或者延迟与被咬的部位有关。比如被毒蛇咬到静脉或动脉组织，被咬的动物很快死亡。有的动物被毒蛇咬后可以无需治疗而恢复，毒液只会给它带来痛苦。蛇毒如果口服是没有毒的，即将蛇毒混合在葡萄酒里，它就

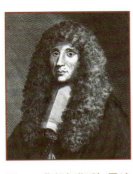

图90 弗朗切斯科·雷迪

没有毒。

1664年，雷迪亲身试验证明：蛇毒具有蛋白质性质，从口腔进入人体后，会被口腔和胃内的蛋白酶等消化酶分解。但如果口腔和胃内有损伤或者溃烂，蛇毒就会直接进入人体血液组织，并立即产生毒性作用。

后来的毒理学与毒素学研究证实了雷迪的发现，于是"方式决定毒性"被誉为毒理学的第二定律。

1.3 第三定律：进入人体的毒物蓄积在一定的组织中

马修·琼斯福·邦娜威琼·奥尔菲拉（Mathieu Joseph Bonaventure Orfila，1787—1853），是法国的毒理学家，近代毒理学的创始人，现代毒物学的奠基者。奥尔菲拉在毒理学方面的贡献是多方面的，他在1814—1815年出版的《毒物与毒理学概论》一书中首次提出毒理学是一门独立的科学。他在法国用了几千条狗做实验，系统地观察当时被认为有毒的物质与生物体之间的"剂量-反应"关系，结论是：小剂量毒物引起的疾病与较大剂量引起的疾病极为相似,在病理变化方面也观察到同样的现象。他最先指出：可以用尸检材料和化学分析方法作为中毒的法律证据。他特别强调，只有从人体的内脏中用化学分析法分离出毒物来，才能够对中毒案件做出公正的裁判。

奥尔菲拉认为，只有用最好的化学方法才能检出中毒者呕吐物、排泄物或组织中的毒物。他指出：查明中毒原因的设计方案中必须包括检查是有意投毒还是事故造成的验尸报告，以及所用的化学分析手段。这一点不仅是毒理学启蒙时期的时代标志，而且在现代毒理学这一特殊领域中仍然被继续引用。毒物分析和中毒检测的发展从此开始。因此，人们将奥尔菲拉的名言"进入人体的毒物蓄积在一定的组织中"认定为毒理学的第三定律。

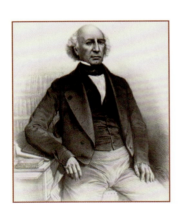

图91 奥尔菲拉

1.4 三大定律的内在联系：有毒物质的量与特性之间的关系

德国毒理学家马丁兹和洛斯在其《毒物》①一书中指出：当时，帕拉塞尔苏斯（Paracelsus）认识到，几乎所有的物质以相应的量使用时都可能是毒。那么，在有毒物质的量与特性之间的关系研究上，毒理学会深入得多。人们今天已经知道，一种物质对机体形成损害或致其死亡除了取决于量外，还取决于使它变成毒的其他重要因素。这些其他重要因素首先是起作用的毒性物质进入机体的路径。人们知道，有的蛇咬人后会致人死亡，因为若不立即注射抗蛇毒血清，一旦蛇毒进入受害人的血液循环系统，就会很快产生毒性作用。人们同样也知道，只要立即从伤口中吸出蛇毒就可以救活被毒蛇咬伤的人。

仍以蛇毒为例，也可以证明机体对各种毒的敏感程度。人及许多动物被毒蛇咬后都会有生命危险。而刺猬被几种毒蛇咬后，不仅没有生命危险，而且作为蛇的天敌，刺猬是蛇真正的消灭者。（第二次世界大战后，人们在保加利亚的黑海海岸以及前南斯拉夫的亚得里亚海海岸投放了大量的刺猬，彻底灭绝了定居在这些地区的蛇，使这里成了度假者的乐园。）

还有许多例子可以说明机体对毒有不同的敏感度。例如：鸟可以吃掉对人有剧毒的颠茄而无危险。鸟又是一系列有毒气体如一氧化碳、氢氰酸或碳酰氯的理想的生化指示物。当这些气体达到一定量时，鸟就会做出反应，而这个量对别的动物或人却不会有任何损害。

一种物质的物理性能、化学性能以及生物学特性对其毒性效应的产生极为重要。一种物质在机体组织（如水、脂肪、淋巴、血液）中的溶解性可看作毒性效应产生的一个重要标准。溶解性大多取决于化学键的种类，而化学键本身又与物质的分子结构密切相关。例如，有些物质具有良好的水溶性，因此，一旦它们进入人体，就会产生很强的毒性，但它们不溶于水的结合形式是绝对无害的。钡的水溶性盐毒性很强；而不溶于水的钡盐——硫酸钡，作为许多X线造影剂的成分，是没有毒性效应的。

汞是说明可溶性与毒性之间联系的一个特殊例子：小孩儿把体温计咬破，吞下了用作填充物的汞。这时，玻璃碎片造成的机械伤害是非常危险的，而同时吞下的汞却是没有伤害作用的。这是因为，金属汞快速通过胃肠道时不会导致中毒。在这一相当短的时间内，不可能有足够多的汞在"器官液"（如胃液中的盐酸）中溶解，也就不会发生吸收，即不会进入血管系统，从而也不会被运输到对这种元素敏感的生物活性中心。相反，经常吸入蒸气汞（如在工作场所的室内空气中），即使量很少，经过数星期、数月，甚至数年，也会在体内形成一种沉积；从这种沉积

---

① 马丁兹，洛斯. 毒物. 莱比锡：莱比锡出版社，1985.

中，汞产生作用，或在一定的代谢条件下以足够大的浓度很快被动用。骨髓和肾脏往往成为"毒沉积库"。同样，毛发也可以长期贮存汞毒。因此，检查毛发中的汞对死于汞中毒的人的检验是一种极其精确的方法。

由于这里涉及的是一些非常稳定的毒元素，因此，基于这种沉淀，在机体死亡之后就有可能对其体内的毒进行检验。在砷（三氧化二砷）是"时尚毒"的时代，毒理学家和法医对死者的毛发或脏器进行检验查明其中所存在的微量砷，就成了许多下毒谋杀者的灾难。

2 中毒机制的理论研究成果

2.1 中毒机制一般原理的研究成果

阐明毒物的中毒机制一直是毒理学与中毒病理学的研究热点之一。在毒理学史上，对砷、氟乙酸、四氯化碳与农药有机磷等毒物的中毒机制的研究具有重要的历史意义。上述研究成果也启示毒物学家思考：它们是否存在普遍的、共同的中毒机制。

通常，研究中毒机制要从两方面着手：一方面，须确定生物大分子靶点，即要回答何种生物大分子是该毒物作用的靶点。例如，绝大多数化学致癌物的生物大分子作用靶点为 DNA，因而在研究新的化学致癌物时，监测其 DNA 加成物是比较普遍的研究方法。从分子水平研究中毒机制，是从分析生物大、小分子作用靶点的角度，深入了解毒作用的启动反应。另一方面，须分离出活性代谢产物。活性代谢产物分为三类。第一类为亲电子反应物（Electrophilic Reactants），它们一般含有电子密度较低的原子，因而易于打击电子密度较高的亲核中心①。第二类为自由基（Free Radical），耗竭谷胱甘肽（GSH）并不能明显改变能形成自由基的外源性毒物的毒性，四氯化碳、氟烷与肼类等化学物均属此类。第三类为活性氧，包括超氧化阴离子自由基（Superoxide Radical）、单线态氧（Singlet Oxygen）、羟基自由基（Hydroxy Radical）与过氧化氢。活性氧所引起的损害也称氧化性应激作用（Oxidative Stress）。在生理情况下，内质网膜内的黄素蛋白酶系与线粒体内膜的氧化-还原酶系在进行中间代谢时均可产生活性氧，但其量甚微，可为机体相应的防御系统所控制。当机体的防御物质（如 GSH）降低，或某些外源性毒物在体内进行生物转化时，能同时产生氧化-还原循环，均可形成大量活性氧，从而对机体诱发损害。醌类、芳香族硝基化合物、农药百草枯等外源性毒物在体内代谢时均可诱发大量活性氧。实践证明：绝大多数有机毒物的毒性主要是由于其代谢产物引起的，因此，分离和鉴定活性代谢产物是研究中毒机制的重要一步。

从脏器水平解释中毒机制

很多外源性毒物能特异性地直接损伤

---

① 多数亲电子反应物以碳原子或氮原子为中心。很多生物大分子如蛋白质、核酸与酶等都具有亲核中心，某些生物小分子如谷胱甘肽（GSH）也具有这种特性。按亲电子反应物与 GSH 结合情况又可分为两类：一类易与 GSH 结合，从而使体内 GSH 浓度显著下降。当 GSH 浓度下降至一定水平，即出现毒性。该类亲电子反应物一般为 GSH 转移酶的底物。另一类亲电子反应物不易与 GSH 结合，因而染毒前耗竭动物体内的 GSH 对该种毒物的毒性影响甚小。该类亲电子反应物一般不是 GSH 转移酶的底物。二甲基亚硝胺即属此类外源性毒物。

某一脏器,并大量积聚于该组织器官,在该部位呈现典型或特异性的病理变化,中毒病理学将其称为"嗜器官毒"。例如,直接损伤肝脏的黄曲霉毒素、双稠吡咯啶生物碱、亚硝胺、四氯化碳、酒精等,损伤肾脏的栎树叶中的栎单宁,损伤肺脏的真菌毒素甘薯酮及其衍生物,损伤母畜繁殖器官的玉米赤霉烯酮,损伤眼和脑的萱草根中的萱草素。

从细胞水平解释中毒机制

细胞内酶系或某些化学组分的差异

即使是同一脏器的同一类型细胞,对同一种外源性毒物的反应也有很大差别。例如,四氯化碳、氟烷、溴苯与黄曲霉毒素等可引起肝小叶中央(或中心性)坏死,但对周边区或中间区肝细胞的影响则不甚显著;有的毒物却刚好相反,主要引起肝小叶周边区肝细胞坏死。

细胞间隙交流抑制

机体的细胞间交流可通过下列两种方式进行:其一,通过内分泌、生长因素或抑制素进行远距离的细胞间交流;其二,通过细胞间隙,在紧邻细胞间进行交流。

很多促癌剂,例如滴滴涕、PB(苯巴比妥)、TPA(巴豆油提炼物)与多溴联苯等都能抑制细胞间交流,从而影响细胞生长与发育的调控作用,使肿瘤启动细胞能表达为肿瘤表达型。由于细胞间交流在精子与卵子成熟过程中起重要作用,在胚胎发育的早期阶段间隙交流的出现往往与某些组织的发育有关,因此TPA等能抑制某些发育过程,也揭示细胞间交流抑制在致畸与胚胎毒性中的作用。另一方面,很多抑制细胞间交流的外源性毒物是促癌剂或致畸剂。

从亚细胞水平解释中毒机制

早在20世纪50年代,许多学者都认为四氯化碳引起肝损伤的机制为线粒体学说所支配。研究均证明,四氯化碳的肝毒作用不仅使肝细胞的细胞间隙异常,而且可引起肝细胞线粒体的损伤,表现为线粒体肿胀、氧化磷酸化解偶联,一般发生在染毒后10小时或更长些。但肝细胞甘油三酯的蓄积却远早于线粒体的损伤,即在染毒后1小时甘油三酯含量升高34%,这显然很难为线粒体学说所解释。随着电镜技术的进展与应用,人们发现另一细胞器微粒体受损远早于线粒体,在染毒后0.5小时即可出现病损,这一重要发现为研究四氯化碳中毒机制——脂质过氧化铺平了道路。由此表明,从细胞损伤的角度研究中毒机制是中毒病理研究中很重要的一种手段。

从分子水平解释中毒机制

从分子水平研究中毒机制是从共价结合、自由基与脂质过氧化以及细胞内钙稳态失调等三方面进行研究。从分子水平解释中毒机制的优点,一是它能为解释不同外源性毒物的中毒机制提供某些共同的规律;二是它着眼于解释毒物的启动作用,而从其他水平解释中毒机制只能解释现象;三是它为研究解毒药提供了有效方法,例如若中毒机制与脂质过氧化有关,则抗氧化剂就可能成为有效的解毒药。

2.2 有机磷酶抑制理论

有机磷酶抑制理论

生物体中的乙酰胆碱酯酶（AChE）存在于神经元和肌细胞之间的突触上。它在信号通过之后迅速发挥作用，将乙酰胆碱水解为两部分：乙酸和胆碱。此过程有效地终止了信号，使得降解产物得以回收，为下次传导重建新的神经递质。

乙酰胆碱是中枢神经细胞突触间及胆碱能神经的化学传递介质。胆碱能神经包括：全部交感神经和副交感神经的节前纤维；全部副交感神经的节后纤维；部分交感神经的节后纤维，如汗腺分泌、横纹肌、血管舒张神经等；运动神经。在正常条件下，当胆碱能神经受刺激时，其末梢部位立即释放出乙酰胆碱，将神经冲动向其次一级神经元或效应器传递。同时，乙酰胆碱也很快被突触间隙处的胆碱酯酶催化水解失效而解除冲动。

有机磷杀虫剂是一类乙酰胆碱酯酶的有效抑制剂。其毒性作用主要是抑制胆碱酯酶的活性，使其丧失水解乙酰胆碱的能力，从而导致乙酰胆碱大量积聚，引起横纹肌、平滑肌和腺体等兴奋性增高而活动增强的神经系统中毒症状，最后转入抑制状态，严重者可昏迷以至呼吸衰竭而死亡。

有机磷中毒的解毒药

根据有机磷中毒的程度，可采用胆碱酯酶复活剂解磷定与阿托品联合用药，轻度中毒可单用胆碱酯酶复活药。两药合用时，应减少阿托品的用量，以免发生阿托品中毒。在应用阿托品时，先用大剂量达到阿托品化后，再改用较小的维持量。

2.3 生物活化（毒化）理论

生物活化（毒化）理论

许多化学品和植物中的有效成分本身无毒或低毒，但当其进入有机体并在体内复杂的生物化学环境中运行时，经过生物活化产生活性代谢产物就变为有毒物质，特别是那些低分子的活性代谢产物将成为引发中毒的祸首，毒理学家将这种现象称为生物活化或生物毒化现象。应用生物活化或生物毒化现象解释某种毒物中毒机制的伦理被称为"生物活化（毒化）理论"。

反刍动物"瘤胃的生物毒化作用"

瘤胃作为一个微型体，已经应用于反刍动物中毒机制的研究。瘤胃是反刍动物独有的内生态系统之一。瘤胃类似一个发酵罐，其特点是：

第一，食物和水分相对稳定地进入瘤胃；

第二，节律性运动将内容物搅和；

第三，内容物的含水量相对稳定，渗透压维持于接近血液的水平；

第四，瘤胃内温度恒定在39℃~41℃，内容物中有大量瘤胃微生物、原虫、酶等生物，具有发酵作用，并产生大量的热能；

第五，pH值波动在5.5~7.5之间，高度乏氧；

第六，瘤胃微生物区系处在生态平衡之中。

不同反刍动物瘤胃的内容物及其微生物区系各不相同，这个平衡一旦被打破，就会引起消化系统某种功能的障碍或者某些营养缺乏，甚至导致反刍动物发生疾病。从这个意义上来说，瘤胃微生物的生态平衡是极其重要的。

瘤胃微生物具有多种功能。一是生物降解和解毒作用。许多毒物对牛、羊等反刍动物无毒，而只对单胃动物有毒，其原因是反刍动物的瘤胃微生物可以使某些有毒物质降解，并将其转变为无毒性的化合物。二是瘤胃微生物的生物毒化作用。有些化合物虽然不具有毒性，但进入反刍动物的瘤胃后可转变为有毒物质，甚至是毒性很大的有毒化合物。这种能使无毒的化合物转变为有毒的化合物，或由低毒性转变为高毒性作用的现象，称为"瘤胃的生物毒化作用"。例如，肉毒梭菌C型精制毒素能够被混有牛或羊的瘤胃微生物群迅速解毒。奶色野豌豆（Astragalus Miser Var. Serotinus）中的柔弱毒素（Miserotoxin）在啮齿动物的酸性胃液中水解后产生葡萄糖和3-硝基丙酸，但在瘤胃中产生的是葡萄糖和3-硝基丙醇。反刍动物可能因两种硝基化合物之一引起中毒，其中后者的危险性较大，因为醇的吸收更迅速。油菜籽中的芥子酸可使大鼠产生心肌炎，在其心脏蓄积甘油三酸酯，还可使芥子酸转移到乳汁中。而饲喂反刍动物菜籽饼，由于芥子酸可被瘤胃微生物还原，故其不会发生类似大鼠的情况，也不会使芥子酸转移到乳汁中。

栎单宁生物活化理论[①]

关于栎叶单宁中毒机制的研究争论了300多年。早在1871年，西蒙兹（Simonds）将橡子喂给一头去势公牛而引起中毒。1919年，马什（Marsh）认为中毒可能是由于橡子中所含的单宁酸所致，但给牛喂以相当量的单宁酸后却没有发生中毒症状。1956年，克拉科（Clarke）从橡子中提取出可水解的栎单宁。1962年，皮金（Pigeon）又从哈佛氏栎叶中分离出多羟基酚，经水解试验证明没食子酸是其主要成分，故叶中所含的单宁属可水解单宁。之后，在单宁酸与栎单宁之间展开了持久的实验，又引起一些争论，走了一段弯路。1981年，中国西北农学院研究证明单宁酸与栎单宁不同，前者是有机酸，后者是多酚类化合物。从此，栎叶单宁的中毒机制研究有了新的突破。

研究证实，栎叶单宁中毒的机制是：可水解的栎叶单宁进入机体的胃肠内，经生物降解（活化）产生多种低分子的毒性更大的酚类化合物，并通过胃肠黏膜吸收进入血液和全身器官组织，从而发生毒性作用。因此，起毒性作用的不是栎叶单宁本身，而是栎叶单宁的活性代谢产物——低分子酚类化合物。（第237页图92）

在药物解毒方面，临床应用硫代硫酸钠对初期病牛有解毒之效。

[①] 史志诚. 牛栎树叶中毒的发病机制研究（研究生论文）. 杨凌：西北农学院，1981.

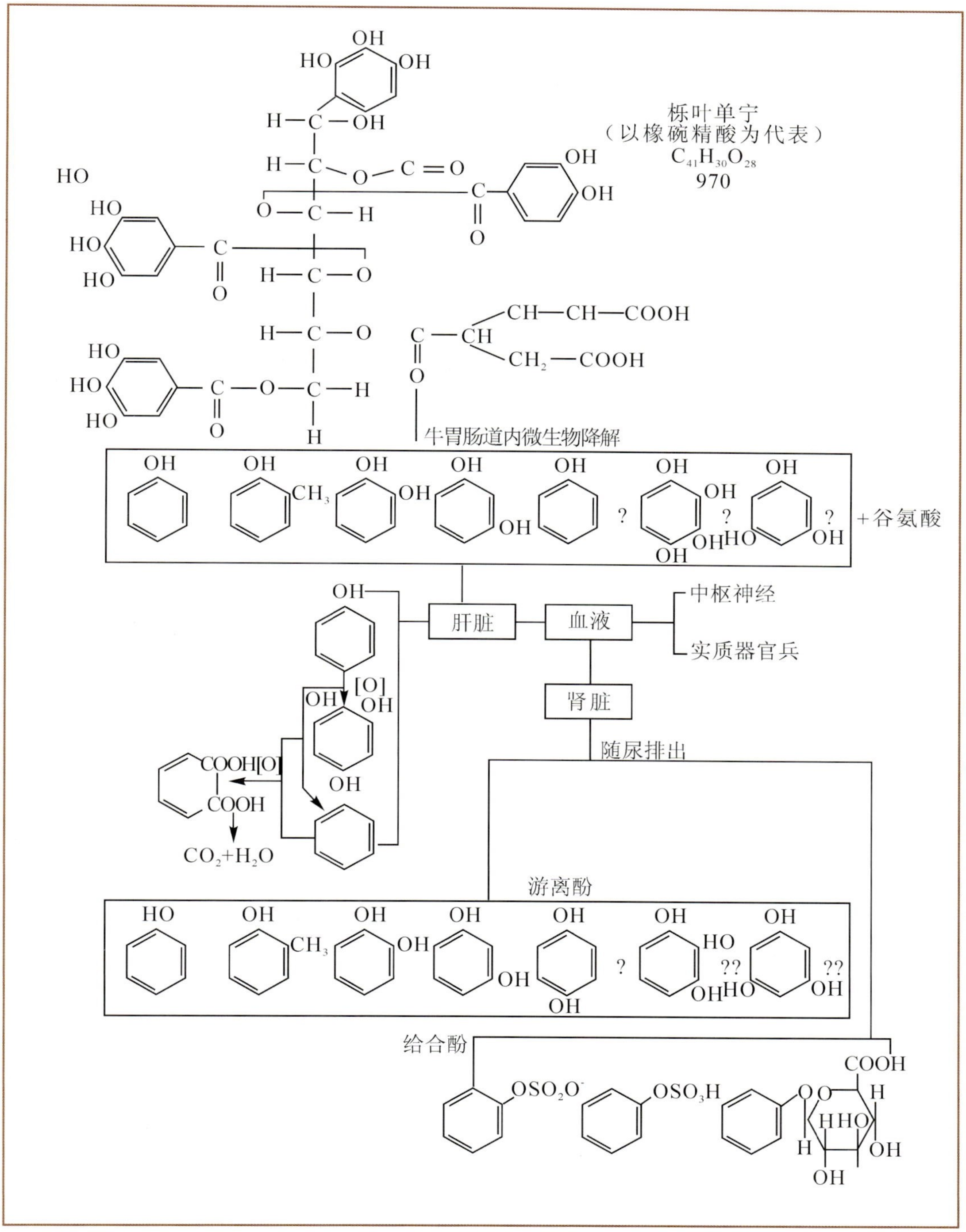

图 92 栎叶单宁生物毒化过程（史志诚，1981）

2.4 毒物的生物富集理论

生物富集与食物链

生物富集（Bio-Concentration），又称生物浓缩，是生物有机体或处于同一营养级上的许多生物种群从周围环境中蓄积某种元素或难分解化合物，使生物有机体内该物质的浓度超过环境中的浓度的现象。

生物体吸收环境中物质的情况有三种：一种是藻类植物、原生动物和多种微生物等，它们主要靠体表直接吸收；另一种是高等植物，它们主要靠根系吸收；第三种是大多数动物，它们主要靠吞食进行吸收。在上述三种情况中，前两种属于直接从环境中摄取，第三种则需要通过食物链进行摄取。

生物富集与食物链相联系，各种生物通过一系列吃与被吃的关系把生物与生物紧密地联系起来。如自然界中一种有害的化学物质被草吸收，虽然浓度很低，但以吃草为生的兔子吃了这种草，而这种有害物质很难排出它的体外，便逐渐在它的体内积累。老鹰以吃兔子为生，于是有害的化学物质便会在老鹰的体内进一步积累。美国国鸟白头鹰之所以面临灭绝并不是被人捕杀，而是因为有害化学物质滴滴涕逐步在其体内积累，导致生下的蛋皆是软壳而无法孵化。这样，食物链对有害化学物质的累积和放大的效应就是生物富集的直观表达。

由此可见，对生物富集作用的研究在阐明毒物在生态系统内的迁移和转化规律、评价和预测污染物进入生物体后可能造成的毒性危害以及利用生物体对环境进行监测和净化等方面具有重要的意义。

生物富集理论

食物链的提出

1927年，英国动物学家查理·埃尔顿（C. S. Eiton）首次提出食物链一词。据他自己说，是受到中国俗语"大鱼吃小鱼，小鱼吃虾米"的启发。食物链是一种食物路径，它联系着群落中的不同物种。食物链中的能量和营养素在不同的生物间传递着。

食物链与十分之一定律

1942年，美国科学家林德曼（Lindeman）发表"食物链"和"金字塔营养基"研究报告，创立了生态系统物质循环和能量流动的"十分之一定律"。[①] 有的毒物、污染物被生物吸收后，在各种酶的作用下发生氧化、还原、水解、结合等反应，而转化、降解成无毒物质。对于极性大、易水解、易溶于水的毒物，生物体能较快地排出体外，因此很少在体内蓄积。但是，对脂肪有较高的亲和力而易溶于脂肪中的滴滴涕则会与生物体内的某些酶、蛋白质结合，从而较长时间残留于机体中并蓄积起来。如第239页图93所示，滴滴涕

---

① 阚兆成. 20世纪生物科学前进的足迹（1）. 生物性杂志，2000，17（5）：47.

在食物链中按照十分之一的量不断进行积累。

据世界卫生组织报道，全世界共生产了约1500万吨滴滴涕，其中约100万吨仍残留在海水中。水域中的农药通过浮游植物—浮游动物—小鱼—大鱼的食物链传递、浓缩最终到达人类，在人体中累积。

生物对环境中的毒物浓缩

毒物经各种渠道进入生物体后，有的被转化，有的被蓄积，有的则被排出。对于不同毒物、不同生物物种和不同的环境条件，这几个过程差别很大。当环境条件不变时，源源不断的毒物进入生物体，其累积情况可以达到极其惊人的程度。

毒物在生物体内蓄积的速率与环境中毒物浓度、摄入方式、生物物种、蓄积部位、毒物种类及体内毒物浓度有关。不同的物种在相同浓度的条件下蓄积值也差别很大。为了反映这些差别，科学家把环境中毒物被生物累积、浓缩的现象称为生物放大或生物浓缩。由此可见，污染物是否沿着食物链积累，取决于以下三个条件：

第一，污染物在环境中必须是比较稳定的；

第二，污染物必须是生物能够吸收的；

第三，污染物是不易被生物代谢过程中所分解的。

科学家将生物体内毒物的浓度（C_b）与环境中该物质的浓度（C_e）之比称为放大系数或浓缩系数。一些生物对毒物的浓缩系数见第240页表47-2-1所示。

由第240页表47-2-1中可看到，不同生物的浓缩系数差别很大，小则几倍，大的可达几万倍。生物对环境中毒物的浓缩并非无止境的，而是有一定限度。不同的生物对毒物的蓄积有不同的阈值，当达到一定的阈值时，其体内蓄积的毒物被释放，毒物排出体外的速度将和吸收进体内的速度达到动态平衡。同一生物，在其生命活动的不同时期，机体对环境中的有毒物质或化合物浓缩的速度是不同的。通常，当摄取毒物的条件不变时，在达到蓄积阈值前，生物体内浓缩的毒物浓度不断增大，即浓缩系数不断变大，这一现象被称为生物富集。

生物富集与毒物转移积累的危害

人类在改造自然的过程中，不可避免地会向生态系统排放有毒有害物质，这些物质会在生态系统中循环，并通过富集作用积累在食物链最顶端的生物上（最顶端的生物往往是人）。

历史上的"水俣病"、"痛痛病"等多起生态公害事件都是因食物链的毒物累积而导致毒性灾难的著名案例。

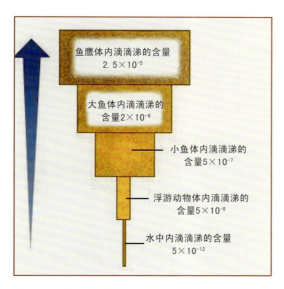

图93 滴滴涕的生物富集过程（滴滴涕随着食物链的延长而增加）

表 47-2-1　一些生物对毒物的浓缩系数

生物名称	毒物名称	水中含量（毫克/升）	生物体内含量（平均最高值毫克/升）	浓缩系数
海藻	镍（Ni）	—	—	500
	锌（Zn）	—	—	900
藻类、苔类	滴滴涕	0.33	0.01	33
水生植物	滴滴涕	20.00	31.0	1550
海洋植物	汞（Hg）	0.10	0.01~0.02	100~200
海洋动物	镍（Ni）	—	—	$3\times10^3 \sim 7\times10^4$
贝类	锰（Mn）	—	—	$10^5 \sim 10^6$
大马哈鱼	滴滴涕	20.00	4.05	207
鲫鱼（内脏）	总六六六	1.61	3.237	2010
（肌肉）	总六六六	1.61	3.669	415
水生植物	放射性	0.72 贝可/升	（14 天）1.59×10^6 贝可/升	60
			（20 天）1.92×10^6 贝可/升	72
贝类	放射性	0.72 贝可/升	（14 天）2.22×10^6 贝可/升	83
蚯蚓	丙体六六六	土壤中浓度	4.25	1063
	总滴滴涕		930	2.78

* μCi：微居里

2.5　毒理机制与分析方法的研究成果

突破性进展与重大成果

19 世纪末到 20 世纪，毒理学、药理学和化学家对毒物的特性和中毒机制的内容的研究不断扩大和深入，在毒理机制和分析方法方面取得了许多突破性进展和一些重大成果。

第一次世界大战前后，美国科学家霍克（Hawk）和奥塞尔（Oser）通过对维生素的研究建立了一些毒性生物测试的基本方法，为食品毒理学和管理毒理学做出了突出的贡献。

1804 年，德国萨特奈尔（Sertürner）从阿片中提取出吗啡，并证明其有镇痛作用。

19 世纪上半叶，生理学家克劳德·伯纳德（Claude Bernard）开创了利用动物受控实验来探索毒作用过程的实验室研究方法。

19世纪，德国人鲁道夫·科伯特[1]研究洋地黄苷和麦角生物碱，著有《实用毒物学教科书》（Lehrbuchs der praktischen Toxikologie），于1887年出版。

19世纪50年代后期，伴随着麻醉剂和抗感染药物的出现以及实验药理学的进展，毒理学开始进入现代纪元。乙醚、氯仿和碳酸在医学上的应用导致了数例死亡。这些不幸事件的发生，促使人们对这些化合物的有益和有毒效应的生理机制进行了实验研究。到了19世纪后期，有机化合物的应用更加广泛，苯、甲苯和二甲苯也开始得到大规模商业化生产。生产实践的需要也促进了毒理学分析方法的改进和创新。

19世纪对麻醉气体的研究推动了20世纪战争毒气的发展和使用。这促进了人们对化学武器和其他毒性化合物向着相反方向应用的尝试，特别是保罗·埃利赫（Paul Ehrlich，1854—1915）用砷来治疗梅毒。

1920年，研究麻醉药、酒精、有毒气体和箭毒的专家莱温[2]著的《世界历史中的毒物》一书出版，其中蕴含着一个毒物学家对世界历史的见解。

1924年，卡彼特（Carperter）的几篇论文第一次揭示了酸矿废水中微量金属对鱼的影响。

20世纪20年代，有科学家研究发现了铅、甲醇和三邻甲苯磷酸酯（Tri-ortho-cresyl Phoephate）的神经毒性。

1934年，陈克恢[3]提出亚硝酸盐和硫代硫酸钠联用可作为氰化物中毒的现代解毒剂。

1941年，阿拉德莫夫（H. M. Артемов）著《蜜蜂毒》一书，在前苏联科学院出版。

20世纪30—40年代，磺胺（Sulfanilamide）等抗菌药物毒性机制的研究，对化学致癌性的研究，有机磷农药的系统性研究，以及在金属毒理学、放射毒理学、军事毒理学、农药毒理学和呼吸毒理学等方面取得的开拓性进展，促使这一时期的现代毒理学又一次飞跃发展。

1945年，第一个特定化学解毒剂合成成功。英国牛津的彼特尔（R. A. Petera）、斯托克（L. A. Stocken）和汤普森（R. H. S. Thompson）将"英国抗路易斯毒气剂"（British Anti-Lewisite，BAL）作为砷的特效解毒剂。

1951年，艾伯特（Adrian Albert）的《选择毒理学》出版。该著作简明扼要地阐述了化学物在生物体内不同器官和部位的特异性作用及其原理。

1951年，道多罗夫（Doudoroff）和他的同事建立了用鱼做毒性标准测试的方法。

1952年，德国化学家施拉德[4]研究开

---

[1] 鲁道夫·科伯特（Rudolf Kobert，1854—1918），德国医学与药理学家。1854年1月3日生于比特，1918年12月27日逝世。除了研究洋地黄苷和麦角生物碱之外，还研究皂苷、鹅鬼笔蕈和蓖麻的药理。他撰写了多部药理学与毒理学著作。

[2] 莱温（Louis Lewin，1850—1929），药理学与毒理学家。

[3] 陈克恢（1898—1988），美籍华人，药理学家。现代中药药理毒理学研究的创始人。他发现麻黄碱、蟾蜍毒素的药理作用和解救急性氰化合物中毒的方法。

[4] 格哈德·施拉德（Gerhard Schrader，1903—1990），德国化学家，发现了新的有机磷杀虫剂，希望世界能够在与饥饿的斗争中取得进展。他意外发现沙林、塔崩和索曼，为此被称为"神经毒剂之父"。在第二次世界大战中曾为纳粹政权服务。

发了有机磷化合物。

1959 年，威廉姆斯①创立了外源性代谢系统理论。他认为外源化学物在生物体内的代谢分为两个不同阶段，一是氧化、还原和水解，二是合成新的化合物。从解毒角度来看，第一阶段虽然在许多情况下发生，但不能被视为解毒机制，而第二阶段的反应过程才是真正在体内发生的解毒系统。

1960 年以来，"反应停"事件的发生和《寂静的春天》一书的出版使毒理学发生了一个新的飞跃，发育毒理学（亦称畸胎学）、环境毒理学、分析毒理学和遗传毒理学等都以前所未有的速度发展，毒理学研究深入至细胞和分子水平，衍生了细胞毒理学和分子毒理学等分支。

1973 年，霍奇②主编的《铀、钚和衰变钚元素》一书系统研究了铀和氟化物毒理学以及它们的毒性标准。

此外，还有许多毒理学的发现为人类健康和社会进步做出了贡献。

历史上对现代毒理学发展起到推动作用的一些研究进展和研究成果见第 243 页表 47-2-2。

制定各项化学物质的管理条例、标准

经过近几十年的研究探索，毒理学为社会主要是化工生产做出了贡献，为制定各项化学物质的管理条例、最大容许浓度标准和防治措施（包括药物）提供了大量实验依据。目前，美国已制定卫生标准（TLV），包括化学物质和粉尘共 632 种；原西德 1981 年公布的卫生标准（MAC）有 427 种（化学物质）；前苏联 1981 年的 MAC 已超过 1000 种；中国 1979 年修订公布的 MAC 有 134 种。

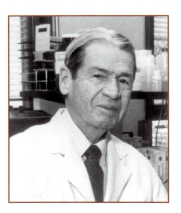

图 94 霍奇

---

① 理查特·库因·威廉姆斯（Richard Tecwyn Williams，1909—1979），生于 1909 年 2 月 20 日，是威尔士生物化学家，创立了外源性代谢系统理论。20 世纪 30 年代后期，他想写一本关于外源化学物解毒的书，但由于战争耽搁，直至 1947 年才开始将外源化学物的代谢途径进行系统总结，于 1959 年在纽约出版。1979 年 12 月 29 日逝世，享年 70 岁。

② 霍奇（Harold Hodge，1904—1990），美国毒理学家，美国毒理学学会（SOT）的第一任会长。主编了《铀、钚和衰变钚元素》（*Uranium, Plutonium and the Transplutonic Elements*）一书（1973 年出版）。

表 47-2-2　现代毒理学发展的重要事件

分析方法的早期发展
March,1836:发展砷分析法
Reinsh,1841:砷和汞分离和分析的联合方法
Fresenius,1845 和 von Babo,1847:发展筛选一般毒物的方法
Stas – Otto,1851:生物碱提取和分离
Mitscherlich,1855:磷的检测和鉴定

早期机制研究
F. Magendie,1809:"箭毒"研究,吐根碱和士的宁作用机制
C. Bernard,1850:一氧化碳与血红蛋白结合,士的宁作用机制和箭毒作用部位研究
R. Bohm,ca.1890:蕨类的活性抗蠕虫药,巴豆油导泻作用,毒蕈

发现新毒物和解毒剂
R. A. Peters, L. A. Stocken 和 R. H. S. Thompson,1945:发现"英国抗路易斯气"(BAL)作为砷相对特异的解毒剂,氟碳化合物毒性
K. K. Chen,1934:对氰化物中毒应用现代解毒剂(亚硝酸盐和硫代硫酸盐)
C. V. Oegtlin,1923:砷和其他金属对巯基的作用机制
P. Muller,1944—1946:滴滴涕和相关性杀虫剂的开发和研究
G. Schrader,1952:有机磷化合物的开发和研究
R. N. Chopra,1933:印度本土药物

其他毒理学研究
R. T. Williams:解毒机制研究和物种变异
A. Rothstein:铀离子对细胞膜转运的作用
R. A. Kehoe:铅急性和慢性作用研究
A. Vorwald:慢性呼吸道疾病研究(铍)
H. Hardy:公众和工业中毒(铍)
A. Hamilton:开创现代工业毒理学
H. C. Hodge:铀和氟化物毒理学,毒性标准
A. Hoffman:开发麦角酸及衍生物,拟精神病药
R. A. Peters:生物化学损害,致死性合成
A. E. Garrod:遗传性代谢缺陷
T. T. litchfield 和 F. Wilcoxon:简化剂量反应评价
C. J. Bliss:概率单位法,计算剂量 – 死亡曲线

(引自:Curtis D Klaasen. 毒理学:毒物的基础科学.6 版. 黄吉武,周宗灿,译. 北京:人民卫生出版社 2005;6.)

3

毒理学的十大发现

3.1 反应停：手性药物毒性的发现

反应停与畸形婴儿相关

反应停（Thalidomide，沙利度胺）于1957年开始在原西德进入市场，被认为是"安全催眠药"和"保胎药"。同时，它与镇痛、镇咳、退热药等配制成复方，以名目繁多的药品名出现在市场上。

1960年，欧洲的医生们开始发现，本地区畸形婴儿的出生率明显上升。这些婴儿表现出一种罕见的畸形：新生婴儿四肢非常短小，状如海豹的肢体，臂和腿的长骨细小，被称为"海豹胎儿"。反应停令人感到恐怖的致畸胎毒性副作用发生了。

1961年10月，三位医生在原西德的一次妇产学科会议上报告了一些海豹肢畸形儿的病例，引起了大家的重视。此后，其他地方也有这样的报告。

1961年，澳大利亚悉尼市皇冠大街妇产医院的威廉·麦克布雷德（W. G. McBride）医生发现，他经治的三名患儿的海豹样肢体畸形与他们的母亲在怀孕期间服用过反应停有关。而此时，反应停已经被销往全球46个国家。这一年，英国发现服用过反应停的孕妇生出的600名婴儿中仅有400名存活。

此后不久，原西德汉堡大学的遗传学家伦兹博士①根据自己的临床观察，于1961年11月16日通过电话向格仑南苏化学公司提出警告，提醒他们反应停可能具有致畸胎性。

在接下来的10天时间里，药厂、政府卫生部门以及各方专家对这一问题进行了激烈的讨论。最后，因为发现越来越多类似的临床报告，制药公司不得不于1961年11月底将反应停从原西德市场上召回。

1959—1963年，世界范围内诞生了12000多名畸形的"海豹胎儿"。据原西德卫生部门统计，反应停造成了10000名畸形胎儿，其中有5000名仍存活着，1600人需要安装人工肢体。在此后的一段时间里，制药公司一直不肯承认反应停的致畸胎性，在原西德和英国已经停止使用的情况下，反应停

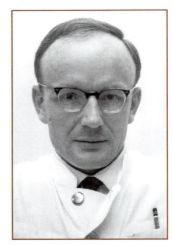

图95 遗传学家伦兹博士

---

① 维杜金德·伦兹（Widukind Lenz，1919—1995），是一位杰出的德国儿科医生、医学遗传学家和畸形学家。

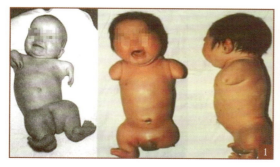 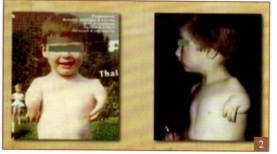

图96 反应停与畸形儿（1.服用反应停的孕妇引起的畸胎——海豹胎儿；2.被反应停夺去胳膊的孩子）

仍在爱尔兰、荷兰、瑞典、比利时、意大利、巴西、加拿大和日本被使用了一段时间，也导致了更多的畸形婴儿的出生。

手性药物毒性的发现

当1960年医生们发现欧洲新生儿畸形比率异常升高时，学者们展开了流行病学调查。他们发现，新生儿畸形的发生率与反应停的销售量呈现一定的相关性，于是对反应停的安全性产生怀疑。直到1965年的药理学与毒理学研究证明反应停是一种含有手性分子的药物，是两个等量对映体的混合物。反应停的两个对映体中只有（R）-对映体具有缓解妊娠反应的作用；而（S）-对映体是一种强力致癌剂，孕妇在妊娠1~2个月内服用会导致胎儿畸形。

反应停造成的灾难加快了科学家对手性药物毒性的深入研究。许多化合物在空间结构上具有不对称性，正如人的左右手一样，科学家们称之为手性。互为手性的分子，如果用作药物，其中一个可能具有疗效，而另一个可能无效甚至有害。

反应停作为手性药物，其毒性的发现促使制药公司1961年11月撤回了原西德市场上所有的反应停，不久，其他国家也停止了反应停的销售。1961年年底，原西德亚琛市地方法院受理了全球第一例控告反应停生产厂家的案件。1970年4月10日，案件的控辩双方于法庭外达成了和解，制药公司同意向控方支付总额1.1亿德国马克的赔偿金。1971年12月，原西德卫生部利用制药公司赔偿的款项专门为反应停受害者设立了一项基金，原西德有2866名反应停受害者得到了应有的赔偿。"反应停"事件之后，美国食品药品监督管理局颁布了新法案，规定以后上市的手性药物要尽可能只以单一手性分子的形式存在。

图97 反应停（1.反应停〔R〕-异构体是安全的；2.反应停〔S〕-异构体致畸胎形成）

3.2 药品与毒品：成瘾性的发现

毒品的发现和发明不是科学家的初衷，最初科学家是把它作为药品来使用的，使用过程中才发现了它的成瘾性。正是这些成瘾的药品使人上瘾，才形成了毒品依赖。

鸦片

鸦片（Opium，阿片，俗称大烟），是从罂粟科植物鸦片罂粟①未成熟的蒴果中提取的初级产品。罂粟主要生长在北半球几乎整个温带和亚热带地区。在瑞士发掘的公元前 4000 年新石器时代屋村遗址中，考古学家便发现了"鸦片罂粟"的种子和果实的遗迹。到公元前 3400 年，如今伊拉克两河流域的人们已经大面积地种植这种作物了，而且给它以"快乐植物（Joy Plant）"的美名。

鸦片问世之初，它的功用基本是限制于医学上或用来制作饮料。在阿拉伯，曾经有一段时期，由于禁酒，人们就在酒馆里饮用罂粟炮制的"代饮料"。后来，人们把罂粟视为一种治疗疾病的药品，因而便有意识地进行少量的种植生产。大约公元前 2160 年，鸦片已经成为兽医和妇科药品。在《圣经》与荷马的《奥德赛》里，鸦片被描述成为"忘忧药"。公元前 2 世纪的古希腊名医盖仑（Galen）记录了鸦片可以治疗头痛、目眩、耳聋、癫痫、中风、弱视、支气管炎、气喘、咳嗽、咯血、腹痛、黄疸、脾硬化、肾结石、泌尿疾病、发热、水肿、麻风、月经不调、抑郁症、抗毒以及毒虫叮咬等疾病。17 世纪的英国医生、临床医学的奠基人托马斯·悉登汉姆（Thomas Sydenham）歌颂道："我忍不住要大声歌颂伟大的上帝，这个万物的制造者，它给人类的苦恼带来了舒适的鸦片，无论是从它能控制的疾病数量，还是从它能消除疾病的效率来看，没有一种药物有鸦片那样的价值。""没有鸦片，医学将不过是个跛子。"这位医学大师因此也获得了"鸦片哲人"的雅号。

在中国，公元前 139 年，张骞出使西域时鸦片被传到了中国。三国时的名医华佗（141—203）就使用大麻和鸦片作为麻醉剂；在唐乾封二年（667）就有鸦片进口的记录，唐代阿拉伯鸦片被称为"阿芙蓉"；当成吉思汗的铁骑踏遍欧亚大陆以后，鸦片也成为社会商品的一个重要种类，但只是入药佳品。烟草传入中国后，中国人吸烟的广泛程度令崇祯皇帝感到恐慌，于是他下令禁烟。但令人始料不及的是，烟草被禁却导致了吸食鸦片的泛滥。

随着人类社会的发展和进步，人们逐步认识到：鸦片作为一种商品，既有使用价值，也有经济价值；作为一种药品，既

---

① 罂粟（Papaver Somniferum L.），为一年生或两年生草木，果实为蒴果，种子不含吗啡。茎干及叶含少量生物碱，成熟枯干后切成烟草可吸食；未割裂蒴果成熟后乳汁自行凝固于果壳成为阿片的原体。阿片中含有 20 多种生物碱，包括吗啡、可待因、罂粟碱、那可丁、那碎因等。经人工合成可制成的阿片类毒麻药品有海洛因、哌替啶、美沙酮等。

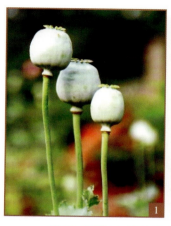
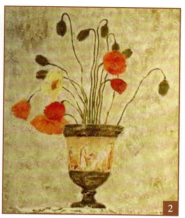

图98 罂粟（1.罂粟果实；2.希腊花瓶中的罂粟）

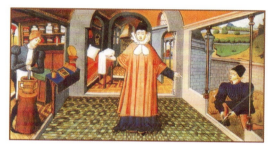

图99 15世纪的法国绘画，图中间的外科医生正在指导两个助手配药。鸦片在当时是用途相当广泛的药物

有医疗使用的价值，又具有一定的麻醉、积蓄毒素乃至造成依赖、病魔的作用。鸦片使用初期令人有欣快感，精力不集中，会产生梦幻现象。长期使用会使人面色蜡黄、神情呆滞、骨瘦如柴，甚至丧失劳动能力。过量使用则会造成急性中毒，症状包括昏迷、低血压、针尖样瞳孔等，最后因呼吸抑制而死亡。

大麻

大麻原产于亚洲中部，中国最早于6000多年前有大量种植。大麻最早用于医疗。在2700多年前的《黄帝内经》中记载了神农氏时代对大麻的认识，书中提到大麻能使人感觉愉快，可"解除罪孽"。2000多年前的药学专著《神农本草经》中也记载了大麻的中毒反应："麻蕡①多食，人见鬼，狂走，久服通神明。"《本草纲目》中亦有大麻入药的记载。

大麻在500年前的印度被滥用成瘾。大麻在欧洲的传播与19世纪拿破仑远征埃及有关。在战争中，法国军人开始吸食大麻，并在战后将吸食大麻的习惯带回了法国，随后一些政府官员及曾到近东旅游的人也开始吸食大麻。到19世纪30—40年代，大麻在欧洲的吸食已经相当普遍。20世纪60年代，大麻的流行滥用才逐年增多。20世纪70年代，美国12—17岁的青少年人群中60%有吸大麻的经历。20世纪90年代的调查发现，约6700万美国人使用过大麻，约1700万美国人在过去的一年中使用过大麻；英国青少年中10%的人使用过大麻。

吗啡

吗啡（Morphine），是1806年由德国药剂师塞特讷（Serturner）从鸦片中分离出的一种生物碱，呈白色结晶粉末。塞特讷以希腊神话中睡梦之神的名字Mophine（音译吗啡）为它命名。鸦片中吗啡的含量约为10%。它可用于治疗剧烈疼痛，也可用于麻醉前给药，但使用后会令人产生欣快感，常用成瘾。吗啡是一种烈性毒品，成人致死量为0.25克，儿童为0.001克。

---

① 麻蕡（音fén），指大麻子连壳。

海洛因

海洛因（Heroin，乙酰基吗啡，俗称"白粉""白面"），是1874年首次由英国化学家莱特以吗啡为起点，经化学合成而制得的。德国科学家认为海洛因在治疗支气管炎、慢性咳嗽、哮喘和肺结核等呼吸系统疾病方面具有极为显著的疗效。受这个不负责任的结论的影响和鼓舞，德国的埃波菲尔德•拜尔化学联合体决定生产二酯吗啡，并以Heroin为其商品名，于1898年用十几种语言在世界范围内掀起了一场全球性的海洛因宣传活动，使全世界在短期内都知道了这种新的止痛药。1906年，美国批准海洛因可在美国广泛使用，并建议用海洛因来替代吗啡，以缓解各种难以忍受的疼痛。

由于医师毫无控制地使用和药店无限制地销售，造成了当时严重的海洛因滥用问题。由于当时人们对其成瘾性缺乏足够的认识，海洛因被用作戒除吗啡毒瘾的药物。但后来人们发现它产生药物依赖性的作用比吗啡更强，常用剂量连续使用两周甚至更短即可成瘾，由此产生了严重的药物依赖。面对日趋恶化的海洛因成瘾现象，人们终于认识到，海洛因对个人和社会的危害比起其医疗价值大得多。于是，1912年，在荷兰海牙召开的阿片问题国际会议上，与会代表一致赞成对阿片、吗啡和海洛因的贩运实行管制。随后美国参众两院于1924年一致通过立法，禁止生产、进口和销售海洛因。

最初被用作戒除吗啡毒瘾的药物，现在成为世界毒品之王，是世界各国监控、查禁的最重要的毒品之一。

3.3 成瘾物质：尼古丁的发现

尼古丁的发现

烟草中的有害物质虽然很多，但使吸烟者成瘾的物质是生物碱尼古丁。1809年，路易•尼古拉•沃克兰[①]以不太纯的形式分离出了导致对烟产生依赖性的物质，并将其称为"烟草精"（Essence de Tabac）。1828年，德国化学家波塞特（Posselt）和莱曼（Reimann）从烟草中提取出了一种生物碱尼古丁（Nicotine，亦称烟碱），并因此受到巴登州大公路德维希（Ludwig）的嘉奖。1843年，梅尔森斯（Melsens）建立了尼古丁的分子式。1893年，皮奈尔（Adolf Pinner）建立了尼古丁的结构式，为一个吡啶环，在与氮连接的

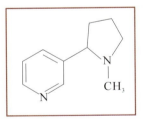

图100 尼古丁的结构式

位置上有一个氮–甲基比咯烷环。烟叶中尼古丁的含量一般为8%，有的高达16%。商业通用的烟草制品中的尼古丁含量为1%~3%。

尼古丁是一种难闻、味苦、无色透明

[①] 路易•尼古拉•沃克兰（Louis Nicolas Vauquelin，1763—1829），是一位法国药剂师和化学家。

的油质液体，挥发性强，在空气中极易氧化成暗灰色，能迅速溶于水及酒精中，通过口、鼻、支气管黏膜很容易被机体吸收。粘在皮肤表面的尼古丁亦可被吸收渗入体内。

尼古丁毒性强烈，服2~3滴就能致人死亡。它对人的致死量为50~70毫克。一支香烟中所含的尼古丁可毒死一只小白鼠，20支香烟中的尼古丁可毒死一头牛。如果将一支雪茄烟或三支香烟的尼古丁注入人的静脉内，3~5分钟即可致人死亡。烟草不但对高等动物有害，对低等动物也有害，因此尼古丁也是农业杀虫剂的主要成分。所谓"毒蛇不咬烟鬼"，是因为毒蛇闻到吸烟所挥发出来的苦臭味就避而远走。同样的道理，被动吸烟者对烟臭味也有不适的感觉。

尼古丁极易由口腔、胃肠、呼吸道黏膜吸收。吸入的尼古丁90%在肺部，其中1/4在几秒钟内即进入大脑。尼古丁对人体最显著的作用是对交感神经的影响，可引起呼吸兴奋、血压升高，可使吸烟者自觉喜悦、敏捷、脑力增强、焦虑减轻和食欲减少。大剂量尼古丁可对自主神经、骨骼肌运动终板胆碱能受体及中枢神经系统产生抑制作用，导致呼吸肌麻痹、意识障碍等。长期吸入尼古丁可导致机体活力下降，记忆力减退，工作效率低下，甚至造成多种器官受累的综合病变。

尼古丁成瘾环的形成

尼古丁成瘾环的形成过程，首先是尼古丁在大脑内造成一种化学物质多巴胺的

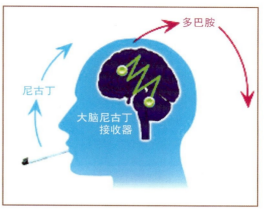

图101 尼古丁的成瘾环

释放增加→多巴胺对脑部的刺激产生吸烟时带来的愉悦和平静感→随着尼古丁的浓度下降，多巴胺分泌减少，导致吸烟者渴望补充尼古丁来恢复愉悦和平静感→如果无法适时补充尼古丁，便会导致戒断症状的发生，表现为易怒和紧张→迫使吸烟者不得不再次吸烟。而吸烟是为了释放更多的多巴胺，以得到愉悦和平静。（图101）

尼古丁能产生一种嗜毒癖，即烟瘾。在依赖性上，烟瘾与典型的毒瘾相当接近。吸烟者一旦成瘾，每30~40分钟就需要吸一支烟，以维持大脑中尼古丁的稳定水平。当达不到这一水平时，吸烟者就会感到烦躁、不适、恶心、头痛并渴望补充尼古丁，感觉似乎与鸦片毒品无异。因此，要使烟瘾大的人戒烟，大多收效甚微。

烟草依赖及其危害

烟草依赖又称尼古丁依赖[1]，特点为无法克制的尼古丁觅求冲动，以及强迫性

---

[1] 医学上判断某种物质是否有依赖性的主要依据有两条：第一，是看人们对这种物质是否有强制性的使用和觅求的特点；第二，是在停止使用某种物质后是否不断产生重新使用该物质的强烈欲望及与之相应的行为方式。

地、连续地使用尼古丁，以体验其带来的欣快感和愉悦感，并避免可能产生的戒断症状①。

鉴于烟草依赖不只是一种个人习惯，而是一种明确界定的慢性病，因此，世界卫生组织于1998年将烟草依赖作为一种疾病列入国际疾病分类（ICD-10）（F17.2，属精神神经疾病），并把吸烟定义为一种慢性复发性疾病，把烟民视为慢性病患者，确认烟草是目前人类健康的最大威胁。

烟草依赖的原因与社会环境、心理因素和遗传因素都有密切的关系，而且互为因果。在社会因素方面，烟草被制作成为卷烟以后，就成为了一种容易获得的消费品。烟税能增加财政收入，成为烟草滥用的重要原因。生活在父母吸烟家庭的孩子长大后的吸烟率高于不吸烟家庭的孩子。同伴影响及社会压力使缺乏自信和生活能力的青少年容易成为吸烟者。多数吸毒者也是在同伴的影响下从吸烟走上吸毒道路的。在心理因素方面研究发现，吸烟者外向性格居多，且外向程度与吸烟量成正比。有神经质倾向的个体吸烟率较高。在遗传因素方面，吸烟的开始时间、持续过程、烟草依赖、吸烟量以及戒烟行为均受遗传因素的影响。

烟草依赖是一种慢性高复发性疾病。只有少数吸烟者第一次戒烟就完全戒掉，大多数吸烟者均有戒烟后复吸的经历，需要多次尝试才能最终戒烟。

烟草依赖的治疗是一个长期过程，需要持续进行，在这个过程中应强调对于烟民心理支持和建议的重要性。医生要帮助每个吸烟者朝着戒掉最后一支烟的目标努力，每次至少解决吸烟者戒烟过程中需要解决的一个问题。

3.4 吸烟致癌的发现

烟草中致癌物的发现

经研究测定，一支点燃的香烟烟雾中含有2000多种有害物质，对人体危害较大的有49种，其中有15~20种是致癌的，尤以3,4-苯并芘更为严重。此外，一氧化碳、氢氰酸、丙烯醛、亚硝胺、砷、钋、铅、铋以及微粒状的焦油和尼古丁均为有害物质。

每支烟产生的烟焦油应在15毫克以下，而市场上的烟实测数据超过数倍。按一天吸烟20支，其中1/4吸入体内计算，吸烟者每天吸入的烟焦油量为120~200毫克。烟焦油中的有害物质联合作用是人类癌症的一大威胁。

发现吸烟致癌的德国科学家

第一个报道烟致癌的人是德国的赛玛林格（Somnering），他在1795年首先提出了吸烟有害于健康的论文，他认为吸烟斗

---

① 尼古丁成瘾的吸烟者，戒烟早期会出现烦躁不安、易怒、焦虑、情绪低落、注意力不集中、失眠、心率降低、食欲增加等症状，即为停止吸烟后的戒断症状。

的人容易生唇癌。1900年，一些流行病学者根据人类流行性疾病的调查研究发现患肺癌的患者逐年增加，因此，引起人们对吸烟与健康关系问题的关注。1924年，美国《读者文摘》刊载一篇文章，题目是《烟草损害人体健康吗？》。成为第一篇指出烟草有害的文章。1927年，英国医生弗·伊·蒂尔登在医学杂志《柳叶刀》上撰文：他看到或听到的每一个肺癌患者都有吸烟的经历。成为第一位撰文提出吸烟致癌的医生。1932年，发表在《美国癌症杂志》上的一篇文章第一次将肺癌与香烟联系起来。英国皇家医学会于1950年和美国医政总署于1964年正式发表"吸烟与健康"的报告。报告综述了流行病学研究、烟草消费趋势、烟草化学成分及其致癌性、吸烟对试验动物的影响、吸烟对人和动物的病变机制等多方面的资料；明确提出了吸烟对人体健康是有害的，特别是与肺癌和心血管疾病有密切关系。1986年，美国卫生官员西·埃弗里特·库普提出：生活在烟雾中的不吸烟的人同样面临严重的健康危险。成为第一位提出被动吸烟有危害的人。

吸烟导致肺癌

据2007年12月16日美国癌症协会公布的报告，2007年全球将有760万人死于各种癌症。20世纪，烟草共夺去全球1亿人的生命。2000年，全世界共有500万人死于与吸烟有关的疾病，其中30%（约142万人）死于癌症，大部分为肺癌。

1985年，瑞典的法院做出了这样的决定：认为同事吸烟可能引起共同办公人员患肺癌从而死亡，受害者的家庭可以索要一定的经济补偿。并把这种现象称为"职业伤害"。

3.5 己烯雌酚：影响子代健康

己烯雌酚（Diethylstilbestrol），别称：丙酸己烯雌酚、丙酸己烯雌酚、己二烯雌酚，是人工合成的非甾体雌激素物质，能产生与天然雌二醇相同的所有药理与治疗作用。主要用于雌激素低下症及激素平衡失调引起的功能性出血、闭经，还可用于死胎引产前，以提高子宫肌层对催产素的敏感性。

科学家发现，孕妇服用己烯雌酚后会对子代产生不良影响，其女性后代在青春期后宫颈和阴道的腺病及腺癌发生率升高，男性后代生殖道异常和精子异常发生率也增加。

因此，在妊娠期间禁止使用雌激素。如果全身用药可能导致胎儿畸形；阴道用药后女胎可发生生殖道异常，青春期患阴道腺病，罕见病例在育龄期发生阴道癌或宫颈癌的危险，或者男胎女性化、睾丸发育不良。雌激素可经乳腺进入乳汁而排出，并可抑制泌乳，因此哺乳期妇女禁用。

3.6 乙醇致发育毒性的发现

乙醇（Ethanol），别称无水酒精、酒精、火酒、无水乙醇，是带有一个羟基的饱和一元醇。在常温、常压下是一种易燃、易挥发的无色透明液体。有酒的气味和刺激的辛辣滋味，微甘。用于国防工业、医疗卫生、有机合成、食品工业和工农业生产。

在乙醇的代谢过程中，乙醇脱氢酶（Alcohol Dehydrogenase，ADH）起着至关重要的作用，它主要分布在肝脏，胃肠道及其他组织中也有少量分布。乙醇通过血液流到肝脏后，首先被 ADH 氧化为乙醛，而乙醛脱氢酶则能把乙醛进一步催化为乙酸。在肝脏中，乙醇还能被细胞色素 P4502E1（CYP2E1）酶分解代谢。

作为中枢神经系统的抑制剂，乙醇表现为先引起兴奋，而后抑制。有些人喝酒后面部潮红，是因为皮下暂时性血管扩张所致。这些人体内有高效的乙醇脱氢酶，能迅速将血液中的酒精转化成乙醛，而乙醛具有让毛细血管扩张的功能，会引起面部泛红甚至身上皮肤潮红等现象，也就是平时所说的"上脸"。

历史上，乙醇的发育毒性反复受到重视可以追溯到圣经时代。但是只有到 20 世纪 70 年代初琼恩斯（Jones）等发现并描述了"胎儿酒精综合征"（FAS）以后，人们才对乙醇的发育毒性有了清楚的认识。从那以后，已经有数以百计关于孕期酒精暴露效应的临床、流行病和实验研究。①

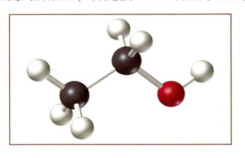

图 102 乙醇的分子结构

3.7 丙戊酸致出生缺陷的发现

丙戊酸（Valproic Acid），别称 2-丙基戊酸、二丙基乙酸，是一种化合物，易燃液体。可用作医药中间体，在临床上被用作抗惊厥和稳定情绪的药物，用来治疗癫痫、躁郁症和不太常见的重性抑郁障碍。

---

① 克拉森.卡萨瑞特·道尔毒理学：毒物的基础科学.黄吉武，周宗灿，译.北京：人民卫生出版社，2001：315.

丙戊酸于 1967 年首先在欧洲上市，1978 年在美国上市。1982 年，科学家发现并报告了法国里昂出生缺陷监测系统的 146 位脊柱裂病例中，有九位母亲曾经在妊娠头三个月服用过丙戊酸。在病例对照研究中，这一发现的可能率是 20.6%。[①]

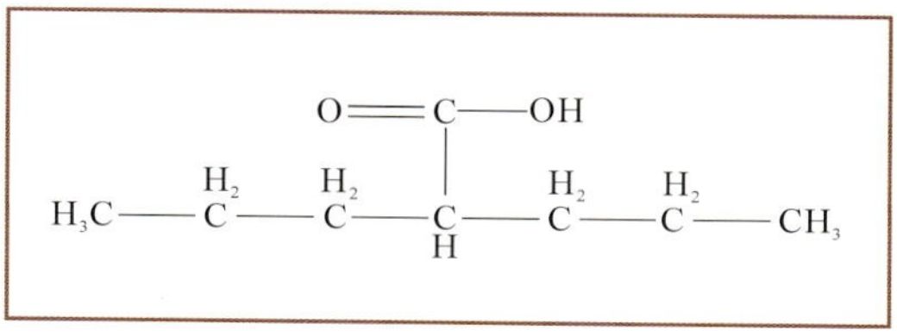

图 103 丙戊酸结构式

3.8 化学致癌的发现[②]

化学物致癌的发现历史可追溯到数千年前艾温·史密斯（Edwin Smith）的文献中关于乳腺癌的记载。1700 年，拉梅希兹尼（Ramazzini）描述了第一例职业肿瘤。1775 年，杰出的英国外科大夫波特（Pott）报道了一类特定原因的环境混合物暴露与致癌间的关系。他发现一些阴囊癌患者有扫烟囱的职业史，凭着惊人的洞察力，波特推断该职业直接或间接地与他们的恶性疾病有关。

波特的研究报告发表后 100 年，米勒（Miller）于 1978 年描述了皮肤癌在某些接触煤焦油的德国工人中高发，而煤烟中的主要成分也是煤焦油。

1895 年，德国医生瑞恩（Ludwing Rehn）报道了苯胺染料工厂中的工人膀胱癌的病发。

由此，可以说人类是有关化学致癌研究的第一种试验对象。

20 世纪 30 年代早期，科学家从天然焦油中分离出了几种多环芳烃类物质，并证实多环芳烃能够致癌。

1935 年，Sasaki 和 Yoshida 证实了偶氮类染料——对乙氨基偶氮苯（3-乙烷-4-氨基偶氮苯）可诱发大鼠肝肿瘤，从而开辟了化学致癌研究的新领域。

历史上发现化学致癌物的科学家及他们的贡献见第 254 页表 47-3-1。

尽管许多元素及其倾倒物未经动物试验充分证明其致癌性，同时流行病学也未充分证实其对人类的致癌性，但最初在工厂及提炼工中发现镉、铬及镍的倾倒物可致恶性肿瘤。

虽然动物实验证实多环芳烃和其他倾倒物可诱导肺癌，为人类彻底阐明癌的发生带来希望，但从最初发现这一点至今 80 年过去了，我们离这个目的仍很遥远。不过，认识到体内化学致癌物可通过代谢活化而改变，可使我们更好地理解化学致癌的机制。

化学物的代谢活化理论极大地增进了人们对结构各异的化学物致癌机制的认识。化学结构与致癌活性的关系对认识潜在致癌物的致癌机制十分关键，现已用电

[①] 克拉森. 卡萨瑞特·道尔毒理学：毒物的基础科学. 黄吉武，周宗灿，译. 北京：人民卫生出版社，2001：316.

[②] 克拉森. 卡萨瑞特·道尔毒理学：毒物的基础科学. 黄吉武，周宗灿，译. 北京：人民卫生出版社，2001：222-231.

表 47-3-1　化学致癌研究的重要历史事件[1]

时间	研究者	事件
1761	J. Hill	提出使用鼻烟可能会诱发鼻咽癌
1775	P. Pott	提出扫烟囱男童阴囊癌的发生与煤烟过度暴露有关
1888	J. Hutchinson	报道长期服用亚砷酸钾可引起皮肤癌
1895	Ludwig Rehn	首次报道从事苯胺染料生产的工人会发生膀胱癌
1936	R. Kinosita	发现偶氮染料 4-二甲基偶氮苯有致肝癌作用
1950—1959	—	大量流行病学研究表明：人类肺癌与吸烟之间的相关关系
1960—1965	—	发现人类不常见的恶性肿瘤间皮瘤的发生与暴露于石棉有关
1961	—	发现黄曲霉毒素致家禽肝癌
1965—1968	E. Hecker 和 B. L. Duuren 等	分别从巴豆油中分离鉴定出佛波酯类促癌物，包括对苯二甲酸
1970—1971	—	首次报道怀孕时期服用过己烯雌酚的母亲，其女儿成年后易患阴道透明细胞腺癌

脑数据库来表明化学结构与致癌活性间的关系。

化学致癌物中最有趣的问题之一是：化学致癌物的最终代谢产物与大分子相互反应决定了共价化合物的化学特性。例如，氮-甲基-4-对氨基偶氮苯的终产物与多肽间反应包括蛋氨酸的甲基化、偶氮苯胺基团旁亲电位点与蛋氨酸亲核性最强的位点是鸟嘌呤的 N7 位点，许多致癌物在此位点形成共价化合物。

3.9　帕雷的发现与启示

帕雷的发现与启示

帕雷（Ambroise Paré，1510—1590），是法国外科医生，现代外科学之父。帕雷出生在法国的一个城市，成长的环境恶劣，没有读过大学。他成为外科医生以后，在巴黎公共医院医治战斗受伤的人，因细心的观察和挑战药效学说而成为皇家外科医生。他在外科方面的主要贡献是对流血血管的结扎和放弃用沸油来治疗受伤的战士。他在毒理学领域的贡献，一是用奇妙的试验否定了"胃肠结石"是解毒剂而享负盛名；二是认为每一种化学药品都是致癌物质，例如，硝基苯是白血病的成因，甲苯导致过敏性哮喘，它们都有苯环。尽管许多专家反对他的结论，但人们依然把他的发现称为毒理学的一条重要定理。

---

[1] 夏世钧，吴中亮. 分子毒理学基础. 武汉：湖北科学技术出版社，2001.

苯与白血病

苯在工业上的应用始于 100 年前。随着工业的不断发展，苯的应用日益广泛，遍布全世界，而且苯还是汽车废气的两种主要致癌物之一，空气中苯的浓度也有增高的趋势。

1987 年，尼诺尔（Nenoir）与克劳德（Claude）发表了第一例苯作业工人的白血病。此后，有关苯的毒性、致癌性及诊断、治疗、预言等问题受到全世界的广泛关注和研究。

苯是现代数万种工业化学品中受到如此广泛、持久和深入研究的少数化学物之一。1996 年，美国工业医学杂志主编兰德瑞格（Landrigan）曾发表专文《苯与血研究 100 年》，文中着重指出了中国在苯白血病研究方面的成就。

1978 年，中国实施改革开放政策，卫生部决定在全国开展苯、铅、汞等五种职业中毒普查。全国接触苯与含苯混合溶剂的工人有 50 万人，苯中毒患病率为 0.5%。随后在 12 个城市开展的苯作业工人回顾性队列调查证明白血病显著增高，标准化死亡比（SMR）[①]为 5.74。这两项大规模调查研究先后于 1982 年、1986 年分别获卫生部科技成果甲等奖。根据这些调查结果，苯白血病在中国首次被确定为八种职业肿瘤之一。[②] 为解决苯中毒的诊断和治疗等实际问题，在进行了大量调查和研究的基础上，中国卫生部于 1965 年首次发布《苯中毒的诊断、治疗和处理方法（草案）》，1974 年正式发布《苯中毒的诊断标准及处理原则》，此后于 1982 年及 1997 年又经过两次修订。

3.10 酸雨的发现

首次发现酸雨的英国化学家

早在 17 世纪，地球上就有酸沉降的发生，当时伦敦的硫污染成为一个难题。工业革命初期，格陵兰冰冠中沉积的硫酸盐开始增加。1872 年，英国化学家罗伯特·安格斯·史密斯（Robert Angus Smith）发现伦敦的雨水呈酸性反应。他在《空气和降雨：化学气候学的开端》一书中分析了伦敦的雨（雪）水成分，指出伦敦远郊农庄的雨水中含碳酸铵，酸性不大；近郊雨水含硫酸铵，略呈酸性；市区雨水含硫酸或酸性的硫酸盐，呈较强的酸性。因此，他首次提出了"酸雨"这一专有名词。史密斯推论，这是因为工业革命后，伦敦以蒸汽机为动力的发电厂、机械制造厂等星罗密布，蒸汽机驱动的轮船、火车、汽车越来越多，燃煤数量逐年猛增的结果。

最早报道酸雨并引起注意的地区

首先报道酸沉降影响的严重性的地区

---

① SMR（Standard Mortality Ratio），即标准化死亡比。以全人群的死亡率作为标准，计算观察人群的理论死亡人数、预期死亡人数、实际死亡人数与预期死亡人数之比，即标准化死亡比。

② 尹松年，李桂兰. 我国苯中毒研究半个世纪的回顾与展望. 中国毒理学通讯，1999，3（1）：3-4.

是欧洲北部的斯堪的纳维亚半岛,这里也是最早发现酸雨并引起注意的地区。

在瑞典,20世纪30—60年代,湖水的pH值开始下降;至20世纪60年代,瑞典大约有50%的湖泊中湖水的pH值小于6,有5000个湖泊中湖水的pH值小于5,结果导致了瑞典西部蛙鱼种群的大批死亡,中部和东部的其他鱼种群也受到了严重的影响。

20世纪60年代,挪威的蛙鱼数量也有所下降。在加拿大和美国的部分地区,湖水的酸度也有显著上升。

20世纪70年代,在所调查的安大略省南部的150个湖泊中,有33个湖泊中湖水的pH值小于4.5,有32个湖水的pH值在4.5~5.5。受酸度影响,鱼类种群减少。污染源是安大略省萨德伯里庞大的冶炼厂,它位于休伦湖北部约50千米处。在围绕萨德伯里的半径达80千米范围内的几百个湖泊中,仅有少量的鱼或根本没有鱼。

20世纪60—70年代,美国的一项研究表明,在海拔高于600米的遥远的阿迪朗达客的高山湖泊中,超过50%的湖泊中湖水的pH值小于5,90%的湖泊中根本没有发现鱼。

1955年,戈勒姆(Gorham)发现只要风是从城市和工业区吹来的,英国湖水区域的降雨便呈酸性。

随着1968年瑞典的奥登(Oden)和1972年美国的莱肯斯(Likens)开展的研究工作,酸雨造成跨国界的损害得到了全世界人的普遍认可。

酸雨的危害

科学家将人为排放的二氧化硫或氮氧化物和汽车尾气中的氮氧化物遇到水蒸气形成的含高腐蚀性的酸性沉降物称为"酸雨"①。在蒙受酸雨危害的欧洲、北美地区,森林毁灭,农业减产;湖泊酸化,水质变坏;人体健康严重受损;建筑物腐蚀,历史古迹破坏。

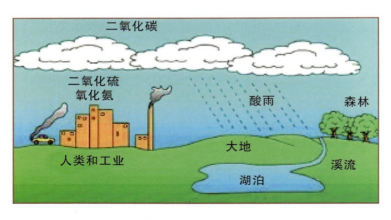

图104 酸雨的形成

---

① 酸雨,是雨(水)比正常情况下偏酸性,即被酸化了的雨。一般认为,酸雨为pH值小于5.6的雨雪或以其他方式形成的大气降水(如雾、露、霜等)。空气中的二氧化碳浓度约619.36毫克/立方米时,降水的pH值可达5.6。酸雨的pH值最低可达3左右。

4

毒性机制的表达与定义的创意

4.1 剂量-反应关系的数学表达

毒物的毒性和分级

现代毒理学认为：毒性是指某种毒物引起机体损伤的能力，用来表示毒物剂量与反应之间的关系。毒性大小所用的单位一般以化学物质引起实验动物某种毒性反应所需要的剂量表示。气态毒物以空气中该物质的浓度表示，所需剂量（浓度）愈小，表示毒性愈大。最通用的毒性反应是动物的死亡数。常用的评价指标是：

第一，绝对致死量或浓度（LD_{100} 或 LC_{100}），即染毒动物全部死亡的最小剂量或浓度。

第二，半数致死量或浓度（LD_{50} 或 LC_{50}），即染毒动物半数死亡的剂量或浓度。这是将动物实验所得的数据经统计处理而得。

第三，最小致死量或浓度（MLD 或 MLC），即染毒动物中个别动物死亡的剂量或浓度。

第四，最大耐受量或浓度（LD_0 或 LC_0），即染毒动物全部存活的最大剂量或浓度。

实验动物染毒剂量采用毫克/千克、毫克/立方米表示。

毒物的毒性以实验动物的 LD_{50} 确定等级，可划分为特级毒、极毒、甚毒、中等毒、轻毒、实际上无毒等六级（据国标 GB 5044—85，表 47-4-1）。也有人将毒物的毒性划分为剧毒、高毒、中等毒、低毒和微毒等五级。

中国对职业性接触毒物的危害程度依据急性毒性、急性中毒发病状况、慢性中毒患病状况、慢性中毒后果、致癌性和最高容许浓度等六项指标，将职业性接触毒物分为极度危害（Ⅰ级）、高度危害（Ⅱ

表 47-4-1　毒物的毒性等级

等级	类别	大鼠口服 LD_{50}（毫克/千克）	人的可能致死量	举例
6	特级毒	小于 5（少于 7 滴）	0.36 毫升	士的宁
5	极毒	5～50（7 滴至 1 勺）	1 茶匙	鸦片
4	甚毒	50～500（1 勺至 1 盎司）	31.10 克	苯巴比妥
3	中等毒	500～5000（1 盎司至 1 品脱或 1 磅）	373.24 克	煤油
2	轻毒	5000～15000（1 品脱至 1 夸脱）	746.48 克	乙醇
1	实际上无毒	15000 以上（1 夸脱或 2.2 磅以上）	746.48 克以上	亚麻籽油

注：1. 根据 Hodge 和 Strner（1949）提出的建议，将毒物划分为六个毒性等级。
　　2. 1 盎司 = 28.3495 克，1 品脱 = 0.56826 升，1 夸脱 = 1.1365 升，1 磅 = 453.6 克。

级）、中度危害（Ⅲ级）、轻度危害（Ⅳ级）等四个级别。

世界上有毒物质有百万种之多，最为著名的毒物是：放射性元素钋-210（是致命元素，毒性比氰化物高2.5亿倍①）、肉毒杆菌毒素（$1/10^8$克就可杀死一个人，1克可以杀1200万人）、炭疽毒素、VX神经毒素、沙林毒气、蓖麻毒素（1克可杀35000人）、眼镜王蛇毒（1克可杀15000人）、相思子毒素、尼古丁、毒鼠强（杀鼠剂，毒性超过氰化物几倍，现已禁止生产和销售）、氰化物（对人致死剂量是0.1克，1克可杀死500人）等。

毒理学之时间-剂量-反应关系

外源化学物对机体的毒性作用规律通常采用剂量效应关系或剂量反应关系来描述。而引起机体出现某种效应或反应的时间，因外源化学物的种类和实验动物的物种与品系的不同存在着较大的差异。应该考虑到，外源化学物在一定剂量下对机体所产生的毒性作用含有时间因素，也就是说外源化学物对机体的毒性作用不仅仅是剂量效应关系或剂量反应关系，实际上应该是时间-剂量-反应的三维关系，此即为时间-剂量-反应关系（Time-Dose-Response Relationship，TDRR）。时间-剂量-反应关系中运用了时间生物学的方法，对于确定外源化学物的毒性作用特点有着重要意义。一般情况下，机体接触外源化学物后迅速产生毒性作用，表明其吸收和分布快，作用直接；反之，则说明吸收或分布缓慢，或在产生毒性作用前需经代谢活化。中毒后恢复迅速，则表明外源化学物能很快被代谢解毒或排出体外；反之，说明解毒或排泄的速率很低，或者是已在体内产生了生理或生化方面的损害作用并难以恢复。

在进行外源化学物的毒理学安全性评定或危险度评价时，时间-剂量-反应关系应该是一个重要的考虑因素。因为机体接触外源化学物的时间长短与其产生的损害作用存在着非常直接的关系。在外源化学物剂量相同的情况下，连续接触所产生的损害作用远远大于间断接触所造成的损害；在损害作用相同的情况下，连续接触所需的剂量远远小于间断接触所需的剂量。

毒理学之剂量-效应关系和剂量-反应关系

毒理学的剂量-效应关系（Dose Effect Relationship）是指不同剂量的外源化学物与其在个体或群体中所表现的量效应大小之间的关系。剂量-反应关系（Dose Response Relationship）是指不同剂量的外源化学物与其引起的质效应发生率之间的关系。

剂量-效应关系和剂量-反应关系是毒理学的重要概念。机体内出现的某种损害作用，如果肯定是由某种外源化学物所引起，一般来说就应存在明确的剂量-效应关系或剂量-反应关系。值得注意的是，机体的过敏性反应虽然也是外源化学物引起的损害作用，但这是另外一类反应。它与一般中毒效应不同，涉及机体的免疫系统，小剂量即可引起剧烈的甚至是致死性

---

① 在元素周期表中，与钋（音pō）有类似机制的剧毒元素还包括锕系元素的锕、钍、镤、铀以及铀之后的11种超铀元素镎、钚（音bù）、镅等。锕系元素的毒性和辐射危害极大，以钋为例，一片阿司匹林大小的钋足以毒死两亿人，5克钋足以毒死全人类。

的全身症状或反应，往往不存在明显的剂量－反应关系。

剂量－反应曲线可以帮助科学家确定任何一种毒素的 LD_{50}。当人群特征符合正态分布时，LD_{50} 越小，在正态分布人群中引起中毒所需的剂量越小，换句话说，LD_{50} 越小。数值小表示该化合物的毒性很大。（图 105）

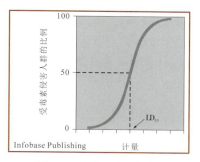

图 105 剂量－反应曲线

4.2 毒物的化学结构与毒性效应关系

毒物的化学结构是影响毒性作用的重要因素之一。化学结构决定外源化学物将会发生的代谢转化的类型以及可能干扰的生化过程。

研究毒物的化学结构与作用的关系，有助于从分子水平乃至量子水平阐明化学毒物的毒性机制，有助于指导新的化学物质或药物的设计和合成，有助于指导解毒药物的筛选，有助于预估新化学物质的安全限量标准范围。

化学结构与其毒性之间有一定规律，有如下几种。

碳原子数

化学物质的结构中，直链饱和烃从丙烷（甲烷和乙烷是惰性气体）起，随着碳原子数增多（3~9 个），麻醉作用增强；但达到 9 个碳原子之后，反而减弱。

取代基团

烷烃类的氢被卤素取代后毒性增强，取代得越多，毒性越大。如：四氧化碳＞氯仿＞二氯甲烷＞一氯甲烷。

异构体与立体异构

苯并（a）芘生物活化形成相应的 7,8－二氢二醇－9,10－环氧化物，分子中存在四个手性中心（碳原子 7，8，9 和 10），可造成四个同分异构物。其中，7R，8S，9S，10R 的（+）－反镜像物诱变性和致癌性最高（羟基和环氧化物是反式〔反镜像物〕，R 右旋，S 左旋，"＋" 偏振光右转，"－" 偏振光左转）。

手性消旋体

许多化合物的结构都是对映性的，好像人的左右手一样，被称为手性结构。药物中也存在这种特性。在有些药物成分里只有一部分有治疗作用，而另一部分没有药效甚至有毒副作用。这些药是消旋体，它的左旋与右旋共生在同一分子结构中。在欧洲发生过妊娠妇女将没有经过拆分的消旋体药物作为镇痛药或止咳药服用而导致大量胚胎畸形的 "反应停" 惨剧，使人们认识到将消旋体药物拆分的重要性。2001 年的化学奖得主就是在这方面做出了重要贡献。

美国化学家威廉·斯坦迪什·诺尔斯（William Standish Knowles，1917—2012）与日本科学家野依良治、美国科学家巴里·夏普莱斯三位专家因在手性催化还原反应方面的研究一起获得了2001年的诺贝尔化学奖。他们使用一种对映体试剂 或催化剂，把分子中没有作用的一部分　剔除，只利用有效用的一部分，就像分开人的左右手一样，分开左旋和右旋体，再把有效的对映体作为新的药物，这一研究称为不对称合成。一些抗生素、消炎药和心脏病药物都是根据他们的研究成果制造出来的。

4.3 毒理学若干定义的创意

毒理学基本概念之毒性作用分类

外源化学物对机体的毒性作用可按以下几方面进行分类。

速发或迟发性作用

某些外源化学物在一次接触后的短时间内所引起的即刻毒性作用称为速发性毒作用（Immediate Toxic Effect）。如氰化钾和硫化氢等引起的急性中毒。在一次或多次接触某种外源化学物后，经一定时间间隔才出现的毒性作用称为迟发性毒作用（Delayed Toxic Effect）。例如，某些有机磷类化合物具有迟发性神经毒性作用。又如，致癌性外源化学物，人类一般要在初次接触后10~20年才会出现肿瘤。

局部或全身作用

局部毒性作用(Local Toxic Effect)，是指某些外源化学物在机体接触部位直接造成的损害作用。如接触具有腐蚀性的酸碱所造成的皮肤损伤，吸入刺激性气体引起的呼吸道损伤等。全身毒性作用（Systernic Toxic Effect），是指外源化学物被机体吸收并分布至靶器官或全身后所产生的损害作用。例如一氧化碳引起机体的全身性缺氧。

可逆或不可逆作用

外源化学物的可逆作用（Reversible Effect），是指停止接触后可逐渐消失的毒性作用。一般情况下，机体接触外源化学物的浓度愈低、时间愈短、造成的损伤愈轻，则脱离接触后其毒性作用消失得就愈快。反之，不可逆作用（Irreversible Effect），是指在停止接触外源化学物后其毒性作用继续存在，甚至对机体造成的损害作用可进一步加深。例如，外源化学物引起的肝硬化、肿瘤等就是不可逆的。

对形态或功能的影响

外源化学物对形态的作用（Morphologic Effect），是指机体组织形态发生的肉眼或镜下可见的病理变化。如微生物农药苏云金杆菌内外毒素混合原粉，大剂量经口给予大鼠后，主要损害其肝、肾和小肠，病理变化为肝细胞颗粒性变性或水泡变性，肾近曲小管上皮细胞变性或坏死，小肠黏膜上皮细胞肿胀、变性和脱落。外源化学物引起的形态学改变有许多是不可逆的，例如组织坏死、神经元损伤等。而对功能性的作用（Functional Effect）通常是指外源化学物引起靶器官功能的可逆性变化。例如一定条件下肝、肾功能发生的变化。

过敏性反应

过敏性反应（Hypersensitivity），亦称为变态反应（Allergic Reaction），是机体对外源化学物产生的一种病理性免疫反应。引起这种过敏性反应的外源化学物称为过敏原（Allergen）。过敏原可以是完全抗原，也可以是半抗原。许多外源化学物作为一种半抗原，当其进入机体后，首先与内源性蛋白质结合形成抗原，然后再进一步激发抗体的产生。当再次与该外源化学物接触后，即可引发抗原抗体反应，产生典型的变态反应症状。变态反应是机体不需要的一种有害反应，从毒性学的角度也可视为一种损害作用。

特异体质反应

特异体质反应（Idiosyncratic Reaction）通常是指机体对外源化学物的一种遗传性异常反应。例如，肌肉松弛剂丁二酰胆碱（Succinylcholine）一般情况下所引起的肌肉松弛时间较短，因为它能迅速被血清胆碱酯酶（Cholinesterase）分解。但有些患者由于这种酶的缺乏，在接受一个标准治疗剂量的丁二酰胆碱后可出现较长时间的肌肉松弛甚至呼吸暂停。又如，对大多数动物具有强烈毒性的植物钩吻，对羊和猪却无任何毒性，可能与羊和猪的血液中含有将钩吻中的毒性物质转化为非毒物质的酶有关。

毒性参数

化合物的毒力

化合物的毒力采用统计学方法，主要是计算死亡率来检测暴露于毒性条件下的短期（急性）影响。化合物的毒力一般用以下某一个术语表示。

LC_{50} 定义为当有50%的生物体发生死亡时化合物的浓度，即半数致死浓度。

LD_{50} 定义为当有50%的生物体发生死亡时化合物的剂量，即半数致死剂量。

IC_{50} 定义为当有50%的生物生长或活性受到抑制时化合物的浓度，即半数抑制浓度。

EC_{50} 定义为当观察到50%的预测影响时化合物的浓度，即半数有效浓度。

LD_{50} 和 LC_{50} 应当低于 IC_{50}，因为在死亡前应先发生功能损伤。基于以上原则，分别与25%和75%的死亡率对应的 LC_{25} 和 LC_{75} 也可测出。表达方式的选择取决于获取信息的类型。

用 LC_{50} 或 LD_{50} 表示化合物毒性有利于比较毒性相对效果的分析。LC_{50} 的值越小，表示化合物的毒性越强。急性毒性数据一般通过测定 LC_{50} 值的差异来比较。急性试验是指选择生物体使其短期（如48小时或96小时）暴露于不同浓度的试验化合物下来测定化合物的相对毒性。常用指征值是死亡率、生长停滞或抑制。有些毒物虽然不会引起试验生物体在试验期内死亡，但会对生物体造成一些长期的不利影响。如影响繁殖率，降低生长率和后期存活率。这些慢性、亚致死影响的测定可提供预防早期生物系统不可改变的破坏，对生态系统进行危险评价至关重要。

阈值（Threshold）

在亚慢性与慢性毒性试验中，阈值是指在亚慢性或慢性给药期间和给药终止，实验动物开始出现某项观察指标或实验动物开始出现可察觉的轻微变化时的最低给药剂量。

最大耐受剂量（MTD）

在亚慢性或慢性试验条件下，在此剂量时实验动物无死亡，且无任何可察觉的中毒症状；但是实验动物可以出现体重下降，不过其体重下降的幅度不超过同期对照组体重的10%。此最大耐受量在概念上与急性最大耐受量有所区别。

慢性毒作用带（Chronic Effect Zone, Zch）

以急性毒性阈值（Limsc）与慢性毒性

阈值（Limch）的比值表示外源化学物慢性中毒的可能性大小。

Zch=Limsc/Limch，此比值越大，表明该化学物越易于产生慢性毒害。

致死剂量与对应的急性毒性级别

致死剂量（Lethal Dose）与对应的急性毒性级别（Acute Toxicity Rating）表示高致死剂量意味着低急性毒性，低致死剂量意味着高急性毒性。（图106）

生物毒性与生态毒性

生物毒性是指外源化学物与机体接触或进入体内的易感部位后能引起损害作用的相对能力，或简称为损伤生物体的能力。

生态毒性是危险废物的危险特性鉴别指标之一，生态毒性鉴别指标确定的基础是关于毒性化学物质和固体废物的生态毒理学。

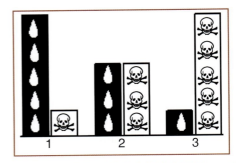

图106 致死剂量与对应的急性毒性级别（1.高致死剂量=低毒性级别；2.中等致死剂量=中等毒性级别；3.低致死剂量=高毒性级别）

4.4 毒物动力学：毒理学与数学结合的典范

毒物动力学（Toxicokinetics），是由药物动力学派生而来的新兴学科，因此曾用毒物药物动力学（Pharmacokinetics in Toxicology）一词表示。其研究内容主要是阐明毒物或其代谢产物在生物体内的量或浓度变化过程，着重研究毒物在机体内的吸收、分布、生物转化和排泄过程的定量规律。

毒物动力学把机体对毒物的转运过程模拟为简单的一个室或较为复杂的二室或多室模型，应用数学方法，对生物样本中毒物含量的测定数据通过运算处理计算出毒物在体内的浓度随时间变化的各种基本参数，从而用特定的数学方程式定量地阐明毒物在体内的动态规律。因此，毒物动力学是毒理学与数学相结合的边缘学科。

其分析步骤大致可分为：根据某一毒物在生物体内转运的特点提出适当的房室模型；根据选择的房室模型列出微分方程并求解；由实验数据计算模型的各项参数及其估计误差；应用动力学数据对毒物进行毒理学安全评价，或对急性中毒的处理及毒作用机制进行研究。

以生理学为基础的毒物动力学模型开始与以生物学为基础的毒效动力学模型结合起来，模拟暴露-剂量-反应模式的全过程，而这是毒理学的基础。

毒代动力学可提供外源化学物在体外代谢的定量和定性分析资料，还可预测接触和靶器官剂量。毒理学和流行病学紧密结合，提高了危险度评定的精确性与可靠性。应用生物标志物来评估环境危险因素及其危险度。①

---

① 印木泉. 危险度评价受毒理学家们关注. 中国毒理学通讯，2001，5（3）：11.

5

毒理学测试方法的革新与贡献

5.1 马什测砷法的发明

砷的化学检测历程

砷用于谋杀已经有1000多年的历史。自古以来,科学家对微量砷的鉴定和研究从未停止。在古代,由于生产技术落后,致使砒霜里都伴有少量的硫和硫化物,其所含的硫与银接触,就可起化学反应,使银针的表面生成一层黑色的"硫化银"。因此,人们一度采用"银针探砷方法"检验尸体证明砷的存在,曾经使司法步入误区。现代生产砒霜的技术进步,提炼得很纯净,不再掺有硫和硫化物。银金属的化学性质很稳定,在通常的条件下不会与砒霜起任何反应。

在18世纪的早期,荷兰内科医生博尔洛维(Herman Boerhowe)提出新理论,认为许多毒药在热的、气态条件下会产生特定的气味。他将怀疑有毒的样本放在热的木炭上测试它的气味来进行测定。尽管这种方法没有得到成功应用,但他是用化学方法提供毒物存在可能性的首位倡导者。

1775年,瑞士化学家谢勒(Karl Wilhelm Scheele)发现,砷可以被氯水转化为砷酸,而在砷酸中加入金属锌可以将其还原为有毒性的砷气。如果缓慢地加热,这些气体就能在冷凝管的表面沉积而形成金属样的砷。

1790年,化学家约翰·梅斯格发现,在对含有砷的物质进行热处理后,把凉的金属板放置于蒸气的上方,就会在金属板上出现白色的砷氧化合物层。尽管这层砷镜能够证明被检物质内含有砷,但却不能证明这些砷是否存在于身体组织中。

1806年,当时在森林化工厂工作的瓦廷伦·罗兹博士将一具怀疑砷中毒的尸体的组织材料放在一个池内煮沸,并将煮沸的组织过滤去除后,用硝酸处理了滤液,成功地将砷从组织检材中分离出来。这一从检材组织中分离砷的方法,被称为"砷镜反应"。

20世纪50年代初,一个名叫贝丝娜尔(Besnard)的妇女在巴黎一家法庭受审,指控她多次用砷进行谋杀。在法庭上,辩护人对经典的砷证明法提出怀疑。由于这一原因,现代方法——中子活化分析法首次用于毒理学鉴定,甚至连诺贝尔奖获得者让·弗雷德里克·约里奥–居里[①]也一同参与。尽管证明取得成功,但贝丝娜尔仍在起诉后几年被释放,因为人们不能完全排除砷有可能通过人们还不太清楚的微生物过程从公墓的土中进入到死者

[①] 让·弗雷德里克·约里奥–居里(Jean Frederic Joliot-Curie, 1900—1958),法国物理学家。与妻子合作发现中子,生成放射性物质。两人同获1935年的诺贝尔化学奖。

体内。

马什测砷法

1832 年的一天，詹姆斯·马什[①]所在的兵工厂附近发生了一桩命案。80 岁的农庄主乔治·博德尔在早饭后喝了一杯咖啡，很快就出现呕吐、腹痛、腹泻及四肢无力的急性中毒症状，最后死在自己家里。侦探们封存了死者死前所用的咖啡壶，并迅速展开调查。与此同时，委托当地的医生巴特勒对乔治·博德尔的尸体进行解剖检验，委托詹姆斯·马什对咖啡壶和尸体的有关组织检材进行化学检验。侦探们发现，死者的孙子约翰在此之前在药商埃文斯先生那里曾买过两次砒霜，每次都说用来杀灭家里的老鼠。死者发病的那天早晨，约翰去过老人的家，还反常地到井边亲自打水给爷爷煮咖啡。

经过一系列的实验，马什发现，送检的每一种检材提取物中都有可溶于氨水的黄色沉淀产生，他认为这是一种能够证实砒霜存在的阳性反应。马什向警方提供了自己所做的实验结果，警方结合其他调查证据指控约翰犯有谋杀罪。同年 12 月，法庭对约翰进行审判。由于当时的英国公众对警方和"科学"深感疑虑，陪审团成员对詹姆斯·马什的黄色沉淀、砷化氢和氨水等科学词汇一窍不通，他们甚至把这些词汇比作巫术中的"咒符"。结果马什的实验结果不但没有被当作证据而采纳，反而在法庭上受到众人的讥笑和嘲弄，法官当庭宣布约翰无罪的判决。

为了证明自己的实验结果的准确性，向陪审法官提交可靠的证明，马什查阅了有关资料，终于发现了据当时 100 多年前的一位瑞典化学家有关制造砷化氢方法的著作。经过反复研究，证明含有砷的有毒化合物一旦变成砷化氢，在

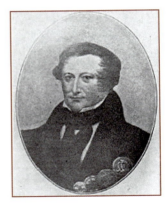

图 107　詹姆斯·马什

空气中经过一定的处理，其中的砷就能够将原形显现出来，变成单质的砷和水。他最终找到了这样一种途径：用锌和硫酸把氧化砷还原成气态的氢化砷。他让这种气体通过一个加热的管子，这时生成的砷凝聚在一只冷瓷盘上，将它变成略带黑色的发亮的镜子。

马什所采用的方法是将整个检验过程放在一个 U 形管中进行。管的开头是个开口，另一头是个尖尖的喷嘴，在有喷嘴的这头放有一个锌盘。可疑物质被滴在一个锌盘上，然后在锌盘上覆盖一层薄的硫酸，目的是为了能够产生氢气。如果可疑物质中含有砷化物，那么，当砷化物遇到被硫酸覆盖的锌盘时，在锌盘上不但生成了硫酸锌，同时也生成了砷化氢气体。这样一来，任何含砷气体通过试管加热，到达试管冷却部分时，就会凝结形成砷镜。通过喷嘴喷出的砷化氢气体，在遇到一个凉的瓷片时，也会立即凝结而形成砷镜。用这个简单的方法，就是 0.0001 毫克的砷也能证明。

1836 年，英国化学家詹姆斯·马什经

[①] 詹姆斯·马什（James Marsh，1794—1846），是英国化学家，他发明了检验最小剂量砷的方法并改进了砷镜反应。他的方法作为法庭毒理学的经典方法一直使用至今。

过四年之久的潜心研究后公开了他发明的检验最小剂量砷的方法。马什发现和改进的砷镜反应灵敏度很高，只要检材物质里有一点点砷，无论是无机砷化物还是有机砷化物，都难以逃脱出现砷镜反应的命运，成为被检材料内含有任何一种砷化物的科学证据。他在一起砷谋杀案的诉讼中当鉴定人，向陪审法官提交了可靠的证据。从此，砷谋杀者难逃法网。

砷镜反应使人类解决了检验小剂量砷的问题，并作为法庭毒理学的经典方法一直使用至今。这种方法由于简单可靠博得无数好评。随着马什检验方法被采用，使用砷作为谋杀毒的情况也就大大减少。

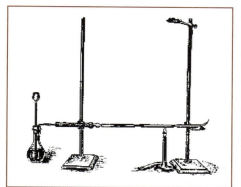
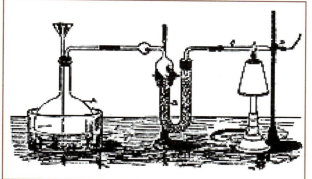

图 108　詹姆斯·马什改进的测砷装置

5.2　毒物分析破解历史悬案的贡献

1814—1815 年，法国的毒理学家奥尔菲拉著的《毒物与毒理学概论》一书出版后，他的名言——进入人体的毒物蓄积在一定的组织中——成为毒物分析和法医毒物检验的座右铭。

第一位从人体组织分离鉴定植物毒的比利时分析化学家斯塔斯①对原子量的准确测量奠定了门捷列夫和其他元素周期系统的基础。他在著名的"尼古丁谋杀案"的化学分析中，从尸体组织中分离出了生物碱植物毒——尼古丁，从而第一次在人体内对尼古丁这种生物碱进行了证明，使发现人体内的植物毒不再困难，实现了他的老师奥尔菲拉的名言："进入人体的毒物蓄积在一定的组织中。"成为第一位从人体的脂肪、蛋白质和碳水化合物中分离

---

① 让·塞尔瓦伊斯·斯塔斯（Jean Servais Stas，1813—1891），比利时分析化学家。出生在鲁汶（Louvain），并在那里学习医学和物理学。1837 年在巴黎高等理工学院做法国化学家让·巴蒂斯特·杜马（Jean Baptiste Dumas）的助手。1840—1869 年任英国皇家军事学校布鲁塞尔的教授。1879 年为英国皇家学会的外籍院士。他对化学元素的原子质量所做的工作赢得了 1885 年的戴维奖章。1869 年，他由于疾病引起的喉咙发音困难而退役，1872 年退休。

出生物碱植物毒的科学家。

斯塔斯从尸体组织中分离鉴定植物生物碱的方法，后来由奥托（Friedlich Julius Otto）进行了扩展，并称之为斯－奥氏法。科学家应用斯－奥氏法陆续从尸体中提取出咖啡因、奎宁、吗啡、士的宁和阿托品等生物碱，因此，该法成为非挥发性有机毒物的经典提取法，普遍应用在法庭化学和毒物分析与研究工作中直至今天。

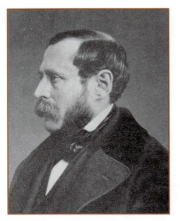

图109 让·塞尔瓦伊斯·斯塔斯

斯塔斯与尼古丁谋杀案

1851年，尼古丁杀人犯格拉夫·波卡麦（Graf Bocarmé）出庭答辩。由于多年在美国居住，波卡麦知道尼古丁被涂在箭头上用作箭毒。于是，波卡麦在他的住所的一个洗衣间里进行实验，制造出了一种"烟草液"。他用这种烟草液毒杀了他的妹夫福格尼斯（Fougnies），以阻止他的婚姻，因为这桩婚姻危及一笔许诺给他自己的遗产。为了掩盖妹夫的死，他给中毒死者的口中灌下大量的酒和醋。预审法官和医生在现场发现，死者面部、嘴、黏膜和胃都被蚀伤。一般来说，尼古丁很少作谋杀毒用是由于它的气味和味道，要使用就得强行给受害者灌进去。为了证实犯罪嫌疑人的辩词和尼古丁的存在，他们决定把内脏送到布鲁塞尔进行毒理学检查。当时在军事学院工作的分析化学家让·塞尔瓦伊斯·斯塔斯接受了这一任务。首先，他确定组织破坏不单单是因醋酸而产生，所以他猜测，这可能掩盖着另一种毒。斯塔斯凭着坚韧的毅力和丰富的知识，最终从死者体内分离出了这种毒。他将酸性醇－水提取物掺入苛性钾溶液，再用醚进行提取，挥发掉醚提取物后，剩下一种液体。这种液体气味独特，味道辛辣，表现出典型的生物碱反应。用这种多级处理法，斯塔斯从人体的脂肪、蛋白质和碳水化合物中分离出了这种生物碱性植物毒——尼古丁。因这一发现，波卡麦被处极刑，死在断头台上。

毒物测试破解的历史悬案

世界历史上曾经发生过许许多多难解疑案。在毒物史上也不例外。历史上许多帝王、政治家、军事家、科学家和历史名人英年早逝、突然猝死或者发生在重大事件之后的死亡，往往引发人们的关注，甚至引发政治局势的动荡。对于历史名人死因的种种猜测，众说纷纭，以至于后世议论不一，成为历史悬案。

1845年5月19日，英国北极探险家——59岁的约翰·富兰克林爵士率两艘船共129名船员组成的探险队出发了，他们沿泰晤士河顺流而下，出征北极。富兰克林发誓要调查美洲的北部海岸和完成打通西北航线的任务。一个半世纪过去了，人们对于富兰克林探险队的覆没觉得迷惑不解。因为129名身强力壮的男子携带着足够生活三年以上的食物和物资竟一去不复返，无一生还。于是，科学家开始破解这个疑案了。1984年和1986年，比埃蒂科学调查小组两次来到他们葬身的小岛，对三个坟墓开棺验尸。当打开死于1846年1月1日当时只有20岁的托令顿的棺材盖时，小组成员一个个惊得目瞪口呆。虽然时光流逝了138年，但因冰封雪盖的缘故，托令顿就像是刚刚死去不久似的。到底是什么原因造成的呢？待全部化验结果出来之后，对富兰克林探险队的死因又有了新的解释。人们花了整整14年的时间，才将其解开，即他们很可能是由于严重的铅中毒所致。

1978年，福肖富德用拿破仑遗留的一根头发侦破了157年前的一桩重大案件。同样，人们用头发还查明了万有引力的发现者、著名英国物理学家牛顿（1642—1727）的死因。

牛顿在世时对炼金术颇感兴趣，曾多次利用水银、铅等进行炼金实验，在他的实验记录中也能找到"无味""甘味"之类的品味记录，可见牛顿曾用舌头多次接触过汞，造成慢性中毒。20世纪80年代初，英国的两位牛顿后裔得到四根牛顿的头发，经过测定分析后发现其头发中的含汞量相当高，其中的一根含汞量竟高达197毫克/千克，因而他们认为牛顿的精神异常应是汞中毒的缘故。

历史上的毒杀、下毒的生死悬案之所以是悬案，一是未能找到引起死者中毒的毒物；二是当查明毒物的存在后，难以确定犯罪嫌疑人和凶手；三是即使有了某些毒杀的证据，又会有所反复，致使许多历史悬案将成为未来历史学家、生物化学家、法医学家和毒理学家继续研究和进一步做出准确鉴定的毒杀疑案！

随着现代科学技术的发展、新的毒物检验技术的应用以及历史档案的逐步公开，后来的科学家、法医学家和毒理学家为了揭开历史上的死亡之谜，应用现代科学技术，甚至采取开棺验尸的方法，以查明真相。其中一部分疑案基本澄清了死因，以告慰他们的后人，还历史的本来面目。但也有一些名人的死因至今未明，还有待进一步的考察和破解。

然而，历史是无情的，人们相信，许多悬而未决的毒杀案件总会有水落石出的时候！

5.3 替代动物实验的体外模型

随着科学技术的发展，新化学物质日益增多，传统的毒理学评价方法面临着新的挑战。特别是实验动物使用3R原则（Reduction：减少；Refinement：优化；Replacement：替代）的倡导与实施以及生物医学研究模式的转变，整体动物实验面临严峻挑战，替代动物实验的体外模型研究已成为毒理学发展的重要方向。

毒理学替代法是3R原则在毒理学研究领域的应用，它不仅是动物权益保护的需要，也是科学进步、社会经济发展的需要。无论是从科学角度还是从经济角度考虑，毒理学替代法对外源化学物的危害评价及管理均具有重要的意义，它具有可以减少体内实验影响因素、减少动物使用、缩短实验周期以及降低实验成本等多种优越性。

彭双清主编的《毒理学替代法》（军事医学科学出版社，2009）全书共18章，分别介绍了毒理学替代法的研究现状与发

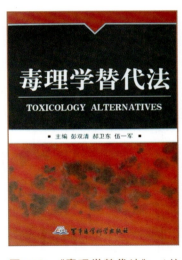

图110 《毒理学替代法》（封面）

展趋势，一般毒性、局部毒性和生物动力学评价的替代方法，主要靶器官和靶系统毒性评价的替代法，遗传毒性和致癌性评价的替代法，以及当前国际毒理学替代法研究的热点与前沿，涉及毒理基因组学、毒理蛋白质组学、毒理代谢组学和干细胞、转基因动物及体外细胞三维培养技术在毒性评价研究中的应用。

进入21世纪，毒理学替代法的研究发展十分迅速，体外替代试验已经涵盖一般毒性、遗传毒性、器官毒性等多种毒性终点，研究手段也从一般的细胞、组织培养延伸到基因组学、蛋白质组学与代谢组学，以及计算机模拟辅助评价系统。同时，毒理学替代法也广泛应用于毒理学研究的各个领域，欧洲替代方法验证中心（ECVAM）和经济与合作发展组织（OECD）等国际毒理学替代法权威机构验证认可的各种毒理学替代法成为目前毒理学替代法研究的核心。欧盟和美国等国家和地区已将毒理学替代法纳入法规管理范围。一些毒理学替代法已通过有关权威机构的验证，并被欧盟、美国和OECD等推广应用。

5.4 中毒流行病学方法及其应用

中毒的流行病学方法

在人类受传染病威胁的时代，流行病学主要研究与传染病有关的问题。20世纪70年代以来，随着现代毒理学的发展，科学家开始应用中毒的流行病学的方法，研究中毒、药害、环境污染等健康问题，探索中毒病因，阐明发生规律，制订防治对策，达到预防、控制中毒的目的，取得了一定成果。

流行病学方法的引入使毒理学研究不仅限于动物实验，更重要的是要阐明某些毒物或某些毒物的联合作用对接触人群的健康能否造成不良影响，以便采取必要的防护措施。特别是流行病学方法扩大到职业中毒与植物中毒的研究领域，并在中毒疾病的研究中与临床、实验室方法密切结合，成为研究中毒病因的三大方法之一，它不仅能指出病因的线索，还能最后验证病因，在确定病因方面发挥了重要作用。

中毒的流行病研究方法包括描述的、分析的、实验的、理论的和地理的流行病学方法。

描述流行病学方法

以有毒植物中毒的描述流行病学调查为例，描述流行病学研究方法以现况调查为主。需要了解日常的有毒植物新种的登记，人和动物有毒植物中毒事件的登记、报告和临床上的个案调查及群发性事件的调查资料。这些资料都在于描述特定地区有毒植物及中毒在不同时间内的发病率、死亡率及在各种疾病中的地位。

分析流行病学方法

这是一种主要研究中毒原因、了解中毒条件的方法。其步骤是：提出课题——形成假设——调查研究——观察效果。主要目的是弄清某种中毒的主要原因或特定的致病因素，辨明哪些因素与中毒的发生有关，其密切程度如何。因此，需进行回顾性、前瞻性和追踪调查。

实验流行病学方法

又称干预试验，可分为两类：一是动物实验流行病学，二是现场实验流行病学。前者以建立动物实验模型（即人工发病试验）证实中毒发生的原因；后者类似前瞻性调查方法，属病因或因素的研究。

理论流行病学方法

是一种以数学的语言（即数字的模型或数学的符号）来表达中毒群体中流行过程各因素间内在的及其数量关系的方法。其目的在于提高对中毒发生过程各因素的定量作用，检验假设，估计参数，设计控制中毒发生的措施。

地理流行病学方法

这是以空间大区性、全球性观点研究生物与环境中有毒物质分布的关系。其方法是：先提出课题假设，即从现有的大量调查研究资料中提出某种有毒物质和中毒地理分布的课题。而后搜集有关资料，如一个国（或全世界）某种毒物与中毒的地理分布资料，气温、湿度、雨量、日照等气象资料等。最后进行统计处理和绘制图表。地理流行病学方法常用于环境污染引起的中毒、地方性中毒以及有毒植物中毒的流行病学调查。

流行病学方法在毒理学研究中的应用[①]

铬酸盐导致肺癌的流行病学证实

德国工厂医师普菲尔（Pfeil）于 1911 年和 1922 年在一个 200~300 名工人的铬酸盐制造厂相继诊断出两例当时很罕见的肺癌，所以他怀疑在该厂中可能存在某种致癌因子，但他的想法被鉴定该病例的专家完全否定。后来普菲尔对该厂工人进行追踪观察，又进一步发现五例肺癌残疾患者。所以 1935 年他报告了在铬酸盐制造厂肺癌多发的事实。以后美国、英国、日本等国的流行病学调查结果也进一步得到证实，证明了铬酸盐生产工人肺癌的发病率比一般人群高，其肺癌死亡占全部死亡的 20%~45%（一般人群为 8%~12%）。从铬酸盐生产工人实际发生的肺癌死亡数与预期死亡数之比，即标化死亡比[②]来看，铬酸盐生产工人发生肺癌死亡的危险性比一般人群高 3~30 倍。明显地看出，铬酸盐生产工人有发生肺癌的高度危险性。此后，在 1962 年，休普尔（Hueper）等报告，将各种铬化物埋入大鼠胸膜腔内和肌肉内，发现铬酸铬（烧过的三氧化铬）、铬酸锌、铬酸钙、烧过的铬酸钙、铬酸锶等有不同程度的致癌作用。

这一事例表明：有些毒物的危害性首先是工厂医师、临床医师发现的，而后通

[①] 蔡世雄. 流行病学方法在毒理学研究中的应用//中国预防医学科学院卫生研究所. 毒理学基础与进展，1986：151-159.

[②] 标化死亡比（SMR），指接触毒物人群某疾病的实际死亡人数与按该种疾病的性别、年龄组死亡率作为标准计算的接触毒物人群的预期死亡人数之比。它能反映在毒物的影响下某疾病死亡频率的强度。

过对接触该毒物的人群的流行病学调查研究和动物实验研究证明而得到承认。

二硫化碳经乳汁引起中毒的流行病学证实

二硫化碳经乳汁排出的问题，首先是在动物实验中发现和提示出来，而后在人群的调查研究中证实。1954年，宫川一夫报告，给产后一个月的母山羊从臀肌注入2毫升二硫化碳，30分钟后已能从其乳汁中检出二硫化碳，4小时后其乳汁中的二硫化碳含量高达56.4微克/100毫升，以后逐渐降低，在283小时后仍可从乳汁中检出二硫化碳。他还从多次接触低浓度二硫化碳的两只奶牛的乳汁中检出了二硫化碳，其浓度为（1.2~10）微克/100毫升。1956年，薮本秀雄报告，当给妊娠母狗在妊娠20日起每周一次静脉注入二硫化碳，并在母狗生下四只小狗后继续每周两次给母狗从静脉或皮下注入二硫化碳后，小狗陆续出现后肢麻痹，其中三只小狗分别在出生后第45日、91日、105日死亡。他虽然没有对乳汁进行测定，但推测小狗的死因可能是因进食母狗的含二硫化碳的乳汁间接地引起二硫化碳中毒所致。

这一事例表明：有些毒物的危害是在动物实验中先发现或有所提示，而后通过人群的流行病学调查研究，最后证实的。

氯乙烯引起肝脏血管肉瘤的流行病学证实

美国肯塔基州路易斯维尔（Louisville）的Goodrich公司化学工厂的三名氯乙烯聚合工因肝脏血管肉瘤而死亡，这一情况于1974年1月向有关当局通报，1974年3月由克里奇（Creech）等做了报告。克里奇等最初报告的工厂职工仅约850人，其中有聚合工250~300人，在这样少的人群中就发现了三例肝脏血管肉瘤患者，说明了它的发病率极高。以后赫尔斯（Health）等从四个氯乙烯聚合工厂雇用的工人中发现了13例肝脏血管肉瘤（包括以上三例），进一步证明了这个问题。

这一事例表明：有些毒物的危害首先是人群和动物实验几乎同时发现，而后通过人群的流行病学调查研究得到证实的。

第48卷

解毒防毒技术创新

本卷主编 史志诚

卷首语

　　从远古时代起，人类就试图寻找到对抗毒物的解毒药和解救中毒的灵丹妙药。时至今日，科学家们还在这条道路上苦苦寻觅。

　　黎巴嫩哲理诗人纪哈·纪伯伦在《先知·沙与沫》中写道："每一条毒龙都会产生出一个屠龙的圣乔治来。"解毒疗法是防治中毒性疾病不可忽视的手段。现代毒理学在解毒剂的研究与开发方面取得了许多重大突破，科学家的发现和发明实现了人类在与毒物做斗争的过程中解除毒性作用的诸多梦想！

　　然而，面对当今众多的毒物和毒素以及致病因子，科学家仅仅研制出了有限的几种特定解毒药。因此，探寻解毒秘密的路程还很长很长。

　　本卷回顾了人类探寻解毒药与解毒特性的历程，认识特效解毒药的特定性，应用现代科学证实了传统药物与食品的解毒机制，进而记述了重金属中毒解毒药的发明、螯合疗法与排毒疗法解毒技术、化学毒物的特效解毒药研发历史、抗毒素、抗毒血清、毒气解毒剂与防护技术的发明、戒毒与戒毒疗法、防毒与除毒的技术创新，以及现代水体与空气污染的治理技术、植物中有毒物质的防除技术和重金属污染土壤的生物修复。

1

探寻解毒药与解毒特性的历程

1.1 探寻解毒制剂的历程

伟大的医学家巴甫洛夫①说过:"有了人类,就有医疗活动。"从远古时代起,人类就试图寻找到对抗毒物的解毒药和解救中毒的灵丹妙药。直至今日,科学家们还在这条道路上苦苦寻觅。

从木炭到活性炭

用木炭(Charcoal)治疗疾病可追溯到公元前1550年埃及的莎草纸的记载。公元前400年,希波克拉底曾用木炭治疗癫痫和炭疽。1700年,科学家发现木炭会引起胆汁的过度排泄,因此1870年到1920年改用活性炭(Activated Charcoal)。每克活性炭的表面积为500~1500平方米,被用作解毒药和治疗肠道疾病。1813年,法国的贝特朗(M. Bertrand)利用木炭治疗砷中毒,显示出惊人的效果。之后,托乌里(Touery)将其用于士的宁中毒的治疗,显示了奇效。19世纪初,英国出售一种木炭饼干(Charcoal Biscuit)作为胃肠道的解毒剂。20世纪60年代,活性炭被推荐作为高度吸附剂用于中毒患者的常规治疗。1990年,俄国科学家奥斯托里金科(Ostrejk)证明使用热蒸汽处理过的炭粉可以增进其吸附性能。现代研究证实,活性炭对中毒具有清除解毒作用,因此用于一般排毒和清理消化道。对中毒患者,一次口服量应超过有毒物质的系数8(比率为8:1)②。

"以毒攻毒"法则

中国古代传统医学采用"以毒攻毒"的治疗法则,即用有"毒"的中药治疗"毒"邪所致的疾病。如用有毒的雄黄治疗恶疮肿毒及毒蛇咬伤;用蛇毒配制的药剂治疗毒蛇咬伤,镇痛,医治麻风病、关节炎和癫痫症等。《山海经》对药物按功能划分,就有"毒药"与"解毒药"的记载。唐代陈藏器在《本草拾遗》中记载:"岭南多毒物,亦多解物,岂天资乎?"

有待挖掘的解毒药方

在现存的古今中外的各种文化典籍和医典中,有许多解毒药方有待今天的医学家和毒理学家去挖掘、整理、研究。例如,中国古代医学典籍《诸病源候论》

---

① 伊凡·彼德罗维奇·巴甫洛夫(Иван Петрович Павлов),俄国生理学家、心理学家、医师、高级神经活动学说的创始人,高级神经活动生理学的奠基人,条件反射理论的建构者,也是传统心理学领域之外而对心理学发展影响最大的人物之一。曾荣获诺贝尔生理学奖。

② 如果中毒量是5克,就需要至少40克活性炭。也有的专家建议毒物与活性炭的比为1:10。还有的专家建议口服一个固定数额,即50~100克。一般中毒后在30分钟内口服有效超过30分钟以上,活性炭的解毒效果只有60%。

（巢元方著，约550—630），《备急千金要方》和《千金翼方》（孙思邈著，581—682），《外台秘要》（王焘撰，670—755），《太平圣惠方》（王怀隐等编纂，992），《古今图书集成·医部全录》（陈梦雷等编撰，1650—1741）中都有解毒药方。《耆婆书》①第一部分文本即药方是一个大型的"阿伽陀药方"（阿伽陀，A-gada，也可称为解毒剂方）。《南海寄归内法传》中的"五论恶揭陀药"（恶揭陀遍治诸毒）②。《医理精华》中的酒精中毒。又如，中国壮族聚居于南方亚热带地区。当地山林茂盛，气候炎热，毒草、毒树、毒虫、毒蛇、毒水、毒矿等有毒之物较多。无数中毒的病例及死亡的教训不仅使壮族先民首先认识了毒药，而且创制了防治沙虱毒、瘴毒、箭毒、蛇毒的经验方。如此等等，都需要进一步验证和应用。

中世纪的解毒舔剂

中世纪后期，欧洲医生使用的天然动植物药种类繁多，流行用多味方药，一个药方常由20~30种药物组成。当时最受尊崇的一种解毒舔剂（Theriaca）最先是作为被蛇咬伤的解药，由64种药物配制，最后加入蜂蜜制成。这个灵药不仅包含的药物种类多，而且药物随地域和季节而异，其中常包括一些令人发呕的动物分泌物以及一些奇药，如鹿角、龙血③、青蛙精液、毒蛇胆汁及蜗牛等。不过其最基本的成分是毒蛇的肉，意在以毒攻毒。

揭开"胃肠结石"的骗局

1565年，法国人普遍认为胃肠结石（Bezoar）④可以治愈任何毒物的毒害作用，相信它是一种对任何毒物的通用解毒剂。但帕雷⑤认为这是不可能的。他通过著名的"胃肠结石试验"否定了胃肠结石是解毒剂的说法。当时，帕雷大院的一名厨师因盗窃罪被判处绞刑。但厨师愿意服毒处死，并且愿意在没有任何附加条件下要求得到一些胃肠结石直接解毒，这样他可以活下来。

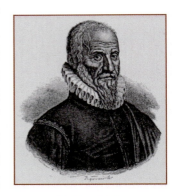

图111 帕雷

---

① 《耆婆书》是出自敦煌藏经洞的梵文、于阗文双语医书，约抄写于公元11世纪之前。详见陈明《敦煌出土的梵文、于阗文双语医典〈耆婆书〉》一文. 中国科技史料，2001，1（22）：77-90.

② 义净原. 南海寄归内法传校注. 王邦维，校注. 北京：中华书局，1995.

③ 龙血是棕榈科植物麒麟血藤（Daemomorops Draco）的果实分泌的树脂，干燥后凝固呈血块状，中药称为血竭或麒麟竭。

④ 胃肠结石（Bezoar），是人和动物胃肠道中发现的一种多种性质的凝结物。主要成分是毛发，或是果实与植物的残核，或毛发、果实与植物纤维的混合物，或是牙科用的树胶。

⑤ 帕雷（Ambroise Paré，1510—1590），法国外科医生。帕雷出生在法国的一个城市，他成长的环境恶劣，没有读过大学。他成为外科医生以后，在巴黎公共医院医治战斗受伤的人，因细心的观察和挑战药效学说成为典型，并成为皇家外科医生。他的贡献中主要是对流血血管的结扎和放弃用沸油来治疗受伤的战士。帕雷的试验因否定胃肠结石是解毒剂而身负盛名。帕雷还认为每一种化学药品都是致癌物质。例如硝基苯是白血病的成因，甲苯导致过敏性哮喘，因为它们都有苯环。尽管许多专家反对他的结论，但人们把他的发现称为毒理学的重要定理。

然而胃肠结石并没有治愈他,他在痛苦的七个小时后中毒死亡。因此,帕雷证明了胃肠结石不能治疗所有的毒药中毒。

探讨吐根催吐剂的人

有关防止毒物在胃肠道内吸收的最早的专著中介绍了服用催吐剂或施用机械方法刺激咽部引起呕吐的办法。直到 16 世纪,才有使用吐根进行催吐的记载。

1640 年,威廉·皮索①在巴西第一个探讨吐根(*Cephaelis Ipecacuanha*),并将其作为一种催吐剂和用于治疗痢疾。

"神药"解毒剂

1768 年 7 月,正在进行环球旅行的法国"叶子花号"船上的一名水手在南太平洋一个岛屿的岸边寻找海蚌时被一条毒蛇咬伤了。根据当时的记录:"伤口使得伤员疼痛难忍、全身抽搐,随之而来的是血液分解。他不得不忍受令人难以置信的痛苦。在他受伤后的半小时,曾给他服用

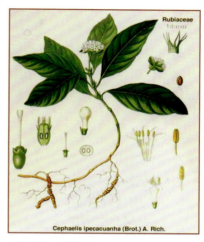

图 112 吐根(自 Medizinal Pflanzen,1887 年,德国欧根科勒)

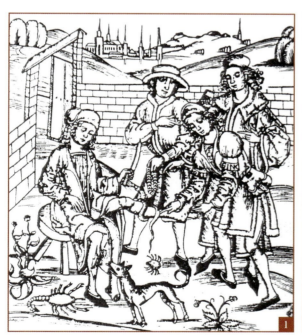
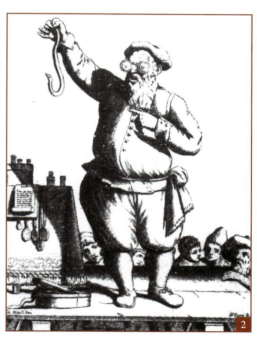

图 113 解毒剂的宣示(1.中世纪医生演示毒虫与解毒方法;2. 17 世纪贩卖解毒剂的游商用活蛇演示解毒剂的解毒作用)

---

① 威廉·皮索(William Piso,1611—1678),是荷兰医生、生物学家、植物学家,也是热带医学创始者之一。著有生物史著作《巴西自然史》(1648)。

了解毒剂（Theriak）和琥珀酸铵液，让他全身出汗，最终救活了他。"

琥珀酸铵液是一种抗菌药，解毒剂则是几百年前的一种炼丹类万灵药和解毒剂。这种"神药"的历史可以追溯到古代。它是由一个无名的希腊神职医生为治疗有毒动物的咬伤发明的。根据神庙碑文记载，解毒剂是用欧茴香、茴香和兰芹制成的，但是没有关于它能够解毒的记载。后来，一个对医学十分感兴趣、出身草原的米特里达梯（Mithridates）国王为了防止被人投毒暗杀，亲身或在罪犯身上做了多年试验，最终配制出含有54种成分的混合剂，其中包括蜂、蛇肉和鸭血。这种配方后来又经克里特岛的安德罗马修（Andromachos）稍微地变动，使这种新的解毒剂能够预防毒蛇咬伤和其他毒伤，甚至可以使人长生不老。

中世纪的魔法又给解毒剂添加了巫药房里的东西。在此后的几百年时间里，解毒剂一直充当着万灵药的角色。据史书记载，人们敬畏地将解毒剂称作"天药"。每年春天，城镇管理者、医学界的要人和宣誓过的药剂师都要亲临解毒剂的制作现场。在公开制作完毕之后，人们把解毒剂像贵重物品一样保存在价格不菲的瓷罐里备用。

1.2 特效解毒药的特定性

黎巴嫩哲理诗人纪哈·纪伯伦[1]在《先知·沙与沫》中写道："每一条毒龙都会产生出一个屠龙的圣乔治来。"[2]解毒药是指那些可以解除毒性的物质，解毒疗法是救治中毒性疾病不可忽视的手段。现代毒理学在解毒剂的研究与开发方面取得了许多重大突破，那些特效解毒剂是针对中毒发病机制，解其毒性作用的特效药物或拮抗治疗药物。特效解毒药之所以能够显示特异性的解毒作用，是由于科学家发现了一些解毒机制。诸如：

第一，解毒药同毒物络合（或结合），使之变为无毒性的物质。例如，金属络合剂，毛地黄中毒可利用考来烯胺解毒[3]。

第二，解毒药加速毒物的代谢作用并将其转变为无毒物质。例如，氰苷类中毒时，使用硫代硫酸盐解毒。

第三，解毒药阻止一个低毒性的物质形成一种有毒的代谢产物。例如，应用乙醇与乙醇脱氢酶竞争，以阻止乙二醇形成草酸。

第四，解毒药加速毒物的排泄。例如，硫酸盐离子可以帮助反刍动物将体内过量的铜迅速排除。

---

[1] 纪哈·纪伯伦（Kahlil Gibran，1883—1931），黎巴嫩散文家、哲理诗人、小说家、画家。

[2] 圣乔治（St. George），是罗马帝国时代生活在近东地区的一位基督徒。他因为成功杀死一条伤害当地人的毒龙而深受爱戴。现在，在英国不少地方都可以看到一位身穿盔甲的骑马武士屠龙的图案，这就是圣乔治。每年的4月23日是圣乔治的纪念日（St. George's Day）。

[3] 毛地黄毒苷在体内排泄缓慢，易于蓄积中毒，特别是毛地黄毒苷有26%进入肝肠循环。考来烯胺是一种不被吸收的树脂，在肠中与毛地黄毒苷形成络合物而不被吸收，随粪便排泄。这样中断肝肠循环，降低毛地黄毒苷的血浓度，缩短半衰期，有助于毛地黄毒苷中毒的治疗。

第五，解毒药为了所需的受体与毒物竞争。例如，维生素K为得到凝血酶原与香豆素抗凝血剂相竞争，使其变为无毒。使用毒扁豆碱治疗箭毒类中毒，使用阿托品治疗毒扁豆碱中毒等，可谓"以毒攻毒"。

第六，解毒药使毒物的化学结构发生变化，使之变为无毒。例如，烯丙吗啡系将吗啡分子结构中的氮-甲基用丙烯基取代而呈现拮抗吗啡毒性的作用。

第七，解毒药恢复某些酶的活性而解除毒物的毒性。例如，胆碱酯酶复合剂。

第八，解毒药阻滞感受器接受毒物的作用。例如，胆碱酯酶抑制剂阿托品抗毒蕈碱样作用，甲吡唑抑制乙醇脱氢酶的活性作用。

第九，解毒药可以由于一种有毒物质的修补或通过旁路作用以恢复正常功能。例如，高铁血红蛋白还原剂。

第十，解毒药能与有毒物质竞争某些酶，使其不产生毒性作用。例如，有机氟中毒，乙酰胺解毒剂的化学结构与氟乙酰胺相似，故能与之争夺某些酶（酰胺酶），使乙酰胺不能脱氨产生氟乙酸，从而消除氟乙酰对机体三羧酸循环的毒性作用。

尽管许多科学家在解毒药研究方面付出了毕生的精力，但对于蓖麻毒素、毒蘑菇中毒以及许多新的毒物中毒目前还没有研制出特效解毒剂。

1.3 研究解毒剂的专著

《蛇咬伤及其解毒药》（*Snake Bite and Its Antidote*），美国鸟类学家、博物学家和外科医生哈利·克雷西·约罗（Harry Crécy Yarrow，1840—1929）著，1888年出版。主要研究了南美响尾蛇（Crotalus）的毒液及其解毒机制。

《活性炭：解毒和其他医疗用途》（*Activated Charcoal: Antidotal and Other Medical Uses*），戴维奥·库尼（David Cooney）主编，1980年出版。介绍活性炭的药理学和临床对中毒的治疗。

《解毒药的疯狂》（*Antidotes for Madness*），吉塞勒·阿曼特（Gisele Amantea）著，1953年第一次出版，1988年再版。

《蛇还活着》（*Snakes Alive*），卡恩、约翰（Cann，Joh）著，1986年出版。介绍澳大利亚毒蛇与解毒药物专家。

《毒药和解毒药》（*Poisons and Antidotes*），卡罗尔·特金顿（Carol Turkington）等著，1994年第一次出版。2009年出第三版，书名改为《毒药和解毒药全书》（*The Encyclopedia of Poisons and Antidotes*）（*Facts on File, Incorporated*）。

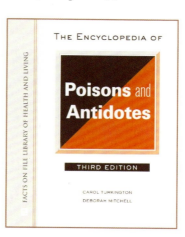

图114 《毒药和解毒药全书》（2009年第三版封面）

《解毒药物治疗学》，李焕德[①]主编（人民卫生出版社，2001），是一部全面介绍中毒的抢救与药物治疗的专著。全书共九章。第一章介绍了毒物的一般概念、中毒的发生机制、影响中毒发生的因素、毒物的体内过程、解毒的病理生理基础、急性中毒的一般救治原则以及急性中毒的一般解毒药物；第二章介绍巴比妥类药物、镇静催眠药、三环类抗抑郁药、抗精神失常药、抗癫痫类药物、H_1-受体拮抗剂、呼吸系统药物、麻醉镇痛药以及强心苷类药物中毒的抢救方法和治疗；第三章介绍各类农药、灭鼠药中毒的解救方法和解救药物；第四章介绍工业毒物，包括氰化物、醇类化合物的中毒症状和解毒方法以及解毒药物；第五章介绍金属和类金属中毒的药物治疗方法；第六章介绍滥用药物中毒的抢救和药物治疗；第七章介绍辐射损伤中毒的机制和药物治疗；第八章论述了常见天然药物中毒的机制、解毒方法和治疗药物；第九章介绍常见食物中毒的抢救治疗方法以及食物中毒的治疗药物。

《工业防毒技术》，中国高等学校安全工程学科指导委员会编写（中国劳动社会保障出版社，2008），详细介绍了20世纪80年代以来科学家研究工业防毒技术的新成果和新技术。

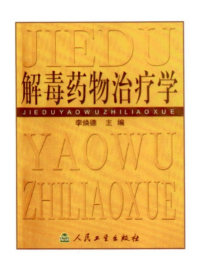

图115 《解毒药物治疗学》（封面，2001）

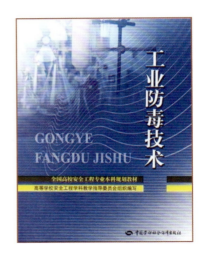

图116 《工业防毒技术》（封面，2008）

[①] 李焕德，主任医师，博士生导师。擅长体内药（毒）物分析与临床药物代谢动力学、临床药物评价。现任中南大学湘雅二医院药学部主任、第二临床学院药学教研室主任、湖南省药学会常务副理事长，中国药学会医院药学专业委员会副主任委员。

2

传统药物与食品解毒机制的现代研究

2.1 中药"十八反"配伍禁忌的现代证实

"十八反"的记载

中国古代"十八反"说:"本草明言十八反,半蒌贝蔹及攻乌,藻戟遂芫俱战草,诸参辛芍叛藜芦。"第一句:本草明确地指出了十八种药物的配伍禁忌;第二句:半(半夏)蒌(瓜蒌)贝(贝母)蔹(白蔹)及(白及)攻击或与乌(乌头)相对;第三句:藻(海藻)戟(大戟)遂(甘遂)芫(芫花)都与草(甘草)不和;第四句:诸参(人参、丹参、沙参、玄参等所有的参)辛(细辛)芍(赤芍、白芍)与藜芦相背叛。

"十八反"最早见于张子和《儒门事亲》[1],其中列述了三组相反药,分别是:

甘草反甘遂、京大戟、海藻、芫花,乌头(川乌、附子、草乌)反半夏、瓜蒌(全瓜蒌、瓜蒌皮、瓜蒌仁、天花粉)、贝母(川贝、浙贝)、白蔹、白及,藜芦反人参、沙参(南、北)、丹参、玄参、苦参、细辛、芍药(赤芍、白芍)。

中国传统医学将"甘草反甘遂、大戟、海藻、芫花,乌头反贝母、瓜蒌、半夏、白蔹、白及,藜芦反人参、沙参、丹参、玄参、细辛、芍药"称为中药的最基本的配伍禁忌[2],并将其作为中药药性理论的重要组成部分,在指导中药合理配伍使用中一直发挥着重要作用。

基于药物代谢酶的中药"十八反"配伍禁忌研究

中药"十八反"是前人在医学实践中的经验总结,是经过长期的临床观察得出的结论。近代许多学者对"十八反"药物进行了实验研究。但研究工作主要集中在对这种现象的确证上,而对产生这种现象的机制未能展开深入研究。中国科学家以"十八反"中的三个相反组,共十八个相反药对作为研究对象,引入细胞色素

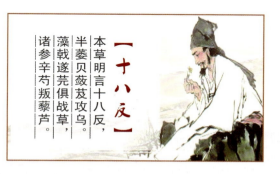

图117 中国古代"十八反"

---

① 《儒门事亲》,是中国古代汉族医学著作之一,张从正编撰,共15卷,成书于1228年。秉承张从正"唯儒者能明其理,而事亲者当知医"的思想,故命名为《儒门事亲》。书中前三卷为张从正亲撰,其余各卷由张从正口授,经麻知几和常仲明记录、整理而完书。

② 配伍禁忌,是指某些药物合用会产生剧烈的毒副作用或降低和破坏药效,包括"十八反""十九畏"。

P450酶，观察单用及配伍对各种亚酶的调控变化，包括mRNA水平、蛋白水平；同时，结合现代色谱技术对各同工酶活性和相关毒性物质的代谢特征进行研究，以探讨中药"十八反"中的药对产生相反作用的分子基础。

现代研究认为，细胞色素P450（Cytochrome P450，CYP）氧化酶系统是对许多内源性和外源性物质进行Ⅰ相氧化代谢的主要酶类，其主要位于肝脏中。许多外源性物质包括治疗药物、环境化合物及一些天然产物都能对细胞色素P450酶系统产生诱导或抑制效应，这种对于细胞色素P450催化的氧化反应的调控作用可以改变许多化合物的药理或毒理活性。当两种药物联合用药时，因为一种药物可能对代谢另一种药物相关的细胞色素P450酶产生调控作用，从而对第二种药物的代谢产生影响，导致第二种药物药效或毒效的增强或降低，即产生基于药物代谢酶的药物间相互作用(Drug-Drug Interaction，DDI)。

在与乌头配伍构成的相反药对的研究中，根据此组相反药对的配伍特点，首先以剧毒类成分乌头碱为研究对象，采用液质联用和高效液相色谱技术结合体外代谢抑制实验，确定其细胞色素P450酶的代谢亚型和乌头碱的代谢途径。结果显示，乌头碱经过细胞色素P450酶代谢后生成一些去掉小基团的代谢物，这些代谢物的毒性低于乌头碱，表明代谢转化过程是一个降低乌头碱毒性的过程。在参与乌头碱的代谢过程中，CYP3A起主导作用，其次为CYP1A2，其他亚类对乌头碱的代谢贡献率不大。提示在与对CYP3A或CYP1A有抑制作用的草药同时使用时，可能产生基于药物代谢酶的相互作用而出现毒性。同时，分别在mRNA水平、蛋白水平及酶活性水平与乌头配伍的中药对细胞色素P450酶调节作用进行了研究，筛选结果显示，瓜蒌与乌头合用对CYP1A2、CYP2E1和CYP3A表现出更强的抑制作用，半夏、白芨与乌头合用对CYP3A表现出更强的抑制作用，贝母与乌头合用对CYP1A2表现出更强的抑制作用，白蔹没有表现出对特定亚酶的调节作用。将代谢实验和酶调节实验结果综合分析，瓜蒌、半夏、白芨按作用强度递减的顺序依次对CYP3A、CYP1A2产生了抑制作用，而这种抑制作用的酶亚型恰好与代谢乌头碱的酶亚型吻合，抑制作用会减慢乌头碱等剧毒类成分的体内代谢过程而使毒性增加，表明此三种中药与乌头配伍可能存在基于药物代谢酶的相反作用，此相反作用属配伍使得药物毒性增强致机体损害的范畴。贝母、白蔹没有表现出对特定亚酶的调节作用，与乌头配伍的相反作用可能有其他机制。

在与甘草配伍构成的相反药对的研究中，首先在整体动物水平上并结合蛋白质组相关技术探讨了甘草与甘遂合用对药物代谢酶的影响，研究证实，合用组比对照和单用组 CYP1A2、CYP2E1和CYP3A2酶的含量和活性都有所增加，提示两药合用可能存在基于药物代谢酶的相反作用。进一步对甘草组的其他相反药对进行研究发现，甘草自身对CYP1A2、CYP2E1和CYP3A均有一定的诱导作用；同时与甘草配伍合用后，细胞色素P450酶在mRNA水平和酶活性均有不同程度升高，说明这种诱导作用主要由甘草介导。与甘草配伍的海藻、京大戟、甘遂、芫花均为有毒中药，配伍合用后的酶活性水平升高会加速这些毒性中药的代谢，使毒性中药的药性缓解，起到"相反相消"的作用。为此同样属于相反作用的一类，配伍后药性减弱同样会降低药物对疾病的治疗效果，虽然不会由于毒性增强而对机体造成损害，但延误了病情的治疗同样属于配伍不当，应归于配伍禁忌。同时从另一个侧面揭示了甘草"调和诸药，缓和药性和解百药之毒"的配伍规律。

在与藜芦配伍构成的相反药对中，人参、苦参与藜芦合用，明显降低细胞色素P450 酶蛋白含量，可能导致细胞色素 P450 酶活性下降，从而对藜芦中有毒成分的代谢减慢而产生毒性；人参、苦参、丹参与藜芦合用，均可降低细胞色素 b5 的含量。单药及其与藜芦配伍都能使 CYP3A 的活性下降，由于对 CYP3A 的抑制作用而改变内源性物质的代谢和生理功能，进而影响其中某些成分的代谢，产生药物相互作用甚至产生毒性。苦参、丹参与藜芦配伍可使得 CYP2E1 酶活性下降。在 mRNA 水平上，藜芦可诱导 CYP2C11 的基因表达，与三种中药合用后却使得 CYP2C11 的表达下降。藜芦与人参配伍诱导了 CYP1A1 的表达。苦参可诱导 CYP2E1 的基因表达，与藜芦合用后却明显抑制了 CYP2E1 的表达。人参可抑制 CYP2B1/2 的基因表达，与藜芦合用后却明显诱导了 CYP2B1/2 的表达。人参与藜芦合用后也明显诱导了 CYP3A1 的表达。人参、苦参及丹参与藜芦合用，对细胞色素 P450 亚酶确有调控作用并且具有选择性，其中一些指标的变化与配伍毒性的产生可能有关。

2.2 毒性中药炮制减毒的现代证实

毒性中药需减毒或去毒才能药用。因此，有毒药物的炮制是中药炮制的重要内容之一。20 世纪 70 年代以来，医药科学家在继承传统中药炮制技术和基本理论的基础上，应用现代科学技术对其进行研究、整理，取得了新的突破。结果显示，将有毒药物的减毒、去毒方法分为加热去毒、加辅料去毒、压榨去毒、浸漂去毒及去掉含毒部位，可以达到降低其毒性的目的。

加热去毒

加热去毒，即利用蒸煮、油炸、砂炒等方法去毒。

马钱子，传统炮制方法有牛油炸、水浸油榨后土粉反复制、水煮黄土炒、甘草水煮后麻油炸、尿泡等，其加工方法比较烦琐。现代实验证明，用高温加热的方法可破坏或分解其有毒成分。马钱子砂炒、油炸 270℃ 以上时，其毒性成分士的宁（番木鳖碱）含量由 1.6% 降至 1.15%，290℃ 以上则降至 0.49%。在 1985 版《中国药典》中统一规定为"热烫法用砂烫至鼓起并显棕褐色或深褐色""士的宁含量应为 0.78%~0.83% 之间（可用淀粉调节）"。这种方法节省辅料，操作方便。

斑蝥，含斑蝥素 1%~1.2%，有剧毒，作用于局部能刺激皮肤黏膜引起红肿、疼痛、起疱等，传统炮制方法是用米炒。斑蝥素加热超过其熔点（218℃）能升华并逸出。米炒斑蝥，约在 110℃ 时斑蝥素可部分升华除去，从而起到降低毒性的作用。

乌头、附子，传统的去毒方法有水

漂、米泔水浸、童便浸、火制、蒸煮及掺加辅料等。现代研究认为，乌头碱毒性极大，分子中的酯键是产生毒性的关键。将乌头碱置中性水溶液中加热，在100℃时可去掉一个酯键，生成苯甲酰乌头原碱；进一步加热至160℃~170℃，苯甲酰酯键也被水解，生成苯甲酸及乌头原碱，这两种氨基醇类生物碱毒性小、亲水性强；乌头中的一些其他生物碱几乎也丧失麻辣感。

苦杏仁经加热炮制后可以灭活其中的酶。这样内服后，苦杏仁苷在胃酸的作用下缓慢分解，产生适量氰氢酸，起到止咳平喘作用，而不会引起中毒。

苍耳子含有毒蛋白，通过锅炒至黄或焦黄色，可使其中油脂所含毒蛋白变性，凝固在细胞中不被溶出，从而使用药安全有效。

加辅料去毒

半夏辛温有毒，生用能使人呕吐、咽喉肿痛、失音。半夏的传统炮制方法多采用加甘草、生姜、明矾、石灰乳长期浸泡或加热。现代研究认为，生半夏煎制及矾制后无刺激失音及呕吐等毒性。而姜的作用可视为具协同作用，水解后产生的葡萄糖醛酸能与毒物结合。半夏用甘草进行炮制也可以起到去毒的作用。

在中药中加入不同辅料与药物的有毒成分相结合，能起到消除药物毒副作用的目的。如将豆腐与有毒性中药（藤黄、硫黄）一起蒸煮，豆腐中所含蛋白质可与生物碱、鞣质及重金属结合产生沉淀，达到去毒效果。甘遂、大戟、芫花等中药皆为峻下逐水药，毒性较强。用米醋炙药，醋中有机酸可与毒性物质结合使其失去刺激性，从而可减弱泻下作用和毒副作用。明矾为复盐，在水中可解离为铝离子，可吸附毒性生物碱及苷类，用明矾制乌头可使乌头碱在水溶液中发生沉淀而加快对毒性物质的消除。

去油制霜[①]

巴豆、千金子、柏子仁去油成霜，信石、砒霜升华成霜，西瓜霜是经渗析制成，鹿角霜是经煎熬制成。巴豆中含有能溶解红细胞的油脂，具有强烈的泻下作用和刺激性。为了保证用药安全有效，必须将它制成霜，使巴豆霜中的含油脂量下降为18%~20%。这样既保持了传统巴豆霜的特色，又便于控制油脂的含量。

水飞[②]去毒

雄黄的主要成分为硫化砷，夹杂有剧毒的三氧化二砷，临床用药需经过炮制以降低或消除三氧化二砷。水飞法能降低雄黄中三氧化二砷的含量。水飞后宜低温干燥或晾干。

提净去毒

紫硇砂为不规则结晶粒状，主要含氧化钠，是一种可溶性无机盐类矿物药。经过溶解、过滤除去杂质后，再进行重结晶，这样既纯净了药物，降低硫、铁、钙

[①] 去油制霜，是将药物经过去油制成松散粉末，或析出细小结晶，或升华，煎熬成粉渣的方法。
[②] 水飞，是将某些不溶于水的矿物药利用粗细粉末在水中悬浮性不同分离制备极细腻粉末的方法。水飞既可除去杂质清洁药物，又可除可溶于水的毒性物质。

离子的含量，也减少了毒性。

复制降低毒性[1]

半夏中含有刺激性苷及不溶或难溶于水的有毒成分，需用辅料解毒并缩短水浸泡时间，以免有效成分损失。毒理学研究证明，经过复制法炮制的半夏均能消除刺激咽喉而导致失音的副作用。如用高压蒸2小时可消除半夏麻辣味。用6%~8%碱水浸泡2~3天至无干心，叫清半夏。用每100千克半夏浸泡至透后加姜汁15千克，白矾8千克，煮2~3小时，叫姜半夏。用工艺温度50℃浸泡48小时，加水量四倍（压力1.6×40.5帕）炮制的，叫法半夏。

压榨去毒

千金子、巴豆等含毒性成分的中药，传统使用压榨去油取霜的制法，现代研究表明这种炮制方法是切实可行的。巴豆是剧烈的泻下药，含脂肪油40%~60%。其油口服半滴至一滴即能产生严重的口腔刺激症状及胃肠炎，有服用巴豆油20滴而死亡者。为了用药安全，巴豆向来以加热除去大部分油后制霜入药。

2.3 民间传统解毒食物的科学证实

食物可以激活肝脏中的解毒酶，而肝脏是人体内的解毒中心。民间将最佳解毒食物中的木耳、猪血、绿豆、蜂蜜四种称为廉价的解毒"四杰"。现代科学证实，茶、甘草和绿豆等食物具有解毒功能。

茶

茶（Camellia Inensis），是山茶科、山茶属灌木或小乔木，嫩枝无毛，叶革质，长圆形或椭圆形，茶叶指茶树的叶子或芽。茶叶可以用开水直接泡饮，茶叶饮品被誉为"世界三大饮料之一"。中国自古以来就有饮茶品茗的文化习俗。

中国传统医学认为：茶叶味甘苦，性微寒，能缓解多种毒性物质的毒性。中国现存最早药药学专著《神农本草经》就有相关记载："神农尝百草，日遇七十二毒，得茶而解之。"

现代医学研究认为：茶叶中含有一种丰富活性物质——茶多酚，具有解毒作用。茶多酚作为一种天然抗氧化剂，可清除活性氧自由基，沉淀或还原重金属离子，可作为生物碱中毒的解毒剂。此外，茶多酚能提高机体的抗氧化能力，降低血脂，缓解血液高凝状态，增强细胞弹性，防止血栓形成，缓解或延缓动脉粥样硬化

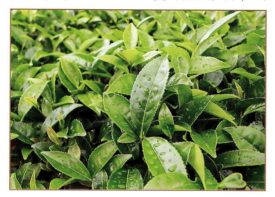

图118　茶树

---

[1] 将净选后的中药加入一种或数种辅料，按规定操作程序反复炮制的方法称为复制。复制能降低毒性，改变药性，增强药物疗效，并可矫味、矫臭。

和高血压的发生。

茶叶中所含的儿茶酚类亦称茶单宁，是茶叶的特有成分，具有苦、涩味及收敛性。茶单宁有收敛、止血、杀菌等功能，如有误服金属盐类或生物碱等毒物，尚未吸收时，立即服浓茶，可以解毒。因单宁与毒物结合产生沉淀，可延缓毒物吸收。如误服银、铝、洋地黄、奎宁、铁、铅、锌、钴、铜、马钱子等金属盐类或生物碱类毒物，饮浓茶，可使茶叶中的单宁与毒物结合成沉淀，延迟毒物的吸收，以利抢救，化解中毒。

饮酒过量引起的酒精中毒，可把15~20克茶叶浸泡在200毫升开水中，十分钟后频频饮服，可增加排尿量，避免乙醇在体内损害肝、肾等脏器。

甘草

甘草是豆科甘草属植物，甘草（Glycyrrhiza Uralensis）、胀果甘草（Glycyrrhiza Inflata）和光果甘草（Glycyrrhiza Glabra）的干燥根及根茎。中国的甘草主要分布在内蒙古、宁夏、新疆、甘肃；家种甘草主产在甘肃的河西走廊，陇西的周边，宁夏部分地区。中国传统医学认为：甘草味甘，性平，无毒。具有补中益气、清热解毒、祛痰止咳、缓急止痛、缓和药性等功效，并能减少和缓和药物的毒性，"解百药毒"。《神农本草经》中记载："甘草主治五脏六腑寒热邪气，坚筋骨，长肌肉，倍气力，金疮消，解万毒……"《本草蒙筌》记载："甘草治饮馔①中毒。中砒毒：甘草伴黑豆煮汁，恣饮无虞。"②

现代研究认为：甘草主含甘草甜素（Glycyrrhizic Acid，亦称甘草酸）、甘草次酸、甘草苷、甾甘露醇、β-固甾醇、糖类以及有机酸等物质。甘草解毒作用的有效成分主要是甘草甜素。其解毒机制为：首先，甘草水解后可释放出葡萄糖醛酸，与含有羟基或羧基的毒物结合而解毒。其次，甘草甜素对毒物有吸附作用，与药用炭相似，在胃内吸附毒物，减少毒物吸收而解毒。亦有人认为甘草次酸对痢疾杆菌、肺炎球菌有明显的抑制作用，它的解毒作用实际是消炎作用。因此，甘草具有

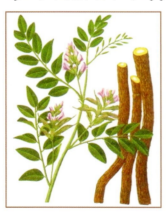

图 119 甘草

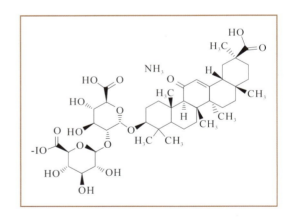

图 120 甘草酸的化学结构式

---

① 馔（zhuàn），饮食，吃喝；盛馔。

② 《本草蒙筌》，1565年（明嘉靖四十四年）为陈嘉谟编著，是古代汉族药学著作，明代早期很有特色的中药学入门书，共12卷。李时珍在《本草纲目》第一卷的开头专门列出了自己曾经参考过的"历代诸家本草"，其中，《本草蒙筌》赫然在目。

解毒作用、抗痢疾作用、抑制组织胺引起的胃酸分泌作用，又有抗炎、抗过敏反应作用等，有"解百毒"之称。

湿盛胀满、水肿者不宜用甘草。不可与鲤鱼同食，同食会中毒。反大戟、芫花、甘遂、海藻。久服较大剂量的生甘草，可引起水肿等。

绿豆

绿豆（*Vigna Radiata*）属于豆科，别名青小豆、菜豆、植豆等，在中国已有两千余年的栽培史。原产地在印度、缅甸地区。现在东亚各国普遍种植，非洲、欧洲、美国也有少量种植。中国、缅甸等国是绿豆主要的出口国。绿豆清热之功在皮，解毒之功在肉。绿豆汤是家庭常备夏季清暑饮料，清暑开胃，老少皆宜。传统绿豆制品有绿豆糕、绿豆酒、绿豆饼、绿豆沙、绿豆粉皮等。

中国传统医学认为：绿豆，性寒，味甘，有清热解毒、利尿和消暑止渴的作用，可解金石、砒霜、草木诸毒。据《食疗本草》记载，绿豆"清热解毒，补益元气，消肿下气"。古代还有很多关于绿豆解百毒的传说，认为绿豆是清热解毒的天然"良药"，被称为食物中的"钟馗"。

现代研究发现，绿豆中含有多种氨基酸以及铜、镁、锰等元素。其中，精氨酸是合成人体细胞浆蛋白、核蛋白的重要原料，对维持体重和体内氮平衡起重要作用。精氨酸具有促进人体激素分泌的作用，如生长激素、胰岛素、肾上腺素等。精氨酸还具有调节免疫功能的作用，在免疫系统中，它能提高淋巴细胞、吞噬细胞的活力，可激活细胞免疫，对消除应激反应状态对胸腺的破坏有良好的预防作用，具有一定的抗癌功能。

绿豆对重金属、农药中毒以及其他各种食物中毒均有防治作用。加速有毒物质在体内的代谢转化向外排泄，绿豆汤是最好的解毒水剂。因此，经常接触铅、砷、镉、化肥、农药等有害物质者，在日常饮食中尤其应多吃些绿豆汤、绿豆粥、绿豆芽。

绿豆是较好的传统解毒食品，内含钙、磷、铁、B族维生素等营养成分。有清热解毒，止渴利尿，消肿下气等功能。用绿豆100克、生甘草100克，水煎取药液500~1000毫升晾凉后饮用，可解食物与药物中毒。

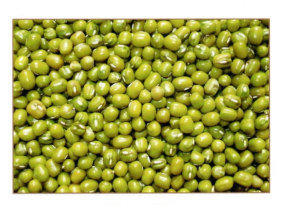

图121 绿豆

3

重金属中毒解毒药的发明

3.1 重金属的解毒药：金属络合剂

常用的金属络合剂有依地酸钙钠、二巯基丙醇、二巯丙磺钠、二巯基丁二酸钠和青霉胺。

依地酸钙钠

依地酸钙钠（Calcium Disodium Edetate）是儿童铅中毒最常用的治疗药物。该药被用以治疗铅中毒和其他重金属中毒已有50年的历史。在用法方面，依地酸钙钠必须肠道外给药，即静脉注射是首选方法。口服吸收效果极差，不但无任何药理作用，反而增加铅的吸收。

二巯基丙醇

20世纪40年代，科学家发明了二巯基丙醇用作重金属中毒的解毒药，主要用于汞、砷、铬、铋、铜、锑等中毒的解毒。二巯基丙醇与砷相结合能形成更稳定的化合物，该化合物无毒或低毒，能从肾脏排除。但二巯基丙醇的水溶液不稳定，故使用时需将其配成10%的油溶液供肌内注射用，所以使用不方便，用于抢救患者时效率较低。

二巯丙磺钠

20世纪50年代初，前苏联乌克兰大学的科学家发明了二巯丙磺钠（Unithiol），对汞中毒解毒的效力较二巯基丙醇好，毒性也较低，对砷、铬、铋、铜、锑等重金属中毒亦有效。

二巯基丁二酸钠与二巯基丁二酸

20世纪50年代，中国农村血吸虫病泛滥成灾，当时中国科学院上海药物研究所采用"吐血石"治疗，但有万分之二的人会产生锑中毒。用BAL（即二巯基丙醇）解毒，发现效果不大。后来采用二巯基丁二酸钠进行动物实验，表明疗效比BAL高十倍。经过无数次的试验证明，二巯基丁二酸（DMSA）[①]是一个广谱的解毒药，它不仅可解金属铅、汞、锑、铜、金、铊、锌、砷等对人体造成的毒性，还能解非金属沙蚕毒素类、杀虫剂、蛇毒、毒蕈（即毒蘑菇）等对人体造成的毒害。因此被取名为"还魂丹"。

目前二巯基丁二酸钠静脉注射见效快，适用于抢救；二巯基丁二酸口服胶囊适用于慢性中毒。

1991年1月，美国FDA正式批准二巯基丁二酸口服胶囊（Succimer，二巯基琥珀酸）作为口服驱铅治疗药物，应用于儿童铅中毒的治疗，成为第一个正式批准

[①] 二巯基丁二酸（2,3-Dimercaptosuccinic Acid，DMSA），是20世纪50年代合成的用于治疗血吸虫病的药物。1965年，中国药理学家丁光生等首先发现DMSA对铅中毒可达到与依地酸钙钠同等的治疗效果。

口服治疗儿童铅中毒的药物。1992 年 6 月 18 日，河南省税务高等专科学校 788 名学生发生砒霜中毒，用二巯基丁二酸解毒全部治愈，无一死亡。

青霉胺

青霉胺（Penicillamin），是青霉素的代谢产物，可通过水解青霉素制备。原是治疗铜代谢障碍所引起的肝豆状核变性的有效驱铜剂。1956 年，青霉胺开始用于职业性铅中毒的治疗。1970 年，首次用于儿童铅中毒病例。专家认为，青霉胺对血铅在 40 微克/分升以下的铅中毒患儿的治疗安全、有效、服药方便，且不良反应相对较小。但美国至今尚未经 FDA 批准用于儿童铅中毒的治疗。

青霉胺能络合铜、铁、汞、铅、砷等重金属，形成稳定和可溶性复合物由尿排出。其驱铅作用不及依地酸钙钠，驱汞作用不及二巯基丙醇。但本品可口服，不良反应稍小，可供轻度重金属中毒或其他络合剂有禁忌时选用。

由于青霉胺不是特异性的驱铅剂，它在排铅的同时也排出其他必需微量元素如锌、铜，因此，应在治疗的同时或治疗后及时补充其他必需微量元素。

3.2 金属硫蛋白的解毒功能

金属硫蛋白

金属硫蛋白（Metallothionein，MT），是一类广泛存在于生物体内的低分子量非酶蛋白质。1957 年，美国科学家玛戈舍斯（Margoshes）和瓦利（Vallee）在研究金属的生物学作用时，从蓄积镉的器官马肾中分离出一种新的蛋白质，它含有丰富的巯基，能螯合金属离子，故称为金属硫蛋白。

动物、植物以及微生物体内均含金属硫蛋白，而且其理化特性基本一致。金属硫蛋白分子呈椭圆形，分子量为 6500 克/摩尔，直径 3~5 纳米，分两个结构域，每个分子含 7~12 个金属原子，具有特殊的光吸收。MT 构象比较坚固，具有较强的耐热性。

自从 1957 年发现了 MT 后的 50 多年时间里，科学家已经在瑞士、日本、美国等国家召开了四次金属硫蛋白国际会议。全世界有一大批科学家坚持不懈地推进此领域科研的深入发展。

MT 主要从马肾、兔肝和微生物（如粗脉孢菌）中提取。由于产量极低，每克售价高达 90 美元，为黄金价格的几倍，是一般老百姓消费不起的，故金属硫蛋白多用于科研项目，现今国际上也还没有批量生产的企业。人们期待着从实验家兔的肝脏中通过诱导产生提取较丰富的金属硫蛋白产品，进而达到批量生产，造福人类。

金属硫蛋白的解毒功能

第一，清除体内自由基、防止机体衰老。MT 是生物体内清除自由基能力最强的一种物质。清除羟自由基（OH）的能力约为超氧化物歧化酶（SOD）和谷胱甘肽（GSH）的一万倍，清除氧自由基（O

的能力约是 GSH 的 25 倍。

第二，解除重金属的毒性。MT 的巯基（-SH）能强烈螯合有毒金属汞、银、铅、镉、砷、铬、镍等，其中螯合铅的强度比锌大 200 倍，而螯合镉的强度又比铅大十倍，并可将之排出体外，从而使它们无法毒害人体，同时对体内锌等微量元素无影响。MT 是目前临床上最理想的生物解毒剂，无可代替。现已知道，每一分子的金属硫蛋白可结合七个重金属离子。

第三，防止细胞癌变。MT 可消除自由基、重金属（砷、汞、镉、铬、镍）、烷化剂、电离辐射以及紫外线对 DNA、RNA、酶、蛋白质以及细胞膜的损伤，从而可以防止它们的致癌、致突变作用，以维持细胞的正常代谢和分裂。此外，还可以激发机体的免疫功能，增强机体的防癌和抗癌能力。

金属硫蛋白的应用

目前，用 MT 制成的解毒剂主要用于重金属中毒人员的抢救治疗，也用于矿工、冶炼工人和受重金属污染地区人员的日常保健。

大量的科学实验和临床结果表明：MT 在抗电离辐射、紫外线照射，解除金属毒素，治疗消化道溃疡、心肌梗死、各种炎症、各种癌症，美容护肤，减轻吸烟及环境污染对人体的危害及抗过敏等方面均有显著疗效。

3.3 硒：重金属的天然解毒剂

研究表明，微量元素硒对铅、镉、铬、砷等重金属能产生拮抗作用，有效阻挡重金属对人体健康造成的潜在危害，故被誉为"重金属的天然解毒剂"。①

硒具有解毒排毒的功能。当人体接触重金属后，体内会产生自由基和过氧化物，促使细胞死亡，导致人体机能异常。硒可以去除人体内多余的铅、汞、镉及其他重金属，限制自由基活动，减缓重金属对人体的危害。

硒含有的超氧化物歧化酶也可以清除体内产生、蓄积的自由基、重金属等有害物质，达到调节人体代谢平衡的目的。硒作为带负电荷的非金属离子，与金属有很强的亲和力，在人体内可以与带正电荷的有害的汞、甲基汞、镉及铅等金属离子相结合，形成金属-硒-蛋白质复合物（络合物），从而起到解毒和排毒的作用。

中国福建医科大学公共卫生学院的专家研究表明，高剂量砷可致小鼠血液、肝脏和肾脏的砷含量偏高，经硒拮抗后，小鼠血液和肾脏砷含量与单独砷实验组比较明显下降，说明硒对砷毒性具有拮抗作用。研究人员还发现，小鼠在其胎儿发育阶段可从母体摄入更多硒来抵御汞毒性，证实硒对汞毒性具有拮抗作用。

---

① 姜培珍. 硒：重金属的天然解毒剂. 新民晚报，2010-04-29.

4

螯合疗法与排毒解毒技术

4.1 螯合解毒疗法

螯合解毒疗法

螯合解毒疗法（又称整合解毒疗法，Chelation Therapy）是通过静脉滴注的方式向人体血管中注射一种不被机体代谢的、名叫乙二胺四乙酸（EDTA）的氨基酸，其与人体内细胞（如血小板、神经细胞等）及微生物（如细菌、病毒等）中的钙、铁、铜、铅、汞、铝等金属结合，或是与机体内的其他物质（如自由基、代谢毒素、化学农药等）结合，形成络合物，该络合物通过肾脏并以尿的形式排出体外。这样，由于细胞、微生物以及人体内有毒有害物质的减少，最终达到预防和治疗中毒病的目的。

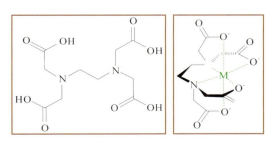

图 122　乙二胺四乙酸（1.乙基–EDTA；2.甲基–EDTA）

螯合解毒疗法的发展历史

螯合解毒疗法源于工业硬水处理所用的螯合剂①。螯合作用试剂最初是德国纺织业在 1935 年开始运用的，当时是为了去除硬水中的钙，以免布匹沾染受损。研究发现，乙二胺四乙酸的合成氨基酸特别适合担当此任。所以，螯合作用疗法的最初内涵是一种工业性的化工处理技术。之后，又发现螯合作用能通过螯合剂的作用带走人体内的重金属，从而使中毒患者恢复健康。这是因为螯合剂能和体内的有毒金属离子形成稳定的螯合物，水溶性螯合物可以从肾脏排出。

在第一次世界大战期间，人们在寻找对抗毒气的解毒剂的研究过程中，发现螯合作用试剂通过螯合作用能够螯合毒气中的基本成分砷。其中二巯基丙醇被认为是最有效的一种螯合作用试剂，被称为英国反路易氏剂（British anti-Lewisite，BAL）。

第二次世界大战结束后，随着研究工作的深入，又发现螯合作用疗法可用于治疗辐射病，EDTA 还能有效地缓解铅中毒症状。1950 年初，美国的诺曼·克拉克医

---

①螯合物又称内络合物，是螯合物形成体（中心离子）和某些合乎一定条件的螯合剂（配位体）配合而成的具有环状结构的配合物。"螯合"即成环的意思，犹如螃蟹的两个螯把形成体（中心离子）钳住似的，故叫螯合物。常用的螯合剂是氨螯合剂。

生在为一批汽车工人治疗铅中毒时惊奇地发现：在治疗中毒的同时，那些原先患有心脏病的工人觉得心脏病也改善了许多。于是，克拉克医生马上开始研究这一现象，并发表了一系列的研究论文。他的研究表明，患有心脏病的人采用螯合作用疗法后开始康复。从此，克拉克医生成为用EDTA螯合作用疗法治疗心血管疾病的创始人。

螯合药物驱铅疗法

用螯合药物驱铅治疗是通过驱铅药物结合血液和组织中的铅，使铅与药物的结合物经小便和（或）大便排出，达到降低体内铅负荷，阻止铅继续对机体产生毒性作用的疗法。

驱铅治疗能防止铅毒性作用的进一步发展。患儿的年龄越小，进行驱铅的意义也越大。一方面，年幼儿童铅暴露时间短，在骨储存池中的铅量也相对较小，这样使得每一疗程从机体中排出铅的相对量较大（可能占总铅量的30%，甚至更多）。另一方面，发育中的中枢神经系统较发育完善的大脑对铅的神经毒性作用有较大的恢复潜力，使发育损害随血铅下降恢复的可能性更大。

根据1991年美国疾病预防控制中心儿童铅中毒防治指南，驱铅治疗的指征是：

第一，儿童血铅水平在45微克/分升以上；

第二，儿童血铅水平在25~45微克/分升，同时驱铅试验阳性。

儿童血铅水平在25微克/分升以下，不予驱铅治疗。

目前，比较符合这些条件、临床上应用较多的驱铅药物主要有依地酸二钠钙、二巯基丙醇、青霉胺和二巯基丁二酸。

4.2 钚螯合疗法

二乙基三胺五乙酸

二乙基三胺五乙酸①（Diethylene Triamine Pentacetic Acid，DTPA），亦称为二乙烯三胺五乙酸，是一种高效螯合剂，螯合性强，应用于腈纶生产中作颜色抑制剂，还可用作软水剂、纺织助剂、螯合滴定剂。

DTPA治疗钚中毒是一种标准治疗法，已经使用了20多年。自从1950年以来，全世界用DTPA治疗人体钚中毒已经有700多例。

DTPA和EDTA（即乙二胺四乙酸）都是氨基羧酸类，DTPA是软水剂A，EDTA是软水剂B。DTPA和大多数金属离子的络合作用最强，EDTA稍弱。

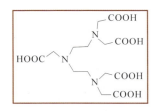

图123 二乙基三胺五乙酸（DTPA）

---

① 二乙基三胺五乙酸（DTPA），为白色晶体，溶于热水和碱溶液，微溶于水，不溶于醇和醚等有机溶剂。熔点230℃（分解）。水中溶解度（20℃）为5克/升。有刺激性，避免吸入，避免进入眼睛。

钚螯合物

1977年10月，英国全国辐射防护局宣布研究成功了一种能够把有剧毒的放射性元素钚冲洗出人体的化学品。这种去除钚的化合物就是钚螯合物（Plutonium Chelate），简称为"PUCHEL"[①]。实验证明，"PUCHEL"可以将钚排出仓鼠的肝脏，而且特别有效，其功效比螯合剂DT-PA的效果要好得多。

4.3 巴斯蒂安疗法

研发经过

在法国，96%的毒蘑菇中毒是由鬼笔鹅膏菌引起的。1958年，法国勒米尔蒙市的内科医生皮埃尔·巴斯蒂安自称找到一种治疗鬼笔鹅膏菌中毒的方法，并用他的治疗方法拯救了法国数百名这类中毒的患者。在以后的10年中，他用同样的方法治疗鬼笔鹅膏菌中毒的患者全部获得成功。1970年，在救活15名中毒患者无一例失败后，他才确信这种治疗方法的有效性。于是，他向南锡市解毒中心负责人阿兰·拉尔岗教授介绍了他的疗法。该疗法受到这位毒理学家的称赞，并在南锡医学年鉴上发表，故被称为"巴斯蒂安疗法"[②]。

巴斯蒂安疗法

巴斯蒂安疗法是早晚各静脉注射1克维生素C，一日三次服用对胃肠起作用的灭菌药和F_1抗生素。加之常规的输液，只吃胡萝卜泥做成的食物。此疗法必须在中毒之后尽快进行，最迟不能超过24小时。

由于这种方便易行的疗法未能得到普遍支持，因此，皮埃尔·巴斯蒂安于1971年9月4日和1974年9月22日两次决定自行中毒，自行治疗，终于说服了持怀疑态度的同行。在此之前的1972—1973年，南锡市和巴雷姆市解毒中心采用巴斯蒂安疗法治疗中毒患者无一例死亡，而没有采用这种疗法的地方死亡率超过50%。1979年，法国多数解毒中心开始将"巴斯蒂安疗法"作为一种基本疗法。

巴斯蒂安医生高度的事业心和忘我的牺牲精神使他当之无愧地获得了"勇士医生"的称号。

[①] 英国研究成功一种解毒药. 参考消息, 1978-04-03.
[②] 吃毒蘑菇的"勇士医生". 王国渺, 译. 世界博览, 1986 (3): 58-59.

5

化学毒物的特效解毒药研发历史

5.1 有机磷杀虫剂中毒的解毒药：抗胆碱药与胆碱酯酶复能剂

有机磷杀虫剂（如敌敌畏、对硫磷、内吸磷等）是一种神经毒，它的毒理作用主要是与生物体内的胆碱酯酶结合，形成磷酰化胆碱酯酶，使其失去水解乙酰胆碱的活性。因而生物体内乙酰胆碱过量蓄积使胆碱能神经过度兴奋，出现毒蕈碱样、烟碱样和中枢神经系统症状。因此，解毒药必须选用抗胆碱药与胆碱酯酶复能剂。

抗胆碱药

最常用的抗胆碱药物是阿托品。阿托品能阻断乙酰胆碱对副交感神经和中枢神经系统毒蕈碱受体的作用，对减轻、消除毒蕈碱样症状和对抗呼吸中枢抑制有效。阿托品使用原则为早期、足量及反复给药，直到毒蕈碱样症状明显好转或有"阿托品化"①表现为止。

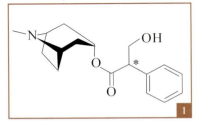 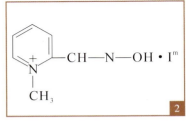

图 124 有机磷农药中毒解毒药的结构式（1.阿托品；2.解磷定）

图 125 有机磷杀虫剂对羟基酶的抑制和解磷定的解抑制示意图（有机磷农药与胆碱酯酶（E—OH）活性中心的羟基结合，变为磷酰化酶，使酶失活。当胆碱酯酶被有机磷农药抑制后，胆碱能神经末梢分泌的乙酰胆碱不能及时分解。过多的乙酰胆碱会导致胆碱能神经过度兴奋的症状，表现为一系列中毒的症状。用解磷定治疗使磷酰化酶转变为磷酰化酶解磷定，解除抑制）

---

① 阿托品化指标为瞳孔较前扩大、颜面潮红、口干、皮肤干燥、心率加快等。当出现阿托品化，应减少阿托品剂量或停用。应避免阿托品过量引起的中毒。阿托品中毒表现为意识模糊，狂躁不安，谵妄，抽搐，瞳孔扩大，昏迷和尿潴留等。此时，应立即停用阿托品，进行观察，必要时应用毛果芸香碱进行拮抗。

胆碱酯酶复能剂

常用的胆碱酯酶复能剂有解磷定（碘解磷定）、氯解磷定、双复磷和双解磷等肟类化合物，这些药物能使被抑制的胆碱酯酶恢复活性，对解除烟碱样毒作用较为明显。其原理是肟类化合物的吡啶环中的氮带正电荷，能被磷酰化胆碱酯酶的阴离子部位所吸引。而其肟基与磷原子有较强的亲和力，因而可与磷酰化胆碱酯酶中的磷形成结合物，使其与胆碱酯酶的酯解部位分离，恢复乙酰胆碱酯酶中的磷形成结合物，使其与胆碱酯酶的酯解部位分离，从而恢复了乙酰胆碱酯酶的活力。

胆碱酯酶复能剂对各种有机磷杀虫药中毒的疗效不完全相同，有一定的选择性。解磷定和氯解磷定对内吸磷、对硫磷、甲胺磷、甲拌磷等中毒的疗效好，对美曲膦酯、敌敌畏等中毒的疗效差，对乐果和马拉硫磷中毒的疗效可疑。双复磷对有机磷中毒引起的烟碱样、毒蕈碱样和中枢神经系统的症状皆有效，对硫磷、内吸磷、甲拌磷、美曲膦酯等急性中毒有效，对乐果、敌敌畏等无效，可用于有机磷军用毒剂（索曼、塔崩、沙林）引起的中毒。双解磷可用于烷基磷酸酯类杀虫剂中毒，对有机磷毒剂如沙林、塔崩复酶效果良好。

值得指出的是，胆碱酯酶复能剂对已老化的胆碱酯酶无复活作用，因此对慢性胆碱酯酶抑制的疗效不理想。对胆碱酯酶复能剂治疗效果不好的患者应以阿托品治疗为主或两药合用。

使用胆碱酯酶复能剂后的副作用主要是短暂的眩晕、模糊的复视、血压升高等。用量过大可引起癫痫样发作和抑制胆碱酯酶活力。

有机磷杀虫剂中毒最理想的治疗方法是胆碱酯酶复能剂与阿托品二药合用。轻度中毒亦可单独使用胆碱酯酶复能剂。两种解毒药合用时阿托品的剂量应减少，以免发生阿托品中毒。

5.2 有机氟中毒的解毒药：解氟灵

解氟灵（Acetamidum，乙酰胺 Acetamide），是氟乙酰胺（一种有机氟杀虫农药，用于灭鼠剂）中毒的解毒剂，具有延长中毒潜伏期、减轻发病症状或制止发病的作用。其解毒机制是竞争性抑制酰胺酶，减少产生氟乙酸，消除氟乙酸对三羧酸循环抑制作用，达到治疗的目的。因为解氟灵的化学结构和氟乙酰胺相似，故能竞夺某些酶（如酰胺酶）使不产生氟乙酸，从而消除氟乙酸对机体三羧酸循环的毒性作用。常用于氟乙酰胺、氟乙酸钠和苷氟中毒的治疗。

5.3 氰化物中毒的解毒药

氰化物毒性强烈、作用迅速，主要来自无机氰化物（氢氰酸、氰化钠、氰化钾等）、有机氰化物（苦杏仁、苦桃仁、李仁、枇杷仁、白果、木薯等）及照相、电镀和含氰药品等。

氰化物的毒性主要是抑制细胞呼吸，氰离子与细胞线粒体内氧化型细胞色素氧化酶中的三价铁结合，形成氰化细胞色素氧化酶。由于它们之间的亲和力较强，从而阻止三价铁的还原，即阻断了生物氧化过程中的电子传递。氰化物中毒时，动、静脉血液均呈鲜红色。由于氢氰酸在类脂质中溶解度大，中枢神经系统对缺氧特别敏感，所以中枢神经系统首先受害，尤其以呼吸中枢及血管运动中枢为甚，出现眩晕、头痛、瞳孔扩大、眼球固定而突出、低血压、呼吸困难、中枢先兴奋惊厥后转入抑制麻痹等症状。呼吸麻痹是氰化物中毒死亡的原因。

亚硝酸盐－硫代硫酸钠治疗法

早在 1888 年就有人报告亚硝酸戊酯能对抗氰化物对狗的致死作用，但因文章发表在一种不重要的刊物上，未引起注意。1933 年，又有报告说硫代硫酸钠可为硫氰酸酶提供硫。这些结果引起了陈克恢的注意。于是，陈克恢和他的同事们发现两个无机盐（亚硝酸钠和硫代硫酸钠）静脉注射可有效地解除急性氰化物中毒。亚硝酸钠能使亚铁血红蛋白氧化为高铁血红蛋白。硫代硫酸钠作为氰化物的解毒剂，在硫氰酸酶的参与下，与游离的或与高铁血红蛋白结合的氰离子相结合，形成无毒的硫氰酸盐（SCN^-）由尿排出而解毒。故将这种方法称为"亚硝酸盐－硫代硫酸钠治疗法"。与此同时，他们还试用亚甲蓝（美蓝）、亚硝酸异戊酯及羟钴胺解毒。但亚甲蓝效果较差；亚硝酸异戊酯可以吸入，作用快，但作用不持久，必须重复给药，或先给此药，随后静脉注射亚硝酸钠，而且价格较贵；羟钴胺作用也较快，但由于价格贵和对心脏具有毒性而限制了应用。所以，"亚硝酸盐－硫代硫酸钠治疗法"用于氰化物中毒的治疗被沿用至今，而且治疗效果很好。

氰化物中毒的口服解毒剂

2007 年，美国科学家研制出一种新型快速的氰化物解毒剂。这种解毒剂无需注射，口服即可。一旦遇到成百上千的人接触毒物的事故，实施注射方法既麻烦又困难，因此需要能够大规模同时施药、作用迅速和使用方便的疗法，即口服治疗。这种新型化合物是经过化学变性的 3-巯基丙酮酸，可将氰化物转化为无毒。这种疗法对消防人员十分理想，特别是在火灾现场烟雾中氰化物浓度过高极易危及生命的情况下应用。[1]

---

[1] 美国每日科学网站 2007 年 12 月 29 日报道. 参考消息转载，题目：美研制出口服解毒剂. 2007-12-31.

5.4 高铁血红蛋白血症的解毒药

反刍动物吃了大量的含硝酸盐量过高的饲草或饲料，其在胃肠道内细菌的作用下可使饲料中的硝酸盐还原成为亚硝酸盐而引起中毒。如果给猪喂饲了腐烂或焖煮的瓜菜，其中的硝酸盐会还原成亚硝酸盐而引起亚硝酸盐中毒。

科学家研究发现，亚甲蓝和维生素C是高铁血红蛋白血症的解毒药，被称为高铁血红蛋白还原剂。

亚甲蓝（Methylene Blue，次甲蓝，美蓝）既有氧化作用，又有还原作用。小剂量具有还原作用，可使高铁血红蛋白还原为血红蛋白，恢复其正常功能；大剂量具有氧化作用，可使血红蛋白氧化为高铁血红蛋白。因此小剂量可用于高铁血红蛋白血症。临床上既可以用于苯胺、乙酰苯胺中毒以及氨基比林、磺胺类等药物引起的高铁血红蛋白血症，又可用于解救氰化物中毒，但必须注意用量。在动物亚硝酸盐中毒时，亚甲蓝把高铁血红蛋白还原为氧合血红蛋白，使动物恢复健康。

维生素C具有还原作用，使高铁血红蛋白还原为血红蛋白；而脱氢的维生素C又被谷胱甘肽还原，再作用于高铁血红蛋白使之还原。如此反复。但其疗效不如亚甲蓝迅速和彻底，只适用于轻症高铁血红蛋白。

5.5 氯乙酸中毒的解毒剂：二氯乙酸

20世纪70年代，欧洲化工生态与毒理学中心（ECETOC）开始研究氯乙酸中毒的解毒方法，先后应用巯基供体、细胞色素P450调节药物、胆碱功能药物、5-羟色胺等进行治疗，但都没有效果。到了20世纪80年代，在动物实验中发现，二氯乙酸能非常有效地降低氯乙酸中毒的死亡率，并能降低血和脑脊髓中的乳酸蓄积。二氯乙酸能直接作用于有关的酶，通过活化丙酮酸脱氢酶复合物（PDC）加速ATP合成，由此消耗了葡萄糖和乳酸盐，是一种非常有效的降低乳酸盐水平的药物。于是，该中心建议将二氯乙酸作为特殊解毒药早期使用，可防止氯乙酸引起的乳酸中毒。专家们认为：这项研究开创了解毒药研究的新途径。

目前，二氯乙酸尚未获得各国政府药品登记，但二氯乙酸已经作为治疗儿童乳酸中毒症的新药正在开发之中。据中国国家经贸委上海化学毒物咨询中心报道，中国因氯乙酸经皮肤吸收中毒导致死亡的病例至少超过20例，因此，中国正在加速二氯乙酸用于氯乙酸中毒的解毒剂的研发。

5.6 乙二醇中毒解毒剂：甲吡唑

乙二醇是抗冻剂和冷却剂中的主要成分，在体内乙醇脱氢酶的作用下会产生有毒的乙二醇代谢物（可能是乙二醛）。乙二醇急性中毒的临床表现为中枢神经系统抑制、严重的代谢性酸中毒、肾衰竭和昏迷等。

1998年，美国FDA批准注射用甲吡唑（Fomepizole，商品名Antizol）作为乙二醇中毒的解毒剂。甲吡唑用于乙二醇中毒的解救主要是通过抑制乙醇脱氢酶来实现的。因为甲吡唑能够抑制乙醇脱氢酶的活性，从而有效地抑制了乙二醇代谢物的产生，最终达到治疗目的。

5.7 双香豆毒素的解毒剂：维生素K

"摇摆病"与维生素K的发明

在医学史上，发明抗凝血剂的生动历史与牛的"摇摆病"发生原因的研究与治疗有关。20世纪20年代初期，美国的北达科他州的阿尔伯塔省出现了一种使牧场破产的牛病，兽医们证明了这种牛病的病因是因牛吃了保存不当的发霉的草木樨植物，以致造成严重的凝血酶原缺乏。

1933年，威斯康星州的一位农民把一头病死的小母牛和一大奶罐不凝固的血液以及大约453.6千克霉败的草木樨运给了威斯康星大学生物系教授科尔森（Corlson）。这位教授花了六年时间，于1939年分离出了致病因素——双香豆毒素，并发现维生素K能解除它的毒性。这一发现启发医学家将双香豆毒素应用到治疗预防血栓形成的疾病上。随着人工合成双香豆毒素，开始了抗凝疗法的新时代。又由于双香豆毒素是一种无色无臭的化合物，把它掺进食饵可引起致命的出血，因此它成为人类与老鼠斗争的一种高效的杀鼠剂。

维生素K：双香豆毒素的解毒剂

维生素K和4-羟香豆素之间的化学结构具有相似性。在凝血酶原的合成过程中，双香豆毒素的作用基础是肝脏利用维生素K发生了一种竞争性干扰。因此，在解毒方面，利用这种相互抑制的可逆性可给予维生素K进行治疗。

维生素K是一种含甲萘醌的脂溶性物质，人工合成物为有光泽的黄色结晶粉末。它与肝合成凝血酶原有关。当血液中的凝血酶原含量过低时，大量注射维生素K数小时内即可矫正过来。但双香豆毒素引起的凝血酶原含量过低症，人工合成的维生素K似难以起到治疗效果，必须应用从自然界得到的天然维生素K。天然维生素K_1、维生素K_2是淡黄色的油液，广存于绿色植物界，尤其在栗树叶、菠菜、苜蓿和白菜中含量最多。因此，在缺乏输血和维生素K的供应条件下，喂给病畜苜蓿、菠菜、白菜也有一定的解毒效用。通过连续补饲苜蓿抽提液也可使霉败草木樨的毒性减轻。

6

抗毒素与抗毒血清的发明

6.1 细菌抗毒素

1894 年，德国科学家保罗·埃利赫（Paul Ehrlich）发现，当毒物或毒素侵入人体以后，人体自身会产生与之相对应的"抗体"，并使毒物或毒素失效，这些"抗体"被称为抗毒素（Antitoxin）。抗体存在于血液中的蛋白质，可随着血液循环到任何需要的地方，去攻击感染源。

有些病原微生物所产生的致病作用并不是病原微生物本身，而是由它产生的外毒素在起作用。外毒素是一种特殊蛋白质，也具有抗原性。为了预防和控制疾病，将病原微生物所产生的外毒素进行减毒，然后制成疫苗，这种疫苗称为类毒素。再将类毒素给动物进行免疫接种，动物将对其产生特异性的可中和毒素的抗体——抗毒素[1]，如肉毒抗毒素（Botulinum Antitoxin）、气性坏疽抗毒素（Gas Gangrene Antitoxin）、白喉抗毒素（Diph-theria Antitoxin）和破伤风抗毒素（Tetanus Antitoxin）。

在医疗实践中，细菌外毒素经甲醛处理后可丧失毒性而保持抗原性，成为类毒素。应用类毒素进行免疫预防接种，使机体产生相应的抗毒素，可以预防疾病。

在免疫治疗中，常用细菌的外毒素、类毒素或其他毒物（如蛇毒等）对马进行免疫注射，使马产生抗体，然后取其血清。将这种含有抗体的免疫血清经浓缩提纯制成抗毒素，不仅可以提高效价，而且可以减轻副作用。这种动物来源的抗毒素血清对人体具有两重性：一方面对患者提供了特异性抗毒素抗体，可中和体内相应的病原细菌的外毒素，起到防治的作用；另一方面，具有抗原性的异种蛋白能刺激人体产生抗马血清蛋白的抗体，以后再次接受马的免疫血清时可能发生超敏反应。为此，可用胃蛋白水解酶水解提纯的免疫球蛋白 G（IgG）分子，使其保留具有的抗体活性，减少特异性抗原引起的超敏反应的发生。

爱弭尔·鲁与白喉外毒素的发现

1888 年，爱弭尔·鲁[2]与耶尔森[3]合作

---

[1] 抗毒素，是一种特殊的血清。类毒素是一种特殊的疫苗。

[2] 爱弭尔·鲁（Emile Roux，1853—1933），法国医师、细菌学家和免疫学家。1853 年 12 月 17 日出生于法国夏朗德省孔福朗。幼年在当地就学，后赴奥里亚克，进入勒佩中学。1871 年获理科学士学位，1872 年入奥佛涅省的克莱费朗医学院读书并担任化学系助理。1874—1877 年在巴黎天主医院担任临床助手。1878 年被接纳加入巴黎高级师范学院的巴斯德实验室，成为巴斯德的研究助手，参与禽霍乱、炭疽、狂犬病等的研究。1904 年接任巴斯德研究所第三任所长。他一生获得许多荣誉。他是法国国家科学院院士、法国国家医学院院士。爱弭尔·鲁终身未娶，全心贡献给科学。自 1916 年起，他一直住在巴斯德研究所的一间小小公寓中，由他的一位妹妹照顾日常起居。1933 年 11 月 3 日去世。

[3] 耶尔森（Alexandre Yersin，1863—1943），是瑞士出生的法国细菌学家。他最初发现了鼠疫杆菌。

研究白喉。德国细菌学家罗夫勒①在白喉研究中认为动物死亡是由细菌的毒素所造成的。因此，爱弥尔·鲁根据这一假说做了大量动物实验，证实白喉菌确实是由毒素造成的疾病，而这种毒素必须长时间（42天以上）培养才会产生作用。这一发现为建立"预防白喉免疫法"奠定了基础。他在实验中发现马匹非常适合用来大量生产抗白喉毒素血清，于是在1894年，他制造了一大批血清给巴黎儿童医院患者试用。他不忍心看到对照组的患者受苦，于是便对所有300个患者都注射了抗毒血清。这一举动虽然破坏了最佳设计，但是全院死亡率大幅下降，也远低于附近另一家医院的白喉病的死亡率。他的成功实验不仅体现了他的人道主义的品质，而且当时被誉为欧洲的医学科学英雄。

贝林与白喉抗毒素的发明

白喉抗毒素由经胃酶消化后的马白喉免疫球蛋白所组成，主要用于白喉杆菌感染的预防和治疗。1891年12月的一天，在法国柏里格医院，德国医学家贝林②用自制的白喉抗毒素血清挽救了一个奄奄一息的白喉患儿。自此，以前被视为不治之症的白喉病被贝林征服了。

贝林是学医的，曾当过军医，后来到科赫卫生研究所从事细菌研究工作。一天，他与在该所一起工作的日本学者北里柴三郎③在花园里散步，当讨论医学话题时，北里柴三郎说："中国古代医书上有一条医理，叫作'以毒攻毒'，我看它之所以能沿用至今，必定合乎科学道理。我们能否根据这条医理来预防和治疗疾病呢？"贝林被"以毒攻毒"几个字迷住了，不停地重复着这几个字。他感到豁然开朗了："对！以毒攻毒，既然病毒能产生毒素毒害人和动物，那么就一定会有一种能攻毒的抗毒素。"简短的交谈使他俩各自从对方处受到启发。

1889年，在寻求预防疾病方法的探索中，贝林发自肺腑地感叹："中国人远在两千年前就知晓以毒攻毒的医理，它是合乎现代科学的一句古训！"正是在这句古训——"以毒攻毒"防治疾病的思想和方法的启发下，他坚信人类疾病可以防患于未然。这句古训成为他的座右铭。1890年，贝林将含有白喉杆菌的肉汤培养物经灭菌后分多次注入动物体内，发现体液中可以产生能够中和这些白喉杆菌毒素的物质。1890年12月4日，贝林与北里柴三郎共同在《德国医学周刊》上发表论文，宣布研制成抗毒素，并于一周后的12月11日在该刊上又发表论文，宣布发现了白喉抗毒素。

当时，世界流行的白喉正严重威胁着千百万儿童的生命。面对此种情况，贝林仍用以毒攻毒的医理进行研究：首先给豚

---

① 罗夫勒（Friedrich Loffler，1852—1915），德国细菌学家。他在白喉研究的早期证明了实验动物因注射白喉杆菌而死亡时细菌仍留在注射点的附近。他认为动物死亡是由细菌的毒素所造成的。

② 埃米尔·阿道夫·冯·贝林（Emil Adolf von Behring，1854—1917），德国细菌学家、免疫学家。自幼在家乡学医。1874年入柏林腓特烈·威廉学院，1878年毕业获医学博士学位，按规定留在军中服役十年，任军医。1887年被派至波恩药理研究所深造。1889年服役期满后，应著名微生物学家科赫邀请来柏林从事研究工作。1895年任马尔堡大学卫生学教授，并组建贝林研究所。1901年获诺贝尔生理学或医学奖。晚年捐献包括诺贝尔奖金在内的全部财产，用于主办肺结核研究所，1917年3月11日因肺结核逝世于柏林。

③ 北里柴三郎（1856—1931），日本学者，发现抗毒素这一功绩是贝林与日本学者长期合作研究共同完成的。

鼠注射白喉杆菌，使它们得上白喉病；然后给病豚鼠注射不同的药物，进行治疗。实验结果为，数百只豚鼠死掉了，但也有两只竟侥幸活了下来。贝林十分高兴，赶紧把比上次剂量更大的白喉杆菌注射给这两只豚鼠，它们仍安然无恙。贝林连续实验，收到了令人满意的效果。这充分说明，注射了白喉杆菌的豚鼠体内确定产生了一种能"中和"毒素的抗毒素，使其体内有了抵抗毒素的能力。进行了一系列实验之后，贝林决定将实验转向临床治疗阶段。正是在这种情况下，前面提到的那个患儿才有幸成了第一个被治愈的白喉患者。

随着白喉抗毒素疗法的推广，白喉病的死亡率从48%直降至13%，以后又继续下降。据纽约市统计，1894年，有2870例白喉患者死亡；而到了1900年，因白喉而死亡的人数下降到1400人。因此，贝林被誉为"儿童的救星"，成为血清疗法的创始人之一。他的代表作为《白喉的历史》。贝林开创的科学纪元及济世救生的伟大成就，使他于1901年荣获首届诺贝尔生理学或医学奖。但遗憾的是，因常年劳累过度，加上长期和病菌打交道，他染上了当时还尚未被征服的肺结核病。他明知自己活不久了，但仍马上转入对结核病的研究，想在有生之年征服这种恶魔。不久，他发明了牛结核菌苗。然而，就在他潜心攻克结核病之时，结核病魔却夺去了他的生命。

此外，他还证明用非致死量的破伤风毒素多次给动物注射后，其血清对破伤风毒素有特异性中和作用，将此血清给其他动物注射可使之获得免疫。第一次世界大战期间，他研制的破伤风免疫血清被应用于战伤，因此他又被誉为"战士的救星"。

哲学虽不能直接解决具体的科学问题，但能够在更高层面帮助人们思考，启迪科学家产生新的科学智慧。贝林与北里柴三郎发现并成功研制白喉抗毒素，正是受到东方"以毒攻毒"这一带有哲理的医理启发，萌生了独特的白喉抗毒素疗法构想。

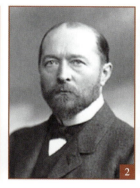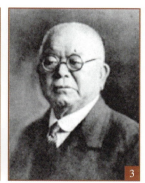

图126 研究白喉外毒素和抗毒素的科学家（1.白喉外毒素的发现者：爱弥尔·鲁；2.贝林；3.北里柴三郎）

破伤风抗毒素的发明

破伤风抗毒素是用破伤风类毒素免疫的马血浆，经酶消化、盐析制成。德国科学家埃利赫发明了一种生产安全的抗破伤风疫苗的方法，他注意到当破伤风毒素经过加热灭活后人体仍然能够产生抗毒素，因此以无害的毒素为疫苗所诱生的抗体能够杀死原生的破伤风杆菌。

血清预防法的基础是建立在1890年贝林和基塔索特（Kitasato）在家兔的试验之上的。在斯科兹（Schütz）指出马匹和绵羊也可以高度免疫以后，人和家畜的治疗几乎全是用免疫马匹的血清。此外，科学家还曾用牛制造免疫血清。当注射马血清可能引起过敏症状时，可改用免疫牛血清。

肉毒抗毒素的发明

肉毒抗毒素是用 A、B、E 各型肉毒类毒素免疫的马血浆，分别经酶消化、盐析制成，分为 A 型、B 型、E 型三种，用于预防和治疗由肉毒杆菌毒素引起的食物中毒。

1958 年，中国新疆出现食用甜面酱中毒事件，经专家组调查确认为肉毒中毒。之后，科学家们开展了肉毒抗毒素的研制工作。到 20 世纪 60 年代初，中国兰州生物制品研究所成功研制出 A 型和 B 型肉毒抗毒素；到 20 世纪 70 年代，七种类型的肉毒抗毒素全部研制成功。

据报道，美国平均每年约报告 110 起肉毒中毒事件，已经建立了一套比较成熟的体系。在美国疾病控制中心网站上，有关于肉毒中毒的预防、诊断及治疗的完整信息；疾病控制中心还储存有充足的肉毒抗毒素以备应急之需，并提供全天 24 小时的专家咨询。

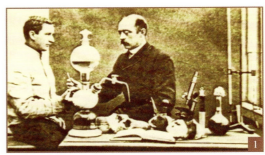

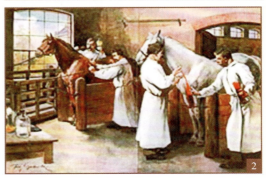

图 127 抗毒素的制备（1.贝林给豚鼠注射破伤风杆菌，产生破伤风抗毒素；2.医生抽取被免疫的马匹血液，制白喉抗毒素）

6.2 植物抗毒素

植物抗毒素（Phytoalexin），亦称植物保卫素、植物防御素、植保素，是植物受到病原生物侵染后或受到多种生理的、物理的刺激后所产生或积累的一类低分子量抗菌性次生代谢产物。

早在 1911 年，法国植物学家伯纳德（Noel Bernard）就证明植物受真菌侵染后会产生一些抗真菌物质。由于当时的科研条件和技术水平的限制，他未能分离、鉴定出抗菌物质。1940 年，马利尔（K. Müller）和鲍格（Börger）发现马铃薯芽管受到晚疫病菌的侵染后产生"植物抗毒素"物质。1952 年，马利尔正式将其命名为"植物抗毒素"。他在定义中指出：植物抗毒素不能在健康的正常的组织中产生。然而最新的研究认为，植物抗毒素在健康的正常的组织中有微量存在，而且由非病原菌侵害性的伤害（药物和切伤等）也能产生和增加。此外，在健康组织中含量比较多的酚类、香豆素可因病原菌的侵入而显著增加，对病原微生物的生长起抑制作用。因此，现代植物抗毒素的研究也把这类物质包含其中，同时把植物抗毒素能抵抗植物病害的这一说法称为"植物抗毒素学说"。

1968年，马利尔当年发现的马铃薯的植物抗毒素被汤弥亚纳（Tomiyana）等分离出来，并由卡苏（Katsui）鉴定了结构，它是一种去甲倍半萜类化合物——日齐素（Rishtin）。

现在已知21科100种以上的植物产生植物抗毒素，豆科、茄科、锦葵科、菊科和旋花科植物产生的植物抗毒素最多。90多种植物抗毒素的化学结构已被确定，其中多数为类异黄酮和类萜化合物。这些黏性的抗菌物质可以使病原菌失去继续入侵的能力。常见的抗毒素有：豌豆产生的豌豆素（Pisatin）、大豆产生的菜豆素（Phaseollin）、马铃薯产生的日齐素（Rishitin）、红门兰属（Orchis）植物产生的红门兰醇（Orchionol）、甘薯产生的甘薯酮（Ipomeamarone）以及基维酮（Kievitone）、大豆抗毒素（Glyceollin）、块茎防疫素（Phytuberin）、甜椒醇（Capsidiol）等。

在许多植物中已经发现抗毒素的浓度与特定病原菌的抗性之间有相关性，葡萄中抗菌化合物白藜芦醇（Resveratrol）的存在可以提高对灰质葡萄孢（Bortrytis Cineree）的抗性。

白藜芦醇主要在葡萄皮里栖身。红葡萄皮中的白藜芦醇具有抗衰老作用，在防止老龄化疾病及生理功能衰退等方面富有成效。研究表明，白藜芦醇还是肿瘤疾病的化学预防剂，也是降低血小板聚集，预防、治疗动脉粥样硬化、心脑血管疾病的化学预防剂。1998年，美国艾尔·敏德尔编撰《抗衰老圣典》时将白藜芦醇列为"100种最热门有效抗衰老物质"之一。

目前，科学家们正在深入研究植物抗毒素的代谢途径和抑菌机制，特别是对真菌的毒性，希望能更好地将植物抗毒素基因用于真菌的防治。

大量的研究证实，植物抗毒素在控制植物病害中具有特殊意义。但科学家也同时指出，在实际应用中需审慎处理，其主要问题是植物抗毒素对人的解毒作用和杀菌活性较低。因此，近40年来尚未见到真正商品化的植物抗毒素产品。

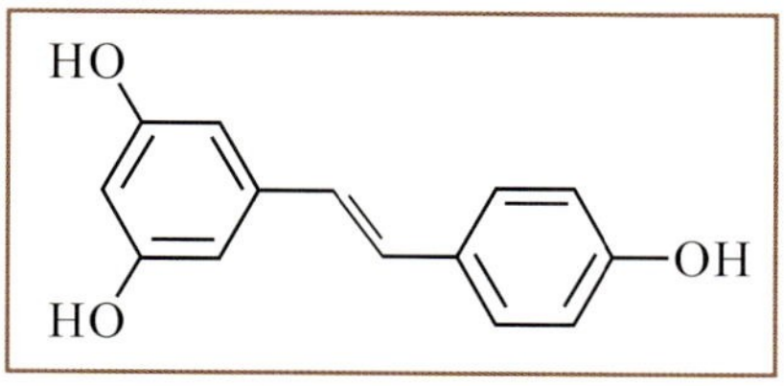

图 128 白藜芦醇的化学结构式

6.3 抗蛇毒血清

抗蛇毒血清（Snake Antivenins），亦称为蛇毒抗毒素，是治疗毒蛇咬伤的首选特效药。全世界都在使用抗蛇毒血清抢救被毒蛇咬伤的患者，使那些被毒蛇咬伤最终死亡的人数大大减少。

抗蛇毒血清有单价和多价两种，特异性较高，疗效确切，越早应用治疗效果越好。其作用是中和体内尚未被吸收（即未与体内组织细胞结合）的蛇毒，使之变成无毒物质而被解毒。

世界上第一个抗蛇毒血清是1895年法国巴斯德研究所印度支那分所的科学家阿尔贝特·卡尔迈特（Albert Calmette）应用印度眼镜蛇（Indian Cobra）蛇毒制得的。卡尔迈特根据许多成功的动物实验，通过连续不断地逐渐加大眼镜蛇毒的用量注射给马匹，结果马的免疫力达到最终可承受2克眼镜蛇毒干物质的注射量（即通常致死量的20倍）而无反应。这个时候，从免疫马的身上抽出血液，再从血液中提取血清，这就是人们得到的能有效抵抗眼镜蛇毒的单价抗蛇毒血清。卡尔迈特进一步试验，对用来获取血清的动物同时使用不同种类的蛇的毒液进行试验，以培育出多价抗蛇毒血清。1901年，巴西的科学家应用中美洲和南美洲的南美响尾蛇开发了第一个单价和多价抗蛇毒血清。

南非医学研究所与抗蛇毒血清的研制

1921年，南非医学研究所（SAIMR）在约翰内斯堡建立，开始根据联合政府和采矿协会的意见主要研究黑人劳工传染病和严重地危害着黑人矿工的肺炎。1927年，来自日内瓦大学的药理学博士埃德蒙·格里斯特（Edmond Grasset）被任命为免疫血清部门的负责人以后，开始领导抗毒素的生产。在非洲南部和靠近赤道的地方毒蛇种类较多，为了找到治疗毒蛇咬伤的有效措施，格里斯特从一系列眼镜蛇和蝰蛇毒液中得到毒素抗原，之后系统地研究它们的性质。最令人满意的毒素是从被毒蛇咬伤事件最多的鼓腹巨蝰（Bitis Arietans）和黄金眼镜蛇（Naja Nivea）中获得的。为了刺激抗体反应，他把木薯淀粉添加到两种毒素的混合物中并注射进马体内，以增加抗毒素的效价；为了清除白蛋白和大部分其他不活跃的血清蛋白质，他用硫酸钠处理抗体血清。1932年，格里斯特博士提取出了第一支浓缩的抗黄金眼镜蛇毒素血清。于是南非医学研究所发布了他们第一个对被毒蛇咬伤治疗有效的、浓缩的多价抗毒素，这种抗毒素生产的方法一直沿用到1946年。1939年，第二次世界大战的爆发加速了研究所对免疫血清和疫苗的研究，包括抗白喉、抗炭疽、抗破伤风血清，霍乱、斑疹伤寒、佝偻病、黄热病疫苗以及伤寒、白喉、百日咳、破伤风等多种毒素和抗毒素。1941年，战争扩展到热带和非洲北部，来自同盟国的力量对于蛇毒抗毒素的需求上升。南非医学研究所生产抗毒素所用马匹的数量从1938年的8匹增加到1942年的23匹。

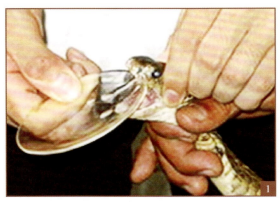 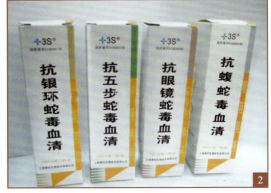

图129 抗蛇毒血清 (1.为制造抗蛇毒血清采集乳汁样的蛇毒；2.抗蛇毒血清的产品)

1946年，格里斯特博士退休后，克里斯坦森接替了他研究蛇毒的工作。克里斯坦森在治疗中采用增加免疫抗体数量的方法，来对抗非洲南部和赤道附近地区多种剧毒的蛇伤。他从黄金眼镜蛇毒液中分离出三个不同组分，并绘制出各类毒素与抗毒血清发生中和反应的曲线和效果评价图，创造了南非医学研究所在抗蛇毒血清研究方面的新辉煌。

现代的抗蛇毒血清

现在市售的抗蛇毒血清主要组成成分是经胃酶消化后的马蛇毒免疫球蛋白，为无色或淡黄色的澄明液体，含有特异性抗体，具有中和相应蛇毒的作用。用于被毒蛇咬伤患者的治疗。一般蝮蛇咬伤注射抗蝮蛇毒血清，五步蛇咬伤注射抗五步蛇血清，银环蛇或眼镜蛇咬伤注射抗银环蛇毒血清或抗眼镜蛇毒血清。但注射前必须做过敏试验，阴性者才可注射。此外，还有精制抗蛇毒血清（Purified Antivenin Serum）、精制抗眼镜蛇血清（Naja Antivenin）等。

世界范围内的毒蛇种类有上万种，由于不同地域的毒蛇种类不同，在某个区域特定的几种蛇是发生毒蛇咬伤的主要种类；不同地域的毒蛇抗血清虽有一定的交叉保护作用，但作用较弱，因此，抗蛇毒血清产品具有较强的地域特点。

目前研究和制造抗蛇毒血清的有约翰内斯堡的南非医学研究所；印度孟买的哈夫金生物制药公司（Haffkine Biopharmaceutical Corporation）；泰国曼谷国立毒蛇研究中心，也称为蛇医院；澳大利亚的联邦血清实验所（Common Wealth Serum Laboratories，CSL）；巴西圣保罗的布坦坦研究所（Instituto Butantan）；哥斯达黎加圣何塞的克洛多米罗亚皮卡研究所（Instituto Clodomiro Picado）以及美国的动物园、水族馆协会和美国中毒控制中心。

使用抗蛇毒血清有一个"时间窗"。一般抗蛇毒血清要在患者被咬伤后四小时内使用效果最好，超过八小时以上则效果较差。但是临床上有患者被咬伤3~4天后使用抗蛇毒血清仍然有效的报告。

6.4 其他动物毒素的抗毒血清

除了蛇毒的抗毒血清之外，澳大利亚、巴西、秘鲁、墨西哥、美国、南非、阿根廷、突尼斯、印度、阿尔及利亚、摩洛哥、埃及等国家的科学家还研制了抗蜘蛛毒血清、抗蝎毒血清、抗海洋有毒动物血清以及抗蜱螨血清。

1966年，澳大利亚科学家杰克·巴恩斯将采取电激法收集到的方水母毒液送到澳大利亚联邦血清实验所，在那里将微量的毒液注射到老鼠、兔子和绵羊体内。这些实验动物逐渐产生战胜毒素的抗体，于是在1970年可用于人体的抗方水母血清成功问世。

此外，哥斯达黎加大学克洛多米罗蛇毒抗体研究所的专家采用与生产抗蛇毒血清同样的方法，向马匹体内注入蜂毒，然后对检验合格的马匹进行采血，将其提纯并提取出蜂毒抗原，最终研制出了抗蜂毒血清样本，因此抗蜂毒血清也有望问世。

7

毒气解毒剂与防护技术的发明

7.1 毒气解毒剂的发明

醯冲洗剂的发明

中国古代战争史上第一个创造军用防毒剂和制定防化学战术的军事科学家是墨子①。在《墨子》城守各篇中,保存着许多关于防御化学攻击的战术。例如:为了防御敌人使用毒剂攻击,墨子发明了一种防毒剂,叫作"醯"②。当敌方在地道中施放毒剂时,开凿旁穴,将烟排出去。同时将准备好的醯盛入容量大于四斗的盆子,用醯冲洗眼睛,可以防治烟雾的熏灼。

在行军途中,"大将先出号令,使军士防毒"。除了预防当地生长的"毒草、毒木、恶虫、恶蛇"及含毒的水源外,特别要预防敌方有意施放在食物中的毒剂。一旦发现中毒迹象,要立即服用解毒药剂治疗。古籍中记载有解火毒药方、解毒圣药方等。

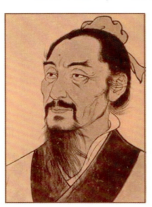

图130 中国古代军事科学家墨子

抗路易斯毒气剂的发明

第二次世界大战末期,曾经不可一世的肆虐欧洲大陆的法西斯为了做最后的垂死挣扎,下令研制化学武器。不久,德国研制成功"路易斯"(Lewis)毒气的消息被英国情报部门截获,英国科学家受命在最短的时间里研制出了代号为"BAL"的解毒药,用作路易斯毒气的抗毒剂。神秘的"路易斯"最终没能挽回希特勒灭亡的下场。

第二次世界大战胜利后不久,有关"路易斯""BAL"的秘密档案逐一解密,更多的人知道了"路易斯"是一种含重金属砷的毒气,"BAL"即二巯基丙醇,又叫巴尔、双硫代甘油,是拮抗砷中毒的特效解毒药。

二巯基丙醇(Dimercaprol)也称英国抗路易斯毒气剂(British Antilewisite,BAL),是20世纪40年代发明的解毒药。二巯基丙醇为无色透明、具有硫醇类典型气味的黏性油状液体。分子中含两个活泼巯基($-SH$),与金属亲和力大,能夺取已

---

① 墨子(生卒年不详),名翟,中国东周春秋末期战国初期鲁国人,今山东滕州人。曾担任宋国大夫。他是墨家学派的创始人,也是战国时期著名的思想家、教育家、科学家、军事家。其弟子根据墨子生平事迹的史料收集其语录,完成了《墨子》一书传世。

② 醯(音 xī),古代指醋一类的液体。现代是用于保存蔬菜、水果、鱼蛋、牡蛎的净醋或加香料的醋。

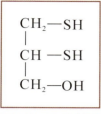

图 131 二巯基丙醇的化学结构式

与组织中酶系统结合的金属离子，形成不易解离的无毒性络合物从尿中排出，使酶的活性恢复，从而解除金属砷引起的中毒症状。后来，二巯基丙醇用于急慢性砷、汞或汞化物中毒有显著效果，对锑、铋、铜、金、铬、镍、镉等的中毒也有效。1947 年开始报道用于铅中毒的治疗，1950 年的报道证实其能大大降低儿童铅中毒脑病的病死率。

7.2 防毒面具的发明与应用

防毒面具的由来

防毒面具[①]是伴随着化学武器的杀戮而诞生的。第一次世界大战早期，人们对于毒气的防护还没有很好的办法，防护措施十分简陋。协约国的防毒面具很简陋，只是一层纱布衬垫，里面裹了一些经过化学处理的棉花，还有一副黑色眼镜，效能非常有限。而德军使用的是橡皮防毒面具，效果很好。加拿大军队在同德军作战时，在氯气弹袭来的时候，在衣服上小便，然后用浸着尿液的衣服捂住口鼻来避免氯气的吸入。直到 1915 年 11 月，联军才从 12 名德国俘虏那里缴获德国式的橡皮防毒面具，此后橡皮防毒面具才在协约国军队里得到推广。第一次世界大战末期，防毒面具使数十万俄军幸免于难，各国争相仿制。从此，防毒面具成为士兵的常备军用品。

1915 年 4 月，德国军队在伊伯尔战役中使用了化学武器，施放氯气 18 万千克，使协约国有 1.5 万人中毒，5000 人死亡。人们发现战场周围的大量野生动物也因中毒而死去，但唯独野猪安然无恙。经专家实地考察和研究，发现当野猪嗅到强烈刺激的气味后，就本能地用嘴拱地，把长鼻子埋入疏松的泥土下，泥土对毒气起到了过滤和吸附的作用。根据这一发现，科学家们很快就设计、制造出了第一批防毒面具。但这种防毒面具没有直接采用泥土作为吸附剂，而是使用吸附能力很强的活性炭，猪嘴的形状能装入较多的活性炭。这种酷似猪嘴的基本样式一直没有改变。

为了进一步寻找反毒气战的办法，协约国派出了优秀的化学家上前线研究。俄国著名化学家 H. D. 捷林斯基在调查中发现，当黄绿色的氯气袭来时，有的士兵用军大衣蒙住头部或钻进松软的土里便可幸免于难。他经过分析认为，这些士兵的幸存是由于军大衣的呢毛和土壤颗粒把有毒物质吸附了。通过研究和实验，他发现木炭既能吸附有毒物质，还能使空气畅通。于是，他又研制出了防毒效能更高的活性炭。1916 年，捷林斯基在一位工程师的帮

[①] 防毒面具是戴在头上，保护人员呼吸器官、眼睛和面部，使其免受毒剂、细菌武器和放射性灰尘等有毒物质伤害的个人防护器材。

助下，设计制成了第一具单兵使用的防毒面具，经战场实地使用，防毒效果很好。

在《禁止化学武器公约》生效后，军用防毒面具的需求曾一度降低。但随着全球反恐行动的加强，潜在的化学袭击的威胁依旧存在，民用防毒面具成为保护佩戴者不受空气中有毒物质侵害的呼吸装置。

形形色色的防毒面具发明历程

空气净化型

1847年，刘易斯·赫斯莱特（Lewis Haslett）发明了一种把嘴和鼻子一块包起来的空气净化型防毒面具，过滤材料用羊毛和多孔材料制作并保持一定的湿度，用来防止尘埃和固体颗粒吸入，但不能有效地防止毒气吸入。

1850年，苏格兰化学家约翰·史滕豪斯（John Stenhouse）发明了一个覆盖着鼻子和嘴巴的口罩式的防毒面具，罩的过滤器内装有木炭粉，能够防止有毒气体的吸入。

1871年，英国物理学家约翰·廷德尔（John Tyndall）发明了一个"消防员呼吸器"。呼吸器的过滤材料包括原棉饱和甘油、石灰和木炭。甘油吸附烟雾颗粒，石灰吸收碳酸，木炭吸附有毒气体。1874年，制造商开始生产出售。

1874年，塞缪尔·巴顿（Samuel Barton）在英国伦敦设计了一个装置并申请了专利。这个装置包括一个橡胶和金属制成的面罩，头部装有一个玻璃目镜，过滤材料为木炭，石灰和甘油浸泡药棉，能够控制有害气体或蒸汽、烟雾以及其他杂质的吸入。

1877年，乔治·尼莱（George Neally）发明了一种无烟防毒面具，取名为"尼莱氏无烟面具"。面具覆盖整个面部，目镜用云母或玻璃制作，过滤器安置在胸部，呼吸空气通过胶管与过滤器连接。因此他取得了专利并转让给消防部门生产使用。

1879年，赫特森·拉·赫德（Hutson R. Hurd）登记了与猪嘴相似的杯式面具专利，这种防毒面具可以防止有毒有害气体、尘埃和微粒吸入到喉咙和肺部。美国的一个呼吸机制造商在生产这种防毒面具20年后成立了一个公司，一直到20世纪70年代。

1891年，德国柏林的伯恩哈·勒布（Bernhard Loeb）生产和销售呼吸防护设备——勒布呼吸器（Loeb Respirator）。封闭过滤系统含有液体化学品和几层颗粒状的木炭和多孔填料，可以净化空气中的烟雾、尘埃和有毒有害气体。

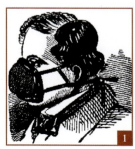 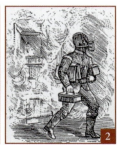 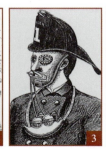 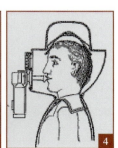

图132 空气净化型防毒面具（1.史滕豪斯发明的口罩式防毒面具；2.廷德尔发明的"消防员呼吸器"；3.乔治·尼莱发明的无烟防毒面具；4.勒布呼吸器）

自我携带型

1850年，美国马萨诸塞州的本杰明·莱恩（Benjamin Lane）获得一个专利——自我携带式面具。该面具是一种通过压缩空气进行呼吸的产品，主要供应在建筑物、船舱、下水道、矿山、水井等工作环境下的工作人员，防止其吸入浓烟、不洁空气和其他有毒气体。

1878年，英国戈尔曼有限公司（Siebe Gorman & Co.Ltd.）生产潜水设备和呼吸器具。呼吸器具包括口罩式的胶带覆盖整个脸部，通过管子与呼吸袋和压缩氧气瓶连接。1880年，这些装备在英格兰一些矿山救援行动中发挥了作用，证明了这些装备是有效的。

1881年，贝德尔公司（Vajen-Bader Co.）生产消防员用的呼吸设备，称为"贝德尔烟雾防护服"。在19世纪90年代和20世纪初流行一时。

1903年，德国的德尔格公司（Dräger Company）生产一种类似英国戈尔曼公司生产的自我卸载的装置，称为"德尔格呼

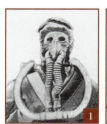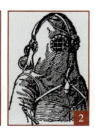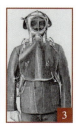

图133 自我携带型防毒面具（1.戈尔曼有限公司生产的潜水设备和呼吸器具；2.贝德尔烟雾防护服；3.德尔格呼吸仪）

吸仪"，主要用于矿山救护。该公司在第一次世界大战期间为德国武装部队制造了两百万个防护面具。

航线型

航线型是两点一线相连的防毒面具。即呼吸由不透气的面具或头罩通过一个软管连接到一个能洁净空气的空气泵上。

1823年，查尔斯·安东尼·迪恩（Charles Anthony Deane）发明了一种"防烟头盔"，用于灭火。头盔可以防止不良气体吸入，而新鲜空气可通过软管由头盔背面的空气泵提供。后来，经过改装给潜水员使用。

1892年，美国的丹佛消防员携带的软管面具是一种类似大象鼻子的防烟面罩。

1912年，格里特·奥古斯·摩根[1]发明了新的防毒面具，并于1914年登记专利，它代表了19世纪的研究成果[2]。摩根的防毒面具既不像以前的产品，也与现代的防毒面具不同。它包括一个遮光罩，其中附有一个长长的岔管，几乎到了地面。在使用防毒面具时，首先必须明确有毒气体的属性，其比重如果比空气轻（如氨气，一般都集中在靠近天花板的地方），则长管的吸入口应置于上升烟雾的下方。因为面具长管的终端吸入口内层有厚厚的海绵，海绵浸水后，就如鼻黏膜一样，湿润的海绵可以过滤掉烟雾颗粒，使穿着者能够吸入干净的空气。在比重大的有毒气体环境下，吸入管可升高在较重气体水平的上方。因此，摩根发明的防毒面具事实上可

---

[1] 格里特·奥古斯·摩根（Garrett Augustus Morgan，1877—1963），是一位非裔美国人，出生在美国肯塔基州克利夫兰城。小时只上过六年学，16岁开始在俄亥俄州辛辛那提城谋生，旋又回到克利夫兰城的服装纺织部门当机修工。他勤奋学习，刻苦钻研，于1912年发明了安全帽（今称防毒面具）。此外，他还发明了交通车辆指挥自动装置。他还爱好新闻事业，1920年创办了《克利夫兰之声》（后改为《克利夫兰之声邮报》）。

[2] 尽管在摩根之前，刘易斯·赫斯莱特于1847年已经发明了"防毒面具"，但是没有获得专利。因此，现在人们通常把第一个"防毒面具"的发明归功于摩根，是因为他的发明获得了发明专利。

称为是一个"气体通气管",而不是真正意义上的防毒面具。在1916年以后的瓦斯爆炸事故中,救援人员身穿摩根发明的"气体通气管"拯救出了许多被困工人,并收回死者的尸体。例如,1916年7月25日,伊利湖水库突然爆炸,23名工人被陷在湖下的隧道里。在官方的抢救队员正束手无策的时候,摩根兄弟和其他两名自愿参加者戴上摩根的安全帽,从湖底76米充满烟雾的隧道中抢救出了两名活着的工人。这件事使摩根发明的安全帽经过了考验①。对美国军方来说,摩根的防毒头罩在第一次世界大战中发挥了一定作用。摩根的发明分别荣获克利夫兰有色人协会奖章、第二届国际博览会卫生与安全金奖和国际消防协会的金牌。

ГЛ-ТВ型防毒面具

第二次世界大战结束后,由于研制大规模杀伤武器的热潮并未终止,因此防毒面具也不甘落后,世界各国军队中新技术的广泛使用促使了新一代防毒面具的诞生,它就是俄罗斯的ГЛ-ТВ型新一代防毒面具。戴上它,不但能自如地操纵各类机械,而且可以进行战斗值勤,操作精密仪器。ГЛ-ТВ型防毒面具将过滤器直接加固在橡胶面罩内,减轻带过滤器的吸管的重量和尺寸,面罩内有机玻璃使用率增大,使得人的视野从35%~40%增加到70%;而且呼吸时有机玻璃上不会蒙上水汽,带上它操纵各类光学仪器特别方便。②

防毒面具的结构与应用

防毒面具主要是由过滤元件、罩体、眼窗、呼气通话装置以及头带等部件组成,它们各有各的职责,同时又能默契配合。

过滤元件是防毒面具上忠诚的把关卫士,它只允许人体须臾不可缺的清洁空气通过。其内部装有的对付气溶胶③的过滤层(滤烟层)实际上是一层特制的过滤纸。它既要高效率地滤除有毒害的气溶胶粒子,又要对人体的呼吸不产生明显的阻力。过滤元件内还装有专门对付毒气蒸气的防毒炭。防毒炭不仅要有非常发达的微孔结构,而且要有充分发达的中孔、大孔,以使具有吸附作用的道路畅通,满足吸附速率的要求,因此,防毒炭与普通民用的活性炭不同。防毒炭除了要求孔隙结构合理外,还须经特殊的化学药剂处理,其关键技术,各国都秘而不宣。

英国的S6型面具是当今国际上的一种先进面具,其最显著的特点就是采用了气垫管密合框结构,即由一个中间充有一定量气体并密封起来的橡胶管构成。管上装有压力调节阀,可使与各种面型的人员面部都能紧密吻合。

防毒面具可以根据防护要求分别选用

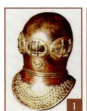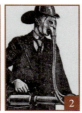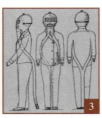

图134 航线型防毒面具 (1.迪恩发明的"防烟头盔";2.美国丹佛消防员携带的防烟面罩;3.摩根发明的防毒面具,可称为"气体通气管")

---

① 刘瑛. 黑人发明家格里特·摩根. 西安晚报,1984-04-29.
② 张春芳. 防毒面具史话. 生命与灾祸,1996 (3):29.
③ 气溶胶是悬浮在空气中的微小颗粒,战争毒物多数呈气溶胶状态。

各种型号的滤毒罐，其主要应用在化工、科研、仓库等各种有毒、有害的作业环境中。综合防毒类型的滤毒罐，防护对象是：氢氰酸、氯化氰、砷化氢、光气、氯化苦、苯、溴甲烷、路易氏气、芥子气、磷化氢、毒烟、毒雾等；防有机气体的滤毒罐，防护对象是：苯、氯气、丙酮、醇类、苯胺类、二硫化碳、四氯化碳、氯仿、溴甲烷、硝基烷、氯化苦；防酸性气体的滤毒罐，防护对象是：二氧化硫、氯气、硫化氢、氮的氯化物、光气、磷和含氯有机农药。此外，还有防氨、硫化氢的滤毒罐，防一氧化碳的滤毒罐，防汞蒸气的滤毒罐，防硫化氢的滤毒罐等。

面具罩体是将防毒面具各部件构成一个整体的主要部件。像一块橡皮，可以适合多种头型的人佩戴，既要密合，不让有毒物乘"隙"而入，又不至于给人造成面部压疼。

战争中配备的防毒面具，各个国家有所不同。第一次世界大战期间比较简单方便使用（图135）。第二次世界大战期间，纳粹德国军服与防毒面具配备为：士兵带有31型水壶和伞兵专用防毒面具包；戴40型便帽、穿Ⅰ型空军伞降靴。德国陆军风纪警察（宪兵）军士长带有典型的橡胶制防水摩托风衣、防风护目镜，配30型防毒面具盒、MP40冲锋枪、35型地图。警察使用2级军用物资，带有30型防毒面具盒、一战制式战斗包、31型饭盒和水壶、一战制式刺刀。越南战争时期，美军使用的M17防毒面具是橡胶制成的，可

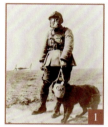
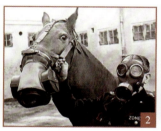
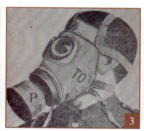
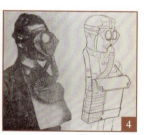

图135 第一次世界大战期间军用防毒面具（1.法国人和犬的防毒面具；2.人和马的防毒面具；3.1917年法国式防毒面具，为特制的呼吸器；4.1918年美国制箱形呼吸器式防毒面具）

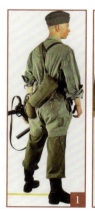
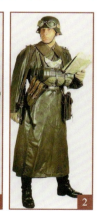
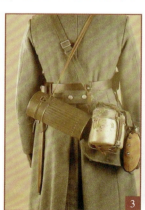
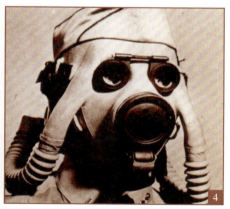

图136 第二次世界大战期间军用防毒面具（1.纳粹德国士兵带有伞兵专用防毒面具包；2.纳粹德国陆军风纪警察〔宪兵〕军士长，配30型防毒面具盒；3.纳粹德国警察带有30型防毒面具盒；4.1941年使用的军用防毒面具）

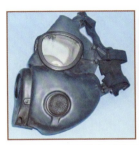 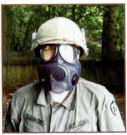

图 137　越南战争时期美军使用 M17 防毒面具

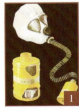 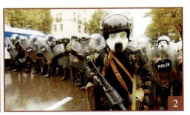

图 138　民用防毒面具（1.上海 72 型防毒面具，左下方是滤毒罐的剖面图；2.现代防暴警察戴着"特别"的防毒面具，出面维持治安）

保护面部、眼睛以及呼吸道等免受生化物质的伤害，主要是抵御气体状或者雾滴状的生化武器（图 137）。

正常情况下，一套完整的防毒面具应该包括面具本体、袋子和备用镜片。由于 M17 防毒面具没有喝水管接口，不少美国大兵口渴难耐，在战场上脱下面具 (M17) 喝水，结果被毒死了。这样，士兵在生化污染环境中没有被毒死，而是被渴死的。后来，研究人员针对 M17 的缺点将其改进为 M17A1，增加了饮水管和 M1 饮管系统。

民用防毒面具也是多种多样。在中国，工矿企业中使用较多的是上海 72 型防毒面具。它是由橡胶面罩、阻水口罩、导气管、滤毒罐四部分组成的过滤式面具。在国际上，面对恐怖主义的威胁，各国防暴警察也佩戴特别的形状各异的防毒面具。

7.3　毒素战剂的防护[①]

肉毒毒素

肉毒毒素中毒尚无特效治疗药物，一般采用对症治疗，抗毒素治疗效果显著。其他预防和治疗药物包括：与 A 型肉毒毒素抗体反应的肽，天然肽 Buforin 可能被用作对抗肉毒毒素的药物；A 型或 B 型肉毒毒素的单克隆抗体；A 型肉毒毒素多肽抑制因子。肉毒毒素的侦检主要依赖于免疫学方法。科学家曾研制了多种生物传感器，于数分钟之内可检测出该毒素。

葡萄球菌肠毒素 B

葡萄球菌肠毒素 B 中毒一般采用支持疗法。TNE-α 单抗、γ-干扰素、镇静剂氯丙嗪和己酮可可碱等对受致死剂量葡萄球菌肠毒素 B 攻击的小鼠有一定保护作用。血清中葡萄球菌肠毒素 B 可被迅速清除，症状出现之后就难以检出。实验室可进行特异性检测，2~4 周内都会有强烈抗体反应。

[①] 吴永魁，张锦霞. 国外毒素战剂防护研究概况. 动物毒物学，2003（1）：21-24.

蓖麻毒素

已证明主动免疫和被动免疫对动物蓖麻毒素中毒非常有效。美国研制出了冷冻干燥的脱糖基化 A 链蓖麻毒素疫苗，具有化学稳定性，且能 18 个月内保持活性。蓖麻中毒是非皮肤性中毒，预防研究应从呼吸道预防着手。蓖麻毒素中毒治疗一般为维持性疗法。目前还没有可作为治疗的抗毒素。蓖麻毒素中毒可通过血清酶联免疫吸附测定法（ELISA）或免疫组织化学分析技术进行特异性检测。

产气荚膜梭杆菌毒素

据报道，美国已研制出 A 型产气荚膜梭菌气溶胶。α 毒素可利用 ELISA 和 PCR 技术进行检测，其中 PCR 作为一种特异敏感的检测方法对产气荚膜梭菌的鉴定和分型有良好的应用前景。

河豚毒素

据报道，钾离子通道阻断剂 4-氨基吡啶可能是治疗河豚毒素中毒较为理想的药物。河豚毒素的微量检测技术发展也很快，免疫放射分析可检测到 10^{-12} 克甚至 10^{-15} 克水平。

西加毒素

西加毒素中毒后采用对症治疗。检测常采用单克隆抗体技术与酶免疫检测棒法相结合，该法具有快速实用和专一的特点。

石房蛤毒素

目前还没有抗石房蛤毒素中毒的有效疫苗。免疫化学方法用于石房蛤毒素中毒的诊断，也可通过 ELISA 或小鼠试验检测石房蛤毒素。

毒素战剂防护研究趋势

化学生物武器被称为"穷国的原子弹"，主要军事大国也把它视为主要战略威慑力量。在恐怖活动等非军事冲突中，应用此类武器也是一种新手段。现代生物技术为毒素武器发展提供了强大的技术支持和广泛的制取途径。基因修饰、DNA 重组使毒素的毒性增强并产生抗药性，基因导入可使毒素在快速繁殖的微生物体内大量生产。毒素最可能的军用途径是应用可吸入气溶胶，毒素武器化的技术条件日趋成熟。

尽管《禁止化学武器公约》已经生效，但一些国家和地区至今仍未签约《禁止生物武器核查议定书》。特别是公约并未对新毒剂的研究加以禁止，毒素武器的快速"装配"有技术保障，核查清单以外的"军民两用"毒素研究难以控制，全部销毁毒素武器还需相当长时间。因此，毒素武器的威胁依然存在。

开展毒素战剂毒理与防治研究是未来的一个重要方向。毒理学主要研究毒素的作用方式、结构与功能关系、基因调控、细胞毒效应的分子作用机制及复杂基质中超微量的毒素及其代谢物分析。在防治研究方面，毒素多价疫苗、重组疫苗、高选择性膜受体拮抗剂、快速诊断系统、生物传感器、酶联免疫和受体结合检测，以及侦检报警系统将是发展的重点。美国正向系列化侦检、远程遥测、即时报警、自动报告的方向发展。毒素战剂个人防护重点是密闭性、过滤性更好的防护面具。医学和非医学防护措施及监视网结合在一起组成综合防护系统是重要发展方向。

8

戒毒与戒毒疗法

8.1 通用戒毒疗法及其预期

戒毒脱瘾的治疗是一项十分艰巨而复杂的工作。虽然各国政府采取各种强制措施和投入大量的人力物力,但始终没有一种疗效迅速、疗程较短、无毒副作用并能完全戒除毒瘾和预防复吸的有效药物被发现。

目前,所有的戒毒脱毒药物事实上只是减轻戒断症状的药物,并非脱心瘾、根治性药物。彻底的脱毒、脱心瘾治疗应是通过药品有效的化学成分清洗被毒品改变了的脑啡肽和阿片受体,阻止多巴胺大量释放,激活和启动生产、接受多巴胺的神经元的基因,使多巴胺与同位神经元处于相对平衡状态。

世界上通用的戒毒方法主要是自然戒断法、药物戒断法和非药物戒断法。

自然戒断法

自然戒断法又称干戒法,是指强制中断吸毒者的毒品供给,仅提供饮食与一般性照顾,使其戒断症状自然消退而达到脱毒目的的一种戒毒方法。其特点是不给药,缺点是较痛苦。随着社会大力提倡尊重人权,体现人道主义精神,着眼以人为本,提倡关怀人、尊重人,自然戒断法使用的范围越来越小。

药物戒断法

药物戒断法是指给吸毒者服用戒断药物,以替代、递减的方法减缓、减轻吸毒者戒断症状的痛苦,逐渐达到脱毒的戒毒方法。其特点是使用药物脱毒。其所使用的药物主要有以下几个。

美沙酮替代递减法

美沙酮又名美散痛,是强效阿片类药物,也是阿片受体激动剂,属麻醉镇痛药。第二次世界大战时由德国化学家合成。1960年在美国研究发现,该药能控制海洛因的戒断症状,之后开始用于戒毒治疗,成为欧美西方国家主要戒毒药物。20世纪70年代初,中国香港地区实施美沙酮治疗计划,取得满意的效果,被世界卫生组织认为是亚洲地区较好的戒毒模式。1993年,中国卫生部颁布《阿片类成瘾常用戒毒疗法的指导原则》,首选美沙酮进行戒毒(脱毒)治疗。但后来又发现,长期应用美沙酮后会形成躯体依赖、精神依赖及耐受性,因此,各国和地区建立了美沙酮严格管理制度,避免其流失而转变成为毒品。

美沙酮与其他阿片类产生交叉依赖和耐受性,可替代任何一种阿片类药物。与其他戒毒药物相比,美沙酮对戒断症状控制疗效显著,脱毒治疗成功率高;可以口服,一次用药可产生24小时的临床效应。美沙酮已成为最常见的脱毒治疗药物。目前,美沙酮替代递减法是阿片类成瘾的常规戒毒方法之一。

纳曲酮防复吸法

纳曲酮是纯的阿片类拮抗剂,又具有

长效作用,作为阿片类依赖者脱毒后保持不复吸状态的辅助用药,纳曲酮进入人体后即与阿片受体结合,对脑内的阿片受体有很强的亲和力,可以阻断阿片类药物作用于这些受体,因此海洛因对于人的作用就无法发挥,其欣快感就消失了,从而达到保持不复吸的目的。对一些高度自觉接受此类治疗的积极合作者,在脱毒后应用纳曲酮作为预防复吸的辅助治疗疗程应在半年以上,能坚持1~2年则比较理想,以求打断对阿片类毒品的追求。该方法持续时间长,患者精神压力大,不易巩固效果,故未被广泛接纳。

此外,盐酸纳曲酮主要用于对已解除阿片类药物毒瘾者的康复期辅助治疗,使戒除阿片瘾者能维持正常生活,防止或减少复吸。

丁丙诺非替代递减法

丁丙诺非替代递减法能有效地遏制中断阿片类药物时的戒断症状,其镇痛作用强,可缓解海洛因依赖者脱毒后期的戒断症状。对消除海洛因成瘾、停药出现的戒断症状作用明显,具有美沙酮和纳曲酮合用的效果。

非药物戒断法

非药物戒断法是指用针灸、理疗仪等减轻吸毒者戒断症状反应的一种戒毒方法。其特点是通过辅助手段和"心理暗示"的方法减轻吸毒者的戒断症状痛苦,达到脱毒目的。缺点是时间长,巩固不彻底。

8.2 美沙酮维持疗法

美沙酮维持疗法(Methadone Raintenance Teratment,MMT)从产生到现在经历了兴衰起伏的演变与发展。在目前情况下,MMT是解决阿片类依赖者复吸和减低传播风险的有效方法。

劳莱斯顿理论的提出

1926年,英国人劳莱斯顿(Rolleston)总结了欧美各国的试验结果,提出了著名的"劳莱斯顿理论"。他认为:

第一,药物依赖者每天必须有规律地使用一定剂量的"药物"(Drug),要让依赖者永远离开毒品是极其困难的。

第二,药物依赖是一个医学问题,法律应制裁的是违禁药品(Illicit Drug)的提供者而非滥用者,滥用者的一切不良行为是药物所致,应采用医疗方法解决滥用问题。

第三,滥用者通过非法渠道获得毒品将对患者的健康、经济、生活方式、犯罪行为等产生极为不利的影响,所以应允许医生长期地、合法地给依赖者提供维持量的毒品。

劳莱斯顿理论提出后,英国首先提出了以该理论为基础的"英国治疗模式"(British Treatment System,BTS)。BTS模式就是允许医生向滥用者长期合法地开毒品处方,向依赖者合法地提供鸦片、吗啡、海洛因、可待因、哌替啶、可卡因、苯丙胺等毒品,对他们实行长期维持治疗。随后欧洲各国相继采纳了BTS的做法,并一直持续了20多年。到了1940年,美国和欧洲部分国家的国会和法院相继否定了BTS模式,否定了"劳莱斯顿理论"的核心思想，即认为药物依赖是一个医学问题，纷纷采用司法手段来解决药物滥用问题。

美沙酮维持疗法的产生

20世纪60年代是美国毒品滥用的一个高峰时期，当时的美国阿片类依赖人群上升，治疗后复发率极高。随之产生大批的失业和失学队伍，盗贼四起，社会犯罪率增高，严重地影响了社会治安。在这种情况下，对短期治疗后出院的毒品依赖者，美国政府主张对他们较长时期地合法使用阿片类药物，以巩固疗效，解决与毒品滥用有关的社会问题。

经过了一段时期的戒毒实践与理论探讨之后，美国医生杜尔（Dole）和她的助手奈斯瓦德（Nyswander）又重新提出了"劳莱斯顿理论"，他们在"劳莱斯顿理论"的基础上改良了BTS的做法，提出了美沙酮维持治疗法，用MMT模式取代了BTS模式的海洛因维持疗法（HMP）、吗啡维持疗法（MMP）以及鸦片维持疗法（OMP）。

以"劳莱斯顿理论"为基础而发展起来的杜尔理论的基本观点为：

第一，美沙酮较其他麻醉品毒性低，且作用时间长，用它代替海洛因是以小毒代大毒；

第二，每天规律地使用美沙酮可以维持患者体内已经建立起的异常平衡，因此不能中断，否则将破坏患者机体已建立的异常平衡；

第三，以口服方式代替注射可降低对身体的危害；

第四，MMT的目标不是戒断毒品，而是姑息治疗，足够剂量、长期维持是MMT成功的关键。

20世纪70年代，美国将MMT用于十余万海洛因依赖者。同时，澳大利亚、加拿大、荷兰、意大利、瑞典、瑞士、英国、中国香港等地也先后建立了MMT系统。

美沙酮维持疗法的发展

20世纪80年代初，艾滋病暴发，随着艾滋病感染率的上升，静脉注射毒品成为传播艾滋病的主要渠道。针对这种情况，国际戒毒战略目标也随之发生了根本性转变，从让吸毒者永远离开毒品（Drug Free）转移到将目标定位于控制艾滋病、保护正常人群。这种观点已经被国际普遍接受，认为MMT是一种对海洛因依赖者可以足量长期使用的、安全有效的治疗措施。一些曾经对MMT有争议的国家也纷纷放下争议，接受了MMT的做法。在目前对毒品和艾滋病问题缺乏更加积极有效措施的前提下，MMT是国际上公认的最有效的防止艾滋病在吸毒人群中传播的干预措施。MMT是国际麻管局向世界各国首推的海洛因依赖者治疗模式。在美国，MMT被写入最新版的有关教科书；1972年美国国会就通过了有关MMT的决议案，并且得到了美国食品药品监督管理局（FDA）的批准，MMT成为美国政府资助的正规治疗模式。目前，美国有40多个州建立了750多个MMT治疗中心，并且还在向其他地区扩展，约有12万人在接受MMT治疗。

MMT模式从问世到现在，经历了从开始的减轻吸毒者自身的危害扩展到后来的降低对社会的危害，到现在的赋予"有效减少艾滋病传播"新内涵的发展和演变过程。由此可见，艾滋病传播的问题推动了MMT的发展。

8.3 中医针灸戒除毒瘾

针灸戒毒是 1972 年中国香港外科医生 H. L. Wen 在为患者行针麻手术时偶然发现的。1973 年，中国香港的一些医师采用耳针和电针疗法戒毒，之后在美国得到进一步研究，取得了较好的效果，并在美国的一些城市得以普及。之后，在五大洲的很多国家都开展了针灸戒毒的研究。

在方法上，各国医生多用耳针法。而中国针灸工作者则倾向于体针，或用电针，或与耳针相结合，也有用刺血、火针及穴位于电刺激；取穴则以头部穴为主，配以四肢部穴位。

针灸戒除毒瘾的疗效方面，有人曾统计西方国家的 21 篇涉及 2500 多例吸毒者使用针刺戒断的临床研究文献，平均即时戒断率在 46% 左右，随访一年时的戒断率约为 10%。中国报道的效果较此为高，但所积累的病例数不够多，故对其确切的疗效有待进一步探讨。

关于针刺戒断的机制目前尚未完全明了。但针灸戒毒具安全、有效、简便、价廉、副作用少、痛苦小的特点已得到公认。针刺戒断的疗效不仅不低于其他戒断疗法；而且科学家还发现针刺戒断并非仅仅暂时改变成瘾行为，而是能持续改变这种行为，并可在其他戒断疗法疗效不佳时使用，因此是一种值得推广的方法。

然而，针刺戒毒同其他戒毒法一样都存在着严重的复吸问题，其疗效随时间的延长而下降。

据报道，抗复吸方法的常用穴为四神聪、内关、合谷、足三里、三阴交。备用穴为水沟、劳宫、至阳。为了提高疗效，本法宜和抗复吸的中、西药物协同治疗，也可在脱毒后期尽早使用，多在一个疗程后见效。

综合法的常用穴分两组：
第一，神门、肺、心、内分泌。
第二，水沟、百会。
备用穴，分两组：
第一，交感、皮质下、脾、耳背心。
第二，内关、足三里、三阴交、合谷、翳风、筑宾、复溜。

此法共治 105 例，结果针灸后其身体戒断总分值减少分别为 99%，结合纳洛酮催瘾试验判定其临床脱瘾率为 100%；针灸平均戒断时间为四天。

体针的常用穴：内关、水沟、素髎。备用穴：曲池、合谷、阴陵泉、神门、足三里。失眠加百会、印堂，神志不清加涌泉，烦躁加劳宫。此法对 245 例海洛因成瘾者经一个疗程治疗后，143 例显效，81 例有效，21 例无效，总有效率 91.4%。

电耳针法常用穴为肺。备用穴为交感、神门、肝、肺、肾。用此法治疗 428 例，结果戒断成功者 348 例，成功率达 81.3%。

8.4 海心安疗法

海心安疗法是以中国传统的食品、中草药（生物碱单体）以及氨基酸和核酸为主要手段的最新型的戒毒方法。此法在传统医学的基础上，经数十名专家多年的潜心研究，采用现代生物技术汇铸而成。采用海心安疗法，六至八天即可完成戒毒、排毒、脱瘾、康复的全部疗程。时间短，见效快，无不良反应，而且脱瘾彻底。其特点是：

第一，无麻醉品和替代品，无毒副作用，避免了传统的替代疗法、昏迷疗法、干戒疗法给患者带来的痛苦和心理障碍，消除了患者由于强行戒断而发生自伤、自残等险情。

第二，克服了中药控制戒断症状能力差的缺点。

第三，解决了降低复吸率高的难题，达到戒毒脱心瘾一次完成的效果。

第四，益气养精、清心解毒、祛癖消沺、镇静助阳、调养脾胃、健脑醒神，能戒毒脱瘾、扶正祛邪、标本兼治。

海心安疗法适应症

海心安疗法适用于治疗阿片类（海洛因、吗啡、阿片、哌替啶）及冰毒、大麻、可卡因等药物滥用导致的躯体依赖和精神依赖（心瘾）。

该疗法的适应人群主要是：

第一，吸食毒品成瘾后，未经任何方法戒毒脱毒者。

第二，使用毒品成瘾后，经自愿戒毒机构药物脱毒后心瘾未除者。

第三，经过三个月或更长时间强制戒毒后，虽已脱毒，但心瘾未除者。

第四，其他形式的脱毒后，心瘾未除者。

第五，正在采用其他形式的戒毒脱毒过程中的患者。

以上人群可以到专业的戒毒机构实施，也可在自己家中实施。

海心安疗法之功效

第一，清醒、轻松脱毒，明显地控制戒断症状，使戒毒者安全轻松地度过戒断症状的高峰期。

第二，周期短，仅用六天即可完成戒毒、排毒、脱瘾、康复全部疗程。

第三，效果明显，患者在治疗期每天都有明显的变化。

第四，调节中枢神经和周围神经工作状态，消除焦虑恐慌，改善患者精神状态，为重入主流社会打下良好的基础。

第五，身体进行全面调理，促进食欲，改善睡眠，恢复性功能，提高机体免疫力，有效地控制戒断症状和稽延症状。

第六，在有效控制发瘾症状的同时又针对吸毒者的体质进行调养、康复。

经临床证明，患者能在清醒状态下轻松无痛苦地顺利脱毒、脱心瘾，六天即可脱瘾康复（尿吗啡复查阴性），消除人体对毒品的依赖性，重返社会，走向新生。

9

水体与空气污染的治理技术

9.1 淡水藻类毒素处理技术

淡水藻类毒素及其危害

随着工农业的发展和环境的变化,排入水体的各种污染物不断增加,从而加速了生活饮用水及淡水湖泊富营养化的进程,使得浮游藻类大量繁殖。而浮游藻类能产生大量的毒素,加重了水体污染。美国、日本、澳大利亚、印度、加拿大、芬兰等十多个国家都曾报道了其湖泊、水库中有毒水华的形成,并分离出了有毒藻株[1]。20世纪80年代初,中国对34个湖泊的调查表明,1/2以上的湖面处于富营养化状态,而且发现这些富营养化湖主要集中在城市的近郊[2]。水体富营养化、藻类污染及其毒素污染现象已经成为全球范围内日益严峻的环境与公共卫生问题。

藻类是一群具有色素、营自氧生活、生长于淡水和咸水水体中的一类低等生物。其种类繁多,且大多能产生毒素(目前已发现的藻类中约80%以上均能产生毒素)。其中蓝绿藻是淡水藻类中毒性最强、污染范围最广、最具有代表性的一类。目前已经发现的藻类毒素有40多种,主要是铜绿微囊藻、水华鱼腥藻、泡沫节球藻等藻类所产生的多肽肝毒素,水华鱼腥藻、水华囊丝藻所产生的生物碱类神经毒素,以及细胞毒素。藻类毒素可使人和动物中毒,为此,对淡水中藻类毒素的消除成为当务之急。

淡水藻类毒素处理技术[3]

生物降解法

水体中的细菌和其他微生物对藻毒素有一定的降解作用,也叫自净作用,但过程较复杂,所需时间较长,相对缓慢。实验室中采用的人工制造的生物反应器能够迅速而有效地去除藻毒素。研究表明,需氧生物处理对藻毒素的降解远比厌氧生物处理有效。

物理方法

活性炭吸附过滤法可分为粉末活性炭吸附和颗粒活性炭吸附。其中颗粒活性炭的去除毒素效果较好且用量较粉末活性炭要少。此外,采用滤膜微滤、超滤、钠滤等方法可以将大部分的藻毒素分子去除,但是水厂用于处理水源水成本太高。目前只有英美等发达国家的一些较大的水厂在使用这种方法。此外,一些科学家正在研究利用光学作用来去除淡水中的藻细胞以及藻毒素。如微囊藻毒素可以较为容易地

---

[1] CARMICHAEL W W, et al. Algal toxins and waterbased disease. CRC Critical RevEnviron Control, 1985, (15): 275-313.

[2] 钱凯先. 国内外湖泊富营养化研究及对策. 环境科学, 1985, 9 (2): 59-63.

[3] 刘剑. 淡水藻类毒素及处理的研究状况. 江都市疾病预防控制中心, 2004-01-16.

通过特定波长的紫外光照射而去除，其去除率和光线的强度相关。

化学方法

研究发现，氯气、次氯酸钙以及次氯酸钠与水接触达30分钟后可以除去水体中大约95%的微囊藻毒素（Microcystins，MCYSTs，MCs）和节球藻毒素。石灰水和明矾适用于控制淡水中的蓝藻毒素。利用臭氧的氧化作用可以去除淡水中的藻毒素。但利用臭氧来去除淡水中的藻毒素受藻毒素浓度以及臭氧浓度、作用时间的影响，并需要保持水中有一定量的臭氧残留才会有较好的效果。

淡水中的藻类和藻毒素污染的控制主要应当从源头上做起，控制工业污染以控制水体富营养化，控制藻类生长繁殖，必将事半功倍。以上各国使用的各种处理方法的成本都比较高，还有待研发高效低成本的新方法。

9.2 紫根水葫芦干根粉净化重金属水体污染

砷、镉、铅等有毒有害金属对水体形成的污染是造成大米、水产品等食物被有毒有害金属污染的重要原因。在以往研究中，紫花苜蓿被认为是吸附铅高污染土壤中铅金属效果最好的植物。

2011年，中国科学院昆明植物研究所、云南省生态农业研究所、昆明理工大学等单位联合承担的"紫根水葫芦净化水体综合技术研究"获得突破。研究发现，利用普通水葫芦改良培育的紫根水葫芦的干根粉能有效去除水体中的砷、镉、铅等有毒有害金属，净化受有毒有害金属污染的水体。

研究表明，每千克紫根水葫芦干根粉最多可吸附水体中的铅131克，吸附量约为紫花苜蓿的10.8倍，而净化速率则可提高数千倍。[1]每千克紫根水葫芦干根粉分别可最多吸附水体中的镉80克、三氧化二砷8.62克。

此外，紫根水葫芦干根粉对混合污染水体的净化效果显著。如在每千克含铅2840毫克、含镉32120毫克的100毫升混合污染水中，2克紫根水葫芦干根粉2小时可使铅含量削减到0.02毫克、镉含量削减到17562毫克，铅、镉去除比例分别达99.9%和45.3%。

紫根水葫芦由云南生态农业研究所利用普通水葫芦培育而成，它的柄叶小巧，但根系极壮硕，根系长度可达70厘米以上。

9.3 植物净化居室空气污染

室内种植植物是一种良性的方法，除了能够消除二氧化碳并将氧气还原到空气中的基本光合作用之外，植物还有两种清除空气、土壤和水中的有毒物质的方式：

---

[1] 杨跃萍. 改良水葫芦干根粉可净化有毒有害金属污染水体. 新华网，2011-05-04.

第一，它们能够代谢一些有毒化学物质，释放无害的副产品；

第二，它们能够吸收有毒物质，如将重金属吸收到植物组织中，从而隔绝它们。

在交通拥挤的大城市，室外的空气也比室内的空气干净，其主要原因是绿色植物不停地净化着室外的空气。所以，那些经常待在家中或办公室的人应该在室内添置一些植物，以"净化空气"。

在室内添置一些植物，必须选择那些无毒的而且能够去除化学物质、有抵抗昆虫的能力以及容易养护的植物。美国宇航局研究确定了净化空气效果最佳的23种植物。主要是：

第一，虎尾兰和龟背竹：天然的清道夫，可以清除空气中的有害物质。

第二，芦荟：可以美容，净化空气，常绿芦荟有一定的吸收异味作用，作用时间较长。

第三，垂叶榕和千年木：叶片与根部能吸收二甲苯、甲苯、三氯乙烯、苯和甲醛，并将其分解为无毒物质。

第四，米兰：天然的清道夫，可以清除空气中的有害物质。淡淡的清香，雅气十足。

第五，绿萝：原产地为墨西哥高原。由于它能同时净化空气中的苯、三氯乙烯和甲醛，因此非常适合摆放在新装修好的居室中。

第六，金心吊兰：可以清除空气中的有害物质，净化空气。

第七，金琥：昼夜吸收二氧化碳释放氧气，且易成活。

第八，绿叶吊兰：不择土壤，对光线要求不严。有极强的吸收有毒气体的功能，有"绿色净化器"的美称。

第九，巴西铁：又称香龙血树，可以清除空气中的有害物质。

第十，散尾葵：叶子对二甲苯和甲醛有十分有效的净化作用。

第十一，桂花：可以清除空气中的有害物质。产生的挥发性油类具有显著的杀菌作用。

仙人掌、宝石花、景天等多肉植物具有吸收电磁辐射的作用，在家庭中或办公室中摆放可有效减少各种电器电子产品产生的电磁辐射污染。

晚香玉、除虫菊、野菊花、紫茉莉、柠檬、紫薇、茉莉、兰花、丁香、苍术、玉米花、蒲公英、薄荷等具有特殊的香气或气味，对人无害，而蚊子、蟑螂、苍蝇等害虫闻到就会避而远之。这些特殊的香气或气味有的还可以抑制或杀灭细菌和病毒。

常春藤能有效抵制尼古丁中的致癌物质。通过叶片上的微小气孔，常春藤能吸收有害物质，并将之转化为无害的糖分与氨基酸。

被放置在浴室、窗台或者搁架这些狭小的空间里的吊兰是非常引人注目的，它细长、优美的枝叶可以有效地吸收窗帘甚至卫生棉纸释放出的甲醛，并充分净化空气。

芦荟、吊兰、一叶兰、龟背竹等也是天然的"清道夫"，可以清除空气中的有害物质。有研究表明，吊兰可吸收室内80%以上的有害气体，吸收甲醛的能力超强，芦荟也是吸收甲醛的好手。

然而，专家特别提醒，不能把清洁室内空气的任务全寄托在那些能够净化空气的植物身上，要认识到，它们净化空气的作用也是很有限的。净化室内空气，主要的方法还是要多通风。

10

植物中有毒物质的防除技术

10.1 含毒食用植物的传统去毒方法

历史上最常见的含毒食用植物有木薯、魔芋和黄独。

木薯

木薯（Manihot Esculenta），别名木番薯、树薯、臭薯、葛薯、树番薯，为世界三大薯（马铃薯、甘薯、木薯）之一。原产南美洲，为大戟科木薯属一年生或多年生块根植物。木薯已有4000年的栽培历史，是南美印第安人的主粮之一。人们食用木薯的块根，因其含有淀粉、蛋白质、脂肪和维生素。但木薯全株有毒，尤以内皮含量最多。当人们食用未经处理的木薯时，木薯中含有的氰苷在胃内遇水和胃液可生成有剧毒的氢氰酸，从而使人中毒。南美印第安人很早就摸索出了木薯去毒的方法。妇女们先把含毒量最高又没有食用价值的块根皮剥除，将剥皮后的块根放入水中浸泡1~2天，再煮熟或加工成木薯粉，这样就可去毒，可以放心食用了。

魔芋

魔芋（Amorphophallus Rivieri），为天南星科岩芋属有名的有毒食用植物。原产印度及斯里兰卡，传入中国后经朝鲜传入日本，现分布在印度半岛以东的亚洲各国。魔芋属有100多种，中国有20种，这20种中只有花魔芋、白魔芋、滇魔芋、东川魔芋、疏毛魔芋和疣柄魔芋六种经过处理后可食用。花魔芋全株有毒，块茎毒性较大，含有三甲胺等挥发性胺类化合物，用石灰水处理后可魔粉制成磨芋豆腐以供食用。这种技术首记于中国宋代的《开宝本草》："捣碎以灰汁煮成饼，五味调食。"明代李时珍《本草纲目》记载"秋后采根，须净擦，或捣成片段，以酽①灰汁煮十余沸，以水淘洗，换水更煮五六遍，即成冻子，切片，以苦酒五味淹食，不以灰汁则不成也。"

黄独

黄独（Dioscorea Bulbifera），为薯蓣科植物。块茎卵圆形或梨形，表面长满须根。分布于中国的陕西省和华东、华中、华南及西南，日本及亚洲东南部也有。其块根中含有的毒素为二萜类化合物黄独素。误食和服用过量可引起口、舌、喉等处烧灼痛，出现流涎、恶心、呕吐、腹泻、腹痛、瞳孔缩小等症状，严重者会导致昏迷、呼吸困难和心脏停搏，进而死亡。浙江民间食用前先将其切成薄片，涂以草木灰，再浸于池水中2~3日，取出晒干，然后煮熟可食。明代徐光启《农政全书》记载："土芋：一名土豆，一名黄独，蔓生，叶如豆，根圆如鸡卵，肉白皮黄，可灰汁煮食，亦可蒸食。"

---

① 酽（音 yàn），浓，味厚。

10.2 含毒饼粕饲料的脱毒技术

植物饼粕饲料富含蛋白质，是重要的饲料资源，但由于多数饼粕含有植物毒素，需要经过脱毒（Detoxication）[①]处理后给动物饲用。因此，科学家发明了许多含毒饼粕饲料的脱毒技术和脱毒工艺，适用于棉籽、菜籽、蓖麻籽、亚麻籽和油茶籽等饼粕的脱毒。

植物饼粕饲料的脱毒方法有物理学方法（热处理、分离棉籽色素腺体法、钝化芥子酶法、膨化脱毒法）、化学方法（硫酸亚铁法、碱处理法、盐溶法、酸碱盐降解法、水剂脱毒法、溶剂浸出法）、生物学方法（酶催化水解法、微生物发酵法）和遗传学方法（培育"低棉酚"棉花品种、培育油菜"双低"品种）。1996年，史志诚、牟永义主编的《饲用饼粕脱毒原理与工艺》（中国计量出版社，1996）详细介绍了20世纪70年代以来科学家研究饲用饼粕脱毒原理的成果和各种饲用饼粕的脱毒技术。

棉籽饼粕的脱毒技术

棉籽饼粕是一种重要的蛋白质资源，但因含有一定量的有毒的游离棉酚影响了利用效果。对于超过饲料卫生标准规定的棉籽饼粕，特别是小油坊"土榨"（亦称机械榨油，未经蒸、煮加热处理）加工的棉籽饼，可用脱除或钝化游离棉酚的方法进行去毒处理。当棉籽饼中的游离棉酚下降到0.01%以下，达到了规定的安全标准后，即可直接用作畜禽饲料。

化学法

科学家发现硫酸亚铁中的二价铁离子能与游离棉酚结合，使游离棉酚中的活性醛基和羟基失去作用。因此，在棉籽榨油工艺的蒸料工序中加入雾化的硫酸亚铁溶液，能获得脱毒的棉籽油和脱毒的饼粕。

物理法

将棉籽饼粕经过蒸、煮、炒等加热处理，在湿、热、压（力）条件下，饼粕中的游离棉酚与赖氨酸、碳水化合物和金属离子结合而去毒。此法在农村和饲养场易于采用，但会使饼粕中赖氨酸的生物有效性大为降低。

改进棉籽制油工艺

采用液体回旋分离法、混合溶剂浸出法可以生产出低棉酚、蛋白质品质较高的棉籽粕。有的科学家根据棉酚集中于棉籽色素腺体的特点采用技术设备和成本要求较高的液体旋风分离器，借助高速旋转产生的离心力将色素腺体完整地分离出来，使饼粕中的游离棉酚含量大大降低。

油菜籽饼粕的脱毒技术

世界油菜籽的产量约2.2亿吨，菜籽粕是重要的蛋白质饲料资源，只要进行物理化学处理的程序，就足够对菜籽粕中的所有毒素进行脱毒。经过脱毒的菜籽粕中的有毒硫葡萄糖苷、异硫氰酸酯和噁唑烷硫酮均不能检出，总硫苷脱除率在95%以

[①] 植物保护科学把生产无病毒种苗、防止品种退化也称为植物脱毒技术，此处应加以区别。

上，芥子碱去除率可达100%。

化学法

二价金属离子铁（Fe^{2+}）、铜（Cu^{2+}）、锌（Zn^{2+}）的盐，如硫酸亚铁、硫酸铜和硫酸锌等是硫葡萄糖苷的分解剂，能与异硫氰酸酯、噁唑烷硫酮形成难溶性络合物，使其不被动物吸收，因此有较好的去毒效果。采用非离子型表面活性剂和无机盐按比例兑制成脱毒液，在常温常压下，脱毒液可将菜籽饼粕中的硫葡萄糖苷和抗营养因子萃取出来，具有工艺简单、周期短、成本低、无三废污染等优点。

物理法

干热、湿热、压热处理可使硫葡萄糖苷酶失活，也可使异硫氰酸酯分解并挥发除去。但高温可使饼粕中蛋白质的利用率下降。水浸法、醇类水溶液、丙酮水溶液浸出法可除去饼粕中的硫葡萄糖苷和多酚化合物，但都会造成一定量的营养物质损失。

微生物降解法

筛选某些菌种（酵母、霉菌和细菌）对菜籽饼粕进行生物发酵处理，可使硫葡萄糖苷、异硫氰酸酯、噁唑烷硫酮等毒素减少，还可使可溶性蛋白质和B族维生素有所增加。此法可适合于工业化生产。1977年，青海省畜牧兽医研究所研发"坑埋脱毒法"（即将菜籽饼粕用水拌和后埋入土坑，坑埋62天），脱毒率在94%以上。此外，"青贮法"（菜籽饼粕与其他青饲料、精饲料混合青贮）也有一定的去毒效果。但各种发酵方法都会造成饲料中某些营养成分的损失。

BPC综合处理技术

1993年，中国江西省海天实业总公司海泉生物工程公司采用生物（B）、物理（P）、化学（C）相结合的方法称为"BPC综合处理技术"。该技术采用了二步脱毒法，即先进行物理化学脱毒，再进行发酵脱毒。预先物理化学脱毒的目的是为了更有利于下一步的发酵脱毒。实践证明，如果没有第一步的物理化学预脱毒，则第二步的发酵脱毒很难见效，因为毒性太大，菌种无法生长发育，菌丝无法萌发。用BPC处理技术处理后的菜粕，不仅脱毒彻底，而且营养价值也有所提高。经中国农业部油料及制成品质量监督检验测试中心（武汉）检验，发酵成品中脱毒率97.7%，植酸去除率100%，粗纤维的降低率为35.6%，芥子碱脱除率大于90%，可溶性单宁脱解率大于90%。

改进菜籽制油工艺

为了生产出毒素含量低、蛋白质品质好的菜籽饼粕，采用整粒菜籽先蒸炒灭活硫葡萄糖苷酶，再破碎去皮，而后预榨浸出的制油工艺比较适宜。

培育和推广低毒菜籽品种

加拿大、波兰、德国、瑞典等国培育和推广"双低"（低芥酸、低硫葡萄糖苷）油菜品种，一些国家还进一步培育"三低"（低芥酸、低硫葡萄糖苷和低纤维）油菜品种，使菜籽饼粕中的毒素含量大大降低，其在猪、鸡饲料中的用量可提高到10%以上。但低毒品种菜籽饼粕的芥子碱含量仍和普通菜籽饼粕一样，故在蛋鸡饲料中使用时仍应注意。

亚麻籽饼粕的脱毒

亚麻是世界十大油料作物之一，主要产于加拿大、阿根廷、印度、美国、中国等国家，总产量在300万吨以上，有较高的利用价值。但由于亚麻籽饼粕含有生氰糖苷，在β-糖苷酶的作用下能生成氢化氰（HCN）。HCN是一种有毒的呼吸抑制剂，限制了亚麻籽的使用。为此，科学家做了许多尝试去除亚麻籽粉中的生氰糖苷。常用的亚麻籽脱毒方法主要有以下几种。

水煮法

是亚麻籽在足量的水中使其中的糖苷酶充分地发挥效力，最终使生氰糖苷转化成 HCN 并得以释放。脱毒率为 96%。

高压蒸煮法

是一种在高压高温情况下进行的加工操作，使生氰糖苷转化成 HCN，并使之释放，从而起到脱毒的作用。

挤压法

具有高温、高压、短时强烈挤压、剪切处理和热处理的功能，使生氰糖苷以及其他抗营养因子的化学结构受到破坏甚至失去毒性，从而起到脱毒的作用。脱毒率 95% 左右。

微波加热

可使亚麻籽中的水迅速升温，从而激活了糖苷酶的活性，使生氰糖苷迅速转化成氰醇，继而裂解成 HCN。形成的 HCN 与水一道被蒸发释放出来。脱毒率为 89%。

溶剂法

是利用极性溶剂对生氰糖苷的浸提作用，去除饼粕中的二糖苷。由于氰化物易溶于甲醇和水，因此可用氨水浸提使复杂形式的氰化物水解成简单形式，最后以 HCN 的形式释放出来。脱毒率为 84.42%。微生物法是霉菌在发酵过程中产生的少量糖苷酶，并降解亚麻籽中的生氰糖苷达到脱毒的目的。

各种脱毒方法虽然可以显著降低亚麻籽中生氰糖苷含量，但都存在影响亚麻籽中的营养成分、降低营养价值的缺点，仍需进一步改进。

蓖麻籽饼粕的脱毒

蓖麻籽取油后剩下的残渣——蓖麻籽饼含有丰富的蛋白质，粗蛋白质含量为 33%~35%。但由于其含有蓖麻碱、变应原、蓖麻毒蛋白和血球凝集素四种有毒物质，未经处理不能直接饲喂动物，所以长期以来蓖麻饼被当作肥料施用于农田。如果饲喂畜禽，则必须经过脱毒。早在 1902 年，就有通过煮沸和盐水萃取的方法进行脱毒和饲喂畜禽的报道。之后，人们采取化学法、物理法、微生物发酵法和联合法对蓖麻籽饼进行脱毒处理。

化学法

采用氨水处理，碱液（如 4% 石灰水、2% 氢氧化钠溶液）或热碱液浸泡可去除饼粕中的变应原和有效地降低蓖麻碱含量，但碱处理会导致赖氨酸的损失。其他如酸、甲醛处理法虽有较高的去毒率，但饼粕中氨基酸的损失率也很高，且甲醛的挥发性气味会降低饼粕的适口性。

物理法

最常用的方法是湿热处理，多用蒸汽法和煮沸法，加压蒸汽法的效果较好。蓖麻籽饼粕在 125℃ 蒸汽处理 15 分钟以上直至 60 分钟，可完全破坏蓖麻毒蛋白和变应原。如果蒸汽压力过大、时间延长，则氨基酸（尤其是赖氨酸）损失增大，亦不适宜。据报道，采用高压热喷法（压力 0.2 兆帕，120~125℃）处理 60 分钟，蓖麻籽饼粕中的毒蛋白、红细胞凝集素、变应原和蓖麻碱的去除率分别可达到 100%、100%、70.19% 和 88.78%。

联合法

采用热压处理和化学处理相结合的去毒工艺处理，据报道，既可有效地去除饼粕中的有毒物质，又能减少氨基酸的损失。

11

重金属污染土壤的生物修复

受重金属污染土壤可以采取生物修复、化学安定法、排土与客土法、覆土法、化学淋洗法、稀释法等，其中以化学安定法或淋洗法最为有效。但化学安定法或淋洗法因投资过大、成本过高而难以实施。而生物修复虽然时间长，但成本较低、易于实施、经济可行，有利于土地利用，常常成为首选的修复工程。

11.1 生物修复的历程

人类利用微生物制作发酵食品已经有几千年的历史，利用好氧或厌氧微生物处理污水、废水也有100多年的历史，但是使用生物修复（Bioremediation）技术处理现场有机污染仅仅40多年的历史。

人们首次使用生物修复是在1972年，用于美国宾夕法尼亚州的Ambler清除管线泄漏的汽油，但仅处于试验阶段。直到1989年，美国阿拉斯加海滩受到大面积石油污染以后才大规模应用生物修复技术，并成为生物修复的一个里程碑。从此，生物修复得到了政府环保部门的认可。1991年3月，在美国的圣地亚哥举行了第一届原位生物修复国际研讨会后，生物修复成为20世纪90年代以来迅速发展的一项治理有毒化学品污染的新技术。美国、德国、荷兰等多个国家用于土壤、地下水、地表水、海滩、海洋环境污染的治理。仅美国推出的"超基金项目"，投入生物修复项目的费用由1994年的2亿美元增加到2000年的28亿美元，增幅14倍之多。

最初的"生物修复"主要是利用细菌治理石油、有机溶剂、多环芳烃、农药之类的有机污染。现在，生物修复不仅仅局限在微生物的强化作用上，还拓展应用到海洋生物修复、重金属污染的生物修复、真菌生物修复和植物修复。尽管不同的研究者对"生物修复"的定义有不同的表述[①]，但生物修复的基本定义为利用生物，特别是微生物催化降解污染物，从而修复被污染环境或消除环境中污染物的一个受控或自发进行的过程。生物修复的目的是去除环境中的污染物，使其浓度降至环境标准规定的安全浓度之下。

按照生物类群的不同，科学家把生物修复分为微生物修复、植物修复、动物修

---

① 对生物修复定义的不同表述是：Ⅰ．生物修复指微生物催化降解有机物、转化其他污染物，从而消除污染的受控或自发进行的过程；Ⅱ．生物修复指利用天然存在的或特别培养的微生物在可调控环境条件下将污染物降解和转化的处理技术；Ⅲ．生物修复是指生物（特别是微生物）降解有机污染物，从而消除污染和净化环境的一个受控或自发进行的过程。

复和生态修复,而微生物修复是通常所称的狭义上的生物修复。根据污染物所处的治理位置不同,生物修复可分为原位生物修复(In-Situ Bioremediation)和异位生物修复(Ex-Situ Bioremediation)。

11.2 生物修复工程

原位生物修复

原位生物修复指在污染的原地点采用一定的工程措施进行的处理。处理方法是将受污染的土壤在原地处理。处理期间土壤基本不被搅动,最常见的就地处理方式是在土壤的水饱和区进行生物降解。除了要加入营养盐、氧源(多为过氧化氢)外,还需引入微生物,以提高生物降解的能力。

到目前为止,已有乳酸杆菌属、双歧杆菌属、弧菌属、假单孢菌属、芽孢杆菌属的众多种类及硝化细菌、光合细菌等应用于原位生物修复。

地表水体(江河、湖泊、海洋、景观水、养殖水等)污染的治理,常用的原位生物修复措施有:投加高效降解菌(或基因工程菌)、人工爆气复氧、投加营养物或生物表面活性剂、添加电子受体等。

地下水污染原位生物修复常用渗透反应墙(PRB)①技术和井群注入技术。渗透反应墙技术最早在1990年由加拿大滑铁卢(Waterloo)大学研制,可以处理各种有机和无机污染物。后来在世界上的许多国家如美国、英国、德国等得到应用。据统计,在

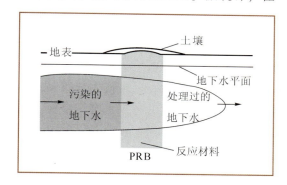

图139 渗透反应墙示意图

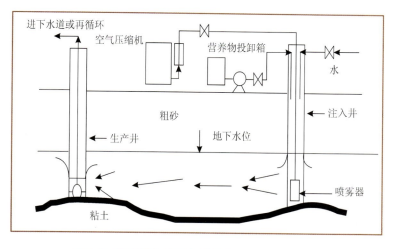

图140 石油污染地下水的原位生物修复示意图

---

① 渗透反应墙(Permeable Reactive Barriers,PRB)最简单的形式,是在地下挖一个垂直于地下水流方向的槽,将反应介质充填在槽中,当受污染的地下水流经反应槽时,反应介质将污染物去除,使流出槽的水得到处理。其改进型有漏斗-通道型和多个PRB串联或并联型。

世界上安装的 PRB 系统已有 127 座，其中美国有 96 座，欧洲 17 座，日本有 11 座。PRB 技术主要适合水位埋藏浅的污染场地。而对水位埋藏深的污染场地，需要采用井群注入技术。该技术最早采用单井注入技术，后来发展为双井和多井注入技术。采用单井注入技术原位生物修复汽油污染地下水时，可通过注入井向污染含水层注入氧气和营养物质氮、磷及其他无机盐，使用注入和生产井系统使氧和营养物质在污染水体中循环。

土壤污染①的修复。首先要发挥土壤的自净功能，使污染物进行转化。但仅仅靠土壤的自然修复，一般需要两三百年。其次是人为调控，在土壤里添加修复剂改变土壤性质，从而改善植物生长条件，转化驱除污染物，实现污染土壤的修复。根据玉米苗期盆栽试验，施入有机肥后土壤中有效态镉、锌含量明显降低，水溶态的镉随石灰用量的增加而急剧减少，因此，施用石灰是抑制镉污染土壤上植株吸收镉的有效措施。第三，利用某些具有超积累功能的植物吸收一些重金属污染物。因为重金属污染的特殊性在于它不能被土壤微生物降解而从环境中彻底消除，因此，利用植物修复技术对重金属所造成的环境污染进行治理是一项廉价和易于实施的办法。如生长在矿区的植物东南景天可以吸附大量的锌、镉、铅，

而蜈蚣草是一种能吸收砷元素的植物。

由于石油在生产、加工、运输及战争中泄漏等原因，其污染危害已成为世界性问题，因此，各国科学家对石油污染治理及生物修复研究较多并取得多项成果。比如，根据土壤污染状况，通过盆栽、小区和大田模拟实验结合野外调查进行石油污染物的残留分析，研究石油污染物对植物生长特别是粮食作物和经济作物的影响。直接将土壤动物，如蚯蚓、线虫类饲养在污染土壤中进行有关研究。在受污染的海滩有控制地使用亲油的微生物肥料，使海滩沉积物表面和次表面的异养菌和石油降解菌的数量增加 1~2 个数量级，石油污染物的降解速率提高两倍以上。

氰化物是冶金、化工、制药和纤维制造等工业排放的主要污染物，对农业生产和生态环境安全造成较大危害。应用物理和化学方法对氰化物污染进行治理成本高，并易造成二次污染。因此，选择对环境安全的生物修复技术已成为治理氰化物环境污染的关键技术之一。木霉作为传统的生物修复微生物已证明对氰化物污染具有一定的修复作用，但常需要借助与修复性植物的共生作用才能实现。而野生木霉

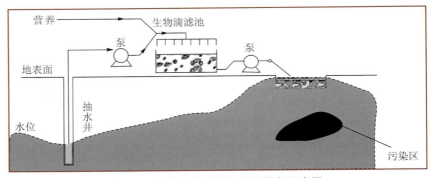

图 141 生物滴滤池异位生物修复示意图

---

① 土壤污染也称土壤中毒。土壤污染的主要源头是工业及采矿业污染、农业面源污染和生活废弃物排放。

菌单一使用对氰化物污染修复效率尚不理想，需要通过生物工程技术对其进行改良。

异位生物修复

异位生物修复指移动污染物到反应器内或邻近地点采用工程措施进行的处理。异位生物修复中的反应器类型大都采用传统意义上"生物处理"的反应器形式。异位生物修复主要包括现场处理法、预制床法、堆制处理法、生物反应器和厌氧生物处理法。

异位生物修复技术是将污染的地下水从含水层中抽到地面上的生物反应器加以处理，再将处理后的水回灌到地下或作其他用途的生物修复技术。其过程自然形成一个闭路循环。

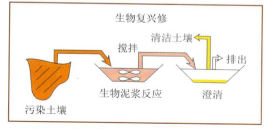

图142 生物复修系统图解（自 U.S.EPA）

11.3 植物修复

重金属污染影响粮食产量。据报道，中国受重金属污染的耕地占全国总耕地面积的10%，每年因土壤污染而损失粮食产量达1200万吨[①]。科学家正在研究一种绿色环保技术，用一些特殊植物吸收土壤中的高浓度的重金属，以达到净化环境和土壤的目的。

蕨类植物和蜈蚣草对土壤中的砷具有很强的超富集功能。蕨类植物像海绵一样从土壤中吸收砷，其叶片含砷量高达8‰，大大超过植物体内的氮磷养分含量。提供蕨类植物的承包商认为，蕨类植物对去除土壤上层中的砷最有效。目前，植物修复技术以安全、廉价的特点正成为全世界研究和开发的热点，国际植物修复市场规模将达到20亿美元。美国、加拿大的植物修复公司已开始盈利。

植物修复（Phytoremediation），又称生物复育法，是利用绿色植物来转移、容纳或转化有毒污染物，使其对环境无害。植物修复的对象是重金属、有机物或放射性元素污染的土壤及水体。研究表明，通过植物的提取（吸收）、挥发、根滤、降解、固定（稳定）等作用可以净化土壤或水体中的污染物，达到净化环境的目的，因而植物修复是一种很有潜力、正在发展的清除环境污染的绿色技术，具有成本低、不破坏土壤和河流生态环境、不引起二次污染等优点。在中国台湾，利用生物复育法在被重金属污染的土壤上筛选适宜生长的花卉及苗木，以确保土地的利用和农民的收入。

植物提取（Phytoextraction），亦称植物萃取，是种植一些特殊植物，利用其根系吸收污染土壤中的有毒有害物质并运移至植物的地上部，通过收割地上部物质带

---

① 谢庆裕，陈杰俊. 中国10%耕地遭重金属污染——年污染粮食1200万吨. 南方日报，2011-04-01.

走土壤中污染物的一种方法。该项技术利用的是一些对重金属具有较强忍耐和富集能力的特殊植物。要求所用植物具有生物量大、生长快和抗病虫害能力强的特点,并具备对多种重金属有较强的富集能力。中国地理科学与资源研究所环境修复中心从1999年以来筛选出一种砷超富集植物——蜈蚣草,建立了砷污染土地的植物修复示范工程,并先后在广西河池和云南红河州开始推广应用。

植物根滤(Rhizofiltration),是借助植物羽状根系所具有的强烈吸持作用,从污水中吸收、浓集、沉淀金属或有机污染物。进行根滤作用所需要的媒介以水为主,因此根滤是水体、浅水湖和湿地系统进行植物修复的重要方式,所选用的植物也以水生植物为主。

植物降解(Phytodegradation),也称植物转化(Phytotransformation),是通过植物体内的新陈代谢作用将吸收的污染物进行分解,或者通过植物分泌出的化合物(比如酶)的作用对植物外部的污染物进行分解。该项技术适用于疏水性适中的污染物,如石油、三硝基甲苯等。

植物固定(Phytostabilization),是利用植物根际的一些特殊物质使土壤中的污染物转化为相对无害物质的一种方法。植物在植物稳定中的主要功能是:保护污染土壤不受侵蚀,减少土壤渗漏,以防止金属污染物的淋移;通过金属根部的积累和沉淀或根部吸持来加强土壤中污染物的固定。应用植物稳定修复污染土壤技术,应尽量防止植物吸收有害元素,以防止昆虫、草食动物及牛、羊等牲畜在这些地方觅食后可能会对食物链带来的污染。

第49卷

信息化与中毒咨询业

本卷主编 史志诚 孙承业

WORLD HISTORY OF POISON
世界毒物全史

卷首语

计算机技术的出现与人类进入信息化时代，毒理学领域也相继形成了一个以收集、整理和分享毒理学信息的管理系统，该系统成为毒理科学的一个重要组成部分。人们可以通过在网上搜索获得所需要的毒理学的最新和最为准确的信息资料。在此基础上，中毒控制中心逐步兴起，并且呈现出前所未有的需求增长态势。中毒控制和信息咨询中心提供24小时不间断的有关毒物和中毒的电话咨询服务，为市民提供中毒的防治知识，为基层医院的医务工作者提供治疗中毒的临床咨询。有些中心的毒理实验室为医院提供快速的药物和化学品毒理分析，为减少中毒事件的发生和提高中毒的治愈率做出重要贡献。与此同时，各国图书馆、毒理学专业机构和相关的管理机构建立了毒理学网站，承担着传播毒理学最新研究成果和信息的历史使命，成为现代毒理科学发展的重要标志之一。

本卷评述了毒理学信息系统的发展历程，展望了未来毒理学信息系统的发展前景，记述了国际毒理学期刊与文献信息资源和毒理学重要刊物，列出了国际上重要的毒理学数据库与网站、毒理学网络书刊与博客。同时，记述了世界中毒咨询业的兴起与发展历程、全球中毒控制中心的发展状况和PCC的组织机构的运行模式，重点介绍了美国、日本、俄罗斯、中国和泰国的毒物咨询中心，并对21世纪的毒物与中毒咨询业进行了评述。

1

毒理学信息系统的发展历程

1.1 催生毒理学信息管理系统的报告

电子计算机是20世纪重大技术成果之一，它代替了人的一部分脑力劳动，成为物化了的人的部分智力的机器。由于它具有存贮数据和记忆的能力以及进行逻辑推理和判断等功能，并且运算速度快、计算精度高，因此作为一种自动、高速、精确的运算、控制和管理工具已广泛应用于经济社会的各个领域，毒理学也不例外。计算机时代的来临，不仅能够管理和处理大量的毒性数据，而且可以预测化合物的毒性。计算机与互联网毒理学数据库相连接，将毒理学知识传播到世界各地和千家万户。

建立毒理学信息管理系统的早期工作主要是源于一份重要报告，这就是1966年美国总统科学顾问委员会提出的一份《毒理学信息管理》的报告。作为这个报告的反应，美国国立医学图书馆在1967年设立了"毒理学信息计划"（Toxicology Information Program，TIP）。后来发展为"毒理学和环境卫生信息计划"（Toxicology and Enviromental Health Information Program，TEHIP）。

TEHIP的宗旨为：筛选并提供毒理学信息资源，促进用户对毒理学信息资源的访问，加强毒理和环境卫生方面的信息基础设施建设。同时，美国国立医学图书馆和其他一些机构建立了十几种与毒理学和环境卫生相关的数据库，提供咨询和在线联机检索服务。当时信息资料的来源主要是德国、前苏联、丹麦和美国的药理学和毒理学杂志的文献。后来增加了生物文摘、化学文摘、医学摘要和医学索引，由此建立了毒理学文献在线（TOXLINE）、医学文献在线（MEDLINE）和化学文献在线（CHEMLINE）。

与此同时，美国的法律和规章的制定和颁布对毒理学信息管理系统的建立产生了重要的影响。1970年颁布的《职业安全卫生法》中包括保护工人并批准工作场所的标准，要求向普通大众公布所有已知的有毒物质的名单。遵守这一指令，1971年除了在报纸上刊登外，还要在网上公布有毒物质的名单。化学物质毒性作用登记联机数据库（RTECS）率先上网。

1976年《有毒物质控制法》（TSCA）的颁布是毒理学信息管理系统发展的一个重要里程碑。为了响应这个法律信息收集的要求，有毒物质资料委员会主办并推荐在化学物质信息网（CSIN）上发布了70000多种商业化学品的有关资料。其他法律，诸如《空气清洁法》（1963）、《消费产品安全法》（1972）、《联邦杀虫剂、杀真菌剂和灭鼠剂法》（1972）、《资源保护和恢复法》（1976）、《饮水安全法》（1977）以及《综合环境反应、补偿和责任法》（1980）都建立了政府的和企业的信息系统。

1.2 信息系统成为毒理学的组成部分

从图书馆到先进的软件包

从早期的图书馆为基础的书目工具到现代先进的软件包，利用先进的计算机和电信技术大大促进了毒理学信息系统管理方式的迅速演变。毒理学信息系统随着毒理科学本身的快速发展不断更新。众多毒理学资料和文献档案开始以联机为代表的尝试已经通过联机检索来处理毒理学文献。随后这种办法被用于电脑，以提供文献源的数据库。体现在立法和规章上，社会关注的有毒有害物质已经创造了许多数据库，提供给社会各界在计算机上查询。先进的、集成化的信息管理系统能够访问一个大量的独立维持的毒理学数据库。快速发展的信息技术、微机和新型高密度存储设备使毒理学信息管理系统成为毒理科学的重要组成部分。

从毒理学资料库到网上搜索

1964年，批量处理的医学文献分析和检索系统（MEDLARS）在美国国家医学图书馆运作。随后在1971年，联机医学文献分析与检索系统在线版的医学索引开始运行。然而当时还没有专门服务于毒理学家的信息系统，只能通过进入远程数据库才能获得。1978年，毒理学资料库由美国国家医学图书馆兴建和营运，开始向用户提供联线、互动获得评估的毒理学数据。

为了为毒理学资料库取得"评价"的数据，世界上关于毒理学的数据内容均摘自专著和手册，而不是源于初级期刊文献。在网上搜索的毒理学资料大部分都经过毒理学家进行部分甄别，有的毒理学资料库经过审查委员会审定后释放到网上。在美国，毒理学资料库的审查委员会是美国国家卫生研究所（美国国家卫生署）毒理学研究科的一个分支，其主要职能是保证任何数据系统都是准确和可靠的信息。

在以收集、处理和分析规模庞大的啮齿动物为基础的测试方面，贝克曼仪器公司开发了一个自由放置的数据收集和处理系统，名为TOXSYS，其中包括两个专门的硬件和专门软件。另一种用于大型的动物实验收集和处理数据系统是由德国癌症研究中心开发的。

未来的毒理学信息管理系统

进入21世纪，世界上有100多种期刊给毒理学留有大面积的版面。许多毒理学社团组织和学校的毒理学课程都产生了许许多多的毒理学数据和信息，更需要一个强大的毒理学信息系统。因此，未来的趋势是：

第一，个人电脑终端、移动终端（平板电脑和智能手机）迅速普及，基于多终端设备的应用被广泛应用；

第二，大型网络数据库和云储存为海量的毒物相关数据储备提供了可能；

第三，云计算、机器学习等技术使用使得毒物数据"智能生产"成为可能，这些变化为更方便使用毒理学数据提供了可能。

2 毒理学书刊与文献信息资源

2.1 毒理学专著的出版态势

出版毒理学专著、期刊和论文集承担着传播毒理学最新成果和信息的历史使命，是毒理科学发展的重要标志之一。毒理学专著的出版情况，特别是那些成为毒理学里程碑的书籍，我们在毒理科学的前几卷中已经做了介绍。据不完全统计，从20世纪初到1949年的近半个世纪，全世界共出版了包括化学品毒理学、药物毒理学、法医和犯罪毒理学、工业毒理学专著十几种。但到1950年，毒理学专著数量剧增；1951—1960年，平均每年新出版约10种；1961—1970年，平均每年新出版15种左右；1971—1990年，平均每年新出版20~25种。根据1982年荷兰报道的"毒理学情报源"，全世界出版的毒理学方面的书籍、手册、会议录、教科书、政府报告、专著等约有185种。

2.2 综合期刊与毒理学文献

综合性期刊对毒理学的原始报告、综述和讨论进行了索引和摘录，但收集的完整性不同，这些期刊包括：《医学索引》（Index Medicus）、《化学文摘》（Chemical Abstracts，CA）、《生物文摘》（Biological Abstracts，BA）、《医学文摘》（Excerpta Medica）、《农药文摘》（Pesticides Abstracts）、《污染文摘》（Pollution Abstracts）、《环境污染对健康影响文摘》（Abstracts on Health Effects of Environmental）、《生物科学资料服务》（Biosciences Information Service）、《毒性目录》（Toxicity Bibliography）等。

《化学文摘》自从1907年问世以来，收集的有关毒物的毒性及毒理学文摘量分别为：1907—1916年（卷1—10）为276篇，1917—1926年（卷11—20）为287篇，1927—1936年（卷21—30）为1499篇，1937—1946年（卷31—40）为3190篇，1947—1956年（卷41—50）为4191篇，1957—1966年（卷51—65）为6163篇。以上均为10年间文摘累计数量。如以每年计，1967年（卷66—67）有904篇，1976年（卷84—85）有7901篇，1981年（卷94—95）为12828篇，1986年（卷104—105）为13146篇，1991年（卷114—115）为12584篇。以上数字表明：毒理学文献数量近半个世纪以来逐年增加，1986年的数量为1937年的30倍。

2.3 毒理学重要刊物

20世纪前半个世纪，毒理学的研究成果主要反映在药理学期刊中，如俄罗斯的《药理学与毒理学》（1938），丹麦的《药理学与毒理学学报》（1945）和美国的《毒理学杂志和应用药理学杂志》（1959）。1930年德国创刊的《中毒事件》[①]是世界上最早的毒理学杂志。1950年以前，毒理学期刊仅有五种。从1961年开始，许多新的毒理学期刊诞生。

据2000年统计，全世界有关毒理学的专业期刊有60多种，多数进入SCI核心期刊。其中影响因子较高的主要有以下几个。

《毒理学文献》（Archives of Toxicology），1930年创刊于德国，全年12期（ISSN：0340－5761），施普林格（Springer）出版社，SCI 2002年影响因子为1.852。刊载毒理学有关临床与实验的研究论文、评论与短讯，注重人与动物对药物反应的机制、新的分析方法、药品实验研究及法医毒理学等内容。同时以英语和德语发行电子版。（图133）

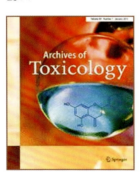

图143 《毒理学文献》（封面）

《国际毒理学杂志》（International Journal of Toxicology），双月刊（电子版ISSN：1092-874X），美国大学毒理学协会的会刊，Informa Healthcare出版社出版。

《基础与应用毒理学》（Fundamental and Applied Toxicology），1981年创刊于美国，全年12期（ISSN：0272-0590），Elsevier Science出版社出版。1999年前刊名为 Toxicological Sciences。刊载毒理学方面的研究论文和报告，对毒剂、化学品、药物和天然产品进行危险评价和安全评估，并论述相关的方法、设备、政策和法规。

《毒素》（Toxicon），国际毒素学会会刊，月刊（ISSN：0041-0101），珀加蒙－爱思唯尔出版社出版，英国。是一个介绍来源于动物、植物和微生物毒素的多学科期刊。

《天然毒素》（Natural Toxins），1992年创刊于美国，全年6期（ISSN：1056-9014），John Wiley出版社出版。刊载研究有毒天然产物的发现、离析、鉴别和特性

[①] 《中毒事件》（德文，Sammlung von Vergiftungsfaellen）杂志为年刊，每年12月出版，主要收集报道各地发生的中毒事件和案件及处置情况。例如：1932年，报道在浴室里发生一氧化碳中毒死亡的案件（3：23-24），工业粉尘引起的砷中毒（3：113-114）；1934年，报道磷酸三甲酚酯中毒（5：1-2），肾上腺素中毒引起的死亡（5：107-108），急性磷中毒（5：187-188）；1935年，报道三氯乙烯职业中毒（6：75-78）；1936年，报道重度急性硝基苯中毒治愈1例（7：A125-A126），铅中毒（7：A189-A190）；1937年，报道巴西第三工厂中毒事件（8：C13-C20）；1940年，报道锡中毒问题（11：A225-A226）；1944年，报道曼陀罗叶中毒（13：189-196）等。《中毒事件》也有译为《毒物学文献》（英文，Archives of Toxicology）。

的原始论文，并论述这些毒物对人类健康、环境以及经济和社会问题的影响。涉及与天然毒物相关的生物化学、生物合成、化学、流行病学、免疫学、新陈代谢、营养学、药理学和病理生理学。

《毒理学》（Toxicology），英国毒理学会主办的刊物，1973年创刊，半月刊（ISSN：0300-483X），全年33期，爱思唯尔-爱尔兰出版社出版，SCI 2003年影响因子为2.061。发表研究论文与评论，探讨化合物（如食品添加剂、药物、农药、饲料添加剂）应用对人和动物机体组织的影响，以及与毒物有关的流行病学等方面的问题。

《毒理学-试管内》（Toxicology in Vitro），双月刊（ISSN：0887-2333），珀加蒙-爱思唯尔出版社出版，牛津，英国。

《毒理科学》（Toxicological Sciences），月刊（电子版ISSN 1096-0929），美国毒理学会的会刊，1981年创刊，牛津大学出版社出版。

《毒理科学杂志》（The Journal of Toxicological Sciences）（电子版ISSN：1880-3989），日本毒理学会的会刊，日本毒理学会出版。

《毒理学通讯》（Toxicology Letters），1994年创刊，半月刊（ISSN：0378-4274）爱思唯尔出版社出版，爱尔兰，SCI 2003年影响因子为2.224。刊载哺乳动物毒理学领域研究成果的简报和短评。

《毒理学方法》（Toxicology Methods），季刊（ISSN：1051-7235），泰勒弗朗西斯出版集团出版，英国。

《毒理学与化学研究》（Chemical Research in Toxicology），月刊（ISSN：0893-228X），美国化学学会出版，美国。

《毒理学评论》（Critical Reviews in Toxicology），双月刊（ISSN：1040-8444），华润（CRC）出版社出版，美国。

《毒理学评论》（Toxicological Review），俄罗斯。

《毒理学与应用药理学》（Toxicology and Applied Pharmacology），1959年创刊于美国，全年24期（ISSN：0041-008X），爱思唯尔出版社出版，SCI 2003年影响因子为2.851。刊载研究化学品、药物和天然产物对人和动物的组织、结构和功能的影响。对毒理和病理损害进行生理、生化、细胞和分子分析，并提出解决方法。

《毒理学与环境健康A》（Journal of Toxicology and Environmental Health，Part A），半月刊（ISSN：1528-7394），泰勒弗朗西斯出版集团出版，英国。

《毒理学与环境健康评论B》（Journal of Toxicology and Environmental Health，Part B：Critical Reviews），季刊（ISSN：1093-7404），泰勒弗朗西斯出版集团出版，英国。

《毒理学与临床毒理学》（Journal of Toxicology - Clinical Toxicology），双月刊（ISSN：0731-3810），马塞尔德克尔公司出版，纽约。

《毒理学与毒素评论》（Journal of Toxicology-Toxin Reviews），季刊（ISSN：0731-3837）马塞尔德克尔公司出版，美国。

《体外毒理学》（Toxicology in Vitro），1987年创刊，全年6期（ISSN:0887-2333），爱思唯尔出版社出版，SCI 2003年影响因子为1.642。刊载利用体外技术测定化学药物的毒性和解释其活动的机制方面的研究论文与评论，侧重于对人与动物具有危害性的化学药物的研究。

《药理学与毒理学》（Pharmacology and Toxicology），月刊（ISSN：0901-9928）MUNKSGAARD国际出版公司出版，丹麦。

《药理学与毒理学方法》（Journal of Pharmacological and Toxicological Methods），1978年创刊于美国，双月刊（ISSN：1056-8719），爱思唯尔出版社出版。

《水毒理学》（Aquatic Toxicology），月刊（ISSN：0166-445X），爱思唯尔出版社出版，荷兰。

《环境污染与毒物学文献》（Archives of Environmental Contamination and Toxicology）（ISSN：0090-4341），1973年创刊，全年8期，Springer-Verlag出版社出版，德国。刊载有关环境污染和毒物学实验与理论研究方面的论文，还刊载臭氧层研究以及与环境有关的化学、生物学和毒理学等方面的研究报告和简讯。

《环境毒理学》（Environmental Toxicology），1986年创刊于美国，双月刊（ISSN：1520-4081），约翰威利兄弟有限公司出版，SCI 2003年影响因子为1.271。刊载环境毒性与水质研究、监测、标准和政策方面的论文。

《环境毒理学与药理学》（Environmental Toxicology and Pharmacology），1992年创刊于荷兰，双月刊（ISSN：1382-6689）爱思唯尔出版社出版，SCI 2003年影响因子为1.280。1996年前刊名为《欧洲环境毒理学与药理学杂志》（European Journal of Pharmacology：Environmental Toxicology and Pharmacology）。刊载药物与环境污染物对人类和脊椎动物的毒性效应方面的研究论文、快报及短评。

《环境与健康展望》（Environmental Health Perspectives，EHP）是由隶属美国卫生与人类服务部（DHHS）的国立卫生研究院（NIH）下属的环境健康科学研究所（NIEHS）出版的专业销售月刊。其宗旨是为治理环境、保障人民健康搭建一个信息平台。中文版于2001年6月创刊。

《环境污染与毒理学评论》（Reviews of Environmental Contamination and Toxicology），2010年创刊，季刊（ISSN：0179-5953），施普林格出版社出版，美国。

《环境致癌剂与生态毒理学评论C，环境科学与健康》（Environmental Carcinogenesis and Ecotoxicology Reviews -Part C of Journal of Environmental Science and Health），半月刊（ISSN：1059-0501），马塞尔德克尔公司出版，美国。

《生态毒理学》（Ecotoxicology），双月刊（ISSN：0963-9292），Kluwer学术出版社出版，荷兰。

《生态毒物学与环境安全》（Ecotoxicology and Environmental Safety），1977年创刊，月刊（ISSN：0147-6513），学术出版公司出版，美国。

《细胞生物学与毒理学》（Cell Biolgy and Toxicology），双月刊（ISSN：0742-2091），Kluwer学术出版社出版，荷兰。

《实验与毒理病理学》（Experimental and Toxicologic Pathology），双月刊（ISSN：0940-2993），城市与菲舍尔出版社出版，德国。

《人类与实验毒理学》（Human and Experimental Toxicology），月刊（ISSN：0144-5952），自然出版集团出版，英国。

《兽医与人类毒理学》（Veterinary and Human Toxicology），双月刊（ISSN：0145-6296），由堪萨斯州立大学比较毒理学实验室主办，美国。

《免疫药理学与毒理学》（Immunopharmacology and Immunotoxicology)，季刊（ISSN：0892-3973），马塞尔德克尔公司出版，美国。

《食品和化学品毒理学》（Food and Chemical Toxicology）是英国工业生物研究协会出版的国际期刊。1963年创刊，月刊（ISSN：0278-6915），爱思唯尔出版社出版。刊登原创性研究文章、评论，以及动物或人体的毒副作用的病例报告，特别强调对食品安全、化学品安全和其他领域的人文环境中发生的天然或人工合成的化学品、消费品安全。

《应用毒物学杂志》（Journal of Applied Toxicology），1981年创刊于英国，全年6期（ISSN：0260-437X），John Wiley出版社出版，SCI 2003年影响因子为1.272。刊载应用毒物学领域的原始论文，涉及各种化合物和原料在畸形学、繁殖学、突变、致癌、环境、病理学、药物动力学、生化机制等方面的毒性作用。

《吸入毒理学》（Inhalation Toxicology），月刊（ISSN：0895-8378），泰勒弗朗西斯出版集团出版，美国。

《分析毒理学》（Journal of Analytical Toxicology），双月刊（ISSN：0146-4760），普雷斯顿出版公司，奈尔斯市出版，美国。

《应用毒理学》（Journal of Applied Toxicology），双月刊（ISSN：0260-437X），约翰威利兄弟有限公司出版，英国。

《皮肤毒理学与眼毒理学》（Journal of Toxicology-Cutaneous and Ocular Toxicology），季刊（ISSN：0731-3829），马塞尔德克尔公司出版，美国。

《生殖毒理学》（Reproductive Toxicology），季刊（ISSN：0890-6238），珀加蒙-爱思唯尔出版社出版，英国。

《神经毒理学》（Neurotoxicology），双月刊（ISSN：0161-813X），INTOX出版社有限公司出版，美国。

《神经毒理学与治疗学》（Neurotoxicology and Teratology），双月刊（ISSN：0892-0362），珀加蒙-爱思唯尔出版社出版，英国。

《管理毒理学与药理学》（Regulatory Toxicology and Pharmacology），1981年创刊于美国，双月刊（ISSN：0273-2300），学术出版公司出版，SCI 2003年影响因子为1.440。在社会对人类健康和环境保护日益关注的情况下，该刊通过反映公众舆论、科学数据和研究进展来为毒理和药理研究规章的科学方面与法律方面搭一桥梁，论述法规的制定及其科学依据。

中国的毒理学期刊除1986年创刊的《中国药理学与毒理学杂志》《环境诱变剂》之外，《卫生毒理学杂志》于2000年改为《毒理学杂志》（Journal of Health Toxicology）。刊载工农业、环境、食品、遗传和临床毒理学方面的科研论文以及民用与环境化学保健食品、化妆品、药品的安全性评价等内容。此外，中国畜牧兽医学会动物毒物学分会1985年创办的《动物毒物学》杂志（内刊）已经印发22卷42期。2011年9月，中国毒理学会创刊《中国毒理学报》。2012年，中国毒理学会与英国毒理学会联合承办英国皇家化学协会出版的《毒理学研究》（Toxicology Research）。

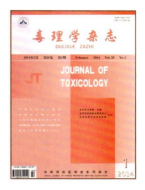

图144 《毒理学杂志》

2.4 研究药物滥用的期刊

据 1994 年统计，研究药物滥用的期刊在美国有七种，英国有五种，荷兰、澳大利亚各一种[①]。此外，在中国有一种。

美国

第一，《美国药物与酒精滥用杂志》(The American Journal of Drug and Alcohol Abuse)。本刊主要论述药物和酒精滥用的成因、作用，以及相关的流行病学和治疗方法，社会、医疗和公共保健问题。

第二，《酒精研究杂志》(Journal of Studies on Alcohol)。从生物科学和社会科学角度研究酒精问题。

第三，《国际成瘾杂志》(International Journal of the Addiction)。研究个人和群体由于服用、滥用和依赖于药品、酒精、烟草而产生的危害以及相关法律和社会问题，刊载文章和简讯。

第四，《药物滥用杂志》(Journal of Substance Abuse)。刊载药物滥用方面的评论、研究报告、简讯和书评，涉及酒精、药物滥用、吸烟、饮食失调及相关的防治、公共政策、心理学等方面的问题。

第五，《美国成瘾杂志》(American Journal on Addiction)。刊载药物滥用成瘾的观察报告、临床论文、病例报告。

第六，《国家药物滥用报告》(National Report on Substance Abuse)。述评美国各级政府关于酗酒与吸毒方面的法规和检测政策等问题。

第七，《药物滥用系列丛书》(NIDA Research Monograph Series)。它是由美国政府的重点研究单位——隶属美国药物滥用研究所 (National Institute on Drug Abuse) 的美国成瘾研究中心 (Addiction Research Center, ARC) 创办的，是一种不定期杂志。它介绍 NIDA 研究状况的最新进展，有定题专刊和不定题及会议专刊。

英国

第一，《药物与酒精依赖》(Drug and Alcohol Dependence)。刊载研究药物滥用和酒精中毒对人体健康的影响以及有关的预防措施等问题的论文。

第二，《成瘾》(Addiction)。原名《英国成瘾杂志》(British Journal of Addiction)，是由酒精和其他药物成瘾研究学会 (Society for the Study of Addiction to Alcohol and Other Drugs) 主办的。

第三，《药物滥用治疗杂志》(Journal of Substance Abuse Treatment)。刊载有关毒品与酒精滥用后造成的中毒及其治疗方面的资料。

第四，《成瘾研究与治疗的年评》(Annual Review of Addictions Research and Treatment)。刊载药物、毒品与酒精中毒和

[①] 刘彦红，赵成正，赵苓. 国外部分有关药物滥用期刊简述. 中国药物依赖性通报，1995，4 (1)：57-58.

成瘾以及治疗方法研究进展的综述文章。

第五，《成瘾文摘》（Addiction Abstracts）。刊载国际性最新资料通告的季刊，涉及整个成瘾领域，内容包括教育、预防和政策及关于预防物质误用和有关问题。

荷兰

医学文摘第40辑：《药物依赖、酒精滥用和酒精中毒》（Drug Dependence, Alcohol Abuse and Alcoholism）。收录世界各国期刊5415种，其中纯医学期刊3000种。内容包括药物滥用、麻醉性药物中毒、药物依赖的诊断、酒精与有机溶剂的药理学等方面的资料。

澳大利亚

《澳大利亚药物与酒精评论》（Australian Drug and Alcohol Review）。刊载酒精、烟草和药物使用的评论文章，涉及临床学、生物医学、心理学、社会学等领域。

中国

《中国药物依赖性杂志》（Chinese Journal of Drug Dependence），1987年创刊。刊载药物依赖性研究与药物滥用防治的科研论著，以及综述、讲座、毒品问题与社会等新动态。

3

毒理学数据库与网站

3.1 国际组织网站的毒物信息资源

网上的中毒相关数据库数量巨大，有专门建立的中毒数据库网站，也有从传统媒介方式转化过来的电子刊物。20世纪90年代，大型的毒物数据库都建立了网上传播方式，如1998年8月15日以前主要以光盘颁发的TOXLINE，后来已经通过因特网（Internet）完全免费供人们使用。国际组织与毒物危害相关的信息资源主要是[①]：

联合国环境规划署（UNEP）网站上建立了全球信息资源数据库、国际潜在有毒化学品登记处（IRPTC），世界保护和检测中心（WCMC）已经成为UNEP最重要的生物多样性评价中心。

世界卫生组织（WHO）2002年7月的首页中专门有生化武器专栏、对食物中丙烯酰胺的认识等内容。同时还公布全球环境展望。

国际劳工局（ILO）网站收集了国际劳工组织局制定的国际公约、建议书和宣言等。如1990年化学品公约、1990年化学品建议书等，还有国际化学物品安全卡等数据库资料。

国际化学品安全署（IPCS）由联合国环境规划署、国际劳工局和世界卫生组织联合于1980年组建。此网站将IPCS所做的主要工作有机地连接了起来。

联合国粮农组织（FAO）网站上发布最新的农药贸易情况，食物中农药和兽药最大残留限制数据库等。

经济合作与发展组织（OECD）在其网站上建立了化学品安全专栏。包括化学事故、化学品分类与标签、化学品危害与危险性评价、化学危险性处置、化学试验指南、药品非临床研究质量管理规范、新化学品等内容。

3.2 世界主要毒理学数据库与网站

随着计算机技术与毒理学信息化的发展，大量毒理学数据库（Toxicology Data Bank）、危险物质数据库（Hazardous Substances Data Bank）和毒理学网站出现，提供了有效的网上查询。计算机数据库的发展，最早是网上毒理学书目系统，之后紧接着就是数据或事件检索系统。早期的数据库是美国政府赞助的毒理学资料库

---

① 孙承业. 毒物信息网上搜索. 健康报，2002-07-09.

(TDB)，由美国国家医学图书馆兴建和营运，并于1978年开始向用户提供联线，互动获得评估的毒理学数据。化学物质毒性作用登记联机数据库（RTECS），是一个提供已有文献报道急性或其他毒性效应物质简要说明的汇编。石油和危险材料的技术援助数据系统（OHMTADS），是由美国环境保护局开发的一个数据库，提供化合物溢漏可能涉及的问题数据，拥有126个数据单元，并描述了1200多个其他化合物。

20世纪末，世界毒理学数据库与网站发展到100多个，主要有以下一些。

毒理学信息系统（POISINDEX）。提供100余万条商业药品及生物物质的成分信息。每种药品与一篇或多篇相关文献联结，以提供临床作用、毒性范围及中毒处理方案等信息。该系统有助于事故性中毒处理、对急性中毒做出快速反应、报告危害健康的潜在毒副作用。

MICROMEDEX数据库。该数据库由药品信息、毒理学信息、紧急救护信息和患者教育信息四个部分组成。其中，毒理学信息系统由四个子系统组成。

第一，POISINDEX系统，标准数据项包括总论、物质名称/同义名、临床应用、实验室监测数据、文摘、处理、毒性水平、动力学、药理学/毒理学、物理化学特征、动物毒理学数据、参考文献；

第二，TOMEX系统，包括所需的医疗和毒性信息、化学物质的安全管理、风险评估；

第三，ToxPoints系统；

第四，REPRORISK系统。

毒理学文献在线(TOXLINE，国际毒理学文献文摘数据库)。该网站提供毒理学和环境卫生领域的文献数据库。TOXLINE由两个部分构成：TOXLINE-Special和TOXLINE-Core。前者是合并和挑选好的几个数据库的记录而构成的。后者是美国联机医学文献分析和检索系统，提供毒理学和环境卫生信息。该数据库收录了200万篇文献记录并带有深度摘要，涉及药物毒理、食品腐烂、职业危害、毒理学分析及水处理等。所有文献都包括了摘要、索引词、化学文摘登记号等。

毒理学网站（TOXNET, Toxicololgy data Network，毒理学数据网）。由美国国家医学图书馆主办，提供有关毒理学、环境健康、有害化学物质及相关领域的信息。

毒理学（Toxicology，VINITI）。该网站发布毒理学书目资料及其摘要。(URL：http://www.viniti.ru)

药物毒理学（Drug toxicology, VINITI）。该网站发布药物毒理学书目资料及其摘要。(URL：http://www.viniti.ru)

动物毒素数据库（Animal Toxins Database，ATDB）。是以动物毒素频道、互动网络文献和数据库为基础的最全面的全球性动物毒素信息库。其中包括55022种毒素，3000个毒素图以及一些毒素的三维分子结构图。

生态毒物学与环境安全。发表有关研究天然或合成化学污染物质对动物、植物和微生物生态系统的生物效应和毒性效果的研究论文、报告等。该网站免费提供《生态毒物学与环境安全》刊物1993年第25卷以来每期的内容目次和论文摘要。(URL: http://www.elsevier.com/locate/eoenv/)

生态毒理学数据库（ECOTOX, ECOTOXicology）。该网站（http://www.epa.gov/ecotox/）由美国国家环境保护局建立，可进入生态毒理学数据库，为水生和陆生生物提供了化学毒性信息，是一个测试化学药品对环境影响的良好工具，而且有相关的文献，提供了在线帮助和各种索引。

澳大利亚生态毒理学会网站（Website of ASE——The Australasian Society for Ecotoxicology）。主要反映与环境保护和管理有关的生态毒理学进展。（URL：www.ecotox.org.au）

环境诱变信息中心（美国）。这个网站提供了一个环境突变方面的数据库，包含了该领域1950年以来的文献。同时附有一个大型的关键词索引。（URL：http://toxnet.nlm.nih.gov/cgi-bin/sis/htmlgen）

环境化学物质数据与信息网（ECDIN，Environmental Chemicals Data and Information Network）。由欧盟联合研究中心主办，提供化学品和药物的危害信息。

化学物质毒性作用登记数据库（Registry of Toxic Effects of Chemical Substances，RTECS）。提供毒效登记信息。

化学安全信息卡（Chemical Safety Information Cards）由俄罗斯医学科学院人类生态与环境健康研究所主办。

化学品安全数据卡（Material Safety Data Sheet，MSDS）。由Vermont安全信息资源公司（SIRI）提供化学品安全数据免费服务。

遗传毒理学数据库（Genetic Toxicology，GENETOX）。提供有关遗传毒性化学物质的信息。

发育和生殖毒理学数据库（Developmental and Reproductive Toxicology，DART）。提供关于畸胎学、发育与生殖毒物学的信息。

危险物质数据库（Hazardous Substances Data Bank，HSDB）。提供有害化学品的毒性、影响、危害、安全及其急救的信息。

综合性危险信息系统数据库（Integrated Risk Information System，IRIS）。提供潜在毒性物质的危害及常规情报数据。

美国毒物控制中心协会（AAPCC）。了解美国各地毒物控制中心的信息和统计资料。本网站不向个人提供中毒咨询。

美国工业卫生协会（AIHA）。免费提供《美国工业卫生协会杂志》的全文或文摘，并提供1984年以来的累积索引。

美国毒物与疾病登记处（Agency for

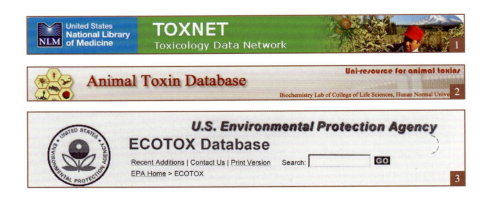

图145 毒理学网站与数据库首页标识（1.毒理学网站〔TOXNET〕首页标识；2.动物毒素数据库〔ATDB〕首页标识；3.生态毒理学数据库〔ECOTOX〕首页标识）

Toxic Substances and Disease Registry）。是隶属美国 CDC 的毒物与疾病的登记机构，经常发布接触毒物与疾病关系方面的警报。可点击 Publications 进入 Atsdr 网。

美国职业安全与卫生管理局（OSHA）。有美国职业安全与卫生管理局推荐的 30 余个有关重要网页。

中国化救通 ChemAid 网站。由中国国家经贸委上海化学毒物咨询中心主办，为化学危险品的安全监管服务。

中国环境与健康网（毒物信息查询）。由中国预防医学科学院环境卫生监测所主办，内含毒物中毒信息库（3416 种有毒化学品和动植物）和文献病例库（2844 个病例）等 10 个数据库。

中国中毒控制中心网。中国预防医学科学院所属国家中毒控制中心成立于 1999 年 4 月 23 日。中心利用中国预防医学科学院的技术、设备及人员优势和多年积累起来的中毒控制经验、国内外联络网，联系依靠全国各学科专家，面向全国提供中毒咨询的各类服务。

中国安全网。由国家经贸委安全生产局主办，内有职业安全卫生信息源。该网站收集了 2000 多个网址，同时还能添加新的网址。

新泽西有害物质周知卡（New Jersey Hazardous Chemical Fact Sheets）。提供详细的化学物质危害性资料，PDF 格式。

此外，奥地利维也纳的维特里纳里大学植物学院建立了"有毒植物数据库"。新加坡国立大学建立了"毒物数据库"，数据库包括新加坡有毒植物、毒蛇及动物毒素，世界抗蛇毒资料，世界毒素学专家和世界毒物控制中心名录等。

3.3 毒理学网络书刊

毒理学网上图书馆

毒理学网上图书馆（World Library of Toxicology），是美国国家医学图书馆的一个专业信息服务项目，也是美国国立卫生研究院的组成部分，得到美国卫生部和人类服务机构支持，同时与国际毒理学联盟进行合作。这个免费的全球网络门户为政府机构、非政府组织、大学、专业团体、科学界和公众提供毒物学、化学品安全和环境健康方面的信息。

毒理学历史网上图书馆

2008 年，毒理学历史网上图书馆（Toxipedia）正式开通，亦称为毒理学咨询网站。其宗旨是为大众普及毒理学知识。

网上图书馆按照古代（前 3000—400）、中世纪（约 476—1453）、早期现代（1300—1700）、现代初期（1700—1950，即第二次世界大战后）和后现代（1950 年至今）分期，展示了毒理学的历史知识，毒理学从古代到现代对社会的影响。"历史上的今天"专栏为公众提供毒理学重大事件和环境健康史的权威资源以及与毒理学发展有关的历史人物的介绍，同时鼓励用户编辑和添加页面。

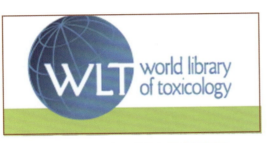

图 146　美国毒理学网上图书馆标识

和以 CD-ROM 形式发行的期刊。目前，网络期刊已经进入第三代，和 iebook 电子杂志一样，以 flash 为主要载体，独立于网站存在。

毒理学网络期刊是一种非常好的媒体表现形式，它兼具了平面与互联网两者的特点，且融入了图像、文字、视频等相互动态结合呈现给读者，此外还有超链接、及时互动等网络元素，是一种很享受的阅读方式。

网络毒理学期刊

网络期刊（Network Journals）亦称为电子出版物、网上出版物。就广义而言，任何以电子形式存在的期刊皆可称为网络期刊，涵盖通过联机网络可检索到的期刊

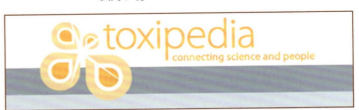

图 147　毒理学历史咨询网站首页标识

3.4　吉尔伯特的毒理学博客

美国神经毒理学博士、西雅图神经疾病研究所所长、华盛顿大学环境与职业健康服务部副教授的史蒂芬·格·吉尔伯特（Steven G. Gilbert）博士著有 A Small Dose of Toxicology：The Health Effects of Common Chemicals[1]一书，他在网站上建立的毒理学博客（ToxiCast™）将最新的研究成果选编成毒理学谈话播客系列，使毒理学与今天的世界连接。他与主持人在网站上谈话，回答人们关心的许多毒理学问题和有毒物质对家庭健康和环境的影响。

吉尔伯特博士认为：毒理学是一个庞大的、复杂的领域，他写《毒理学漫话》的目的是设法将毒理学资料提供给广大公众。通过博客，他告诉人们怎样才能防止接触日常生活中的化学物质所产生的后果，使广大的观众、立法机构及其工作人员、教师和学生都从中受益。

---

[1] A Small Dose of Toxicology：The Health Effects of Common Chemicals，已由周志俊等译为中文版，书名为《生活中的毒理学》（上海世纪出版集团，2013）。

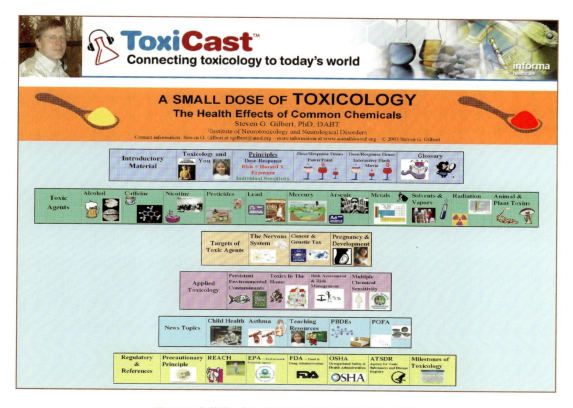

图 148　史蒂芬·吉尔伯特博士和他的网上博客首页

4

毒物与中毒咨询业的兴起与发展

4.1 毒物与中毒的威胁呼唤咨询业

现有医学模式难以满足中毒事故及时处置

第二次世界大战结束后,世界经济及科学技术进入了迅猛发展的阶段,新产品、新技术、新方法被广泛使用,极大地提高了劳动生产力、改善了人们的生活和思维方式。化学品的使用也从医药、染料等有限的领域迅速地渗透到了人们生活的各个方面。在化学物给人们带来益处的同时,各种化学物及其产品引起人们中毒的事件也迅速增多,对人类生存的环境及人们的健康构成了一定的威胁。中毒患者的特殊性给医务工作者出了一道难题,中毒事故后果的严重性也引起了社会各界的关注。

由于毒物种类繁多,毒物的代谢方式、对人体的影响各不相同,在处理方法上有较大的差别,且中毒事件多表现为多个患者在短时间内发作,这些使得普通的医疗体系在处理这类事件时显得力不从心,既往的经验证明因延误诊断、错误处理带来的损失巨大。因此,中毒事故普遍存在,现有的医学模式不能满足需要。

人类健康和社会安定呼唤毒物与中毒咨询业。20世纪80年代,世界面临人口增长、经济增长、健康安全等巨大挑战。大气污染、工业事故、滥用化学品、环境灾害和涉及人类健康与安全的毒物与中毒问题越来越被人们所关注。据统计,1980—1985年,美国工厂发生各种严重事故6923起。由于过量使用化肥和滥用化学农药,发展中国家每年约1万余人死于农药中毒,40万人受伤害。全球每年有10亿吨废弃物倾向大洋,导致海洋生物受到污染。加上烟草危害和毒品的蔓延,人们急切希望看到政府的治理计划,获得有关保护环境和维护健康生活的各种信息。当人们每天打开报纸杂志、收听各地新闻广播和电视报道时,都可以感触到有关毒物与突发中毒事件的发生,同时也自然会提出许多有关防毒、避毒、解毒的问题,并期望寻求某些回答。政府有关部门也需要有关专家经常向来访咨询者介绍有关的科学知识,解决人们所关心的问题。

通过电话进行模拟中毒咨询的探索

1995年,赫伯特·尼尔·威格达[①]等通过电话对医院急诊科医护人员进行模拟中毒咨询,结果显示156次咨询中仅有64%提供的建议是正确的(其中,社区医院的

---

① 赫伯特·尼尔·威格达(Herbert Neil Wigder),博士,著有《急诊医学护理标准》(*Standards of Care in Emergency Medicine*)一书。

正确率为66%，大学附属医院的正确率为50%），且夜班错误率较白天高5.5倍。值得注意的是，急诊科大夫提供建议的正确率仅为22.2%，而急诊科护士回答的正确率为67.7%。在对1988—1989学年发生于美国匹兹堡地区校园中的362例中毒病例的回顾性调查，分析数据显示，仅有40%的病例得到了正确处理。①

常规医疗模式在突发中毒应急处理中表现出的缺陷使得中毒控制中心（Poison Control Center，PCC）在世界范围内得到了迅猛发展，中毒咨询业也随之兴起。与此同时，也促进了临床毒理学与PCC的密切合作。

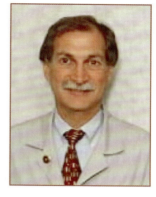

图149 赫伯特·尼尔·威格达

4.2 全球中毒控制中心的发展②

世界上第一个毒物控制中心

20世纪50年代初期，中毒事件发生的严重性、特殊性引起了医学界的广泛关注并采取措施，美国、英国启动的中毒控制项目成为发展中毒控制中心的重要标志。

世界上第一个毒物控制中心（PCC）于1953年在美国的芝加哥开业。这一年，美国儿科学会发起了芝加哥地区中毒控制项目（Poison Control Program），在11个医院建立起了中毒治疗协调中心，较好地解决了芝加哥地区中毒事故医疗处理方面的问题。接着，1954年，第二个毒物控制中心在北卡罗来纳州的杜克大学（Duke University）成立。1955年，波士顿成立了第三个毒物控制中心。此后，中毒控制中心在美国有了较快的发展，到1976年，全美中毒控制中心达到了641家。20世纪70年代末到80年代初，美国中毒控制中心协会（American Association of Poison Control Centers，AAPCC）成立，并制定了有效的服务规范和全国中毒监测系统。AAPCC的工作有效地提高了全美中毒控制服务的质量。1986年，全美有308家PCC被列入AAPCC成员名单。到1997年，这个数字减少至95家。PCC在数量上虽有减少，但服务规模却在增大。

与美国PCC同时开始起步的英国PCC经过几十年的努力建成了国家中毒信息服务网络；加拿大中毒控制中心是在加拿大儿科协会的努力下于1957年开始，之后建成由地区中毒控制中心构成的中毒服务网络；日本厚生省1987年成立了日本中毒信息中心；在经受了数次中毒事件后，荷兰在20世纪80年代亦建立了国家

---

① WIGDER H N，PROPP D A，KIM L，et al. The American journal of emergency medicine，2003，21（7）：607.

② 孙承业. 国外中毒与中毒控制中心的发展状况. 职业卫生与应急救援，1999，17（4）：178-180.

中毒控制中心（NPCC）。

1979年，非洲的津巴布韦成立了国家药物毒物信息中心，经几年的运行逐步完善，具有了一定的规模，能较好地服务于本国医务工作者。1989年以前，新加坡对中毒事件的处理呈无序状态，各方缺乏合作；到20世纪80年代末，每年发生中毒的患者均在3000例以上；1991年6月，由政府在法医学研究所设立了中毒信息中心（Poison Information Center, PIC）。PIC负责对全国化学和药物中毒提出预防和处理方案。现今，绝大多数发达国家及中国、印度、菲律宾、印度尼西亚、巴西、马来西亚、阿根廷、越南、伊朗、巴基斯坦和肯尼亚等数十个发展中国家都已建立起了中毒控制中心。这些PCC多是在近十年内建立的。

为了促进各国PCC的交流，1975年，26个国家临床毒理学及中毒控制中心在法国里昂组建了世界临床毒理学中心及中毒控制中心协会联盟（World Federation of Associations of Clinical Toxicology Center and Poison Control Center），每四年召开一次国际会议。1980年，联合国环境署、国际劳工组织和世界卫生组织共同资助建立了国际化学物品安全署（International Programme on Chemical Safety, IPCS），IPCS在组织、协调、促进世界各国加强中毒防治、知识的普及、毒品管理及中毒防治科学研究等方面做了大量的工作。1988年，IPCS成立了中毒控制中心工作组，每年举行一次有关专家参加的工作会议，就PCC发展中具有普遍性的问题进行深入的探讨和研究。

创建毒物控制中心（有的称为毒物信息中心，PIC）、毒理学网站以及毒理学数据库，成为20世纪80年代以后的普及推广毒理学知识和咨询服务的流行信息产业。据1999年统计，全世界72个国家和地区已建立了226个毒物控制中心或毒物信息中心。这些毒物咨询服务机构，有的为科研、教学和医疗服务，有的直接为公民提供单一咨询或咨询与救治服务，有的面向社会和家庭、毒性灾害防治和救护、毒物与中毒的科普宣传积极开展网上服务。毒物控制中心建立的网站上有许多毒物与中毒相关的数据库可供查询，中心并参与突发事件的处理。

在英国，中毒的临床诊断需要咨询。过去医院缺少很快识别类似植物有无毒性

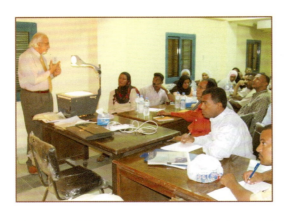

图150　埃及毒物控制中心的专家为来访者传播毒物与中毒知识

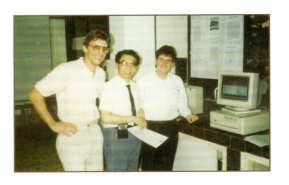

图151　在第10届毒素大会上，英国盖伊（Guy's）医院的医生介绍"有毒植物与有毒真菌图像计算机识别系统"（新加坡，1991）

的基本技术，延误了治疗时机。英国伦敦的盖伊（Guy's）医院与国家植物园联合研究并建立了"有毒植物与有毒真菌图像计算机识别系统"，填补了这方面的一个空白，解决了医院急诊的紧急需要，及时识别可疑的引起中毒的有毒植物，指导正确及时诊断治疗。该系统于1983—1988年处理急诊病例数千例，其中可疑浆果中毒的案例200起，涉及的患者大多都是孩子。

4.3 PCC的组织机构及运行模式

20世纪50—60年代，PCC的主要工作是在儿童误服药物及其他化学物品后，为其提供药理毒理学方面的服务。

随着PCC的日益普及，其存在的问题也暴露出来。有些PCC机构仅在药剂科或急诊科中设一部电话，人员不固定，且被咨询者素质差别大，资料的拥有量低，服务不规范，中心覆盖范围小、任务不足、效率低下。20世纪70年代末以来，发达国家PCC进入整顿、调整阶段。以美国为例，20世纪80年代，全美PCC从600余家减少到现今的不足100家，但整体服务质量却明显提高，实现了PCC由低效型向高效型、由无序向有序、由单一服务向网络化服务转变。

经过40余年的发展，PCC已被公认为处理中毒事故的最佳运行方式，它高效、经济。从全球PCC发展现状来看，现阶段的PCC组织结构及运行模式大体可分为两类：一类是以美、英、法、德为代表的发达国家，表现为以需求为动因的市场模式。在这种模式下，PCC的发展与市场经济相适应。虽然PCC的财力资助大部分来自政府，但其存亡与工作方式由社会需求决定，政府不予以行政干预。另一类是从建立到运行均由政府主导的计划模式，如发展中国家及人口较少的发达国家。在这种模式下，PCC数目及规模均较固定。

现今美国PCC服务网络由各州的PCC构成，每个PCC为特定区域内的毒物暴露者进行中毒咨询服务，居住在此地区内的任何个人（包括公众和医生）均可通过电话得到PCC的免费帮助；PCC服务电话号码排在电话号码簿的醒目位置，部分州向公众提供免费电话服务。据AAPCC统计，1993年，美国仅AAPCC地区中毒控制中心（RPCC）就处理中毒求援电话170万余个，平均每年每10万人口中有1051人接触毒物并向PCC电话咨询，其中70%以上是在患者中毒后尚未到医疗机构就诊前就得到了PCC专家的处理建议。

美国PCC网络还为职业中毒提供了大量服务，其统计资料成为监测职业中毒事件的重要参考依据。与此同时，为了规范各中毒控制中心的服务，美国中毒控制中心协会制定了一系列PCC标准，包括就职人员配备、就职人员资格和用于中毒咨询的资料、服务质量等，并制定了严格的考核及检查制度。

英国的国家中毒信息服务网（NPIS）是七家电话信息服务中心构成的、由计算机网络联结的信息咨询体系，其服务范围覆盖全国，服务网由爱丁堡中毒中心负责管理。其特点是不直接对公众开放，咨询主要来自各地医院的急诊科。伦敦中毒中心担当协调各地中心的任务，每年处理10万例以上急诊病例的咨询。为了减轻中毒信息中心的工作量，英国还在277个医院的急诊科张贴了宣传材料，以普及中毒知识、扩大公众参与。

法国和德国PCC的运行模式与英国相似，即网络化服务，但这些信息网均直接面向公众。新加坡的中毒控制中心于1991年开始运行，起点较高，咨询信息源广泛，立足于本国中毒发生特点，现代化装备与传统数据管理模式交融、并行，服务面向社会。荷兰NPCC隶属荷兰公共卫生和环境保护研究所，它利用研究所的技术设备解决环境污染、毒物、中毒等方面的实际问题，中心兼科研信息于一体，服务范围覆盖全国。日本中毒信息中心的主要任务是向医务人员及公众及时提供毒理学信息，每年中心接收咨询电话3万个，其中82%为公众咨询。其他国家的PCC亦根据本国国情规定中毒中心的职能和任务。

PCC作为一种模式，经40余年的发展在世界范围得到了普及，为有效地控制中毒事件起到了巨大的作用。

4.4 21世纪的毒物与中毒咨询业

进入21世纪，毒物与中毒咨询业成为一个新兴产业，成为一项"毒物学知识与技术服务+计算机通讯网络+公民"的全新的公益事业，成为"科学家+咨询专家+高科技服务"的一门特殊行业。其目的在于使接触毒物或发生中毒者及其亲友向毒物控制中心直接求助，并得到服务。其任务在于满足一切咨询者的要求，并得到满意的答复和救助。各国政府支持医学、卫生、兽医学院以及相关社会团体举办中毒控制中心，在成立中心的审批程序、参与咨询专家的资格审定、运行机制的规范、技术服务的质量等方面有统一的规定和要求，使这一咨询业健康发展。

中毒控制和信息咨询中心的定义为：提供24小时不间断的有关中毒电话咨询服务，为市民和各医院医务工作者提供中毒的知识和临床咨询。中心的毒理实验室为医院提供快速的药物和化学品毒理分析，对社区医院的医务工作者和广大市民进行中毒的专业知识普及和预防教育，以减少该地区中毒病例和中毒事件的发生率。

目前，世界上大部分城市都有中毒控制和咨询中心，这正是从事中毒专业的医疗工作者为之奋斗的方向，未来中毒控制和信息咨询的任务仍然是如何减少中毒的发生率，提高民众的健康水平。现在和未来从事中毒控制和信息咨询的毒理学家、计算机专家以及IT企业仍需继续合作和努力工作。

5 毒物与中毒咨询机构

5.1 美国的中毒咨询机构

美国毒物控制中心协会

美国毒物控制中心协会（American Association of Poison Control Center, AAPCC）是联系全美 50 个毒物咨询中心的协会组织。其目标是组织各毒物咨询中心研讨如何通过公共教育和科学研究降低中毒的发病率和死亡率，为各毒物咨询中心建立标准的操作规程。工作内容有：

第一，向地区性毒物咨询中心工作人员颁发证书。

第二，疏通毒物与中毒咨询中心与政府的联系。

第三，发展公共教育，编印有关资料。

第四，收集和分析国内中毒资料。该协会每年编发年报和六期通讯，举办年会，奖励在毒物控制方面取得成就的专家。

亚利桑那州毒物与药物咨询中心

美国亚利桑那州毒物与药物咨询中心（Arizona Poison and Drug Information Center, APDIC）建立于 1980 年 4 月，主要服务对象是当地的公民。咨询项目主要是毒物的预防知识和急诊治疗问题，以及毒物、毒素、药品的安全使用事项。中心的专家来自亚利桑那大学健康科学图书馆和药学院熟悉毒物咨询业务的药理学家和毒物学家。该中心一年 365 天 24 小时服务，设有免费专线电话。1996 年，该中心接收 6.4 万个电话，每天有 200~250 个电话，专家都给予了满意的答复。1997 年接收 6.3 万个电话，其中涉及人的有 44%，药物知识的有 25%，药品识别的有 12%，毒物知识的有 11%，涉及动物的有 3%，

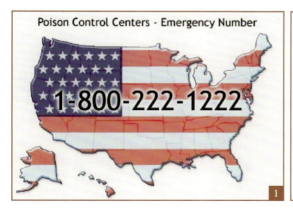

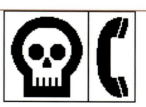

图 152　美国毒物控制中心协会（1.毒物控制中心应急电话号码：1-800-222-1222；2.美国毒物控制中心协会标识）

医疗知识有的 2%，毒物预防的有 1%，畸形的有 1%，其他有 1%。咨询内容：无意引起中毒的有 65%，动物咬伤、蜇伤的有 21%，治疗错误的有 5%，过敏的有 5%，食物中毒的有 2%，其他有 2%。

亚利桑那州的毒物和药物信息中心的创始人是阿尔伯特·L. 皮克奇奥尼（Albert L. Picchioni）博士。早在 1953 年，即药学院成立六周年之际，亚利桑那州南部的医生发现许多年轻的患者由于使用了有毒的家用清洁产品而受到影响。特别是第二次世界大战后，很多新产品出现在市场上，由于上市的产品没有标签说明，一旦进入孩子们的手中，就会经常发生问题。一些医生风尘仆仆地赶到亚利桑那大学药学院询问皮克奇奥尼博士。之后，不断有人打来电话咨询，而且只要求皮克奇奥尼博士回答。为了满足来访者的要求，皮克奇奥尼博士在其他教师志愿者的帮助下，开发了一个"文件卡"，将家用产品成分、毒性表现和防治方法列表供大家参考。与此同时，药房和教师定期补充完善"文件卡"的信息，并向医生和教师提供"文件卡"的副本。这样，医生和教师可以在大学、家里随时回答来访者和紧急呼叫者提出的问题。到了 1955 年，药学院与来访者之间形成了电话热线。1960 年，当成千上万的产品上市之时，皮克奇奥尼博士又推出了新的"文件卡"，增加了新产品的药理、中毒症状与解毒剂。从此，咨询电话不断，从来没有停止过。1980 年，亚利桑那州议会批准拨款并同意毒物控制中心有一名全职工作人员，至此中心正式成立。随着国家和大学的支持，自 1983 年以来，由药学院负责学术和学生事务的副院长担任毒物控制中心的主任，继续帮助儿科医生，以及采取更多的方式服务公众。①

后来，皮克奇奥尼博士作为名誉教授仍然积极参与大学药学院和毒物控制中心的工作，在一个不起眼的办公室用一座电话为数以百万计的亚利桑那州公众服务。2012 年 4 月 16 日，皮克奇奥尼教授辞世，但他的"文件卡"仍然是今天毒物咨询中心的工具书。毒物控制中心也成为药学院面向社会服务的一个重要组成部分。皮克奇奥尼教授的奉献精神得到社会各界的高度评价。

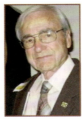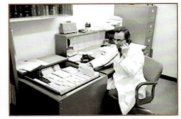

图 153　阿尔伯特·L. 皮克奇奥尼博士和他的工作室

美国国家动物毒物控制中心

美国国家动物毒物控制中心（National Animal Poison Control Center，NAPCC）是美国预防动物中毒与伤害协会（ASPCA）的一个分支机构，是北美地区仅有的一个有关动物的毒物控制中心。中心全天 24 小时值班，有专线电话。中心的兽医在接到电话之后能立即回答有关有毒化学品、有毒有害植物、日常可能接触并可能引起动物中毒或不适的产品或材料等问题。中心还开展动物毒物学方面的

---

① BEHREN D. Brief history of Arizona poison and drug information center. 2003.

知识讲座等教育节目，动物的临床诊断和急诊治疗工作。中心有经过特殊训练的兽医毒物学家，他们广泛地在有关杂志和书籍上撰写文章，将一些深奥的理论转换为通俗的知识传播给公民。

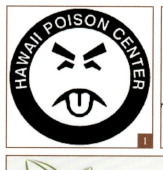
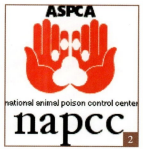
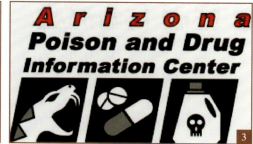
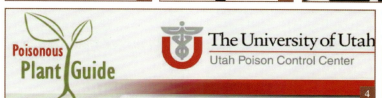
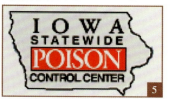

图154 美国中毒控制中心的标识 (1.夏威夷毒物咨询中心；2.美国国家动物毒物控制中心；3.亚利桑那毒物与药物咨询中心；4.犹他州立大学毒物控制中心；5.艾奥瓦州毒物控制中心)

5.2 日本毒物咨询中心

日本毒物咨询中心（Japan Poison Information Center，JPIC）于1986年建立。每年接收40万个咨询电话。日常工作仅限于电话咨询服务，未开展临床治疗与毒物分析业务。进一步发展两个系统，一是与因特网相连，二是发送传真。1996年，该中心接收儿童中毒的29114个咨询电话中，家庭室内物品引起的占75.2%（如烟草产品、化妆品、清洁剂、杀虫剂、礼品玩具、口服驱除药等），药物引起的占18.1%，化工产品引起的占3.0%，天然毒素引起的占1.4%，农用化学品引起的占1.0%，其他引起的占1.3%。

5.3 俄罗斯毒理学信息和咨询中心

1993年，俄罗斯毒理学信息和咨询中心（The Toxicology Information and Advisory Center）成立，成为俄罗斯联邦卫生部和医疗机构的一个网站。中心与1988年以来创建的20多个地区的毒理学信息中心相联结。同时，中心还建立了急性化学中毒和毒物检索系统数据库，开展急性中毒诊断和治疗的电脑系统查询和电话咨询。

5.4 中国的中毒控制中心

中国计划经济年代，职业病的防治、食物中毒的防范和中毒控制主要依靠20世纪50年代建立的卫生防疫体系。

随着改革开放政策的实施和市场经济的发展，中国于20世纪80年代末提出了中毒控制体系建立的构想。1994年，中国医科大学中毒控制中心成立；1997年，国家化工部系统建立了化学事故救援体系；1998年，广东中毒救治中心成立；1998年，全军中毒救治专科中心成立；1999年，中国预防医学科学院中毒控制中心成立，吴宜群担任中心主任。至2012年，全国16个省级和8个城市的卫生部门建立了中毒急救中心。

中国疾病预防控制中心中毒控制中心

中国疾病预防控制中心中毒控制中心（National Poison Control Center，NPCC）是在原中国预防医学科学院1999年4月23日成立的中毒控制中心基础上改建的，隶属中国疾病预防控制中心职业卫生与中毒控制所，是国家级中毒控制机构。根据中国CDC赋予的工作职能，中毒控制中心承担中毒信息服务、公共卫生事件现场救援、毒物鉴定与检测；化学品安全卫生管理及毒物控制策略研究；职业病（中毒）信息收集、汇总与分析；为政府决策提供支持；促进中国中毒控制体系的建立和完善，构筑全国中毒控制网络等任务。中毒控制中心有较强的毒物检测能力，储备了多种特效解毒药物。①

2002年，国际化学品安全项目②主任蒂姆（Tim）博士访问中国疾病预防控制中心中毒控制中心。

2003年4月，时任国务院总理温家宝视察中毒控制中心。

中国台湾地区毒物控制中心

台湾地区毒物控制中心（Poison Control Center in Taiwan，PCC-Taiwan）建立于1985年7月。每天24小时为台湾居民服务，同时接收治疗中毒病例。中心还对医生、请教者进行培训，开展毒物分析。中心每年接收的电话咨询呈逐年增加

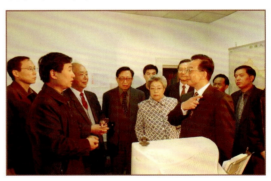

图155 温家宝总理视察中国预防医学科学院中毒控制中心（2003年4月6日）

---

① 吴宜群. 中国中毒控制网络——中毒救治模式迈向现代化. 中毒控制及中毒临床救治（中国预防医学科学院中毒控制中心学习班讲义），2000（1）：1-2.

② 国际化学品安全项目（International Programme on Chemical Safety，IPCS），于1980年建立，是世界卫生组织（WHO）、劳工组织（ILO）和环境规划署（UNEP）联合组成的负责有关化学品的安全活动的执行机构。

趋势。

2001年7月，花莲慈济医院成立"毒药物咨询中心"，为民众提供毒物、药物和中草药方面的咨询服务，还提供多种毒物解毒剂，承担第一时间抢救生命的重责。

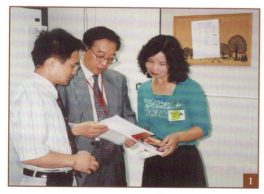 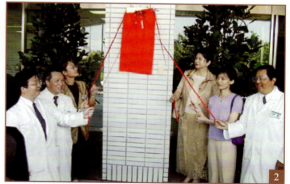

图156 中国台湾毒物控制中心（1.西北大学史志诚教授〔中〕在中国台湾高雄医科大学与蔡锦莲博士〔右〕交流中毒咨询经验，2003；2.中国台湾花莲慈济医院成立"毒药物咨询中心"）

5.5 泰国毒物咨询中心

泰国是一个有6000万人口、正在由传统农业转向工业化的国家。由于化学肥料广泛应用、工业污染以及化学品大量进口，中毒成为泰国的常见疾病。据1990—1995年统计，中毒的发病率为30人/10万人，每年中毒死亡3000人。于是，在玛希敦大学拉玛提波迪医院（Ramathibodi Hospital）①的支持下，泰国于1996年8月在曼谷建立了"拉玛提波迪毒物中心"（Ramathibodi Poison Center）并对外办公。在中心工作的有两名临床毒理学家和两名咨询专家。1997年有800多个询问电话，涉及医药产品、化学品、毒品、植物毒素、动物中毒、食品污染、杀虫剂以及有关健康的问题。1996年的590个咨询电话中，来自曼谷的占73%。

---

① 玛希敦大学（Mahidol University）的前身，是诗里拉皇家医学院，创建于1943年。1969年，泰国九世国王普密蓬为了纪念他的父王玛希敦·宋卡拉王子（被誉为"泰国现代医学之父"）对泰国现代医学卫生事业做出的卓越贡献，将其改名为玛希敦大学。该大学在医学、公共医疗卫生和自然科学领域享有盛誉。玛希敦大学拥有两个医院，分别为诗里拉医院（Siriraj Hospital）和拉玛提波迪医院（Ramathibodi Hospital）。

第50卷

毒理学社团组织

本卷主编 史志诚

卷首语

社会团体组织是指以文化、学术或公益性为主的非政府组织。在社会学的定义里，学术团体是指为更好地研究某类或者某样客观事物而自发组织的进行这类研究活动的公益性民间组织。

20世纪，全世界的毒理学社团组织里，最早的是1920年成立的德国实验和临床药理学与毒理学会。20世纪60—70年代以来，"反应停"药物事件的发生、环境污染引发的疑难病症的出现、毒理学及其分支学科和专业队伍在世界范围内的进一步扩展推动了毒理学社团组织的发展。据不完全统计，全世界有100多个独立法人的毒理学社团组织。一些国家和地区的毒理学社团组织开展毒理学相关领域的学术交流十分活跃。

国际性、区域性、行业性、专业性的毒理学社团组织为毒理学的学术交流搭建了可靠的平台。通过充分的、经常性的、广泛而深入的学术交流，为毒理学新理论、新学科和新技术的创新提供了机遇，为制定国际法和各国控制毒物的法律法规提供了科学依据。由此可见，毒理学社团组织不仅维护了毒理学工作者的合法权益，而且有效地推进了毒理科学的发展与应用，为人类健康做出了重大贡献。

本卷在简述毒理学社团组织概况及其贡献的基础上，记述了国际性毒理学社团组织、欧洲毒理学社团组织、亚洲毒理学会、美洲专业性毒理学社团组织等地区性毒理学社团组织，美国、加拿大、中国以及其他国家级毒理学学会（协会），美国毒理学会毒理学历史室、特雷斯特雷尔毒物学史学会、中国毒理学会毒理学史专业委员会和美国毒理学历史协会，毒理学相关的国际社团组织、蛇伤防治学会、美国相关的毒理学会、中国相关学会的毒理学组织和中国畜牧兽医学会动物毒物学分会的基本概况，以及这些学会（协会）的学术活动及其所发挥的作用和影响。

1 毒理学社团组织的发展

1.1 毒理学社团组织的概况

世界上最早成立的毒理学学会是1920年成立的德国实验和临床药理学与毒理学学会（German Society for Experimental and Clinical Pharmacology and Toxicology）。20世纪70年代以来，毒理学经过与其他有关学科分支的渗透、嫁接、成长而不断发展起来，毒理学的分支学科和专业队伍也在世界范围内进一步扩展，从而推动了毒理学社团组织的发展。大部分毒理学工作者参与工业、农业、医学、化学、生物、环境与生态等学科的社团组织，但也有相当多的有独立法人资格的毒理学社团组织从上述学科中分离出来。据不完全统计，全世界有100多个独立法人毒理学社团组织。

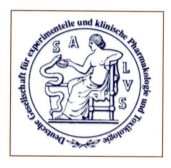

图157 德国实验和临床药理学与毒理学学会会徽

在数以百计的毒理学学会中，有国际性与地区性的学会，国家级毒理学学会，还有一批没有冠以国家或地区名称的专业性或行业性毒理学会。

国际性与地区性的学会

国际性与地区性的学会有：1962年成立的国际毒素学会（International Society on Toxinology，IST）、同年成立的欧洲研究药物毒性学会（European Society for the Study of Drug Toxicity，ESSDT）、1963年成立的国际法医毒理学协会（International Association of Forensic Toxicologists，IAFT）、1980年成立的国际毒理学联合会（International Union of Toxicology，IUTOX），以及欧洲毒理学联盟（Association of European Toxicologists and European Societies of Toxicology，EUROTOX）、亚洲毒理学会（Asian Society of Toxicology，ASIATOX）、欧洲兽医药理学与毒理学学会（European College of Veterinary Pharmacology and Toxicology，ECVPT）。

国家级毒理学学会

20世纪70年代成立的国家级毒理学学会有：印度毒理病理学学会（Society for Toxicologic Pathologists in India，STPI），成立于1960年；美国毒理学会（Society of Toxicology，SOT），成立于1961年；爱尔兰毒理学会（Irish Society of Toxicology，IST），成立于1962年；加拿大毒理学会（Society of Toxicology，Canada），成立于1964年；澳大利亚临床与实验药理学与毒理学学会（Australasian Society of Clinical and Experimental Pharmacologists and Toxicologists，ASCEPT），成立于1966年。

20世纪80年代成立的国家级毒理学学会有：英国毒理学会（British Toxicology Society），成立于1971年；印度毒理学会（Society of Toxicology, India），成立于1979年；阿根廷毒理协会（Argentinian Association of Toxicology），成立于1979年；土耳其毒理学会（Turkish Society of Toxicology），成立于1987年；埃及毒理学会（Egyptian Society of Toxicology），成立于1983年；日本毒理学会（Japanese Society of Toxicology），成立于1975年；韩国毒理学会（Korean Society of Toxicology），成立于1984年；波兰毒理学会（Polish Society of Toxicology），成立于1978年；英国毒理病理学学会（British Society of Toxicological Pathologists），成立于1985年。

20世纪90年代成立的国家级毒理学学会有：奥地利毒理学会（Austrian Society of Toxicology），成立于1991年；中国毒理学会（Chinese Society of Toxicology），成立于1993；乌克兰毒理学会（Society of Toxicology in Ukraine），成立于1999年。

21世纪新成立的毒理学会是斯洛伐克毒理学会（Slovak Toxicology Society），成立于2006年。

专业性与行业性毒理学会

一些国家成立了一批没有冠以国家或地区名称的专业性或行业性毒理学会。

法医毒理学家协会

法医毒理学家协会（Society of Forensic Toxicologists, SOFT），服务范围在美国国内。成立于1970年，1983年正式注册。

环境毒理学和化学学会

环境毒理学和化学学会（Society of Environmental Toxicology and Chemistry, SETAC）于1979年在北美成立。该学会在欧洲地区（1989）、亚洲与太平洋地区（1997）、拉丁美洲（1999）和非洲（2012）建立了分支组织。

毒理病理学家学会

毒理病理学家学会（Society of Toxicologic Pathologists, STP）成立于1971年。

相关的毒理病理学会还有：美国兽医临床毒理病理学会（American Society for Veterinary Clinical Pathology, ASVCP）、荷兰毒理病理学会（Dutch Toxicologic Pathology Society）、欧洲毒理病理学会（European Society of Toxicologic Pathology, ESTP）、法国毒理病理学会（French Society of Toxicologic Pathology, SFPT）、日本毒理病理学会（Japanese Society of Toxicologic Pathology, JSTP）、国际毒理病理学学院（International Academy of Toxicologic Pathology, IATP）、拉丁美洲毒理病理学会（Latin American Society of Toxicologic Pathology, LASTP）、英国毒理病理学会（British Society of Toxicological Pathology, BSTP）、印度毒理病理学会（Society of Toxicologic Pathology‐India, STP-I）。

环境毒理学与化学学会

环境毒理学与化学学会（Society of Environmental Toxicology and Chemistry, SETAC），1979年成立。

行为毒理学学会

行为毒理学学会（Behavioral Toxicology Society, BTS）是一个关注毒剂对行为和神经系统的影响的学术研究组织。

1.2 毒理学社团组织的积极贡献

毒理学社团组织在推进毒理科学的学术交流和新兴学科的创新与发展，应用毒理学成果服务人类健康事业，为政府相关政策与法律法规的制定、相关产业发展、突发毒性事件的处置开展科技咨询，出版毒理学书刊，普及毒理学科学知识，以及维护毒理学工作者的合法权益方面发挥了重要作用，做出了重大贡献。

毒理学社团组织为毒理学的学术交流搭建了可靠的平台

毒理学社团组织举办高水平的国际性、地区性和专业性的学术会议，为毒理学与相关学科的专家学者以及研究生、大学生提供了发表论文、学习与交流的机会。学术会议少则十几人，多则几百人，甚至一千多人，不仅显示了学术研讨的公开性与公平性，而且反映了当代毒理科学的兴旺与发展的态势。

大多数的国家级学会每年召开一次年会，国际毒理学组织每两年或三年召开一次国际毒理学大会。据统计，仅1979—1983年的五年期间，世界性毒理学会议就召开了20次。与此同时，各个学会所属的专业委员会或分会也要举办各种各样的、别开生面的、有针对性的毒理学研讨会，就有关问题进行多层次的深入的研讨，非常有成效。

除此之外，其他相关学会（协会）召开的研讨会也研讨有关毒理学的问题。如国际职业卫生协会、国际化工职业卫生协会等也研讨毒理学方面的内容。1984年9月，国际职业卫生协会在都柏林召开的21届代表大会上宣读了470篇论文，其中毒理学论文45篇，约占1/10。由此不难看出，20世纪70年代以来毒理学的研究非常活跃和富有成果。

毒理学社团组织为展示毒理学新理论、新学科和新技术创造了条件

在历届毒理学研讨会上，会议的组委会和学术委员会都要精心安排大会发言和壁报展示，让那些有备而来的毒理学家发表他们对当前毒理学发展趋势的评述，展示他们的最新研究成果，为那些持有新理论、新成果、新观点的专家学者在最佳的时间、最佳的地点发表他们的新见解创造条件。

1960年，"毒理学问题"吸引了许多杰出的科学家，不仅有食品、药品、化妆品管理方面的科学家，还有环境化学、农药、工业化学、放射性物质等方面的科学家。他们共同关心的一个社会问题即化学品的毒性与危害评估问题。时隔两年，1962年出版的《寂静的春天》一书使人们为生产和使用数千化学品的后果所震动。于是，20世纪60年代产生了环保运动的构想，20世纪70年代孕育而生，毒理学赶上了这次浪潮。

1962年美国召开的遗传学会议就"诱变物对人类和其他物种的诱变性"进行了专题研讨。科学家意识到发达的工业造成的某些物质的扩散是对人类遗传的潜在危害，于是遗传毒理学应运而生。此后，研

究"三致"（致突变、致癌和致畸）以及三者之间的关系成为遗传毒理学的理论探讨和实际应用方面的重要课题。

1969年，国际科学理事会的环境问题科学委员会成立后，萨豪特（R. Truhaut）组织并主持了生态毒理学研究组的工作。他多次组织国际学术会议讨论生态毒理学的学科定义。从此，生态毒理学这一新学科的出现引起了国际学术界的广泛关注。

1991年，在国际毒素学会于新加坡召开的第十届学术会议上，英国伦敦盖伊医院（Guy's Hospital）介绍了临床中毒诊断借助"有毒植物数据库"提高诊断植物中毒的准确度的软件开发情况，对当时正在兴起的中毒咨询中心与中毒控制中心的迅速发展产生了重要的推动作用。

1992年，在国际毒理学联合会于意大利罗马召开的第六届国际毒理学大会上，著名的毒理学家格汉德·扎宾德（Gerhard Zbinden）指出，实验毒理学研究可划分为三个时代，即：发现时代；生物机制探索时代；个体表达时代。个体表达的主要内涵是强调受环境因子暴露个体的遗传背景的重要性。这个时代的毒理学家将鉴定出大量的特征性遗传表达标志，并揭示出决定暴露个体毒性反应的影响因素。格汉德·扎宾德提出的新观点不仅推动了环境疾病的深入研究，而且为实验毒理学研究的历史分期提供了依据。

1998年，国际毒理学联合会在巴黎召开的第八届国际毒理学大会的主题是"为了21世纪的化学安全"，突显了毒理学界在人类将要进入21世纪之时对日益增长的化学物质的担忧与警觉。来自52个国家和地区的1500多个代表交流的1051篇论文中提出：凡做人类环境化学物的危险度评价的一定要包括三类人群，即工人、消费者和该环境的间接接触者。①

2001年，在国际毒理学联合会于澳大利亚里斯本举行的第九届国际毒理学大会上，毒理学家凯尼斯·奥尔登（Kenneth Olden）博士做了"遗传装弹药、环境扣板极"的精辟论述。人类基因组计划的顺利实施引出了毒理基因组学，从而赋予了毒理学新的发展机遇，使毒理学家更能面对21世纪的挑战，迎来毒理学发展的新时代。

2005年9月6日至10日，在美国召开的有毒藻类国际研讨会（ISOC-HAB）上，专家们围绕赤潮与藻类毒素的产生、毒性机制、人类健康效应、生态效应、防治及缓解、暴露评估方法以及风险评估等七个主题进行了研讨，有力地推动了赤潮的国际学术交流。

2008年9月18日至19日，在中国郑州举行的纳米毒理学与生物安全性评价国际研讨会上，科学家们讨论了碳纳米材料、金属纳米材料以及金属氧化物对皮肤、呼吸系统、中枢神经系统的潜在毒性，为纳米毒理学与生物安全性的深入研究提供了新的思路。

2013年11月12日，中国毒理学会召开了第六届全国学术大会，主题是：现代毒理科学与社会经济和健康事业发展。会上，国家食品安全风险评估中心陈君石院士提出食物过敏是一个值得关注的毒理学领域，这一新观点增添了现代毒理学研究的新内容，赋予现代毒理学新的使命。

---

① 周炯亮. 为了21世纪的化学安全——第八届国际毒理学大会动态. 中国毒理学通讯, 1999, 1 (3): 1-2.

毒理学社团组织为制定国际法和各国控制毒物的法律法规提供了科学依据

1898 年，哈维·华盛顿·威利博士创办的美国官方分析化学师协会成立了一个"食品标准委员会"，开始将一些研究成果和技术标准引入食品法规之中。1906 年，威利博士参与的最后一稿拟定的《纯净食品和药品法》在美国国会以 63 票对 4 票的压倒多数获得通过。许多国家的政府机构指定毒理学社团组织开展与法律法规有关的调查研究、制定技术标准，为制定法律法规提供科学依据。

1998 年，在国际毒理学联盟于巴黎召开的第八届国际毒理学大会上，代表们还呼吁从事管理毒理学的工作者在制定有关法律法规时应当吸收毒理学研究的最新成果。

毒理学社团组织维护毒理学工作者的合法权益

毒理学社团组织鼓励跨行业、跨地区、跨部门的毒理学工作者积极参与多种多样的学术活动。一些重要的国际学术会议还邀请国家和部门的领导人出席。国际毒理学联盟和一些国家的毒理学会被授权开展继续教育、负责毒理学家的资格认定，有效地维护了毒理学工作者的合法权益。

有些毒理学会还举行纪念有突出贡献毒理学家的座谈会或研讨会，缅怀毒理学家的丰功伟绩，发扬追求真理的科学精神，一方面增强毒理学社团组织的凝聚力；另一方面，让青年毒理学工作者从历史的经纬度上把握科学的本质和毒理科学发展的未来，使他们更加热爱毒理科学，献身毒理科学事业。

除此之外，毒理学社团组织还举办各种学术活动，开展科普教育。它们编辑出版的会刊不断刊载世界毒理学研究的最新成果，成为最具影响力的毒理学刊物。

2 国际性毒理学社团组织

2.1 国际毒素学会

学会概况

国际毒素学会（International Society on Toxinology，IST），创立于1962年，在美国成立，是一个旨在促进毒素学发展的科学家和临床医生组成的学术组织。该学会只有个人会员，无团体会员和国家会员。总计有500多会员，来自50多个国家。①

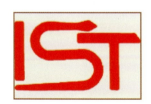

图158 国际毒素学会徽标

历届理事长

第一届（1962—1966）：芬德莱·E. 罗塞尔（Findlay E. Russell）②

第二届（1966—1968）：舍曼·A. 迈顿（Sherman A. Minton）

第三届（1968—1970）：安德鲁·弗利斯（Andre de Vries）

第四届（1970—1972）：休·阿利斯泰尔·里德（Hugh Alistair Reid）

第五届（1972—1974）：赫里波特·米切尔（Heribert Michl）

第六届（1974—1976）：伊·索韦（Y. Sawai）

第七届（1976—1979）：C. R. 丁兹（C. R. Dinz）

第八届（1979—1982）：博吉·厄夫纳斯（Borje Uvnas）

第九届（1982—1985）：杰尔德·哈伯迈尔（Gerhard Habermehl）

第十届（1985—1988）：李镇源（Chenyuan Lee，中国台北）

第十一届（1988—1991）：菲利普·罗森伯格（Philip Roseenberg）

第十二届（1991—1994）：杰尔德·哈伯迈尔（Gerhard Habermehl）

第十三届（1994—1997）：夏洛特·L. 欧文比（Charlotte L. Ownby）

第十四届（1997—2000）：弗兰克·格宾斯基（Frank Gubensek）

第十五届（2000—2003）：哈维·罗卡特（Hervé Rochat，法国）

第十六届（2003—2006）：约翰·哈里斯（John Harris，英国）

---

① MEBS D. History of the international society on toxinology-a personal view. Toxicon, 2012, 69 (7): 21-28.

② 芬德莱·E. 罗塞尔（Findlay E. Russell），是亚利桑那大学药理学与毒理学系教授，著有《蛇毒中毒》（菲利普，多伦多，1980）和《海洋毒素与毒液和海洋有毒动物》等。

第十七届（2006—2008）：安德里·蒙尼兹（André Ménez，法国）

第十八、十九届（2008—2012）：P. 高帕拉克里斯纳考尼（P. Gopalakrishnakone，新加坡）

学术交流

国际毒素学会每 2~3 年召开一次国际会议，同时分别在欧洲分区、泛美分区和亚洲与太平洋分区召开专题研讨会。大部分研讨会的论文在《毒素》杂志上发表。①

召开国际性学术会议

1966 年，在美国亚特兰大召开第一届国际会议。论文集：《动物毒素》。

1970 年，在以色列特拉维夫召开第二届国际会议。论文集：《来源于动物和植物的毒素》。

1972 年，在原西德召开第三届国际会议。论文集：《动物与植物毒素》。

1974 年，在日本东京召开第四届国际会议。论文集：《动物、植物和微生物毒素》。

1976 年，在哥斯达黎加召开第五届国际会议。论文集：《动物、植物和微生物毒素》。

1979 年，在瑞典召开第六届国际会议。论文集：《天然毒素》。

1982 年，在澳大利亚布里斯班召开第七届国际会议。论文集：《毒素》。

1985 年，在英国召开第八届国际会议。论文集：《动物、植物和微生物天然毒素》。

1988 年，在美国召开第九届国际会议。论文集：《天然毒素》。

1991 年，在新加坡举行第十届国际会议。论文集：《毒素学最新研究进展》。

1994 年，在以色列特拉维夫召开第十一届国际会议。论文摘要发表在《毒素》杂志（1995，33：257-306）。

1997 年，在墨西哥召开第十二届国际会议。论文发表在《毒素》杂志（1998，36，No：11）。

2000 年，在法国巴黎召开第十三届国际会议。②

召开分区专题学术研讨会

国际毒素学会在召开国际会议的同时，还在欧洲地区、泛美地区和亚洲与太平洋地区分别召开动物、植物和微生物毒素专题学术研讨会（表 50-2-1）。

表 50-2-1　国际毒素学会召开的地区性专题学术研讨会

届次	时间	会议地点	届次	时间	会议地点
欧洲地区专题学术研讨会			6	1984	瑞士
1	1975	法国（巴黎）	7	1986	前捷克斯洛伐克
2	1977	前南斯拉夫	8	1989	前南斯拉夫
3	1978	英国（伦敦）	9	1990	爱沙尼亚（罗赫萨努）
4	1981	法国	10	1992	法国（巴黎）
5	1983	原西德	11	1993	意大利

---

① International society on toxicology. Membership Directory, 2000, 2.
② IST Newsletter, 2000, 11.

续表

届次	时间	会议地点	届次	时间	会议地点
12	1996	瑞士	6	1998	委内瑞拉
13	1998	英国(伦敦)	亚洲与太平洋地区专题学术研讨会		
泛美地区专题学术研讨会			1	1987	新加坡
1	1984	美国	2	1990	印度
2	1986	美国	3	1993	马来西亚
3	1990	墨西哥	4	1996	中国(昆明)
4	1992	巴西	5	1999	泰国(芭提雅)
5	1995	美国			

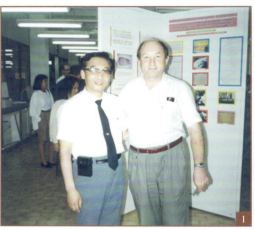
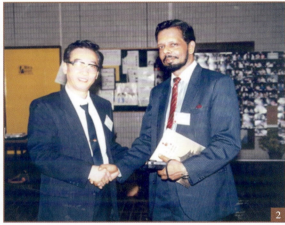

图 159　国际毒素学会第十届国际会议（1.史志诚教授与国际毒素学会秘书长迪克·麦比斯〔右一〕；2.史志诚教授与会议主席新加坡国立大学 P.高帕拉克里斯纳考尼教授〔右一〕，新加坡，1991）

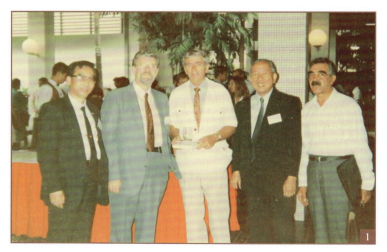
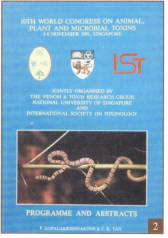

图 160　国际毒素学会第十届国际会议（1.第十届理事长李镇源〔右二〕，第十一届理事长菲利普·罗森伯格〔左二〕，史志诚教授〔左一〕；2.会议论文集封面，新加坡，1991）

出版物

国际毒素学会于 1963 创办《毒素》（*Toxicon*）杂志，刊载有关动物毒素、植物毒素和微生物毒素的原创性研究成果，涉及化学、药理、毒理、免疫学和天然毒素的分子生物学。

学会还编印《通讯》（*Newsletter*），内容包括学会的历史回顾、理事长或秘书长给会员的信、会议信息、重要论文摘要、新书推荐、毒素企业及其产品介绍等，在会员之间进行交流。

奖励制度

国际毒素学会设立"雷迪奖"（Redi Award）①，每三年颁奖一次。"雷迪奖"第一次得主是美国人（1976），第二次得主是法国人（1970），第三次得主是以色列人（1974），第四次得主是中国人（李镇源，1976），第五次得主是英国人（1979），第六次得主是日本人和美国人（1982），第七次得主是美国人（1985）。

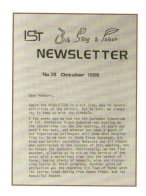

图 161　国际毒素学会出版物

2.2　国际法医毒理学家协会

协会概况

国际法医毒理学家协会（The International Association of Forensic Toxicologists，TIAFT）于 1963 年 4 月 21 日在英国伦敦成立，从此法医毒理学的许多技术问题得以在世界范围内交流与合作。协会在 45 个国家有 750 名会员。2008 年拥有会员 1400 人。

国际法医毒理学家协会是一个由世界范围内从事法医毒物学工作的专家组成的国际学术组织，旨在促进法医毒理学和毒物分析技术的发展。其成员来自世界各地相关学科领域，包括警察部门、临床医生、法医学鉴定所、法庭科学实验室、药理学与毒理学实验室和药房等。

学术交流

国际法医毒理学家协会每年举办一次国际学术交流会议，进行学术交流、推广先进分析技术以及研讨促进法医毒理学发展的有关问题，是世界法庭毒物科学领域内最高级别的学术会议。

2005 年 8 月 29 日至 9 月 2 日，国际法医毒理学家协会第 43 届国际会议（TIAFT-2005）在韩国首尔召开，来自世

---

① 雷迪（Redi），1664 年生于意大利佛罗伦萨，是一位有崇高地位的生物学家，在蛇毒研究方面有突出贡献。为纪念他的丰功伟绩，特设立"雷迪奖"，奖励在毒素研究方面做出突出贡献的专家学者。

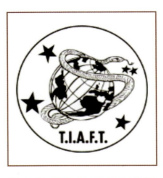

图162 国际法医毒理学家协会徽标

界各地的48个国家和地区的600多位知名的法医毒物学家和代表出席了这一盛会。会议就法医毒理学、滥用药物、尿液药物试验、兴奋剂控制、临床毒物学、分析方法、环境毒物和质量保证等问题开展了专题报告和讨论。①

2008年，国际法医毒物学家协会主席帕斯考尔·凯茨一行应中国法医学会邀请参加了3月6日至7日在北京举办的"中外法庭毒物学技术高级研讨培训班"。帕斯考尔·凯茨高度评价了中国法庭毒物学技术在理论研究和办案实践中取得的积极成果，特别是在对毒品检验鉴定方面发挥的重要作用，希望继续与中国法医学界加强合作，推动法庭毒物学和分析毒物学等领域的国际交流和务实合作。②

2012年6月3日至8日，第50届世界毒物学家学会学术交流会（TIAFT-2012）在日本滨松举行。来自40多个国家的500多名法庭毒物学家参加，其中有96名法庭毒物学家在大会上做了专题报告，另有225篇论文在会议期间进行了展板展示。会议就当前毒物和毒品的现状、检验技术的进展、存在的问题以及将来的发展趋势等进行了深入、广泛地交流。会议展现了目前法庭毒物、毒品的检验技术手段和方法，显示了法庭毒物、毒品方面的研究和检测水平。

出版物

协会成立后的1963年开始编印《国际法医毒物学家协会通讯》（第一期），之后每年编发给会员参阅。

2.3 国际毒理学联合会

学会概况

早在1968年3月10日，在美国毒理学会年会上，威廉·迪克曼（William B. Deichmann）就提出了建立"国际毒理学联合会"的设想。

1977年，在加拿大多伦多召开的第一届国际毒理学大会上，来自欧洲、南美、亚洲、非洲和大洋洲的毒理学会共同发起组建国际毒理学联合会，并作为世界上所有毒理学工作者的最高水平的非营利性学术机构。

1980年7月6日，在比利时布鲁塞尔召开第二届国际毒理学大会时宣布，国际毒理学联合会（International Union of Toxicology，IUTOX）正式成立③。其宗旨

---

① 白燕平，朱军．世界毒物学家学会第43届国际会议概述．刑事技术，2005（6）：3-5．
② 李晓萍．张新枫会见国际法庭毒物学家学会主席帕斯考尔·凯茨一行．人民公安报，2008-03-07．
③ SAVOLAINEN K. Secretary-General's report. IUTOX Newsletter, 1996：8-9．

是促进国际间毒理学的科学合作，加强毒理学在世界各地的传播，确保通过持续的培训提高世界毒理科学水平，进而推进毒理学在全世界的发展，改善人类健康。

组织机构

国际毒理学联合会设团体会员（Society Member）和观察员。团体会员由国家、区域和国际毒理学工作者以及科学家的小组或学术团体（会员在 50 人以上）

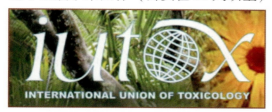

图 163　国际毒理学联合会徽标

组成，有投票权。观察员是个人或毒理学家个人组成的小组，无投票权。会员资格经申请、推荐、通讯投票、执委会通过等程序获得。1999 年有 37 个国家学术团体会员及两个区域会员（欧洲、亚洲），有个人会员 17600 人。2010 年，成员学会由开始的 13 个发展到 47 个国家学术团体会员及两个区域会员（欧洲、亚洲）；有个人会员 20000 多人，都是来自产业界、学术界和政府机构的毒理学家。

国际毒理学联合会由执行委员会领导。

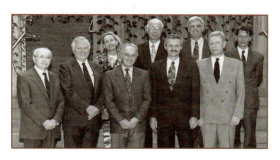

图 164　国际毒理学联合会第五届执委会成员（会长柯蒂斯·D.克拉森〔前排右二〕；秘书长萨沃莱宁〔前排右一〕）

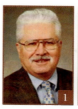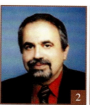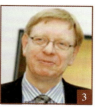

图 165　国际毒理学联合会部分会长（1.第八届会长丹尼尔·阿科斯塔；2.第十届会长阿里·伊塞特·卡拉克亚；3.第十一届会长启·萨沃莱宁）

2001 年 7 月，新一届执委会第一次会议决定成立一个工作组，以便将发展中国家毒理学会议（CTDC）列入 IUTOX 的活动中。组长：埃里克·迪斌（Erik Dybing，IUTOX 当届主席，挪威）；组员：马尔福斯（Torbiorn Malmfors，瑞典）、梅丽尔·卡罗列（Meryl Karol，美国），彼特·马可（Peter Di Marco，澳大利亚），乔斯·卡斯特罗（Jose Castro，阿根廷），曼逊（Sameeh Mansour，埃及），卡拉凯亚（EliAsat Karakaya，土耳其）和陈君石（中国）。

历届会长

第一届（1980—1983）：弗里斯（S. L. Friess，美国）

第二届（1983—1986）：玻·罗兰博·霍姆斯德特（Bo Roland Holmstedt，瑞典）

第三届（1986—1989）：杰林（P. Gehring）

第四届（1989—1992）：普里兹奥斯（P. Preziosi，意大利）

第五届（1992—1995）：柯蒂斯·D.克拉森（Curtis D. Klaassen，美国）

第六届（1995—1998）：伊恩·F. H.珀切斯（Iain F. H. Purchase，英国）

第七届（1998—2000）：威廉·J. 布洛克（William J. Brock）

第八届（2000—2001）：丹尼尔·阿科斯塔（Daniel Acosta，美国）

第九届（2001—2004）：埃里克·迪斌（Erik Dybing，挪威）

第十届（2004—2007）：阿里·伊塞特·卡拉克亚（Ali Esat Karakaya）博士

第十一届（2007—2010）：启·萨沃莱宁（Kai Savolainen）

学术交流

国际毒理学大会（International Conference of Toxicology，ICT）

国际毒理学联合会于1977年召开第一次会议以后，每三年召开一次会议，至2013年已召开了13届国际毒理学大会（表50-2-2）。

发展中国家毒理学会议

国际毒理学联合会在召开国际毒理学大会的同时，还由成员学会承办"发展中国家毒理学会议"（Congress of Toxicology in Developing Countries，CTDC）。截至2012年已经举办了八届会议，其中第五届在中国桂林（2003）、第六届在克罗地亚（2006）、第七届在南非（2009）、第八届在泰国曼谷（2012）召开，对发展中国家毒理学的发展起到一定的推动作用。

暑期风险评估会议

国际毒理学联合会选择大学生毕业和研究生毕业的暑期举办暑期风险评估会议（Risk Assessment Summer School，RASS），通过培训为他们将要进入产业界和政府机构工作提供帮助。

出版物

国际毒理学联合会于1985年开始编印《简报》（*Brodsheet*），1993年更名为《通讯》（*Newsletter*）。内容包括学会的历史回顾、纪念毒理学家的署名文章、理事长或秘书长给会员的信、理事业绩介绍、会议信息、重要论文摘要、新书推荐等，印发给会员参阅。

表50-2-2　国际毒理学联合会召开历届国际毒理学大会

届次	时间	会议地点	届次	时间	会议地点
1	1977	加拿大（多伦多）	8	1998	法国（巴黎）
2	1980	比利时（布鲁塞尔）	9	2001	澳大利亚（里斯本）
3	1983	美国（圣迭哥）	10	2004	芬兰
4	1986	日本（东京）	11	2007	加拿大（蒙特利尔）
5	1989	美国（布赖顿）	12	2010	西班牙（巴塞罗那）
6	1992	意大利（罗马）	13	2013	韩国（首尔）
7	1995	美国（西雅图）			

2.4 其他国际毒理学学会（协会）

其他国际毒理学学会（协会）见表 50-2-3。

表 50-2-3　其他国际毒理学学会（协会）

学会会徽	学会名称	成立时间
	国际临床毒理学与质量药物检验协会 International Association of therapeutic drug monitoring and clinical toxicology, IATDMCT	1988
	国际环境诱变剂学会社团 International Association of Environmental Mutagen Societies, IAEMS	1973
	国际管理毒理学和药理学学会 International Society of Regulatory Toxicology and Pharmacology, ISRTP	1981
	国际神经毒理学协会 International Neurotoxicology Association, INA	1984

3 地区性毒理学社团组织

3.1 欧洲毒理学社团组织

欧洲毒理学年会

欧洲毒理学年会(Association of European Toxicologists and European Societies of Toxicology, EuroTox),是一个由31个国家学会组成并受到世界毒理界广泛关注的学术组织。其前身是欧洲药物毒理研究学会(European Society for the Study of Drug Toxicity),于1962年在瑞士的苏黎世成立,并于第二年在巴黎举办了第一届会议。随着学会的关注点逐渐扩展到药物毒理以外的领域,学会决定将名称改为欧洲毒理学学会(European Society of Toxicology, EST),并于1974正式改名。随着学会会员的迅速增加,在1985年的年会上,14个国家的学会决定成立欧洲毒理学联合会(Federation of European Societies of Toxicology, FEST)。为了避免不必要的重复,两个学会(EST和FEST)于1989年合并为一个,即现在的欧洲毒理学年会(EuroTox)。

2012年6月17日至20日,第48届欧洲毒理学年会在瑞典首都斯德哥尔摩市举行。

2013年9月1日至4日,第49届欧洲毒理学年会在瑞士因特拉肯(Interlaken)举行。

欧洲兽医药理学与毒理学协会

欧洲兽医药理学与毒理学协会(European Association for Veterinary Pharmacology and Toxicology, EAVPT),是面向欧洲国家国籍的毒理学组织。1978年6月29日成立于德汉诺威兽医学院(当天正是学院建校200周年纪念日)。英国安德鲁·杨泽尔(Andrew Yoxall)为主席,荷兰阿尔伯特·万·迈利特(Albert Van Mierit)为副主席。

协会组织交流欧洲及欧洲以外各国兽医药理学及毒理学的教学、研究生培养、科学研究、临床实践、药物评价以及药政管理的经验,以推动毒理学学科发展,提高技术水平,促进畜牧生产及兽医科学的进展。

协会设会员及荣誉会员。基本成员来

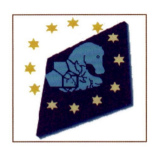

图 166 欧洲兽医药理学与毒理学协会标识

自欧洲各国，并邀请亚洲、非洲、大洋洲、美洲等国同行及学者参加。

协会每三年召开一次国际性学术会议，在欧洲各国兽医学院药理学（或毒理学）学术机构所在地轮流举行，有约400位有高级学衔及职称的专家学者出席。会议附设新药、技术、器械图书展览。

欧洲兽医药理学与毒理学学会与英国兽医临床药理学与治疗学学会、美国兽医药理学与治疗学学会及美国兽医临床药理学院联合创办《兽医药理学及治疗学》杂志，在英国出版。举办学术会议的论文均出版文集。

欧洲毒物中心与临床毒理学家协会

欧洲毒物中心与临床毒理学家协会（European Association of Poisons Centres and Clinical Toxicologists，EAPCCT），创立于1964年。该协会拥有来自56个国家的239名会员，每年召开一次年会。2014年在比利时布鲁塞尔召开50周年会议。

协会每年编辑出版《临床毒理学》杂志，交流中毒诊断与治疗的经验与研究进展。

3.2 亚洲毒理学会

亚洲毒理学会（Asian Society of Toxicology，ASIATOX）设团体会员（Member Society）、副团体会员（Associate Member Society）、个人会员。国际毒理联合会（IUTOX）的成员自然成为亚洲毒理学会团体会员。50名以上会员的毒理学学术团体可以申请做副会员。该组织现由日本、韩国、中国和泰国的毒理学团体组成。据第二届学会理事长报告，现有会员大约3000人。

2006年6月18日至21日，亚洲毒理学会与中国毒理学会在中国珠海市国际会议中心联合举办了第四届亚洲毒理学大会。会议以"环境安全与人类健康：毒理学家面临的挑战"为主题进行了研讨。来自日本、泰国、韩国、印度、英国、美国、斯里兰卡、捷克和中国的毒理学工作者共300余人参加了大会。大会共收到论文摘要297篇。[1]

---

[1] 第4届亚洲毒理学会（ASIATOX-Ⅳ）在珠海召开. 中华劳动卫生职业病杂志，2006，24（9）：559.

3.3 美洲专业性毒理学社团组织

环境毒理学和化学学会

20世纪70年代，环境科学、生物学、化学、毒理学、工程师、管理人员以及其他对环境问题感兴趣的科学工作者之间没有学术方面的交流。在这种情况下，环境毒理学和化学学会（Society of Environmental Toxicology and Chemistry，SETAC）于1979年在北美成立，成为一个不以营利为目的的全球性的专业组织。

学会提供了一个论坛作为科学家、管理人员和其他专业人士交流学习的平台。论坛的议题主要是分析研究环境问题的解决方案、天然资源的研究与开发和管理，以及环境教育法规。自1979年以来，先后有约6000名个人会员和来自学术界、企业和政府机构的人员参加研讨。

学会自1982年以来连续出版《环境毒理学与化学》（Environmental Toxi-cology and Chemistry，ET&C）期刊，旨在在环境毒理学和化学实验性与理论性研究工作的基础上对环境和化学品的危害进行风险评估。2005年创办《综合环境评估与管理》（Integrated Environmental Assessment and Management，IEAM）期刊，目标是专注于不同学科之间的合作，以弥合在环境决策、监管与管理、科研与应用之间的差距。

为了便于活动和交流，该学会设立了两个秘书处，一个是1990年在美国佛罗里达州的彭萨科拉（Pensacola）建立的，一个是2003年在比利时的布鲁塞尔建立的。与此同时，学会还在欧洲地区（1989）、亚洲与太平洋地区（1997）、拉丁美洲（1999）和非洲（2012）建立了分支组织。

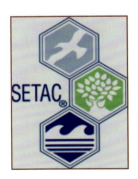

图167 环境毒理学和化学学会会徽

拉丁美洲毒理学协会

拉丁美洲毒理学协会（Latin American Association of Toxicology，ALATOX）有会员60人。历届理事长：皮拉尔·朱丽叶·阿科斯塔·冈萨雷斯（Pilar Julieta Acosta González）、卡米咯（Camilo Uribe G.）。

4 国家级毒理学社团组织

4.1 美国毒理学学会

学会概况

美国毒理学学会（Society of Toxicology，SOT），成立于 1961 年，是从事毒理学的科学家组成的专业性学术组织。学会的办公机构在美国首都华盛顿。其宗旨是促进毒理学知识的获取和应用，加强信息交流，致力发展毒理科学，改善健康，保护环境，让人们安全地生活。

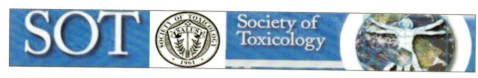

图 168　美国毒理学学会会徽与徽标

美国毒理学学会的创立者是弗雷德里克·科尔斯顿（Frederick Coulston）等一批毒理学家。莱赫曼博士（Dr. Lehman）被任命为名誉会长，第一任当选的会长是罗切斯特大学的霍奇博士（Dr. Hodge）。

学会会员在企业中的占 46.7%，在大学的占 25.4%，在政府的占 17.9%，在私立研究单位的占 10.0%。成员中从事药理学的毒理学家占 48%，专业毒理学或工业毒理学家占 40%（工业毒理学家主要来自化工企业的毒理学实验室），临床和法医毒理学家约占 5%（临床毒理学家主要

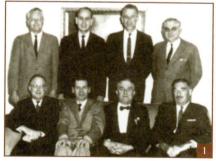 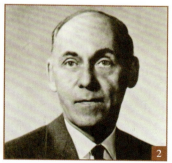

图 169　美国毒理学学会的发起人①（1.从左到右，前排：哈里·海斯〔Harry Hays〕、哈罗德·霍奇〔Harold Hodge〕、阿诺尔德·莱赫曼〔Arnold Lehman〕、威廉·迪克曼〔William Deichman〕，后排：保罗·拉森〔Paul Larson〕、博伊德·谢费尔〔C. Boyd Shaffer〕、维克多·德里尔〔Victor Drill〕、弗雷德里克·科尔斯顿〔Frederick Coulston〕；2.肯尼斯·杜伯伊斯〔Ken DuBois〕)

---

① 1961 年 3 月 4 日，美国毒理学学会由九位创立者发起。照片中只有八人，杜伯伊斯（Ken DuBois）未能参加合影。

来自医学和兽医学的中毒诊断与治疗专业），来自美国以外的其他国家的毒理学家占7%。第一届会员约200人，1992年发展到3500人，目前已发展到5000余人。

学会每年颁奖，并为研究生和博士后研究提供助学金。

专业委员会

美国毒理学学会下设致癌作用、食品安全、免疫、呼吸、机制、金属、分子生物学、神经、生殖与发育、管理与安全评价和兽医毒理学等21个专业委员会，另有18个区域分会。除美国国内会员外，还在34个国家发展会员。

学术交流

美国毒理学学会每年召开一次年会，进行多种形式的学术交流，并就有关专题进行研讨。

1982年2月在波士顿市召开的第21届年会上，出席会议的毒理学界人士2000余人，宣读和展示的科学论文675篇。研讨内容涉及毒物的转化与分布、吸入毒理学、普通毒理学、金属毒理学、卤代烃化物毒理学、神经毒理学、肿瘤、生化毒理学、环境毒理学、农用化学品毒理学、免疫毒理学、肾-心血管系统毒理学、致突变等。年会上还举办了免疫毒理学的基础概念和毒理学研究进展专题讲座。

2012年在旧金山召开的第51届年会上以墙报的形式展出2700篇论文。这些论文在研究方法上大量应用了先进转录组学、毒理基因组学、蛋白质组学、代谢组学等研究手段，特别是纳米颗粒、风险评估和生物标志物成为毒理学研究的三个新领域，体现了21世纪的新进展。会议期间召集了毒理学教育的研讨会，讨论了毒理学教育现况、毒理学教育的需求问题[①]。

出版物

美国毒理学学会于1959年创办《毒理学学会杂志》（*The Journals of the Society of Toxicology*）。1961年创办了《基础与应用毒理学》（*Fundamental and Applied Toxicology*，FAAT）。1981年创办了《毒理科学》（*Toxicological Sciences*）期刊公开发行。

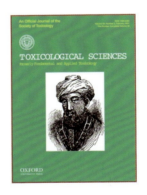

图170 美国毒理学会的会刊《毒理科学》（2001年第二期）

---

① 石年. 毒理学教育的研讨会：教育建设毒理学的未来. 中国毒理学通讯，2013，17（1）：11-12（摘译自Toxicol Sci，2012，127（2）：331-338）.

4.2 美国毒理学委员会

委员会概况

美国毒理学委员会（American Board of Toxicology，ABT），亦称为"美国毒理学资格认证委员会"，成立于1979年4月17日，是在美国哥伦比亚特区（华盛顿）注册登记的一个独立的、自负盈亏的非营利性组织。其宗旨是积极鼓励毒理学研究，组织专业培训和毒理学教育、毒理学资格认证考试，以提高毒理学执业水平。

美国毒理学委员会的主要业务是对在毒理学领域工作的专业人员进行专业评价和资格认证，授发认证资格证书。目前已有2000余人取得了该组织资格证书（Diplomat of American Board of Toxicology，DABT），其中有6%在美国以外的其他国家，其余的人都分布在美国的政府机构、工业界、学术单位、咨询服务业和其他团体。

组织机构

美国毒理学委员会的理事会包括理事长、副理事长、司库和秘书。担任领导职务的理事任期为四年，其他理事任期为两年。所有的理事均为兼职，任期不超过两届。理事长是肯尼思·哈斯廷斯（Kenneth Hastings）博士[①]。

理事会设立办公室处理日常业务，由执行主任负责，为专职人员，参加理事会及下设的专门委员会的会议，负责协调和执行理事会的各项计划和日常性工作，但无投票权。

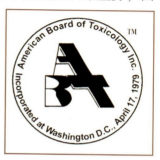

图171 美国毒理学委员会（ABT）会徽

理事会下设四个工作委员会，即执行委员会、资格审查委员会、考试委员会和再认证委员会。

资格认证体系

美国毒理学委员会的资格认证体系包括了资历与专业经验评价、资格认证考试和资格再认证三个主要部分体系[②]。

资历与专业经验评价

作为资格认证的第一步，对申请人参加考试资格的审查包括专业资历与经验的评价。ABT规定，申请人必须具备以下任何一项资格：

第一，获得相关专业博士学位，有三年以上的毒理学实际经验；

第二，获得相关专业硕士学位，有七

[①] 肯尼思·哈斯廷斯（Kenneth Hastings），博士，是全球领先的多元化医药健康企业——法国赛诺菲-安万特集团（Sanofi-Aventis）的副总裁，他原供职于美国FDA。该企业在40个国家设有112家工厂，其业务覆盖处方药、疫苗、健康药业、罕见病和动物保健品，拥有11万名员工。2012年净销售额达349亿欧元。该集团的北京工厂建在北京经济技术开发区。

[②] 付立杰. 美国毒理学资格认证体系及其近况. 中国毒理学会，2009-10-26.

年以上的毒理学实际经验；

第三，获得相关专业学士学位，有十年以上的毒理学实际经验。

认证资格考试

考试内容有毒理学的原理和应用①、化合物毒性、生物体及其效应三大部分，每部分各有100多个选题，主要题源来自于已获再认证资格的资深DABT向委员会提供的试题库。

资格再认证

DABT资格的有效期为五年。要继续保持认证资格，必须满足以下三个标准：

第一，一直从事毒理学工作；

第二，接受继续教育；

第三，对毒理学的专业性学识继续保持着足够深入的了解。

为了检验是否达到上述标准，DABT需要在获得认证资格的第四年接受"再认证考试"（Recertification）。考试采用开卷形式，考试之后换发新证。

美国的ABT毒理学资格认证体系经过近30年的发展和不断完善已经基本成熟，成为毒理学继续教育的可靠规范，正在被一些国家和国际组织如OECD、日本和韩国等借鉴和应用。

4.3 美国兽医毒理学会

美国兽医毒理学会（American Board of Veterinary Toxicology，ABVT）于1967年成立。理事会的成员是受过专门训练的兽医，其宗旨是通过对公共和私人执业兽医和兽医学学生的宣传和教育努力保护宠物、家畜和野生动物的安全和预防毒物的危害。

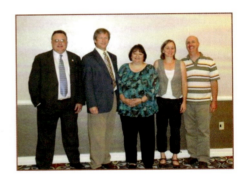

图173 美国兽医毒理学会 （左到右：上届理事长韦恩·斯普〔J. W. Spoo〕，2010—2012年理事长史蒂文·胡泽〔Steven Hooser〕博士，新当选的2012—2014年理事长考尼·普鲁里〔Konnie Plumlee〕博士，上届秘书长兼司库比吉特·普西克奈尔〔Puschner〕，2010—2014年秘书长兼司库约翰·特格泽斯〔Tegzes〕）

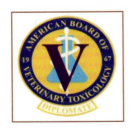

图172 美国兽医毒理学会会徽

---

① 毒理学原理和应用题目的内容有：毒理学一般原理、毒代和毒效学、毒性机制、危险度评定、流行病学与生物统计、管理毒理学、环境毒理学、工业与职业毒理学，以及法医和临床毒理学等。毒性化合物部分包括：金属、有机溶剂、农药、可吸入性气体、粉尘和气溶胶、天然毒素、工业化合物、药物和化妆品、食品添加剂。生物体及其效应则包括：致突变、致癌性、发育与生殖毒理学、吸入毒理学、神经行为毒理学、免疫毒理学、皮肤与黏膜毒性、血液毒性、肝脏毒性、肾脏毒性、心脏毒性，以及和内分泌有关的毒性等。

4.4 加拿大毒理学会

加拿大毒理学会（Society of Toxicology of Canada，STC）的前身是加拿大毒理学研究协会（Canadian Association for Research in Toxicology，CART），成立于1964年，1979年改为加拿大毒理学会。

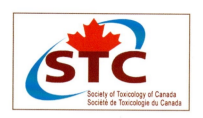

图174 加拿大毒理学会徽标

学会创立

20世纪60年代初期的"反应停"事件发生后，加拿大的专家们意识到药理学与毒理学有很大的不同，药物的毒理学研究务必加强。在蒙特利尔的制药公司的一些科研人员认为，"反应停"事件发生的一个重要原因是没有足够的注意到通过动物实验观察对健康的不利影响。于是1965年3月3日，由15名对此感兴趣的科学家在肯纳和哈里森有限公司研究实验室的会议室召开会议，成立"加拿大毒理学药物安全协会"（Canadian Association for Research on Drug Safety，CARDS）。当时，协会的宗旨是不应该仅仅参与有关政府规章的无休止的争论，而是应该集中精力研究解决事件发生的原因及某些科学问题，号召来自行业的、政府合格的科学家，以及来自基础研究的科学家和临床医生开展毒理学的学术研讨，并将其作为协会追求的长远目标。

理事长

前任理事长是帝国石油有限公司的罗杰·基夫（Roger Keefe）博士。现任理事长是安大略省皇后大学（Queen's University）生物医学与分子科学系的路易斯·温（Louise Winn）博士。副理事长是圭尔夫大学（University of Guelph）生物科学学院分子与细胞生物学系的大卫·约瑟夫（David Josephy）博士。

学会会员

学会的会员来自工业界、政府部门和学术界的临床和应用毒理学专家，其学历包括硕士、博士（兽医博士和医学博士）。会员由最初的15人逐步增加到300多人。

会员可以通过学会的"STC网站"获得毒理学的培训计划、有关课程资料以及其他学会活动的信息。

学术交流

1967年，学会举行第一次正式的年度研讨会，主题是"围产期的药理学与毒理

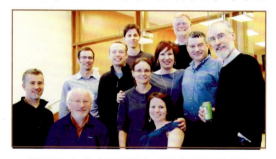

图175 加拿大毒理学会理事会的部分成员

学"。之后，每年的 12 月召开一年一度的专题研讨会，研讨当代毒理学的热点话题和诸多关键问题。同时，学会是国际毒理学联盟的创始成员之一，拓展了国际领域的研讨与交流。

除了主办年度研讨会外，学会还开展宣传活动，编写毒性评价、毒物毒性的 LD_{50} 资料，以及毒理学培训计划、用于公众毒理学教育程序的指导性资料等。

4.5 中国毒理学会

学会概况

中国毒理学会（Chinese Society of Toxicology，CSOT）于 1993 年 11 月 10 日在北京成立。其宗旨是团结和动员中国毒理学工作者，以经济建设为中心，遵守国家宪法、法律、法规和社会公德，发扬学术民主，开展学术上的自由讨论；坚持实事求是的科学态度和优良学风；积极开展国内外毒理学学术交流，普及毒理学科技知识，促进毒理学学科发展；发现和推荐毒理学优秀科技人才；弘扬"尊重知识，尊重人才"的风尚，积极倡导"献身、创新、求实"精神；为社会主义精神文明和物质文明服务。

中国毒理学会自成立以来不断发展、壮大，会员由 1993 年的 300 名发展到 2014 年的 8967 名。第六届理事会有 148 名理事、24 个专业委员会、103 个团体会员单位。

中国毒理学会是国际毒理学联合会（IUTOX）和亚洲毒理学联合会（ASIA-TOX）的成员。

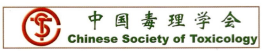

图 176 中国毒理学会徽标

组织机构

第一届理事会（1993—1997）

理事长：吴德昌[①] 院士

副理事长：江泉观、李伟格、刘培哲、吕伯钦、宋书元、周炯亮

秘书长：叶常青[②]

第二届理事会（1998—2001）

理事长：吴德昌院士

副理事长：蔡志基、陈君石、李伟格、梁友信、刘培哲、阮金秀、周炯亮

秘书长：叶常青

第三届理事会（2001—2005）

荣誉理事长：吴德昌院士

理事长：叶常青

---

① 吴德昌（1927— ），中国工程院院士，江苏武进县人。1949 年毕业于北京大学化学系。解放军军事医学科学院二级研究员、博士生导师，中国毒理学会理事长，中华放射医学与防护学会主任委员，中国辐射防护学会副理事长，全军医学科学技术委员会常委，连任四届国际放射防护委员会专家委员。中国放射毒理学及防护学创始人之一，获"七五国家科技攻关有突出贡献的个人"荣誉称号。1995 年当选中国工程院院士。

② 叶常青（1933— ），教授，军事医学科学院研究员，硕士、博士生导师。1956 年毕业于沈阳中国医科大学，获学士学位。著有《放射性核素内照射剂量学》（1988）、《辐射危害与评估》（1999）和《在持续照射情况下公众的防护》（2001）等书。

副理事长：陈君石、孟伟、荣康泰、王心如、姚建仁、郑继旺、庄志雄[1]

秘书长：周平坤

第四届理事会（2005—2009）

荣誉理事长：吴德昌院士

理事长：庄志雄

副理事长：廖明阳、孟伟、史志诚、王捷、王心如、周平坤

秘书长：周平坤

第五届理事会（2009—2013）

荣誉理事长：吴德昌、陈君石、叶常青、史志诚、孟伟

理事长：庄志雄

副理事长：付立杰、江桂斌、廖明阳、王捷、王心如、郑玉新、周平坤

秘书长：周平坤（兼）

第六届理事会（2013—　）

荣誉理事长：吴德昌、陈君石、孟伟、庄志雄、王心如、王捷、廖明阳

理事长：周平坤[2]

副理事长：江桂斌、付立杰、郑玉新、周建伟、孙祖越、杨杏芬

秘书长：付立杰（兼）

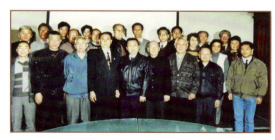

图177　中国毒理学会第一届理事会工作会议（前排左第五人是理事长吴德昌院士，1993年12月9日）

设立专业委员会

专业委员会是中国毒理学会下设的非独立法人的学术分支机构。其主要职责是组织举办学术会议，开展学术交流，活跃

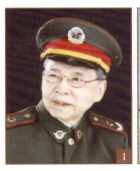 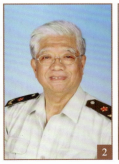 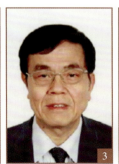 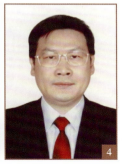

图178　中国毒理学会历届理事长（1.第一、二届理事长吴德昌；2.第三届理事长叶常青；3.第四、五届理事长庄志雄；4.第六届理事长周平坤）

---

[1] 庄志雄（1946—　），教授。1970年毕业于中山医学院医疗系，1982年获硕士学位，1988年获北京医科大学医学博士学位。1991—1993年在美国做博士后，1995—1996在新加坡做访问学者。1997年后历任深圳市卫生防疫站副站长、深圳市疾病预防控制中心主任，兼任中山医科大学教授、博士生导师。著有《靶器官毒理学》等书。

[2] 周平坤（1963—　），研究员、博士生导师，湖南衡山人。1985年毕业于湖南医学院（现中南大学湘雅医学院）医学系；1990年毕业于军事医学科学院生物化学专业，获医学硕士学位；2004年毕业于军事医学科学院卫生毒理学专业，获医学博士学位；1994—1995年在英国曼彻斯特Paterson癌症研究所放射生物与实验肿瘤研究室做访问学者；1998—2000年在法国巴黎居里研究所基因毒理与染色质重构实验室任客座研究员。现任军事医学科学院放射与辐射医学研究所学术委员会主任。

学术思想；依托自身人才和专业知识的优势举办继续教育培训班，以提高本专业人员的业务水平和技能；开展以崇尚科学和保障健康为目的的科普宣传活动；承担政府有关部门或社会团体决策咨询和风险评估工作，提供业务技术支持；按照有关规定，在总会的领导下开展相应专业技术水平和资质等认证工作。

各专业委员会成立的时间和首任主任委员见表50-4-1。

表50-4-1 中国毒理学会各专业委员会成立时间和首届主任委员

专业委员会名称	成立时间	首届主任委员
工业毒理专业委员会	1993	尹松年
食品毒理学专业委员会	1993	陈君石
药物依赖性毒理专业委员会	1993	蔡志基
临床毒理学专业委员会	1994	李家泰
生化与分子毒理学专业委员会	1993	庄志雄
饲料毒理学专业委员会	1994	李伟格
遗传毒理学专业委员会	1993	印木泉
免疫毒理学专业委员会	1993	乔赐斌
生殖毒理专业委员会	1993	卢琦华
生态毒理专业委员会①	1995	曹洪发
环境与生态毒理专业委员会	2007	孟 伟
生物毒素毒理学专业委员会	1994	王晴川
分析毒理专业委员会	1994	竺乃恺
兽医毒理学专业委员会	1994	夏文江
军事毒理学专业委员会	1993	张保真
放射毒理专业委员会	1993	叶常青
毒理学史专业委员会	1995	史志诚
管理毒理与风险评估专业委员会②	1994	庞应发
中毒与救治专业委员会	2002	罗卫东
药物毒理与安全性评价专业委员会	2006	袁伯俊
毒理研究质量保证专业委员会	2009	王秀文
神经毒理专业委员会	2010	陈景元
纳米毒理学专业委员会	2012	赵宇亮
毒理学替代法与转化毒理学专业委员会	2014	彭双清

（注：根据中国毒理学会《中国毒理学会成立十五周年》（1993—2008），以及有关资料整理）

① 生态毒理专业委员会于2007年与环境毒理专业委员会合并，成立环境与生态毒理专业委员会。
② 管理毒理与风险评估专业委员会在2013年之前名称为"管理毒理学专业委员会"。

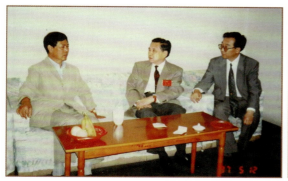 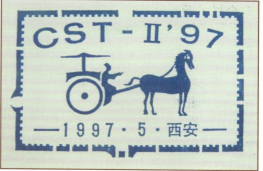

图179 1997年中国毒理学会第二届全国学术会议在西安召开，省政府副秘书长张忠鼎（左一）会见吴德昌理事长（中），常务理事、毒理学史专业委员会主任史志诚教授（右一）陪同。右图为第二届全国学术会议会徽（1997年，西安）

国内学术交流

中国毒理学会分别于1993年在北京、1997年在西安、2001年在南京、2004年在沈阳、2008年在贵阳、2013年在广州召开了六次"全国学术会议"。

中国毒理学会分别于2004年在海口、2007年在杭州召开了两次"全国中青年学者学术科技论坛"。

为加强海峡两岸毒理学领域的学术交流，增进两岸毒理学家的相互了解，中国大陆和台湾地区毒理学同仁协商出台了定期举办海峡两岸毒理学研讨会的机制，分别在南京（2001）、台北（2003）、沈阳（2005）、台中（2007）、台北（2009）、上海（2011）成功地举办了六届海峡两岸毒理学研讨会，得到了海峡两岸毒理学同仁的积极响应。

国际学术交流

1994年3月16日，吴德昌理事长等四人应邀参加美国毒理学会第三十三届年会。

1995年7月，周炯亮、宋书元、叶常青和王道明参加美国西雅图召开的第七届IUTOX国际会议。

1998年7月，以周炯亮为团长的12人参加在法国巴黎召开的第八届国际毒理学大会。

2001年7月8日至12日，以陈君石为团长的25人参加在澳大利亚布里斯班召开的第九届国际毒理学大会。

2002年，中国毒理学会与日本毒理学会在深圳共同举办了中日毒理学和药理学联合研讨会（C-JJCTP，2002）。

2003年11月，中国毒理学会与国际毒理学联合会（IUTOX）合作在中国桂林主办第五届发展中国家毒理学大会（CTDC-V，2003）。

2004年7月11日至15日，以庄志雄副理事长为团长的26人参加在芬兰召开的第十届国际毒理学大会。

2006年，中国毒理学会在珠海承办第四届亚洲毒理学国际会议（ASIATOX-Ⅳ，2006）。

2010年7月19日至23日，中国毒理学会荣誉理事长、中国工程院院士陈君石教授，理事长庄志雄教授和副理事长王心如教授、付立杰教授等28人参加了在西班牙巴塞罗那举行的第十二届国际毒理学大会。

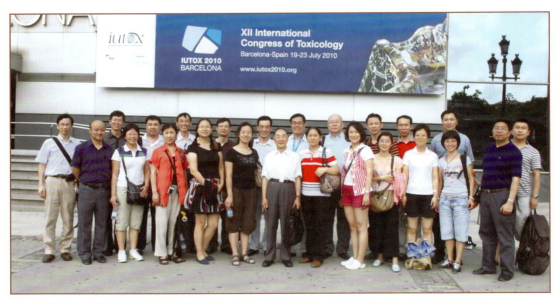

图 180　中国毒理学会荣誉理事长、中国工程院院士陈君石等参加第 12 届国际毒理学大会

此外，学会还组织代表团、各专业委员会和学会会员多次参加亚洲毒理学会等国际和地区性的毒理学学术交流。

出版物

中国毒理学会成立后，分别与中国药理学会、军事医学科学院毒物药物研究所共同主办《中国药理学与毒理学杂志》（Chinese Journal of Pharmacology and Toxicology，1986 年创刊，为双月刊），与北京大学联合主办《中国药物依赖性杂志》（Chinese Journal of Drug Dependence，1987 年由北京大学创办的双月刊）。

1997 年创办《中国毒理学通讯》，作为内部交流刊物。

2011 年 9 月创刊《中国毒理学报》。

2012 年，中国毒理学会与英国毒理学会联合承办英国皇家化学协会出版的《毒理学研究》（Toxicology Research）。主编是英国帝国理工大学奈杰尔·古德拉姆（Nigel Gooderham）教授；副主编六位，其中中国毒理学会有两位教授，分别是北京放射医学研究所周平坤教授和中山大学陈雯教授。首刊在 2012 年 7 月份发行。

2008 年，中国毒理学会为了纪念中国毒理学会成立 15 周年组织编印了《中国毒理学成立 15 周年纪念册》，回顾了中国现代毒理学的形成与发展，中国毒理学会成立的历史背景与历史责任，中国毒理学教育、科研与学科发展的历史经验，展望中国未来毒理学的发展前景。

2010 年，中国毒理学会根据中国科学技术协会对学科发展的研究要求组织编写了历史上第一部《毒理学发展报告（2010—2011）》，该报告分为综合报告和 17 个专题，系统总结了中国毒理学的发展概况、重大进展和研究成果，使毒理学研究更好地为社会和人们的健康服务。编写工作由 50 多位专家来做，于 2011 年 4 月由中国科学技术出版社出版。

表彰奖励

中国毒理学会按照《科学技术奖奖励办法》对中青年学者的优秀论文给予表

彰。2004 年和 2007 年分别召开了第一届和第二届全国中青年学者科技论坛，并向十位中青年专家颁发了"青年科技人才奖"。

2013 年 11 月，中国毒理学会第五届十次常务理事会决定，为表彰老一辈毒理学专家为中国毒理学会的创立、建设和发展所做的重要贡献，特授予陈君石"终身成就奖"，授予蔡志基、龚怡芬、韩驰、江泉观、李伟格、梁友信、刘培哲、吕伯钦、孟伟、荣康泰、阮金秀、史志诚、宋书元、王捷、王明道、王心如、姚建仁、叶常青、俞天骥、张爱华、张宝真、郑继旺、周宗灿、庄志雄等 24 位毒理学专家"中国毒理学会贡献奖"。

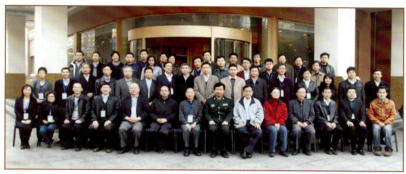
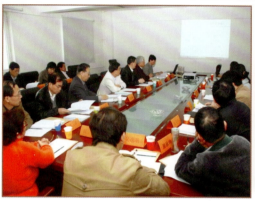
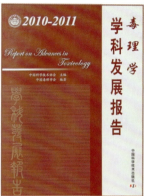

图 181　中国毒理学会《毒理学学科发展报告》研讨会（1.全体编写人员合影；2.研讨会会场，2011 年 11 月，北京；3.《毒理学学科发展报告》封面）

中国省级毒理学会

2004—2014 年，中国有七个省成立了省级毒理学会（表 50-4-2）。

表 50-4-2　中国省级毒理学会

学会名称	成立时间	首任理事长	学会地址
山西省毒理学会	2004 年 3 月 18 日	孟紫强教授	山西大学环境科学中心
陕西省毒理学会	2005 年 6 月 12 日	史志诚教授	西北大学
山东省毒理学会	2008 年 11 月 8 日	王元书研究员	山东省医学科学院药物研究所
河北省毒理学会	2011 年 8 月 19 日	许彦芳教授	河北医科大学
湖北省毒理学会	2010 年 4 月 10 日	刘家发主任医师	湖北省疾病预防控制中心
浙江省毒理学会	2013 年 8 月 31 日	楼宜嘉教授	浙江大学
江苏省毒理学会	2014 年 6 月 24 日	周建伟教授	南京医科大学

4.6 其他国家毒理学会（协会）

世界上大多数国家都成立了毒理学会（协会）以及相关的学会（协会），主要有（按学会名称的英文字母排列）：

阿根廷毒理学协会（Argentine Toxicological Association）

奥地利毒理学会（Austrian Society of Toxicology）

孟加拉国毒理学协会（Bangladesh Society of Toxicology）

巴西毒理学会（Brazilian Society of Toxicology）

巴西毒素学会（Brazilian Society on Toxinology）

英国毒理学会（British Toxicology Society）

英国毒理病理学学会（British Society of Toxicological Pathologists）

保加利亚毒理学会（Bulgarian Toxicological Society）

比利时毒理学和生态毒理学学会（Belgian Society of Toxicology and Ecotoxicology）

哥伦比亚毒理学会（Columbia Society of Toxicology）

克罗地亚毒理学会（Croation Toxicological Society）

丹麦药理学与毒理学学会（Danish Society of Pharmacology and Toxicology）

埃及毒理学会（Egyptian Society of Toxicology）

爱沙尼亚毒理学会（Estonian Society of Toxicology）

芬兰毒理学会（Finnish Society of Toxicology）

法国毒理学会（French Society of Toxicology）

德国实验和临床药理学与毒理学学会（German Society for Experimental and Clinical Pharmacology and Toxicology）

德国毒理学会（German Society of Toxicology）

希腊毒理学会（Hellenic Society of Toxicology）

伊朗毒理学会（Iranian Society of Toxicology）

爱尔兰毒理学会（Irish Society of Toxicology，IST）

以色列毒理学会（Israeli Society of Toxicology）

意大利毒理学会（Italian Society of Toxicology，SITOX）

日本毒理学会（Japanese Society of Toxicology）

韩国毒理学会（Korean Society of Toxicology）

拉脱维亚毒理学会（Latvian Society of Toxicology）

墨西哥毒理学会（Mexican Society of Toxicology）

尼泊尔国家毒理学协会（National Society of Toxicology，Nepal）

荷兰毒理学学会（Netherlands Society of Toxicology）

挪威药理学与毒理学学会（Norwegian Society of Pharmacology and Toxicology）

波兰毒理学会（Polish Society of Toxicology）

葡萄牙药理学会（Portuguese Pharmacological Society）

俄罗斯毒理学会（Russian Society of Toxicology，RST）

塞尔维亚毒理学会（Serbian Society of Toxicology）

斯洛伐克毒理学会（Slovak Toxicology Society）

斯洛文尼亚毒理学会（Slovenian Society of Toxicology）

印度毒理学会（Society of Toxicology, India）

西班牙毒理学协会（Spanish Association of Toxicology）

瑞典毒理学会（Swedish Society of Toxicology）

瑞士毒理学会（Swiss Society of Toxicology，SST）

泰国毒理学会（Thai Society of Toxicology）

南非毒理学协会（The Toxicology Society of South Africa）

土耳其毒理学会（The Turkish Society of Toxicology）

古巴毒理学会（Toxicology Cuban Society，SOCTOX）

乌克兰毒理学会（Ukrainian Toxicology Society）

匈牙利毒理学家联盟（Union of Hungarian Toxicologists）

5 毒理科学史学会

科学史乃至毒物史、毒理科学史、毒物管理史和毒物文化史的研究与教育问题是一个越来越被人们所关注的领域。除了历史学家和科学家研究毒物史与毒理科学史之外，在一些毒理学社团组织中还建立了毒理学史研究组织，成为毒理学史的学术研究平台。

5.1 美国毒理学会毒理学历史室

毒理学历史室

美国毒理学会于1960年成立后设立了毒理学历史室（Toxicology History Room，THR），展示有关文件、印刷品、文物、纪念品，突出反映毒理学的重要成果和社会影响。同时在毒理学历史室举行年会，研讨毒理学的一些重大问题。美国毒理学会的历史学家罗伯特·斯卡拉（Robert Scala）于1986年编辑出版了《历史回顾——美国毒理学会1961—1997》一书，以编年史的形式按年度回顾了美国毒理学会的发展史，欢迎会员和来访者参观。

举办毒理学史系列讲座

毒理学历史室每年在开馆的时间里都会安排一些毒理学史系列讲座。例如：2009年3月16日至18日，毒理学历史室举办了毒理学史系列讲座，邀请毒理学专家菲利普·韦克斯勒（Philip Wexler）[1]介绍毒理学信息系统，史蒂芬·格·吉尔伯特（Steven G. Gilbert）讲解毒理学具有里程碑意义的历史，萨拉·A. 沃格尔（Sarah A. Vogel）[2]从科学、政治和经济的视角介绍了双酚A的历史，安托·（托尼）海斯（Antoinette〔Toni〕Hayes）[3]介绍了毒物学

---

[1] 菲利普·韦克斯勒（Philip Wexler），是国家医学图书馆（National Library of Medicine，NLM）毒理学和环境卫生信息计划（Environmental Health Information Program）的技术信息专家。主办美国国家医学图书馆的一个专业信息服务项目——世界毒理学网上图书馆（World Library of Toxicology），网站名称为：Toxipedia。他与美国毒理学会合作举办毒理学历史室的年度会议。主编《毒理学百科》（*Encyclopedia of Toxicology*）一书，由科学出版社（第二版，2007）、爱思唯尔（第四版，2009）出版。

[2] 萨拉·A. 沃格尔（Sarah A. Vogel），在耶鲁大学获得公共健康与环境管理硕士学位。2008年在哥伦比亚大学社会医学系获得博士学位，她的博士论文是《从科学、政治和经济的视角研究双酚A的历史》。现任纽约市约翰逊家庭基金会环境计划项目办公室主任。

[3] 安托·（托尼）海斯（Antoinette〔Toni〕Hayes），硕士。她热心研究毒物学的历史。她与史蒂芬·格·吉尔伯特史蒂共同创办毒物学学会。

的历史，卡特伦·德鲁（Cathleen Drew）①讲述了美国近代史与非法毒品，詹姆斯·柯利（James Curley）②介绍了国家健康与医学博物馆展出的罕见的毒性事件，大卫·罗斯内（David Rosner）③讲解了关于铅的历史与展望，杰拉尔德·马科维茨（Gerald Markowitz）④讲解了工业污染与职业病，斯蒂芬·莱斯特（Stephen Lester）⑤介绍了从历史视角看新闻频道对环境污染的报道，弗雷德·斯特斯（Fred Stoss）⑥介绍了环境毒理学的研究进展与展望。

5.2 特雷斯特雷尔毒物学史学会

约翰·哈利斯·特雷斯特雷尔

约翰·哈利斯·特雷斯特雷尔（John Harris Trestrail）于1967年从费里斯州立大学毕业，获药学学士学位。1967—1968年，他进入俄亥俄州立大学药学院研究生院，研究天然产物化学。1968—1970年服务于美国和平队，在菲律宾执教于菲律宾农业大学化学学院。后来在美国联邦调查局负责刑事中毒的来访。1976—2009年，担任一个全国区域毒物认证中心的管理主任。他是美国临床毒理学、中毒控制中心协会、法医学会、北美真菌协会的会员。他还担任过许多刑事中毒调查的专家顾问，荣获美国临床毒理学美国科学院院士。他著有《毒理学的奥秘》（2001）、《毒物检验》（2006）和《刑事中毒》⑦（2007）等书。他丰富广博的关于毒物与

---

① 卡特伦·德鲁（Cathleen Drew），是美国弗吉尼亚州阿灵顿缉毒署博物馆的教育协调员。她在美国科罗拉多大学获得环境生物学学士学位，在乔治·华盛顿大学获得博物馆教育硕士。曾在美国国家海洋大气管理局工作，在史密森学会国家自然历史博物馆做海洋生物技术的研究助理，然后到美国史密森研究院环境研究中心任环境教育专家。自2006年以来，在缉毒署博物馆为发展中国家提供重点展品和教育项目。

② 詹姆斯·柯利（James Curley）在华盛顿国家博物馆负责历史展品的收藏、保存和展示。他是医学博物馆协会的副主席。

③ 大卫·罗斯内（David Rosner），哥伦比亚大学和哥伦比亚梅尔曼公共卫生学院公共卫生伦理学中心主任、历史学教授。他在哈佛大学获得博士学位，是科学史和纽约城市大学杰出的历史学教授。曾获得香港城市大学杰出学者奖，美国公共卫生协会 Viseltear "杰出工作" 奖。他一直致力于研究有毒物质与公共健康和保健，著有《医院的历史》等13部书，以及关于公共卫生、硅、铅、氯乙烯和其他材料的历史论文。

④ 杰拉尔德·马科维茨（Gerald Markowitz），是约翰杰伊刑事司法学院和纽约市立大学研究生中心的历史学教授。他获得了美国人文基金会等现代项目资助。在对公众健康的历史研究方面，获得美国公共卫生协会Viseltear "杰出贡献" 奖。著有关于职业和环境疾病的七部书，其中包括《致命的粉尘》《美国20世纪的硅肺和职业病》《工业污染与致命政治》等。

⑤ 斯蒂芬·莱斯特（Stephen Lester），曾获得哈佛大学公共卫生学院环境健康硕士学位、纽约大学环境医学研究所毒理学硕士学位。自1981年以来，任保健、环保与司法中心的科学主任。他被纽约州卫生署聘请为处置有毒废物的技术顾问，国家资源理事会、国家科学院的咨询委员。

⑥ 弗雷德·斯特斯（Fred Stoss），曾获得图书馆学硕士学位。在美国布法罗纽约州立大学生物和环境科学与数学图书馆、科学和工程图书馆从事信息和图书馆学研究、环境毒理学研究，已有25年的经验。

⑦ 《刑事中毒》（Criminal Poisoning）是一部深入讨论谋杀中毒的书籍，可供侦探、毒理学家、法医学家、律师、食品和药物管理官员阅读，2007年由Humana公司出版。

中毒以及谋杀案例的知识，提供给世界各地的演讲者广为传播。

特雷斯特雷尔不仅是一位美国刑事中毒研究专家，也是一位收藏家和博物学家。他不仅创立了刑事中毒研究中心，担任刑事中毒研究中心主任，创办了毒物学史学会；而且，狂热地收藏毒药和毒理科学书籍，建立了自己的"毒物博物馆"（Poison Museum）。

毒物学史学会

约翰·哈利斯·特雷斯特雷尔于1990年10月创建了毒物学史学会（Toxicological History Society），1991年1月创刊了《毒物史学会通讯》（The Newsletter of the Toxicological History Society）。该期刊为半年刊，经常有一些令人震惊的中毒案件刊登在通讯之中。他与设在美国密歇根州的刑事中毒研究中心（Center for the Study of Criminal Poisoning）有密切的联系，建立了一个国际数据库，接收和分析来自世界各地的刑事中毒报告。2000年出版《毒物史学会通讯文集》（1991—2000）[①]，总结了前10年毒物学史学会的活动情况和有关毒物的历史资料。

毒物学史学会也举办论坛，研讨那些人们感兴趣的毒物，交流那些影响整个历史和今天历史的毒物。此外，还通过网络研讨会（Webinars）和召开国家毒理学会议的机会提供有趣而独特的宣传教育资料，引发人们对毒理学的历史——它的过去、现在和未来的研究兴趣。通过Mithridata[②]链接外部搜索的数据和资料。

毒物博物馆

毒物学史学会致力收集保存毒物的历史资料和历史上的毒药。特雷斯特雷尔将收藏的各种毒物，包括有毒植物和蘑菇、有毒动物（多数为蛇类）的标本、有毒矿石、毒药以及相关的图片等陈列在毒物博物馆内，供人们参观鉴别。此外，他还设计出版了具有浓厚的知识性和趣味性的"毒物年历"，为传播毒理学知识、提高公众素质起到一定作用。

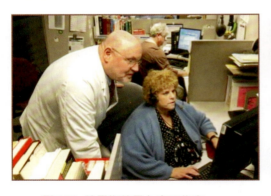

图182 特雷斯特雷尔在工作室

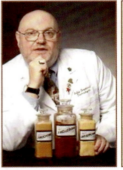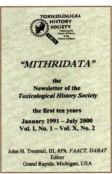

图183 特雷斯特雷尔与他编辑的《毒物史学会通讯文集》（1991—2000）

---

① 《毒物史学会通讯文集》（1991—2000）电子版光碟（电子版ISSN：0972-8074，光碟ISSN：0972-8066）。

② Mithridata一词中的"Mithril"意为外部搜索，"Date"即数据（资料），"Mithridata"即链接外部搜索的数据和资料。

5.3 中国毒理学会毒理学史专业委员会

创建毒理学史学术研究平台

1993年12月成立中国毒理学会后，史志诚教授于1994年11月代表中国毒理学历史研究的部分学者向中国毒理学会理事长吴德昌、副理事长宋书元报告"首届毒理学史与毒性灾害研讨会"筹备工作，以及成立毒理学史专业委员会的意向，得到中国毒理学会的赞同和支持。

中国毒理学会毒理学史专业委员会（Commission of Toxicological History of CST）自1994年筹备，于1995年4月4日经中国科协批准，10月31日经国家民政部〔1995〕民办字第140号社团登记注册后在陕西省西安市正式成立，办公室设立在陕西省畜牧兽医总站（2002年迁至西北大学生态毒理研究所）。在中国科技协会和中国毒理学会的领导下，专业委员会本着"以史为鉴、嘉惠未来"的理念，团结全国毒理学和科技界、史学界的专家，深入研究毒理学史，积极开展学术交流，及时为政府提出科学发展建议，成为中国毒理学史学术研究平台。

组织机构

第一届委员会（1995—1999）主任委员：史志诚；副主任委员：阎雷生（研究员，中国环境科学院）、谢占武（研究员，农业部哈尔滨兽医研究所）、赵素芬（教授，中央党校党史教研室）、余兴全（兽医师，毒理学史研究室）；秘书长：洪子鹍（研究员，陕西省畜牧兽医总站）。

第二届委员会（2000—2005）主任委员：史志诚；副主任委员：赵素芬、樊志民（教授，西北农林科技大学农史研究室）、康兴军（教授，陕西中医学院医史博物馆）；秘书长：余兴全。

第三届委员会（2006—2010）主任委员：史志诚；副主任委员：赵素芬、卜凤贤（教授，西北农林科技大学农史研究室）、康兴军；秘书长：张永亮。

第四届委员会（2010—2014），史志诚为名誉主任委员。主任委员：卜凤贤（教授，陕西师范大学西北地理历史研究所）；副主任委员：康兴军、陆国才（教授，第二军医大学新药评价中心）、徐新云（主治医师，深圳市CDC毒理研究室）；秘书长：李方民博士。

组织学术交流和提出科学发展建议

毒理学史专业委员会牢牢把握当代毒理科学发展史研究的新视点，紧密联系国

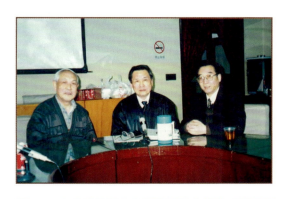

图184 史志诚教授向中国毒理学会报告"首届毒理学史与毒性灾害研讨会"筹备工作（中国毒理学会理事长吴德昌〔中〕、副理事长宋书元〔左一〕，1994年11月15日，北京）

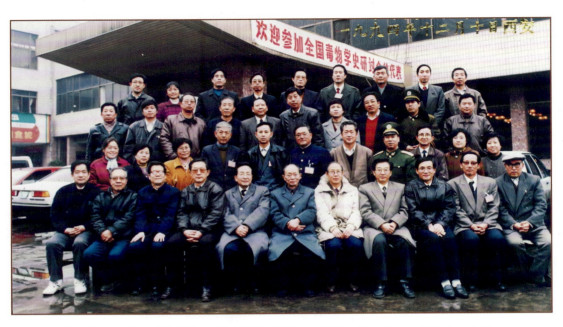

图185 中国首届毒理学史与毒性灾害研讨会全体代表（1994年12月10日，西安）

际国内突发性、群体性中毒事件与毒性灾害的应急处置，以及当代社会经济发展中有关毒理学的立法、毒物控制问题，采取"以会聚友、以友传会、联合办会、搭车交流"的方式，组织全国毒理学和科技界、史学界的专家，先后开展防止有毒有害生物入侵、突发中毒事件处置、中国古代毒物史、陕甘宁边区禁毒史、中国现代毒理科学史和世界毒理科学史研讨会，广泛进行学术交流。

在研讨的基础上，先后向国家有关部门提出"加入WTO防止有毒有害生物入侵的建议""防控西部草地毒害草危害的对策建议"，进一步引起有关部门和社会关注。

开展国际学术交流

毒理学史专业委员会不失时机地派员参加在上海召开的"第十届东亚科技史会议"、在北京召开的"中国21世纪控烟策略研讨会"、在哈尔滨召开的"第十届国际中国科技史会议"、在杨凌召开的"第三届中国灾害史学术会议"、在南京召开的"中国农史与生物史研讨会"、在桂林召开的"发展中国家毒理学会议"，在学习科技史研究方法的同时，了解国际国内研究动态，确定新的研究方向。

与此同时，2003年10月11日邀请美国科罗拉多州立大学生物化学与分子生物学系杜祖健（Anthony T. Tu）教授来西安访问。他是一位在国际上备受尊重的毒理学家，曾参加1994—1995年间发生在日本东京地铁毒气事件的调查，证明毒气是由奥姆真理教施放的。访问期间，他在西北大学做了"日本东京地铁毒气事件调查"的报告，并提示研究毒物文化的重要性和必要性，对我们深入研究突发事件案例、开展毒物文化的研究具有重要的现实指导意义。

1994年7月，按照中国毒理学会的安排，国际毒理学会主席柯蒂斯·D. 克拉森（Curtis D. Klaassen）博士来访西安，毒理学史专业委员会邀请他在第四军医大学做学术报告，并向他赠送毒理学书籍。

1998年11月，美国国家研究委员会（NRC）毒理委员会主任麦克莱兰（Rogre Mcclellan）博士来访西安，毒理学史专业委员会邀请他在西北农林科技大学做学术报告，并向他赠送毒理学书籍。

毒理学史专业委员会与英国剑桥大学李约瑟研究所进行了多次学术交流。2004年在哈尔滨召开的"第十届国际中国科技

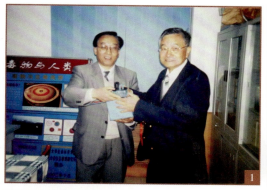
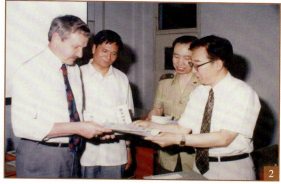
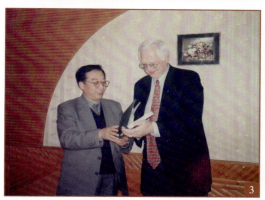
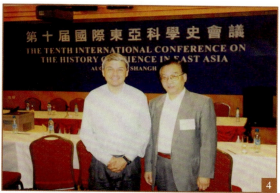
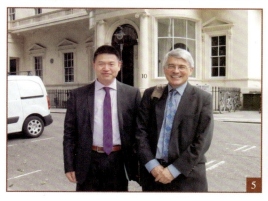
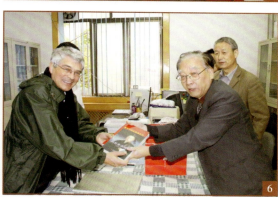

图186 国际间的学术交流（1.史志诚教授向美国毒理学家杜祖健教授赠送礼品，2003，西安；2.国际毒理学会主席克拉森博士在西安第四军医大学做学术报告，1994，西安；3.史志诚教授向美国国家研究委员会毒理委员会主任麦克莱兰博士赠书，1998，西安；4.史志诚教授与英国李约瑟研究所古克礼所长在"第十届国际东亚科学史会议"上，上海，2004；5.卜风贤教授与李约瑟研究所古克礼所长在伦敦，2013；6.史志诚教授向古克礼所长赠送《林则徐在陕西》一书，2013，西北大学生态毒理研究所）

史会议"上,史志诚教授曾与英国李约瑟研究所古克礼所长初次会见,对李约瑟教授生前研究中国毒物历史所做出的贡献表示敬佩。2012—2013 年,卜风贤教授赴李约瑟研究所做访问学者,研究"古代中国灾荒文献的流传与影响",向所长古克礼赠送史志诚教授著的《毒物简史》一书,并就继续编写《世界毒物全史》的计划交换了意见。2013 年 8 月 26 日,古克礼回信表示他"看到了史教授宏大的编写大纲""看到中国学者从世界角度做这方面的工作"。2013 年 8 月 3 日,李约瑟研究所图书馆莫菲特馆长来陕西师范大学就科技史研究进行学术交流。2013 年 11 月 1 日,古克礼所长和梅建军教授来中国西北大学访问了中国毒理学学会毒理学史专业委员会,与史志诚教授和专业委员会主任委员卜风贤教授就编写《世界毒物全史》有关问题进行了学术交流。

编辑出版毒理学历史书刊

毒理学史专业委员会在组织专家研究中国古代毒物史的同时也关注世界毒理科学史的研究,创办了《毒理学史研究文集》。2002—2014 年共编印了《文集》13 集,收集了历次毒理学史研讨会和相关论文 200 余篇。

毒理学史专业委员会与动物毒物学分会共同编印了《中国动物毒物学历程》一书。组织翻译了马丁兹(Dieter Martinetz)和洛斯(Karlheinz Lohs)著《毒物》(德文版)和杜祖健(Anthony T. Tu)著《东京地铁沙林事件》(英文版)两部著作,为进一步深入研究毒物的历史提供了参考资料。此外,还编写出版了《毒性灾害》(陕西科学技术出版社,1996)、《陕甘宁边区禁毒史料》(陕西人民出版社,2007)、《林则徐在陕西》(陕西旅游出版社,2008)和《毒物简史》(科学出版社,2012)四部历史专著。

《毒性灾害》是"全国第一届毒理学史与毒性灾害研讨会"的论文集。全书汇集了 26 篇论文,可供防灾减灾、安全生产、禁毒戒毒、地方病防治、环境保护等方面的科技人员参考。

《林则徐在陕西》一书收集整理了林则徐在中国陕西省分别担任布政司和巡抚期间的有关资料,进一步展示了禁毒先驱

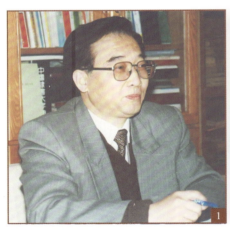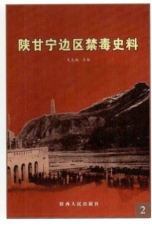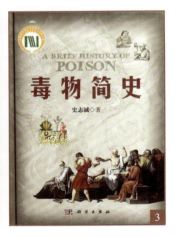

图 187 史志诚教授与他编著的毒理学史料 (1. 史志诚教授;2.《陕甘宁边区禁毒史料》,陕西人民出版社,2008;3.《毒物简史》,科学出版社,2012)

林则徐在陕西省担任巡抚期间在地方行政管理、赈灾与体察民情方面的政绩与才华。

《陕甘宁边区禁毒史料》一书真实反映了当时陕甘宁边区严厉禁毒的立场、禁毒立法与规章、惩治毒品犯罪的实际情况。

《毒物简史》系统地总结了3000年以来人类同毒物斗争的历史。全书12章80节，120万字，是中国首部现代毒物史研究专著，填补了毒理学史研究领域的一个空白。

普及宣传毒理科学史知识

毒理学史专业委员会围绕"保护生态环境、保障安全健康"热点问题，在校园、社区、农村开展"食品安全与食物中毒预防""林则徐在陕西与禁毒图片展""中国动物毒物学历程图片展""草原毒害草的防控""世界历史上突发毒性事件的处置"和"核化学武器的防护知识"等科普宣传，在提高民众科学素养、防范突发事件、科学处置毒性事件方面发挥了一定作用。

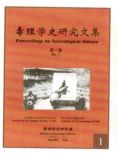 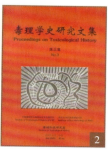

图188 《毒理学史研究文集》（1.第一集封面；2.第三集封面）

5.4 美国毒理学历史协会

协会概况

毒理学历史协会（Toxicology History Association, THA）成立于2011年5月16日。史蒂文·格·吉尔伯特（Steven G. Gilbert）为秘书长兼司库，为阿莱因·托维德（Alain Touwaide）为副秘书长。

成立毒理学历史协会的宗旨是，以新颖海报的方式为专注于毒理学、公共卫生或其他感兴趣的科技人员提供历史方面的信息资料，并使获得毒理学科学信息与社会历史文化的人们得到所需要的知识或有所启示。有关毒理学历史的信息和海报也在美国毒理学会的毒理学史室展示。

毒理学历史协会是一个非营利性的学术团体，包括毒理学家、历史学家和其他有志于推动毒物学史的研究及相关领域（包括健康环保、职业安全和健康、风险评估）的专家，其工作范围既包括研究和临床应用，也包括与其他毒理学及相关专业协会在毒理学历史研究领域的合作。协会适时赞助举办培训班、座谈会、展览及其他科普活动，邀请毒理学家向公众讲述有关毒理学历史的迷人故事。此外，毒理学历史协会还探讨毒理学史对当代毒理学乃至自然科学和社会科学发展的影响、对法律法规的制定，以及社会文化的影响。

毒理学历史协会鼓励发表学术性论文、撰写毒理学的历史书籍，并寻求通过网络和媒体广泛地传播毒理学历史研究的

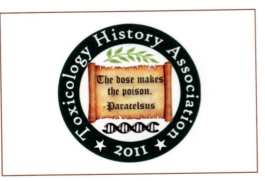

图 189　毒理学史协会标识（草图，标识中是帕拉塞尔苏斯的名言：剂量决定毒性①）

信息。

网络研讨会

2012 年 1 月 15 日，毒理学历史协会召开了第一届网络研讨会（Webinar）②。这是一次毒理学家、历史学家和其他了解环境健康和化学品安全历史的专业人士的有趣聚会，有幸参加研讨会的参与者收获良多。有关网络研讨会的详细信息，公众可以在网上浏览和查询。

2013 年，第二届网络研讨会仍然由毒理学历史协会赞助举办。

支持的视频网站

综合病虫害管理（Integrated Pest Management，IPM）、华盛顿核博物馆和教育中心（Washington Nuclear Museum and Education Center，WANMEC）、健康世界新闻（Healthy World Press）、健康的世界剧场（Healthy World Theater）、世界毒理学图书馆（World Library of Toxicology）、《毒理学漫话》（电子版）（A Small Dose of Toxicology）、毒理学历史协会（Toxicology History Association）、毒理学的历史（Historia de la Toxicología）和毒理学专家网站（Toxipedia，一个大众科普网站）等。

---

① 帕拉塞尔苏斯的名言："所有的物质都是毒物，没有什么物质没有毒性。药物与毒物的区分在于适当的剂量。"

② Webinar 是网上研讨会，是一个网站和 Web 应用研讨会会议软件。

6 与毒理学相关的社团组织

6.1 辐射防护与环境诱变剂协会

国际辐射防护协会

国际辐射防护协会（IRPA）是辐射防护领域的一个学术性国际组织，由美国保健物理学会创办。1964年在法国巴黎成立。

国际辐射防护协会创办的宗旨是：

第一，为从事辐射防护工作的人员提供促进国际交流与合作的园地，包括科学、医药、工程、技术及法律等科学分支的相关学科，努力保护人类及其环境免受电离辐射和非电离辐射的危害，从而推动辐射能和核能的开发和利用，造福人类；

第二，鼓励在全世界范围内建立辐射防护学会，使其成为辐射防护人员实现国际合作的手段；

第三，准备和支持讨论辐射防护问题的国际会议；

第四，鼓励致力辐射防护的国际出版物；

第五，鼓励辐射防护所依据的相关学科的研究与教育机遇；

第六，鼓励通过相关国际组织的建立和评审辐射防护的标准和建议；

第七，承担协会的其他任何事务。

国际辐射防护协会的会员是各成员国家的辐射防护学会、保健物理学会或放射防护学会的会员，各成员学会在本国所关心的事务上仍保留自主权。

协会的出版物是1966—2000年举行的历届大会的会议文集和IRPA通报。IRPA的消息、公告、国际动态及一些会议记录的文摘主要刊载于《健康物理》（*Health Physics*）上。

为了表达对辐射物理和辐射防护先驱西弗特（Rolf M. Sievert）的敬意，从1973年第三届大会开始，每届大会都设有"西弗特奖"，奖励那些在辐射防护领域做出突出贡献的科学家。

国际环境诱变剂学会协会

国际环境诱变剂学会协会（International Association of Environmental Mutagen Societies，IAEMS）于1973年5月在美国加利福尼亚州成立。其宗旨是鼓励建立环境诱变剂学术团体；每四年举办一次国际环境诱变剂大会（International Conference on Environmental Mutagenesis，ICEM）以及其他会议、研讨会；开展研究、教育活动；与国际组织建立联系，为诱变剂研究的各个领域提供国际交流与合作。

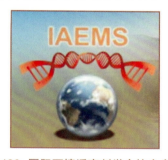

图 190 国际环境诱变剂学会协会会徽

协会会员的设置原则是：每个国家接受一个会员团体（Member Society），一国或多国该领域 40 名以上的两个个体科技工作者可联合组织，形成多国会员团体（Multinational Member Society）加入该组织。目前协会有中国、美国、日本、泰国、印度、菲律宾及韩国等 41 个会员团体，以及欧洲、泛非、拉丁美洲和澳大利亚/新西兰四个区域性组织会员，个人会员总数已超过 5000 人。

环境诱变剂学会（美国）

环境诱变剂学会（Environmental Mutagen Society，EMS）是 1969 年由亚历山大·霍兰德尔（Alexander Hollaender）等八位专家共同发起在美国成立的。

1969 年，学会在橡树岭国家实验室建立了环境诱变剂信息中心（Environmental Mutagen Information Center，EMIC），研发环境诱变数据库，通过建立毒性物质测试登记有效地促进了 20 世纪 70 年代和 80 年代初遗传毒理学的发展。环境诱变数据库成为美国环境保护局和毒理学网站（TOXNET）的组成部分。

环境诱变剂学会在美国国家的发展中发挥了显著作用。1976 年《有毒物质控制法案》的制定过程中，美国环境保护局在监管决策方面采纳了学会提供的致突变性数据。特别是由主席约翰·W. 德雷克（John W. Drake）撰写的《环境突变的危害》一文在 1975 年《科学》上发表后，对环境管理潜在致突变化合物的研究方向、监管程序、致突变性检测产生了重大影响。

学会自成立以来，每年举行一次年会，颁发"环境诱变剂学会贡献奖"（EMS Award），以表彰在环境诱变研究领域有杰出贡献的专家；"亚历山大·霍兰德尔奖"（Alexander Hollaender Award），以表彰应用环境诱变理论和技术对人类健康的保护取得突出贡献的专家；"环境诱变剂学会服务奖"（EMS Service Award），以表彰"长期奉献，服务社会"的组织和个人。

中国环境诱变剂学会

中国环境诱变剂学会（Chinese Environmental Mutagen Society，CEMS）于 1983 年 5 月成立。其宗旨是团结、组织中国从事环境因子致癌、致畸和致突变学科领域的科技工作者，开展学术交流和科学普及活动。法定代表人蒋左庶，理事长印木泉，秘书长蒋左庶，会员 2508 人。初步形成了一支遗传毒理学专业队伍，并成为国际环境诱变剂学会联合会（IAEMS）的团体会员。

中国环境诱变剂学会设立致突变专业委员会、致癌专业委员会、致畸专业委员会、抗突变和抗癌剂专业委员会、风险评价专业委员会。2011 年 9 月 28 日，又成立了活性氧[①]生物学效应专业委员会，设在中国西安市第四军医大学。

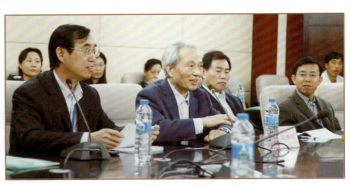

图 191　中国环境诱变剂学会第五届全国学术会议（理事长程书钧院士〔中〕，秘书长郝卫东〔左一〕，汕头，2010）

中国环境诱变剂学会创办《癌变·畸变·突变》杂志，由汕头大学主办。聘请中国著名科学家谈家桢院士为名誉主编，程书钧院士任主编，汕头大学医学院黄天华教授任常务副主编。

6.2 世界核医学与生物学联盟

世界核医学与生物学联盟（World Federation of Nuclear Medicine and Biology，WFNMB）于1974年在阿根廷成立。其宗旨是组织世界各国核医学及生物学科学家、科技工作者、医生开展学术交流，促进相互了解，增进友谊，推动世界核医学的发展。

该联盟设国家和地区团体会员，不设个人会员，已有54个国家和地区的学术团体，设大会、主席、司库和秘书长。日常工作由每届大会的秘书处负责。出版物为大会论文集。每四年召开一次学术交流大会。

该联盟1978年第二届WFNMB大会期间提出只承认一个中国，即中华人民共和国，中国台湾和中国香港均作为地区加入。

2006年10月22日至27日，在韩国首都首尔举行的第九届世界核医学与生物学联盟大会（9th Congress of WFNMB）是一次盛会，来自75个国家和地区的3484位代表参加了会议，世界知名医学专家做了精彩的大会学术演讲。会议期间安排了专题讨论会、继续教育讲座、读片会、WFNMB峰会和工作会议、第三届中日韩核医学大会等和国际原子能机构培训班。会议共有特邀报告207篇、口头报告

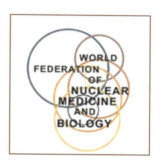

图192 世界核医学与生物学联盟会徽

6.3 亚太地区职业安全卫生组织

323篇以及壁报交流769篇。

亚太地区职业安全卫生组织（APOSHO）于1985年成立。其主要活动是每年举办一次大会，各专业委员会及成员组织报告其活动情况，并就职业安全卫生热点问题进行学术交流。

亚太地区职业安全卫生组织现有正式会员（Full Member）20个、准会员

---

① 活性氧（ROS）损伤，是各种环境因素损伤作用机制之一，也是众多临床疾病如心脑血管疾病、糖尿病、肿瘤等的重要发病基础。

（Associate Member）5个、联系会员（Affiliate Member）8个，包括了东亚、东南亚和太平洋地区各国的主要职业安全卫生专业团体和美国国家安全理事会（NSC）、英国职业安全卫生协会（IOSH）等知名社团。此外，还设有荣誉会员。

该组织在交流职业安全卫生信息、制定区域性技术标准、促进职业安全卫生合作方面产生了重要的影响，发挥了重要作用，已成为亚太地区在该领域重要的活动平台。

6.4 国际有害藻类研究学会

国际有害藻类研究学会（International Society for the Study of Harmful Algae，ISSHA）成立于1997年，挂靠国际生物科学联合会（International Union of Biological Sciences，IUBS）。其宗旨是按照联合国教科文组织（UNESCO）的政府间海洋学委员会（Intergovernmental Oceanographic Commission，IOC）的有关项目要求，推动和帮助国际有害藻类的研究、交流和培训，并策划和举办国际有害藻类大会。

学术会议

鉴于国际上应用藻类学研究的热点主要有经济微藻的商业化生产和次生产品加工、大型海藻的营养去除功能和活性物质在水产业中的应用、微藻对于有毒有害物质的吸附和消除、水华藻类的生物学和控制技术等，国际有害藻类研究学会每三年召开一次国际应用藻类学大会。论文发表在国际应用藻类学专业刊物《应用藻类学杂志》（Journal of Applied Phycology）上。

2005年7月24日至28日，在中国云南省昆明市召开了第十届国际应用藻类学大会，来自中国、美国、意大利、澳大利亚、德国、以色列等37个国家和地区的260余名代表参加了会议。会议的主题是"藻类与环境"。大会报告涉及藻类在环境治理中的应用、藻类光生物学操纵和方法、藻类生物技术、藻类产品及其质量控制、有害藻华等研究领域，代表了目前国际应用藻类学研究的主流。

2012年10月28日至11月2日，在韩国昌原举行了第十五届国际有害藻类大会，来自全球各地的550余名科研人员参加了会议。会上，中国科学院海洋所周名江研究员当选国际有害藻类研究学会副主席。

学会网站

学会组织运作和发展的核心是通过ISSHA网站提供的一个现代和互动的平台，以促进对有害藻类问题的研究、传播和交流。学会的网站得到联合国教科文组织的政府间海洋学委员会和哥本哈根大学有害藻类通讯中心（Communication Centre on Harmful Algae）的支持，并链接到有害的赤潮（HAB）网站，以便同业人员和新闻媒体与从事赤潮的国际研究人员、管理人员加强联系。

6.5 蛇伤防治学会

亚洲蛇伤防治学会

亚洲蛇伤防治学会是亚洲两栖爬行动物研究学会领导下的国际性群众学术团体，全称是"亚洲两栖爬行动物研究学会蛇伤防治分会"，是第一个国际性蛇伤学术团体。学会于 1995 年 9 月 6 日在土库曼斯坦首都阿什哈巴德市土库曼斯坦科学院成立，学会设在中国，由余培南[1]出任第一任会长。学会主要任务是联络亚洲、太平洋地区从事蛇伤防治的临床、科研、教学的医务工作者和科研技术人员，开展国际间的学术交流和合作，为人类健康服务。学会在亚太地区具有广泛的影响力。

亚洲蛇伤防治学会与中国湛江市临床医学研究所共同发起和组织的第一届国际蛇伤学术研讨会于 1997 年 10 月 15 日至 19 日在湛江市召开。中国专家介绍了蛇伤流行病学的调查情况，越南专家交流了救治蛇伤的经验，新加坡的专家介绍了蛇毒与蝎毒的研究进展。

中国蛇协

中国蛇协于 1984 年成立，其全称是"中国农村卫生协会蛇伤防治与蛇类资源医用研究专业委员会"，直属卫生部中国农村卫生协会，总会设在北京。舒普荣为第一届理事会会长。1997 年，覃公平当选为中国蛇协会长，副会长是舒普荣、林可干、胡征林、曾昭华、汪彰武、李其斌、刘占国，李其斌兼任秘书长。

中国蛇协在全国建立急危重症医学研究所（广西南宁）、生物资源医用研究所（亦称蛇毒研究所，辽宁沈阳）和蛇伤防治研究所（江西鹰潭）三个研究所。在广西、海南、广东设立专科医疗机构。在广西桂平市有直属企业——桂平养殖场。[2]

中国蛇协组织全国从事蛇毒的研究、生产和临床应用的单位与科技工作者为一体，促进蛇毒和临床应用的研究。

在学术交流方面，中国蛇协于 1990

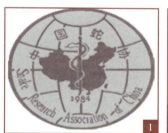 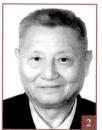

图 193 中国蛇协（1.中国蛇协的会徽；2.第一届理事会会长舒普荣[3]）

---

[1] 余培南（1941— ），侨眷，广西人，主任医师。亚洲蛇伤防治学会会长、中国蛇伤急救学会主任委员、中国蛇蛙研究会执行委员、中华全国中医学会疮疡专业委员会委员、《中国蛇学杂志》编委会主任委员、美国蛇蛙学会会员、广西区第七届政协委员。著有《中国蛇伤学》（山西科学技术出版社，2009）一书。

[2] 中国蛇协部分机构隶属简介.蛇志，2002，14（1）.

[3] 舒普荣（1931— ），主任医师。曾任鹰潭市蛇伤防治研究所所长、全国五一劳动奖章获得者、全国拥军模范。1988 年应聘解放军航空医学研究所特约研究员，"青龙蛇药片Ⅱ期临床研究"获全军科技进步二等奖、江西省科技进步一等奖。创办中国蛇协会刊《蛇志》，兼名誉社长。著有的《蛇伤治疗》被誉为"蛇经"。

年11月15日至18日在天津召开第七次学术研讨会，与会专家296人，共同探讨蛇毒的研究、开发和利用。1997年4月14日至18日在湖北省宜昌市召开第十三次学术交流会，与会专家158人，研讨蛇毒的研究和应用、蛇伤防治、蛇类养殖等问题。2008年10月24日至28日，在韩国首都首尔召开第四届国际蛇伤与蛇毒医学学术交流大会，来自韩国、中国、美国、法国、多哥、日本、澳大利亚、新加坡、马来西亚、印度等国家和地区的70多名代表参加了会议。

中国蛇协于1989年创办《蛇志》（*Journal of Snake*）季刊，在广西壮族自治区南宁市出版，是中国唯一的蛇类科学专业杂志。《蛇志》开设有研究与论著、蛇毒临床应用与研究、毒蛇咬伤、经验交流、综述、护理园地、病例报告、蛇类养殖等栏目，刊登有关蛇类资源及生物毒素医用研究与利用、蛇伤防治、急危重症抢救及临床医学等生命科学的最新科技信息，报道采用蛇毒制剂防治心脑血管血栓病等方面的新进展。此外，还介绍蛇类养殖与利用、供求的信息。

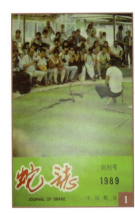 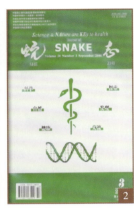

图194 中国蛇协创办的《蛇志》季刊（1.创刊号，1989；2.2008年第三期）

6.6 美国相关的毒理学会

法医毒理学家学会

法医毒理学家学会（Society of Forensic Toxicologists，SOFT）成立于1970年，服务范围在美国国内。1970年，以艾贝·费莱里克（Abe Freireich）为首的一些法医毒物学家在纽约州拿骚县（Nassau County，NY）①法医办公室的一次非正式聚会上，认为有必要在美国法学科学院与毒理学家之间建立某种信息交流机制。于是，1970年10月在纽约长岛举行了一次被称为"临时过渡性毒理学会议"作为学

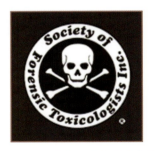

图195 法医毒理学家学会会徽

---

① 拿骚县（Nassau County）在美国有两个，一个是纽约州拿骚县（Nassau County，NY）；另一个是佛罗里达州拿骚县（Nassau County，FL）。拿骚（Nassau）作为地名，还有加勒比海岛国巴哈马的首都拿骚县（Nassau County）；德国一个城市拿骚；神圣罗马帝国时代的一个日耳曼邦国，称为拿骚公国（Herzogtum Nassau）。

会的第一次会议，邀请了几位著名的法医毒物学家出席，并重点讨论了挥发性毒物的分析方法问题。之后，每年秋季开会讨论有关议题。1973年，在费城召开的会议上，讨论建立法医毒理学的正式组织，以促进法医毒物学的发展，推动教育，制定行业标准。1974年召开的会议上正式推选简·斯皮克（Jane Speaker）博士为理事长。自此，建立了章程，召开学术研讨会，印发通讯，设立教育研究奖资助和奖励有需要的学生，开展成员的继续教育，并建立了网站。1983年正式注册。

法医毒物学家学会是执业法医毒理学家和有志于该学科的促进并以发展法医毒物学为目的的科学家组成的一个不以营利为目的的专业机构。协会从1970年以来，通过每年召开一次研讨会、通讯，以及发行出版物，不断提高法医毒理学的技能和知识。

美国法医毒理学委员会

美国法医毒理学委员会（American Board of Forensic Toxicology，ABFT）成立于1975年，其宗旨是进行法医毒理学家的资格考试和认证。委员会于2000年开始认定"法医毒理学专家"，被认定的专家必须拥有硕士或学士学位，三年的全职专业经验，也必须笔试合格。据2001年统计，已有225名资格证书持有者和20名专家通过法医毒理学委员会的认证。

毒理科学学会

为保护公共健康，客观、公正地理解和表达毒性数据，防止医药产品开发过程中的欺诈行为和诈骗事件的发生，加强管理毒理学研究，规范专业道德和专业标准，建立"良好实验室规范"（GLP），美国于1981年成立了毒理科学学会（Academy of Toxicological Sciences，ATS）。

硅谷毒物联盟

硅谷毒物联盟（The Silicon Valley Toxics Coalition，SVTC）于1982在美国加利福尼亚州的圣荷西市成立，是一个促进高科技产业落实安全环境措施的咨询与研究团体。

硅谷是美国重要的高科技业聚集地区，污染问题在1980年左右浮出台面。1982年，加利福尼亚州硅谷高科技厂区附近的地下水层被发现受到污染，促使硅谷毒物联盟成立。联盟创始成员包括高科技产业员工、社区成员、执法人员、紧急救护人员，以及环保人士。联盟联络全球各地面对相同问题的社区与地方环保团体举办会议与跨国交流，并陆续出版了相关主题的书籍。

美国医学毒理学协会

美国医学毒理学协会（American College of Medical Toxicology，ACMT）成立于1986年。

作为一个专业性非营利的医师协会，学术交流侧重于中毒的诊断、治疗与预防，药物、化学品、职业中毒，环境毒素和生物危害，毒性问题和其他有害健康的影响。协会致力推进科学知识的普及和继

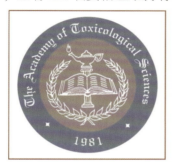

图196　美国毒理科学学会（ATS）会徽

续教育，努力实践医学毒理学，推荐有资格的专家医生和毒理学家进行会诊，并确保中毒患者获得最佳的照料。

美国医学毒理学协会的会刊是《国际毒理学杂志》（International Journal of Toxicology，IJT），为双月刊，总编辑是玛丽·金特（Mary Beth Genter）博士，由医疗保健信息出版社（Informa Healthcare）出版。该刊主要提供学术界、相关行业、监管部门、毒理学家以及毒物学顾问及时了解同行评审情况和发表的最新毒理学论文、评论、安全评估的新方法，包括毒理试验、毒性、生物标志物以及风险评估机制。

美国毒理学学院

美国毒理学学院（American College of Toxicology，ACT）是以继续教育和专业培训著称的非营利学术团体，成立于1977年。执行董事为南希·罗尔曼（Nancy Rollman）。

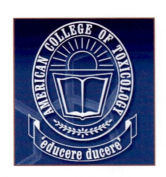

图197　美国毒理学学院会徽

美国毒理学学院是一个具有学院气氛的专业组织，通过会议、培训班和研讨会提供教育机会和出版《毒理学公报》①。其成员主要是来自世界各地的工业、医药和生物技术公司工作的毒理学科技工作者，政府监管机构的人员以及担任顾问的专家教授，约1000名会员。

学院成立以来，通过培训和多元的学术交流，不仅促进了毒理学及相关学科的专业人士了解更多的应用毒理学和安全评估方面的信息和观点，而且提高了美国大学的参与程度和知名度。

美国安全学会

美国安全学会（American Society of Safety Engineers，ASSE）成立于1911年，是一个拥有3万成员的安全组织。成员大多是在工业、政府、教育和安全保障部门的在职的安全、卫生、环境工程师。学会研究人类大灾难的安全问题、主要灾难的影响，重点开展灾害理论研究，提出如何从战略上妥善处理灾难并取得最佳效果的建议。学会的出版物内容包括自然灾害（Natural Disaster）、毒性灾害（Toxic Disaster）、饥饿、流行病、战争等。学会还有自己的网站（www.asse.org）。

美国艺术与创造性材料学会

美国艺术与创造性材料学会（The Art & Creative Materials Institute, Inc. ACMI）是艺术、手工以及其他创造性材料生产商组成的非营利性协会组织。自1940年以来，ACMI发起了对儿童美术用品的认证项目，认证产品是无毒的，并满足质量和性能标准的要求。ACMI的认证项目得到了毒物学领域专家的认可，是该行业内现有的最受推崇的标准之一。该学会不断修改标准，使其接受新的挑战并覆盖更多产

---

① 《毒理学公报》（The Official Journal of the American College of Toxicology），是美国大学毒理学学会出版的毒理学公报，2007年影响因子为1.073。

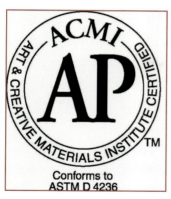

图 198 美国艺术与创造性材料学会批准产品标识（AP 标签）

品。1982 年，ACMI 扩大了认证范围，更广泛地覆盖了艺术及手工材料产品，包括成人用材料产品。认证标准要求产品要在适当的位置建立警告标签。

AP（Approved Product）标签认定艺术材料的安全性通过了毒物学专家的检测，证明产品成分中不包含足够量对人体（包括儿童）造成伤害或有毒作用的原料，不会对人体造成急性或慢性的伤害。AP 标签正在取代原有的无毒标签 CP（保证产品 Certified Product）和 HL（健康签条 Health Label）。AP 标签证明 ACMI 认可产品符合 ASTMD 4236（慢性毒素标签标准）以及 Labeling of Hazardous Art Materials Act（LHAMA，危险艺术材料标签）的要求。

此外，还有美国临床毒理学会（成立于 1968 年）、美国兽医临床毒理病理学会（American Society for Veterinary Clinical Pathology，ASVCP）等。

6.7 中国相关的毒理学学组（分会）

中国药理学会毒理学专业委员会

中国药理学会（Chinese Pharmacological Society，CNPHARS）药物毒理专业委员会（Division of Drug Toxicology，CNPHARS）成立于 1984 年。专业委员会设在军事医学科学院毒物药物研究所。1993 年以前，宋书元教授担任主任委员；1993—2005 年，李培忠教授担任主任委员；2005 年之后，廖明阳教授担任主任委员。

自 1984 年到 2009 年，专业委员会先后组织召开了 14 次全国性学术大会。1989 年提出"GLP"的概念以及中国实施 GLP 的建议；1990 年参与 1985 年制定的药物安全性评价指导原则的修订；2011 年 8 月 3 日至 4 日，在西安召开了"2011 年全国药物毒理学会议"；2012 年 8 月 8 日至 10 日，又在沈阳市召开了"2012 年全国药物毒理学会议"。

中华预防医学会卫生毒理学及生化毒理学组

中华预防医学会于 1986 年成立了"卫生毒理学及生化毒理学组"。1989 年 10 月 10 日，在西安举行了第一届学术交流会。会议研讨了职业性有害因素对机体免疫系统的影响、免疫毒性检测方案、免疫病理方面的研究进展。

1993 年 10 月 4 日至 9 日，中华预防医学会卫生毒理专业委员会在福州市召开全国首届生殖毒理学学术交流会，会议期间成立了"生殖毒理学组"。专家们提出加快建立中国测验、评估生殖毒性与发育毒性的方法与程序；扩大学科合作与相互渗透，加强新化学物质、社会心理因素、神经行为对生殖与发育中不良作用的研究等建议，以保护人类健康，提高人口素质。

北京预防医学会卫生毒理专科学会

北京预防医学会卫生毒理专科学会于1992年12月1日成立，学会设在北京市劳动卫生职业病防治研究所。纪云晶[①]研究员任首届学会主任委员。

中国畜牧兽医学会兽医药理与毒理学分会

1984年，中国高等农业院校兽医药理学教师代表冯淇辉、戎耀方、周正、梁兆年、朱模忠、李涛等发起成立中国畜牧兽医学会兽医药理与毒理学分会筹备大会，并举行了第一次学术讨论会。

1986年在山东青岛动植物检疫所正式成立中国畜牧兽医学会兽医药理与毒理学分会，并举行了第二次学术会议，会议选举冯淇辉教授为第一届理事长。

兽医药理与毒理学分会自成立伊始至2011年的27年，设在华南农业大学，在冯淇辉教授（第二至五届理事长）、陈杖榴教授（第六至七届理事长）、曾振灵教授（第八届理事长）的带领下，国内五所农业院校联合开展药物动力学研究，为中国兽医药物动力学的研究奠定了基础。先后举办全国兽医药理学、药物动力学师资培训班两期，为全国高等农业院校和科研院所的兽医药理学科培养了80多名教师和研究人员。同时，积极开展学术活动，并多次组织参加欧洲兽医药理毒理学会议和对外学术交流，在推动和促进中国兽医药理学科科技进步和迅速发展方面发挥了重要作用。

2011年11月，分会改设在中国农业大学，在第九届理事长沈建忠教授的带领下，积极开展兽药或毒物在动物体内的代谢及代谢动力学，兽药的药效学及作用机制，兽医毒理学及毒作用机制，兽药残留、耐药性及动物性食品安全，新兽药、新剂型的研制及应用，药理、毒理新的实验方法学，兽医药理学与毒理学教学交流，为中国兽医药理与毒理学事业的发展做出了贡献。

中国畜牧兽医学会动物毒物学分会

1978年，中国西北农学院、南京农业大学、北京农业大学和东北农业大学开始招收家畜中毒性疾病研究方向的研究生。1981年在成都举行的家畜内科学教材编写会上，决定由王洪章、段得贤教授主编《家畜中毒学》。1981年6月，陕西省畜牧兽医学会召开了"首届家畜中毒病研讨会"，会后成立了兽医毒物学研究组，并于1982年创办《兽医毒物学通讯》。1982年、1983年和1985年受农业部畜牧兽医局的委托，中国农科院哈尔滨兽医研究所、陕西省畜牧兽医总站和西北农学院分别在哈尔滨、西安和杨凌举办了三期全国兽医毒物检验师资培训班。与

[①] 纪云晶（1928— ），女，研究员，硕士生导师，吉林长春人。毕业于沈阳医学院。原任北京市劳动卫生职业病防治研究所毒理研究室主任、中华预防医学会卫生毒理专科学会常务理事、《卫生毒理学杂志》常务副主编、北京市卫生学会常务理事、北京市卫生毒理专科学会主任委员。主要从事卫生毒理与劳动卫生学的科研及教学工作。获国家科技进步二等奖一项、部委级三等奖六项。发表论文70余篇。主编《实用毒理学手册》，参编《毒理学基础》和《化学物质毒性全书》。

此同时，1982年在全国内科研究会举行的学术讨论会上成立了"中毒病组"，从而在兽医临床内科学界对中毒病的研究引起了高度重视。所有这些工作都为在畜牧兽医行业建立专门的毒物学社团组织做了人才、学术和舆论准备，奠定了可靠基础。

1985年，在农业部畜牧兽医局和全国畜牧兽医总站的重视指导下，在陕西省畜牧兽医总站的大力支持下，成立了"全国兽医毒物检验协作组"，段得贤教授任组长。1986年，协作组创办《动物毒物学》会刊，加强国内外学术交流，扩大宣传。

1986年，《动物毒物学》杂志创刊。中国书法家协会第一任主席舒同[1]为《动物毒物学》杂志题写刊名。中国科学院院士盛彤笙[2]题词，热烈祝贺《动物毒物学》杂志的创刊。英国皇家兽医学院汉弗莱斯（D. J. Hanpholis）副教授于1988年4月19日来信祝贺。中国农业科学院陈绍迥[3]在《动物毒物学》杂志创刊三周年的时候于1988年10月24日题写贺词，并给主编史志诚教授写信，特别表示对《动物毒物学》杂志的满意心情。

1991年5月10日，经中国畜牧兽医学会批准，在西安成立了"动物毒物学研究会"（后改为分会）。史志诚副教授当选为理事长，中国畜牧兽医学会陈凌风理事长亲自来西安宣布批件并表示祝贺。动物毒物学分会的成立和《动物毒物学》会刊的创办标志着中国动物毒物学学科的崛起与成熟，是两个重要的里程碑。

2005年，第四届会员代表大会选举王建华教授为理事长，史志诚教授为名誉理事长。

从中国改革开放的1978年到2013年，动物毒物学作为兽医科学的一个分支学科、经济动物的专门毒理学、保障畜牧业健康发展和动物产品安全的专门科学，在发展与创新的道路上经历了35个年头。动物毒物学分会成立以来，每两年召开"动物毒物学与畜禽中毒病研讨会"，与相关学会联合召开"饲料抗营养因子研讨

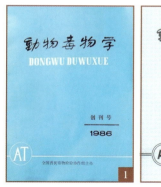
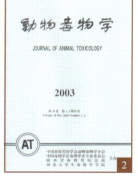

图199 《动物毒物学》杂志（1.创刊号，刊名由中国书法家协会主席舒同题写，1986；2.2003年刊）

---

[1] 舒同（1905—1998），江西省东乡县人。书法大师。原中共山东省委第一书记、陕西省委书记，中国人民解放军军事科学院副院长，中国书法家协会第一任主席、名誉主席，中国老年书画研究会名誉会长，中共中央顾问委员会委员。

[2] 盛彤笙（1911—1987），江西省永新县人。著名的教育家和卓越的兽医科学家。1932年毕业于中央大学，1934年赴德国留学，先后获柏林大学医学和兽医学博士学位。1938年回国后曾任西北农学院、中央大学教授。1946年任国立兽医学院首任院长。1949年后曾任西北军政委员会畜牧部副部长，西北畜牧兽医学院院长，中国科学院生物学部委员，中国畜牧兽医学会副理事长、名誉理事长，中国农业科学院中兽医研究所、兰州兽医研究所和江苏农科院研究员，第一届全国人大代表和第三至六届全国政协委员等职。

[3] 陈绍迥（1901—1993），重庆黔江人。1921年清华学校即现在的清华大学毕业后赴美留学，获兽医学博士和科学博士学位。1930年回到中国，曾任农林部渔牧司司长、中央畜牧实验所所长。1949年历任农业部畜牧兽医局局长、中国农业科学院副院长、中国畜牧兽医学会顾问。

会""毒物学史与毒性灾害研讨会""饼粕脱毒技术研讨会"等专题学术研讨会，编辑《动物毒物学》会刊（半年刊）27卷54期。会员发展到220人。分会还组织50多名专家编写了158万字的世纪之作——《动物毒物学》专著（中国农业出版社，2001）。

之后，动物毒物学分会与中国毒理学会、中国CDC、中国草学会、中国农科院畜牧与兽药研究所和西北大学生态毒理研究所联合召开了多次专题研讨会，内容体现了当今中国动物毒物学和相关学科的研究新水平。

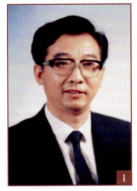 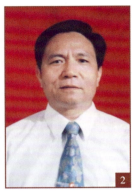

图200 中国畜牧兽医学会动物毒物学分会历届理事长（1.第一、二、三届理事长史志诚教授；2.第四届理事长王建华教授[①]）

---

① 王建华（1948— ），河南省南阳市人。1982年留学英国伦敦大学，获得博士学位。任西北农林科技大学教授、博士生导师，西北农林科技大学动物医院院长，西北地区家畜内科学研究会理事长，中国兽医学研究会常务理事。